肝脏影像诊断图谱

——从关键征象到鉴别诊断

主　编　村上 卓道
主　译　龚向阳　王　振

科 学 出 版 社
北　京

图字：01-2020-6182

内 容 简 介

本书共分为 36 个关键征象，各章首先介绍了关键影像表现的典型图例，阐述从关键影像表现引导到鉴别诊断的思考过程，对该征象共性的概念与技术要点以【须知！】和【技术讲座】的形式展现给大家。随后以鉴别诊断中所列举的疾病为基本单元进行解说，立足肝脏疾病的常见病，辅以少见病和疑难病的影像诊断，进行详细阐述。病例单元包括典型影像图片、影像学表现、鉴别要点、参考征象、参考文献等项目，做到了影像学表现与临床和病理改变密切结合，便于读者建立完整的鉴别诊断体系，有助于读者扩展思路，触类旁通，举一反三，提升肝脏疾病的影像诊断水平。

本书可供消化内科医师、普外科医师和放射科医师参考阅读。

图书在版编目（CIP）数据

肝脏影像诊断图谱：从关键征象到鉴别诊断 /（日）村上 卓道主编；龚向阳，王振主译 .—北京：科学出版社，2020.11

ISBN 978-7-03-066481-5

Ⅰ . ①肝… Ⅱ . ①村… ②龚… ③王… Ⅲ . ①肝疾病－影像诊断－图谱 Ⅳ . ① R575.04-64

中国版本图书馆 CIP 数据核字（2020）第 204302 号

责任编辑：高玉婷 / 责任校对：郭瑞芝
责任印制：赵 博 / 封面设计：龙 岩

科 学 出 版 社出版
北京东黄城根北街 16 号
邮政编码：100717
http://www.sciencep.com

三河市春园印刷有限公司 印刷
科学出版社发行 各地新华书店经销
*
2020 年 11 月第 一 版 开本：787 × 1092 1/16
2020 年 12 月第一次印刷 印张：19 1/4
字数：462 000

定价：138.00 元
（如有印装质量问题，我社负责调换）

译 者 名 单

主译 龚向阳 浙江省人民医院放射科

王　振 浙江省人民医院放射科

译者（以姓氏笔画为序）

王　振 浙江省人民医院放射科

王相权 浙江省人民医院放射科

刘一骏 浙江省人民医院放射科

肖雅楠 浙江省人民医院放射科

张远标 浙江省人民医院肝胆胰外科、微创外科

姚伟锋 浙江省人民医院肝胆胰外科、微创外科

龚向阳 浙江省人民医院放射科

编者名单

主　编	村上　卓道		
副主编	吉满　研吾	兼松　雅之	赤羽　正章
	鹤崎　正胜		
编　者	大西　裕满	堀　　雅敏	赤羽　正章
	吉川　　武	平川　雅和	西江　昭广
	本田　　浩	小坂　一斗	小林　　聪
	蒲田　敏文	森阪　裕之	市川　智章
	川田　纮資	五岛　　聪	兼松　雅之
	近藤　浩史	祖父江庆太郎	
	鹤崎　正胜	上田　和彦	吉满　研吾

译者前言

影像学图谱能满足放射科或临床专科医生凭借类似影像学表现快速解决疾病诊断问题的需求，是临床上非常实用的参考书。然而，目前市面上大部分的影像学图谱是按照解剖系统或部位、疾病分类等进行编排，也有只提供病例序号而缺乏任何编排规律的图谱。在临床实践中，经常会遇到这样的困惑，即看懂了影像表现和征象特征，不但知道从什么线索或方向去考虑诊断和鉴别诊断。由日本近畿大学医学部村上 卓道教授主编的《肝脏影像诊断图谱——从关键征象到鉴别诊断》的特别之处是按照常见的影像学征象进行分类，以征象为线索进行诊断和鉴别诊断，既能满足快速查找可疑疾病、解决临床问题的需求，也能很好地培养年轻影像科医生的诊断思维、拓宽知识面。因此，当我拿到原版书稿时，被它独特的编撰格式所吸引，立即答应了本书的翻译工作。

我本人曾经作为客座研究员在日本东北大学医学部进修学习一年，王振技师长与张远标副主任医生也曾经在日本静冈县立病院进修学习，与日本同行有过共事的经历，对他们的专业精神和认真态度由衷地钦佩。同样地，在翻译本书的过程中，从字里行间又一次体会到他们的专业精神。我们为此项工作组建的翻译团队包括了放射科医生、技师和肝胆胰脾外科医生。虽然日文中有大量的汉字，貌似翻译简单、容易，但实际工作中难度超过想象，我们尽可能通过直译和意译相结合，将原著的精神体现出来，便于读者理解。当然，翻译会不可避免地存在一些问题，希望读者不辞吝教。

最后，在本书即将出版之际，特别感谢参与编译工作的每一位译者，感谢你们的辛苦付出！

龚向阳

浙江省人民医院

2020年10月于杭州

原书前言

从メジカルビュー（*Medical View*）公司收到关于出版肝胆胰脾影像诊断教科书的任务之后已过去2年多了。在这一领域已经陆续出版了一些教科书，如果是要出版新书的话，我认为必须要有所创新，因此造成编写工作迟滞。

通过与参编本书的吉满 研吾、赤羽 正章、兼松 雅之、鹤崎 正胜等医生多次会议讨论，我决定摒弃以往按照疾病名到征象缩略图形式的教科书，制作一本反过来从关键征象到疾病名的教科书。年轻时，我负责读片会疑难病例讨论时，经常会根据关键征象所见从《Linda & Felson放射鉴别诊断学》的“放射学中的色域：X线鉴别诊断的综合列表”中查阅怀疑的疾病。通过该教科书不仅可以学习到鉴别诊断的病例，也能认真地学习关于疾病本身的解释。不过，要实现这样的目标并不像口头上说得那么容易，参编的医生们就提出什么样的关键征象、关键征象缩略图应该给予什么样的鉴别诊断等问题进行了长时间的讨论。另外，为了寻找具有关键征象的图例，具体执笔的医生们一定是花费了极大的努力。所有的努力是有意义的，我认为这次出版的《肝脏影像诊断图谱——从关键征象到鉴别诊断》，不仅对放射科医生，还对消化内科医生、腹部外科医生的临床工作会有很大的帮助。

如果本书能对各诊疗科的医生选择适当诊断和有效治疗有所贡献，我将感到非常荣幸。

村上 卓道
近畿大学医学部 放射医学教研室 放射诊断部　主任教授
2016年2月

原　书　序

人类的思维活动主要来源于视觉感知所获得的信息，眼睛观察到的黑白、方圆、大小、形状、多少等，为语言表达和思维判断提供线索。当周围有食人猛兽接近，心中可能隐隐有不安的感觉，如果没有人明确喊出“那里有狮子啊！”也许等到被猛兽吃掉还没有注意到猛兽存在。这与“四书五经”之一《大学》中有非常有名的一句——“心不在焉，视而不见，听而不闻，食而不知其味”情况非常相似。

像Gamuts in Radiology这样的专著很受医生欢迎，在放射诊断学方面，从古至今都以关键影像表现为参考来鉴别，这就是以欧美为中心的影像诊断方法一直倍受重视的原因。近来，进入了这样一个时代，大多医生都根据影像进行诊疗，尤其是以影像诊断为专职的放射科诊断医生，在大量的影像产生出来时，在有限的时间和临床信息之中面对眼前的影像表现，鉴别诊断及其优先顺序，以及下一步是否必须进行进一步精查和随访观察等，必须以精练整齐的概括文书将信息上传。

医生在鉴别时必须要有疾病的诊断意向在脑海里浮现，如在Google影像里输入“epithelioid hemangioendothelioma liver MRI CT”等搜索词，虽有鱼目混珠，但还是有大量的图像可以同时阅览到。意向诊断疾病在影像上大概会呈现出什么样子，心中要短时间内能俯瞰到，在日常诊疗当中，应该也有借助网络图像来推断疾病的放射科医生。

本书以“关键影像表现”为线索，考虑到初学者，将“关键影像表现”的图像，做成像教学所用的幻灯片的样子，为了能够反复记忆，使用了“征象缩略图”，包括罕见疾病的大多数都有显示。读者可与手头的病例进行比较的同时，一边进行推断，根据需要可阅读解说。该设计意在能够帮助读者一边排除——“这个好像不对啊”，一边完善鉴别诊断。还有，为了帮助读者弄清楚同病异影、同影异病的情况，有“参考影像表现”这样可翻页互相参照的设计。

最后，在此对提供尊稿的极优秀的医生们和为了把庞大的文章及图像编辑得浅显易懂而煞费苦心的メジカルビュー社的中泽先生，表示深深的感谢。以新的尝试编辑而成的本书，在肝胆胰脾领域的影像诊断上，被很多临床医生评价为“无可替代”，衷心希望本书对影像诊断医生的培养有所帮助。

岐阜县综合医疗中心 消化影像诊断中心主任　兼松 雅之
NTT 东日本关东医院 放射科主任　赤羽 正章
福冈大学医学部 放射医学教研室 主任教授　吉满 研吾
近畿大学医学部 放射医学教研室 放射诊断副教授　鹤崎 正胜

2016年2月

本书使用方法

本书是从关键特征性影像表现出发进行鉴别诊断的一个组织架构

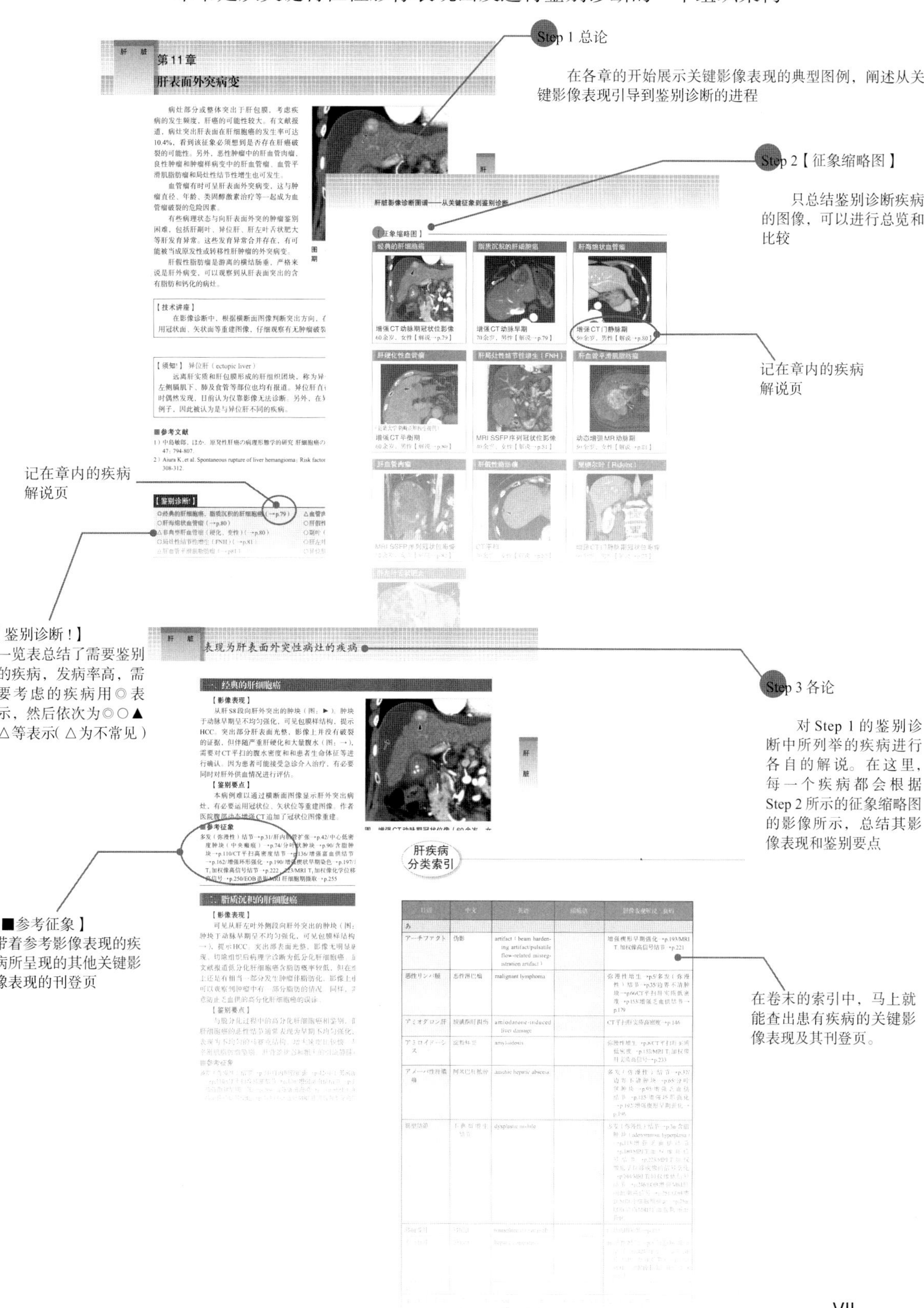

Step 1 总论
在各章的开始展示关键影像表现的典型图例，阐述从关键影像表现引导到鉴别诊断的进程
Step 2【征象缩略图】
只总结鉴别诊断疾病的图像，可以进行总览和比较
记在章内的疾病解说页
记在章内的疾病解说页
【鉴别诊断！】
一览表总结了需要鉴别的疾病，发病率高，需要考虑的疾病用◎表示，然后依次为◎○▲△等表示(△为不常见)
Step 3 各论
对 Step 1 的鉴别诊断中所列举的疾病进行各自的解说。在这里，每一个疾病都会根据 Step 2 所示的征象缩略图的影像所示，总结其影像表现和鉴别要点
【■参考征象】
带着参考影像表现的疾病所呈现的其他关键影像表现的刊登页
在卷末的索引中，马上就能查出患有疾病的关键影像表现及其刊登页。

目　录

肝　脏

索 引

肝 脏

第1章

弥漫性肝大

所谓弥漫性肝大，是指全肝的体积增加，影像表现为各肝叶体积增大，通常肝脏边缘突出部分变钝，该征象对判断是否存在肝大有所帮助。

肝大小受到体型或性别的影响。肝大的诊断标准之一是锁骨中线上肝头尾方向的厚度超过15.5cm。

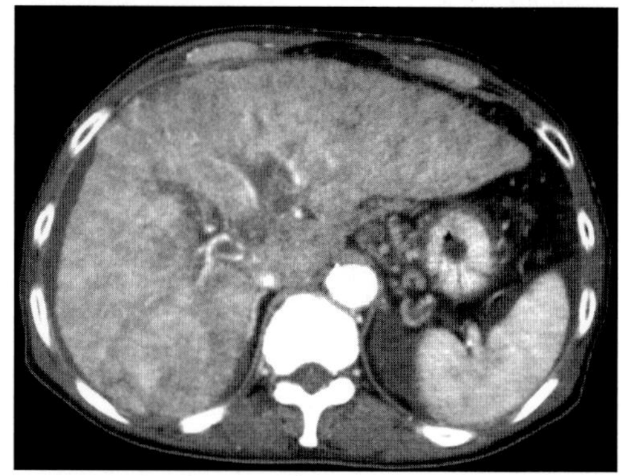

典型图像：弥漫性肝细胞癌

增强CT动脉期

弥漫性肝大的病因包括各种病理改变，如肝炎或代谢性疾病，肝细胞弥漫性受损，整个肝实质体积增大。在肝炎中，无论是病毒性肝炎还是酒精性肝病，都可引起肝大。代谢性疾病，糖原贮积病和肝豆状核变性（威尔逊病）可见弥漫性肝大。此外，肝淤血、布加综合征和肝窦阻塞综合征等循环系统疾病也可引起弥漫性肝大。

恶性淋巴瘤、弥漫性肝细胞癌或弥漫性肝窦转移，由于肿瘤在肝内弥漫性浸润，可导致全肝体积增大。

【技术讲座】

动态对比增强扫描可能有助于上述各种病理改变的鉴别，肿瘤性病变和淤血状态在一定程度上可通过影像进行诊断。然而，影像学表现多为非特异性，有时仅凭影像很难诊断。

■参考文献

1）Kennedy PA，et al．Surgical anatomy of the liver．Surg Clin North Am，1977，57：233-244．

2）Gosink BB，et al．Ultrasonic determination of hepatomegaly．J Clin Ultrasound，1981，9：37-44．

【鉴别诊断!】

◎急性肝炎・重症肝炎（→p.4）
◎慢性肝炎（→p.4）
◎肝淤血（→p.5）
◎恶性淋巴瘤（→p.5）
○弥漫性肝细胞癌（→p.6）
○弥漫性肝窦内转移（→p.6）
○布加综合征（→p.7）
○原发性胆汁性肝硬化（→p.7）
▲肝窦阻塞综合征（SOS.VOD.blue liver）（→p.8）
▲肝淀粉样变性（→p.8）
▲威尔逊病（→p.9）
△糖原贮积病（→p.9）
△巨大肝海绵状血管瘤～血管瘤病（→p.10）

【征象缩略图】

急性肝炎

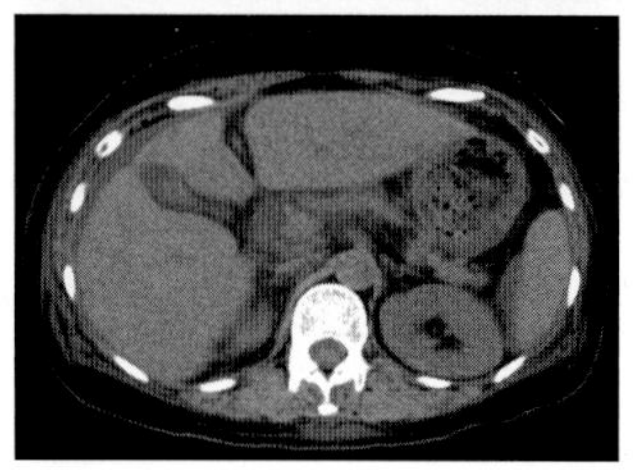

CT平扫

60余岁，女性【解说→p.4】

慢性肝炎

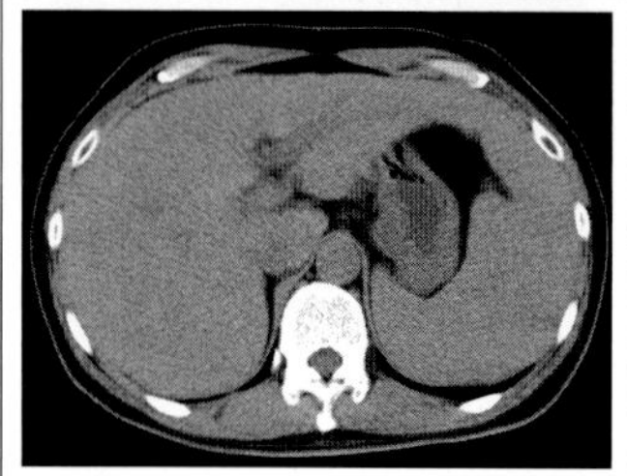

CT平扫

50余岁，男性【解说→p.4】

肝淤血

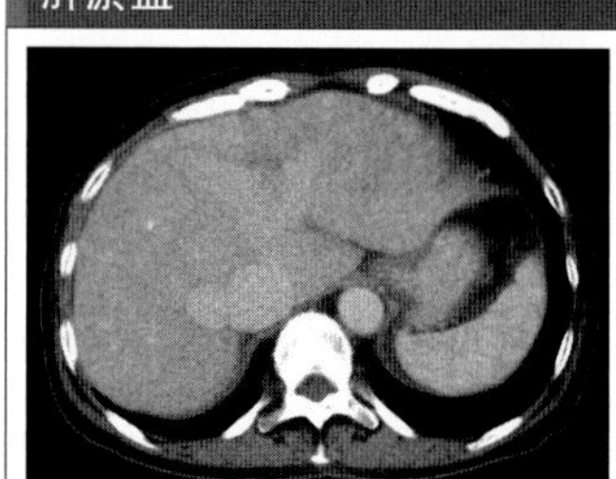

增强CT门静脉期

60余岁，女性【解说→p.5】

恶性淋巴瘤

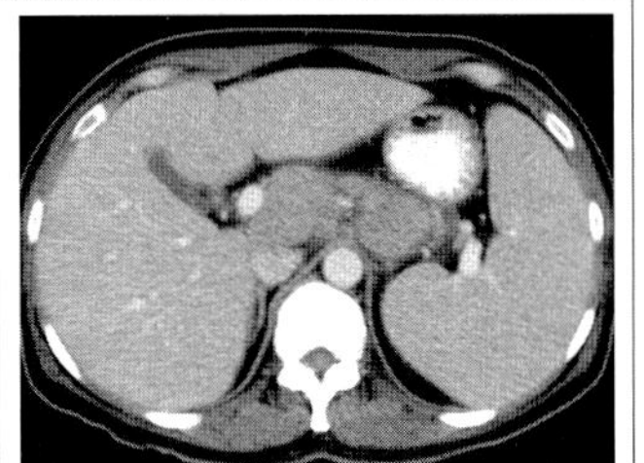

增强CT
50余岁，女性【解说→p.5】

弥漫性肝细胞癌

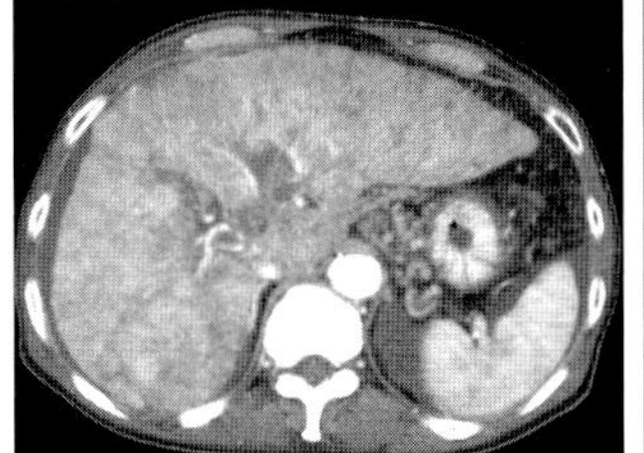

增强CT动脉期
70余岁，男性【解说→p.6】

弥漫性肝窦内转移

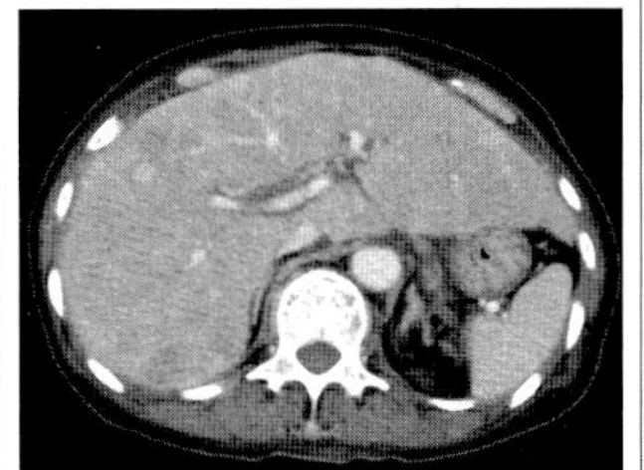

增强CT
60余岁，女性【解说→p.6】

布加综合征

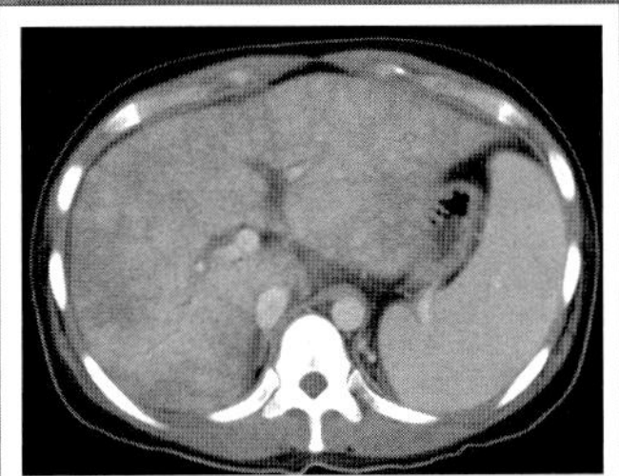

增强CT门静脉期
40余岁，女性【解说→p.7】

原发性胆汁性肝硬化

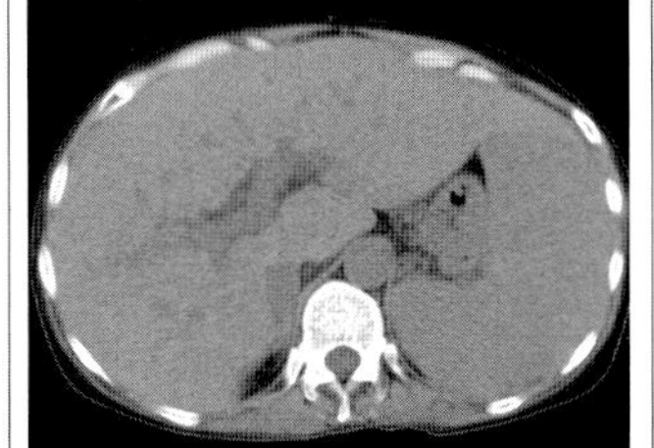

CT平扫
40余岁，女性【解说→p.7】

肝窦阻塞综合征

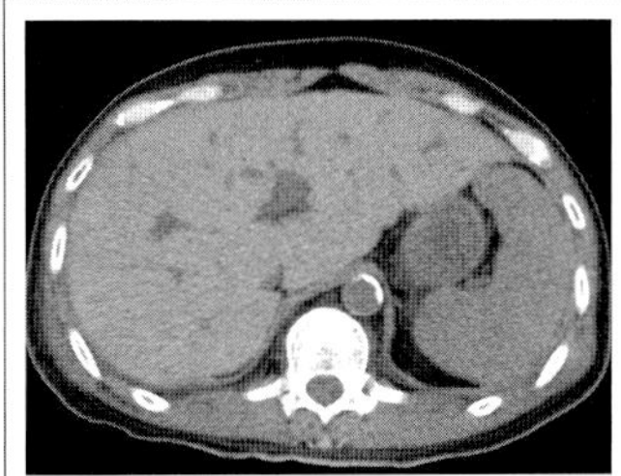

CT平扫
40余岁，男性【解说→p.8】

肝淀粉样变性

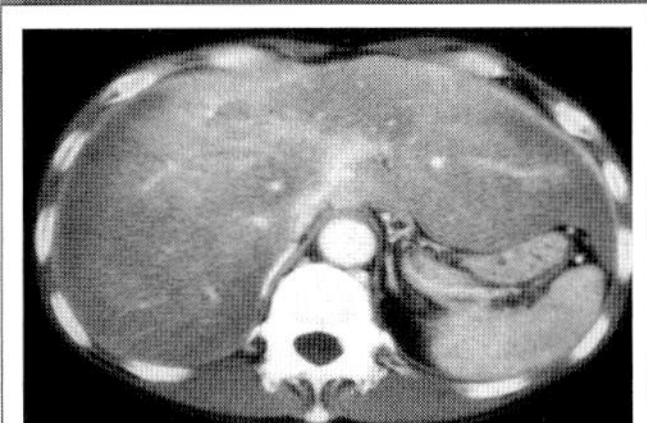

（近畿大学 村上卓道医生提供）
增强CT门静脉期
60余岁，男性【解说→p.8】

威尔逊病

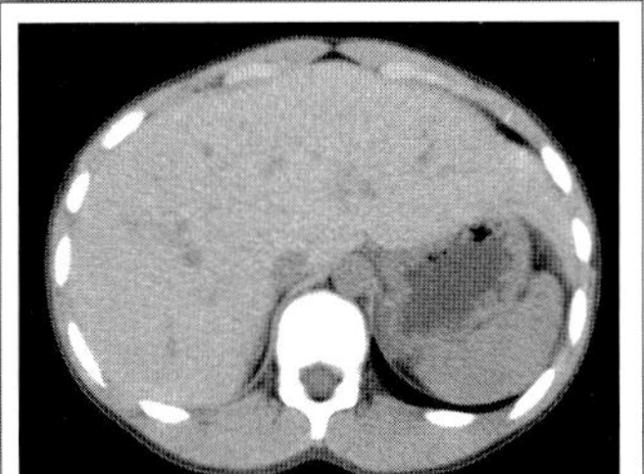

CT平扫
10余岁，女孩【解说→p.9】

糖原贮积病

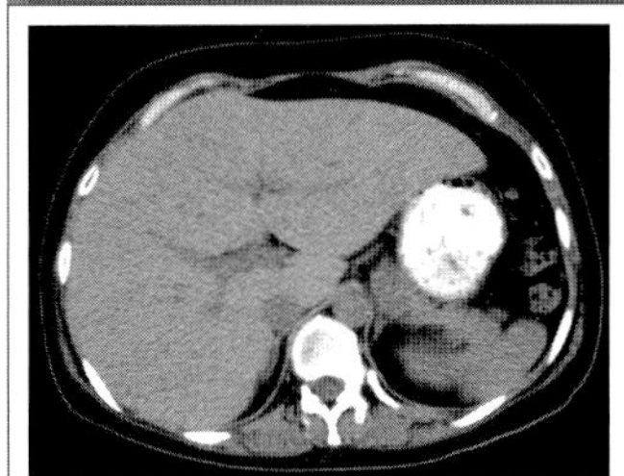

CT平扫
30余岁，女性【解说→p.9】

巨大肝海绵状血管瘤~血管瘤病

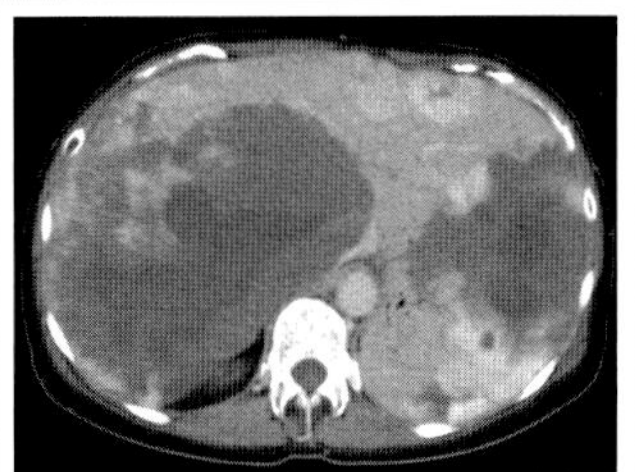

增强CT平衡期
50余岁，女性【解说→p.10】

表现为弥漫性肝大的疾病

一、急性肝炎，重症肝炎

【影像表现】

全肝肿大。重症肝炎肝实质的CT值呈弥漫性或斑片状减低，反映了肝细胞的坏死。胆囊壁也可弥漫性水肿增厚（图：→），可见腹水（图：▶）。急性肝炎肝未必肿大，也有可能会缩小。

【鉴别要点】

急性肝炎CT经常发现围绕门静脉周围的低密度区域（periportal hypodensity，门静脉周围晕征），这是血管周围纤维囊（Glisson囊）内疏松结缔组织（loose connective tissue）水肿和炎症细胞浸润的反映。在MRI的T_2加权像中，该部分呈门静脉周围异常高信号（periportal abnormal intensity）。另外，急性肝炎可伴有一过性的脾大。

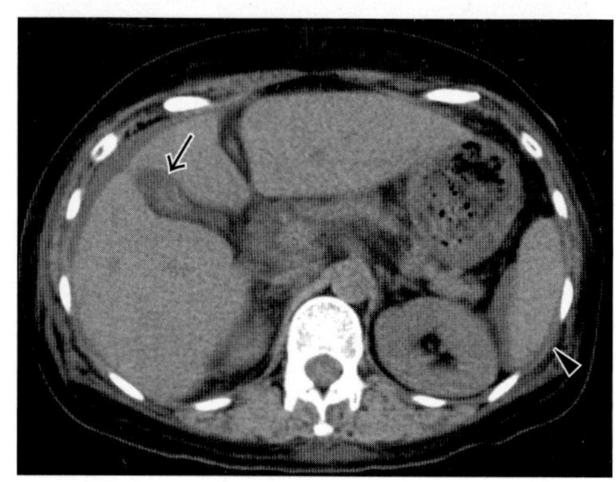

图 CT平扫（60余岁，女性）
急性肝炎

■参考文献

1）Murakami T，et al. Liver necrosis and regeneration after fulminant hepatitis: pathologic correlation with CT and MR findings. Radiology，1996，198：239-242.

■参考征象

弥漫性萎缩→p.13/部分萎缩→p.26/门静脉（晕）征→p.121/CT平扫肝实质低密度→p.151/MRI T_1加权像肝实质低信号→p.237

二、慢性肝炎

【影像表现】

虽然全肝肿大，但以肝左叶肿大（图：→）更为明显。肝表面无任何凹凸不平表现。慢性肝炎根据病程不同可呈现不同的影像学表现。初期只有轻微变化，仅凭影像诊断困难。随着病程进展，逐渐呈现类似肝硬化样的影像表现。

【鉴别要点】

肝边缘因肝大而变钝，同时伴轻度脾大。

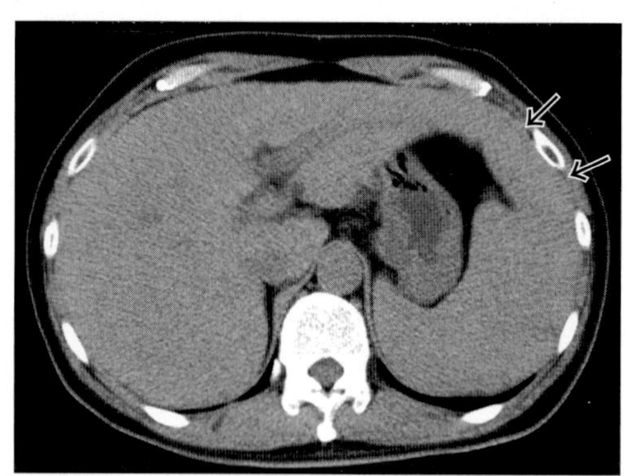

图 CT平扫（50余岁，男性）

■参考征象

部分肥大、肿大→p.18

三、肝淤血

【影像表现】

全肝肿大。在增强CT门静脉期中，肝实质呈现不均匀强化，并且可见下腔静脉及肝静脉扩张（图：→）。

肝淤血时，由于肝窦淤血导致肝实质强化延迟，这种表现反映了肝淤血的血流动力学变化，动脉期～门静脉期肝实质可呈不均匀强化，平衡期肝实质强化逐渐均匀。

【鉴别要点】

在增强早期中，经常能观察到对比剂从右心房向下腔静脉及肝静脉的逆流的现象，反映了右心功能不全。门静脉周围也可见低密度区域（门静脉周围晕征）。

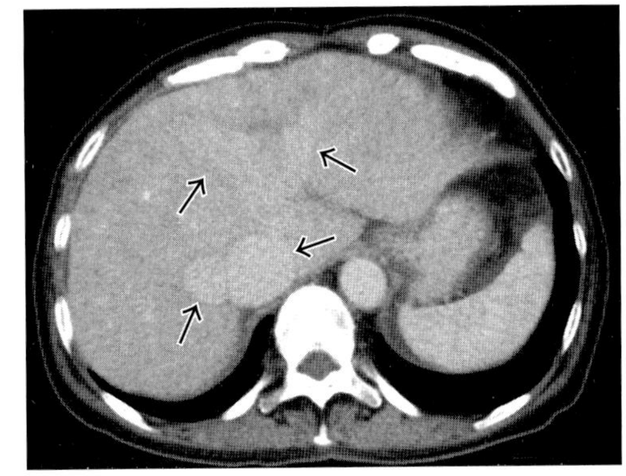

图　增强CT门静脉期（60余岁，女性）

■参考征象

门静脉（晕）征→p.121/肝实质多发斑片状影（马赛克影）→p.133/MRI T_1加权像肝实质低信号→p.237

四、恶性淋巴瘤

【影像表现】

全肝肿大，肝实质强化均匀。脾脏也明显肿大，并且强化均匀。在腹膜后发现肿大淋巴结（图：→）。肝脏淋巴瘤的影像表现可为结节型及弥漫型。弥漫型淋巴瘤单凭肝肿大这一表现很难与其他疾病进行鉴别。但是，像本病例一样，在肝大伴随多发肿大淋巴结及脾大的情况下，则首先考虑继发性恶性淋巴瘤。

【鉴别要点】

恶性淋巴瘤在MRI弥散加权像可见ADC值下降。另外，^{18}F-FDG-PET/CT检查可发现全肝明显集聚增高。这些影像表现有助于鉴别。

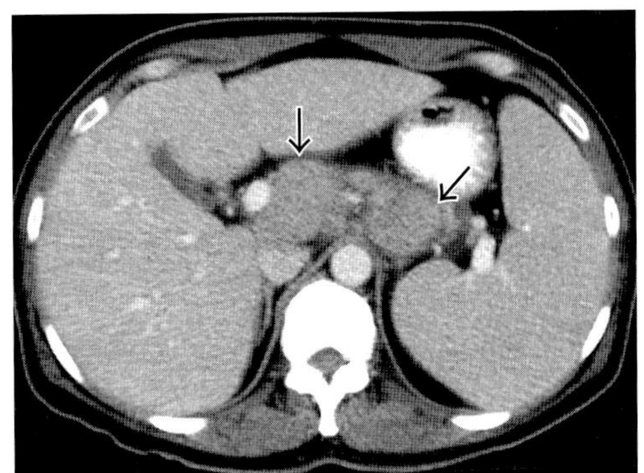

图　增强CT（50余岁，女性）

■参考文献

1）Kaneko K，et al．A case of diffuse-type primary hepatic lymphoma mimicking diffuse hepatocellular carcinoma．Ann Nucl Med，2011，25：303-307．

■参考征象

多发（弥漫性）结节→p.35/边界不清肿块→p.66/CT平扫肝实质低密度→p.153/增强乏血供结节→p.179

五、弥漫性肝细胞癌

【影像表现】

全肝肿大，动脉期肝整体弥漫性强化，平衡期可见对比剂廓清现象（washout）。这是全肝被无数小癌结节取代的表现。

另外，本病例在门静脉期和平衡期显示门静脉左支内癌栓（图C、D：→），且部分癌栓延伸到门静脉右支（图C：⇨）。门静脉癌栓形成是肝细胞癌的相对特异的表现，经常在晚期如弥漫性肝细胞癌中看到。

肝和脾周围间隙可见腹腔积液（图B～D：▶）。

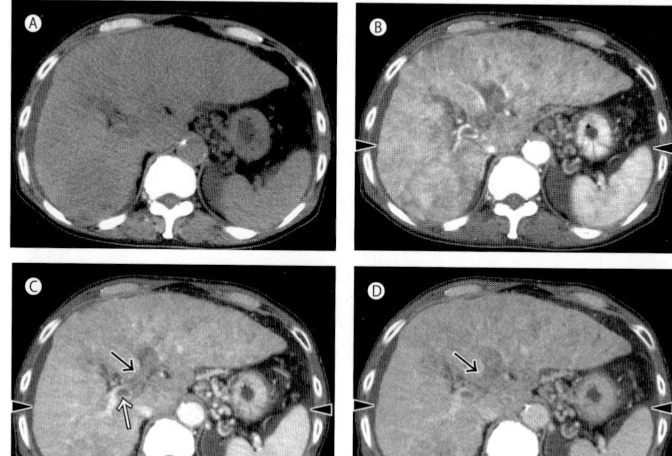

图　A：CT平扫；B：增强CT动脉期；C：门静脉期；D：平衡期（70余岁，男性）

【鉴别要点】

使用肝细胞特异性对比剂Gd-EOB-DTPA增强MRI的肝细胞期或使用肝特异性对比剂SPIO增强MRI中，肿瘤病灶无对比剂摄取，这一点在与其他疾病的鉴别中是有效的。

在弥散加权像中，肝细胞癌病灶呈高信号。

■参考征象

部分肥大/肿大→p.20/多发（弥漫性）结节→p.31/边界不清肿块→p.61/分叶状肿块→p.89/肝实质的多发斑片状影（马赛克影）→p.131/CT平扫肝实质低密度→p.152/增强廓清现象→p.217/MRI T_1加权像 肝实质低信号→p.238

六、弥漫性肝窦内转移

【影像表现】

乳腺癌术后化疗患者，肝整体肿大，增强CT门静脉期中可见肝实质呈现不均匀强化。在多数情况下，弥漫性肝窦内转移无肝大以外的影像表现，肝内无明确的肿块影。关于本病影像表现的报道非常有限，本病可见于乳腺癌、肺小细胞癌、胃低分化腺癌、尿路上皮癌（膀胱移行细胞癌）、恶性黑色素瘤的肝转移，可导致快速进展的肝衰竭。

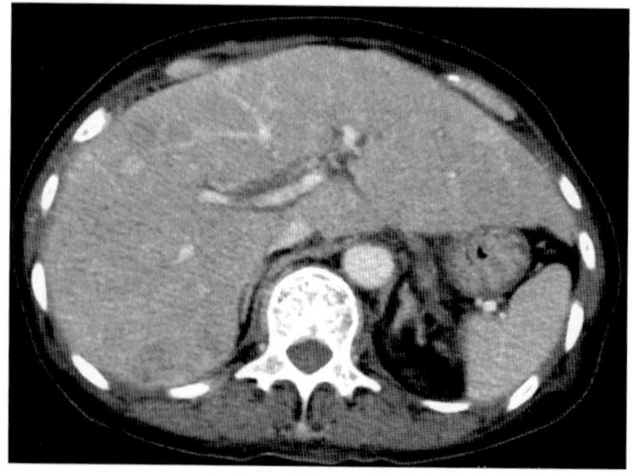

图　增强CT（60余岁，女性）

【鉴别要点】

当肿瘤患者出现急速恶化的暴发性肝衰竭症状时，需考虑弥漫性肝窦内转移。

■参考文献

1）Ihara N，et al. Diffuse intrasinusoidal liver metastasis of small cell lung cancer causing fulminant hepatic failure：CT findings-a case report. Radiat Med，2001，19：275-277.

■参考征象

边界不清肿块→p.64/门静脉（晕）征→p.124/CT平扫肝实质的低密度→p.157/MRI T_1加权像肝实质低信号→p.238

七、布加综合征

【影像表现】

全肝肿大，增强CT门静脉期可见肝实质呈现不均匀强化，肝静脉未显示，脾大。

布加综合征是由于肝静脉主干或肝段下腔静脉狭窄或阻塞，导致肝实质强化延迟。与肝淤血一样，增强动脉期～门静脉期中肝实质呈现不均匀强化，反映了血流动力学变化。脾大反映了门静脉高压。虽然在本例图像中未显示，但该患者的肝段下腔静脉严重狭窄，右肝静脉在与下腔静脉汇合之前闭塞。

【鉴别要点】

布加综合征的肝大以尾状叶肿大为著。

肝段下腔静脉阻塞，可见侧支静脉扩张。

门静脉周围可见低密度区域（periportal collar，门静脉周围晕征）。

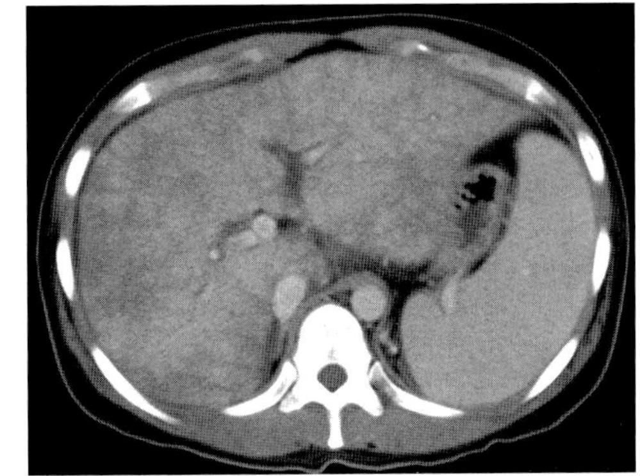

图　增强CT门静脉期（40余岁，女性）

■参考征象

部分肥大/肿大→p.19/肝实质的多发斑片状影（马赛克影）→p.133

八、原发性胆汁性肝硬化

【影像表现】

全肝肿大，脾明显肿大（图：→）。

原发性胆汁性肝硬化最常见的肝脏形态学改变是弥漫性肝大，其次是肝左叶增大和尾状叶增大。

原发性胆汁性肝硬化，门静脉高压可在相对早期阶段出现，可见脾大等影像学表现。

【鉴别要点】

在MRI T_2加权像中，原发性胆汁性肝硬化门静脉周围经常可见弥漫性高信号区域（periportal T_2-weighted hyperintensity，门静脉周围T_2加权像高信号）。

使用肝细胞特异性对比剂Gd-EOB-DTPA增强MRI的肝细胞期，门静脉周围区域可呈弥漫性高信号。

肝门部常见肿大的淋巴结。

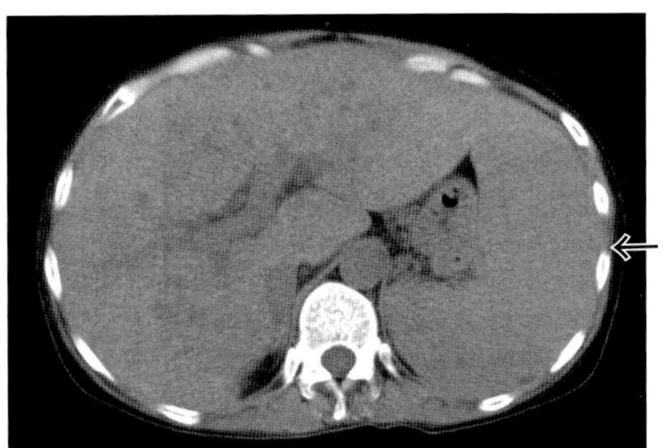

图　平扫CT（40余岁，女性）

■参考文献

1）Kobayashi S, et al. Intrahepatic periportal high intensity on hepatobiliary phase images of Gd-EOB-DTPA-enhanced MRI imaging findings and prevalence in various hepatobiliary diseases. Jpn J Radiol, 2013, 31: 9-15.

■参考征象

弥漫性萎缩→p.14/EOB增强MRI肝细胞期摄取→p.260

九、肝窦阻塞综合征（SOS，VOD，blue liver）

【影像表现】

骨髓增生异常综合征患者造血干细胞移植治疗后出现黄疸。在该项检查中未发现腹水，但在CT随访中逐步出现了腹水。肝整体肿大，发现肝静脉变窄（图：→）。肝实质的CT值降至约42HU。

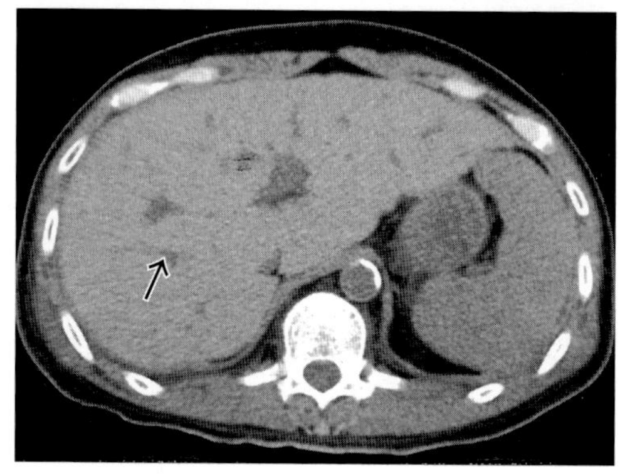

图　CT平扫（40余岁，男性）

肝窦阻塞综合征（sinusoidal obstruction syndrome，SOS）可出现黄疸、肝大、右季肋部痛和因腹水而体重增加等症状。CT、MRI或超声检查可发现肝大和肝静脉狭窄。此外，彩色多普勒超声检查可发现门静脉逆向血流，对于SOS的早期诊断很有价值。

【鉴别要点】

使用肝细胞特异性对比剂Gd-EOB-DTPA增强MRI的肝细胞期，SOS引起对比剂摄取减低，可表现为弥漫性网状低信号影。另外，使用肝特异性对比剂SPIO增强MRI中，同样也发现了肝实质的对比剂摄取减少。

■参考文献

1）Hashiguchi M，et al. Demonstration of reversed flow in segmental branches of the portal vein with hand-held color Doppler ultrasonography after hematopoietic stem cell transplantation. Bone Marrow Transplant，2005，36：1071-1075.

2）Shin NY，et al. Accuracy of gadoxetic acid-enhanced magnetic resonance imaging for the diagnosis of sinusoidal obstruction syndrome in patients with chemotherapy-treated colorectal liver metastases. Eur Radiol，2012，22：864-871.

■参考征象

肝实质的多发斑片状影（马赛克影）→p.132

十、肝淀粉样变性

【影像表现】

弥漫性肝大，肝实质呈不均匀强化。门静脉和肝静脉等静脉系统管腔变窄，可能是肝内淀粉样物质沉积压迫所致。肝淀粉样变性的影像表现为弥漫性肝大，平扫CT可呈地图状或块状的低密度区域，增强CT平衡期上述区域强化程度较弱，显示更清晰。

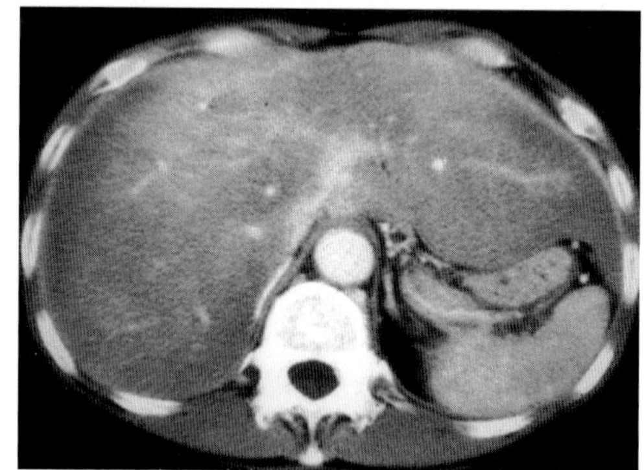

图　增强CT门静脉期（60余岁，男性）

（近畿大学　村上卓道医生提供）

【鉴别要点】

在MRI中，由于淀粉样蛋白沉积使T_1值延长，T_1加权像显示为低信号。

MR弹性成像显示肝脏弹性值增高。

原发性淀粉样变性病例中，在罕见的情况下肝脏中会形成结节或肿块。

肝淀粉样变的MRCP或ERCP检查，可出现类似原发性硬化性胆管炎的多发胆管狭窄的表现，需注意不要误诊。在诊断肝淀粉样变性时，还需要注意肝外病变，如肺部病变。

■参考文献

1）Srinivasan S，et al. Primary hepatic amyloidosis presenting as nodular masses on the background of diffuse infiltration and extreme liver stiffness on MR elastography. J Gastrointestin Liver Dis，2014，23：437-440.

2）Hirano K，et al. Two cases with hepatic amyloidosis suspected of having primary sclerosing cholangitis. Hepatol Res，2013，43：911-916.

■参考征象

平扫CT肝实质低密度→p.158/MRI T_1加权像肝实质高信号→p.233

十一、威尔逊病

【影像表现】

弥漫性肝大。肝实质的CT值增高，约为80HU。

儿童肝脏疾病，考虑威尔逊病。儿童威尔逊病常表现为肝大，也可伴脾大和脂肪肝。

【鉴别要点】

根据Akhan等的报道，威尔逊病有一些独特的影像学表现，如肝多发结节性病变、肝周间隙脂肪层存在、尾状叶形态正常等。但文献报道约50%Child-Pugh分级B级或C级的威尔逊病病例，发现尾状叶肿大。在威尔逊病中，有时可由于脂肪沉积导致肝实质的CT值降低。铜的沉积与肝CT值增高并不完全相关。

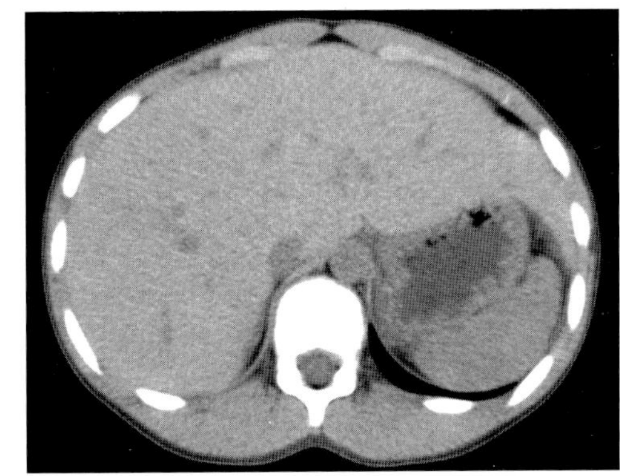

图　CT平扫（10余岁，女孩）

■参考文献

1）Manolaki N，et al. Wilson disease in children：analysis of 57 cases. J Pediatr Gastroenterol Nutr，2009，48：72-77.

2）Akhan O，et al. Imaging findings of liver involvement of Wilson's disease. Eur J Radiol，2009，69：147-155.

3）Cheon JE，et al. Clinical application of liver MR imaging in Wilson's disease. Korean J Radiol，2010，11：665-672.

4）Dixon AK，et al. Computed tomography of the liver in Wilson disease. J Comput Assist Tomogr，1984，8：46-49.

5）Smevik B，et al. Liver attenuation values at computed tomography related to liver copper content. Scand J Gastroenterol，1982，17：461-463.

■参考征象

弥漫性萎缩→p.15/CT平扫肝实质高密度→p.146/MRI T_1加权像肝实质高信号→p.233

十二、糖原贮积病

【影像表现】

弥漫性肝大，肝脏边缘变钝。肝实质的CT值约为51HU，在正常范围内。

糖原贮积病的Ⅰ、Ⅲ、Ⅳ和Ⅵ型中存在肝酶异常，可见肝大。

【鉴别要点】

因为Ⅰ型糖原贮积病通常会引起肝细胞腺瘤，有时还会引起肝细胞癌，需要引起注意。

CT平扫肝实质，CT值可因糖原沉积而增高，也可因脂肪沉积而降低。

糖原贮积病Ⅰ型、Ⅲ型和Ⅵ型常伴脾大。

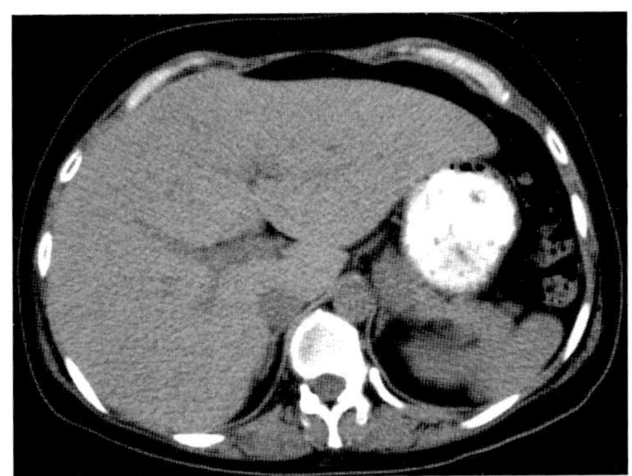

图　CT平扫（30余岁，女性）

■参考征象

CT平扫肝实质高密度→p.145/CT平扫肝实质低密度→p.152

十三、巨大肝海绵状血管瘤～血管瘤病

【影像表现】

肝体积增大，在肝右叶及左叶可见巨大的肿块影（图A～D：→）。CT平扫呈低密度（图A：→），动态增强扫描可见强化部分从病灶边缘向中心扩散。病灶中心部分因为变性组织，平衡期仍无对比剂充填（图A～D：▶）。另外，在肝右叶前段可见边界不清的病灶（图B～D：▷），这部分病灶被认为是血管瘤病。血管瘤病多像本例这样毗邻于巨大血管瘤而存在。手术前正确把握血管瘤病的范围是很重要的。

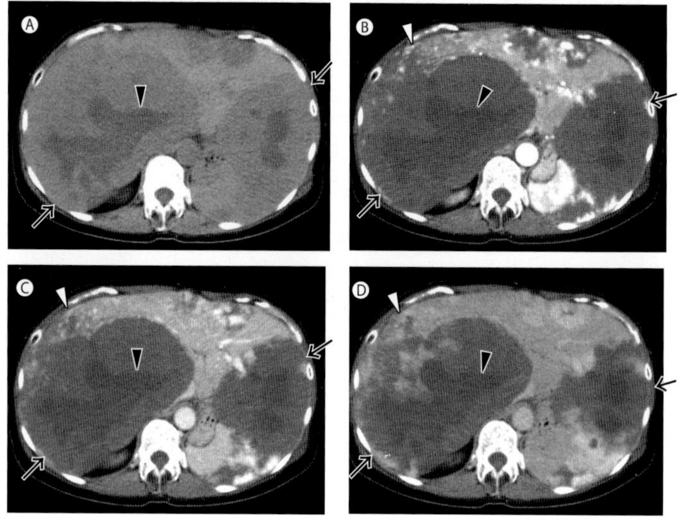

图　A：CT平扫；B：增强CT动脉期；C：门静脉期；D：平衡期(50余岁，女性)

肝血管瘤是一种很常见的良性肿瘤，血管瘤的体积可以很巨大。如果是巨大肝血管瘤，全肝体积也会增大。肝血管瘤在多数情况下，在动态增强扫描中表现为特征性的强化方式，所以诊断较容易。

【鉴别要点】

肝血管瘤在MRI T_1加权像上显示低信号，在T_2加权像上显示明显高信号。由于T_2透射效应（T_2 shine through）的影响，弥散加权像也呈现高信号。

■参考文献

1）Jhaveri KS, et al. Association of hepatic hemangiomatosis with giant cavernous hemangioma in the adult population: prevalence, imaging appearance, and relevance. AJR Am J Roentgenol, 2011, 196: 809-815.

■参考征象

部分肥大/肿大→p.19/肝实质多发斑片状影（马赛克影）→p.132/CT平扫肝实质低密度→p.154/增强延迟性强化（血池）→p.212

第2章
弥漫性肝萎缩

弥漫性肝萎缩是指全肝的体积减小，影像学上表现为肝各叶的轮廓缩小。另外，当肝萎缩时，肝与腹壁之间可产生间隙。

肝萎缩的主要原因是肝细胞坏死、脱落，表现为弥漫性肝萎缩的疾病，有急性肝炎（重症肝炎）和肝硬化等。肝硬化是慢性肝损伤的终末病理改变，包括原发性胆汁性肝硬化、威尔逊病等多种疾病。

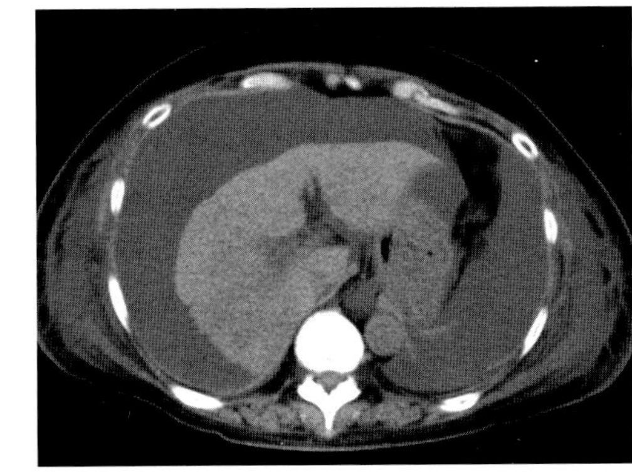

图　典型像：急性肝炎
平扫CT

肝硬化由于纤维化导致肝实质的弹性增加，MR弹性成像（MR elastography）显示肝实质的弹性率增加。肝实质中经常发现多个再生结节，这些发现虽然有助于影像学上与急性肝炎的鉴别诊断，但最重要的还是结合临床信息和随访表现。另外，由于肝硬化的病因多种多样，很多情况下仅凭影像诊断肝硬化是很困难的。

【须知!】 假性肝硬化（pseudocirrhosis）

乳腺癌等多发肝转移化疗后出现肝整体萎缩，表面变形，虽然组织学上无典型的肝硬化改变，但影像学上却表现出大结节性肝硬化表现，且常伴有门静脉侧支循环的形成和腹水等门静脉高压的表现，该病变称为假性肝硬化（pseudocirrhosis）。除了乳腺癌，其他原发病灶还有食管癌、小细胞癌、甲状腺癌等。

■参考文献

1）Lee SL，et al．Pseudocirrhosis of breast cancer metastases to the liver treated by chemotherapy．Cancer Res Treat，2014，46：98-103．

2）Jeong WK，et al．Pseudocirrhosis as a complication after chemotherapy for hepatic metastasis from breast cancer．Clin Mol Hepatol，2013，19：190-194．

3）Jha P，et al．Radiologic mimics of cirrhosis．AJR Am J Roentgenol，2010，194：993-999．

4）Qayyum A，et al．Frequency of hepatic contour abnormalitics and signs of portal hypertension at CT in patients receiving chemotherapy for breast cancer metastases to the liver．Clin Imaging，2007，31：6-10．

【鉴别诊断!】

◎肝硬化（→p.13）
◎急性肝炎/重症肝炎（→p.13）
○原发性胆汁性肝硬化（→p.14）
▲假性肝硬化（pseudocirrhosis）（→p.14）
▲威尔逊病（→p.15）

【征象缩略图】

肝硬化

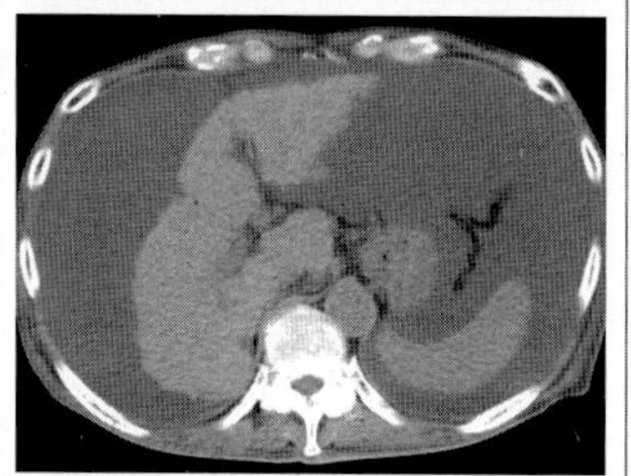

CT平扫
70余岁，男性【解说→p.13】

急性肝炎/重症肝炎

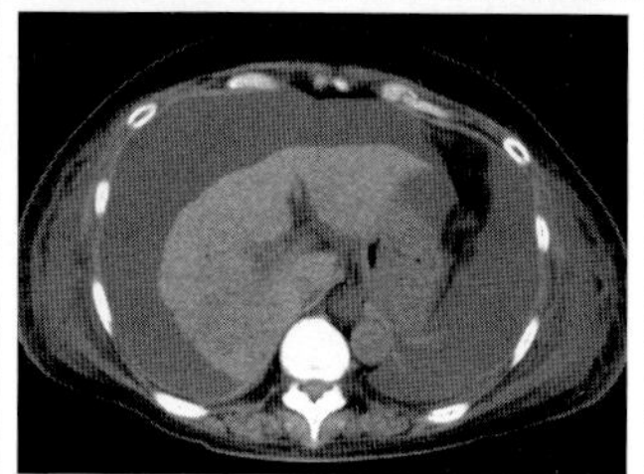

CT平扫
60余岁，女性【解说→p.13】

原发性胆汁性肝硬化

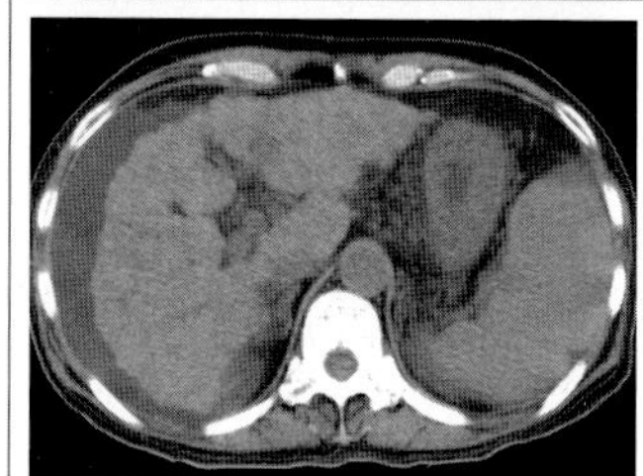

CT平扫
60余岁，女性【解说→p.14】

假性肝硬化(pseudocirrhosis)

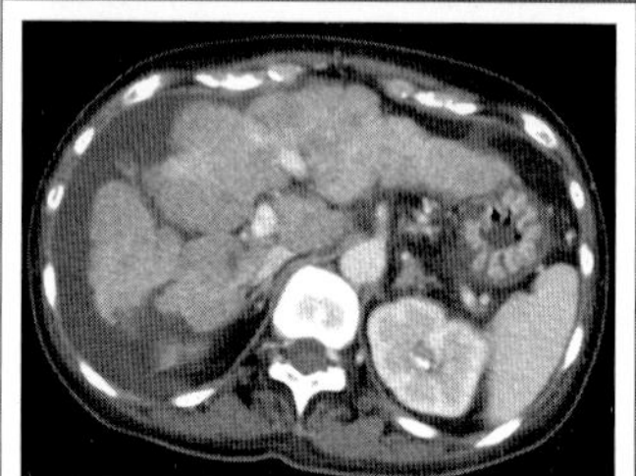

增强平扫门静脉期
50余岁，女性【解说→p.14】

威尔逊病

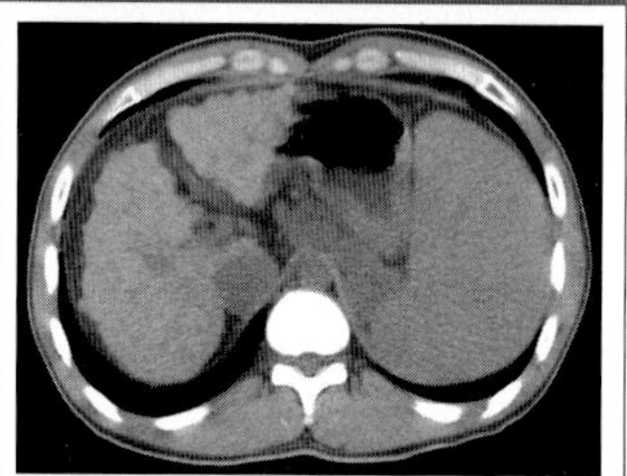

CT平扫
20余岁，男性【解说→p.15】

表现为弥漫性肝萎缩的疾病

一、肝硬化

【影像表现】

全肝明显萎缩。肝表面呈波浪状不规则改变，可见大量腹水。

肝硬化通常表现为肝右叶及左叶内侧段萎缩，肝左叶外侧段和尾状叶增大。但是在进展期肝硬化，常为全肝萎缩。肝内可见多发再生结节，边缘凹凸不平。继发性改变可有伴随门静脉高压的脾大、门静脉侧支循环形成、静脉曲张、伴肝功能降低的腹水等。

【鉴别要点】

MR弹性成像显示肝实质的弹性率增加。

使用肝细胞特异性对比剂Gd-EOB-DTPA增强MRI的肝细胞期肝实质强化程度减低。

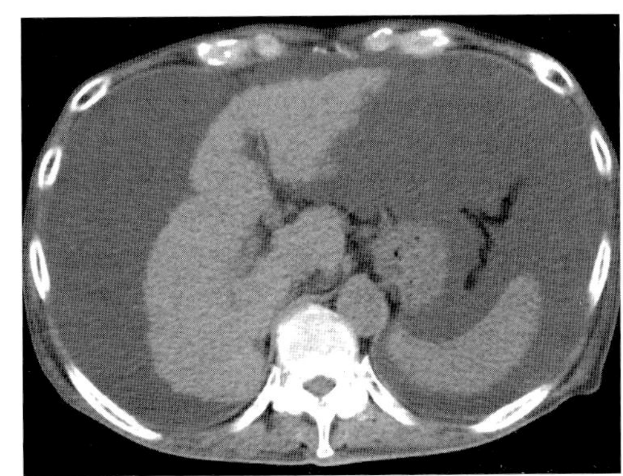

图　CT平扫(70余岁，男性)

■参考文献

1）Zhou XP，et al．Liver volume variation in patients with virus-induced cirrhosis：findings on MDCT．AJR Am J Roentgenol，2007，189：w153-159.

■参考征象

部分肥大/肿大→p.18/部分萎缩→p.24/表面变形或凹陷→p.55/CT平扫高密度结节→p.140/CT平扫肝实质低密度→p.153/增强楔形早期强化→p.199

二、急性肝炎，重症肝炎

【影像表现】

全肝明显萎缩，肝右叶可见局部密度减低区。在萎缩的肝和腹壁之间可见腹水存积。双侧腹壁皮下水肿。重症肝炎在平扫CT上可见肝萎缩，以及弥漫性、地图样或块状的肝实质密度减低区，在MRI T_2加权像中这些区域呈高信号。这种影像学改变是由于肝细胞脱落和水肿。

【鉴别要点】

重症肝炎是指在初发症状出现8周内，凝血酶原时间降低到40%以下，表现为Ⅱ度以上昏迷的肝性脑病的肝炎。在脑病出现之前分为急性型和亚急性型。

在MRI T_2加权像中，门静脉周围常可见弥漫性高信号区域。

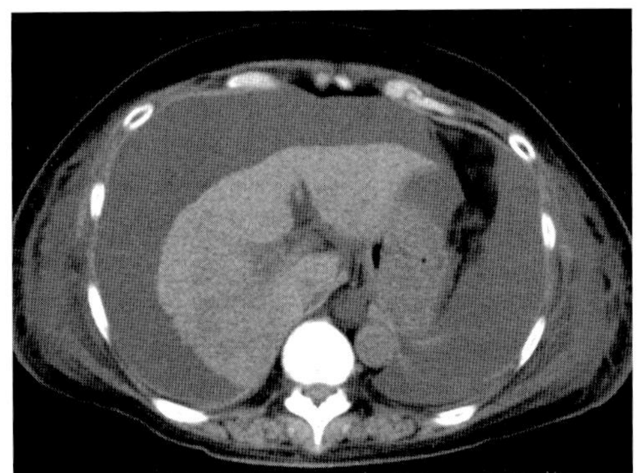

图　CT平扫(60余岁，女性)

急性肝炎重症型

■参考文献

1）Murakami T，et al．Liver necrosis and regeneration after fulminant hepatitis：pathologic correlation with CT and MR findings．Radiology，1996，198：239-242.

■参考征象

弥漫性肥大→p.4/部分萎缩→p.26/门静脉晕征→p.121/平扫CT肝实质低密度→p.151/MRI T_1加权像肝实质低信号→p.237

【须知!】 **重症肝炎的急性和亚急性型及急性肝炎重症型**

重症肝炎是在初发症状出现8周内凝血酶原时间降低到40%以下，呈现Ⅱ度以上肝性昏迷（脑病）的肝炎。病程在10天以内为急性型，11天以后为亚急性型。

凝血酶原时间在40%以下，肝性昏迷Ⅰ度的病例被诊断为急性肝炎重症型，需注意这是重症肝炎的前兆。

三、原发性胆汁性肝硬化

【影像表现】

全肝萎缩。肝表面呈弥漫性、结节状、凹凸不平的改变。在萎缩的肝和腹壁之间可见腹水存积，脾大。

进展期原发性胆汁性肝硬化与其他原因引起的肝硬化有类似的影像表现，如肝萎缩、脾大和静脉曲张等。但是，原发性胆汁性肝硬化常见肝门部淋巴结肿大，比其他原因引起肝硬化的发生频率更高。

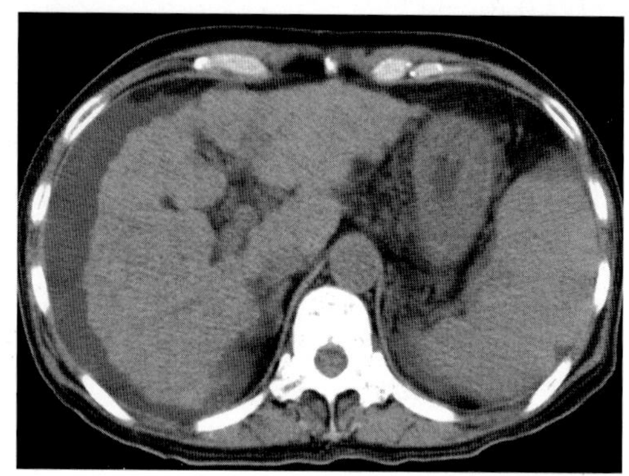

图　平扫CT(60余岁，女性)

【鉴别要点】

原发性胆汁性肝硬化在MRI T_2加权像门静脉周围常见弥漫性高信号区（periportal T_2-weighted hyperintensity，门静脉周围T_2加权高信号）。

另外，在T_1及T_2加权像图像上，发现门静脉周围显示为低信号区域（门静脉周围晕征，periportal halo sign），被认为是原发性胆汁性肝硬化的特异性影像表现。

■参考文献

1）Kovač JD，et al．Integrative role of MRI in the evaluation of primary biliary cirrhosis．Eur Radiol，2012，22：688-694．

■参考征象

弥漫性肥大→p.7/EOB增强MRI肝细胞期摄取→p.260

四、假性肝硬化

【影像表现】

乳腺癌多发肝转移化疗后病例，为了查找高胆红素血症的原因而进行腹部增强CT扫描。弥漫性肝萎缩，边缘不规则，影像学上呈肝硬化表现。肝周围有腹水。

本病例在化疗前并无肝萎缩，化疗后出现，认为是典型的假性肝硬化（pseudocirrhosis）。

【鉴别要点】

假性肝硬化也有门静脉侧支循环开放等门静脉高压的表现。除乳腺癌以外，原发病灶还有食管癌、甲状腺癌等。

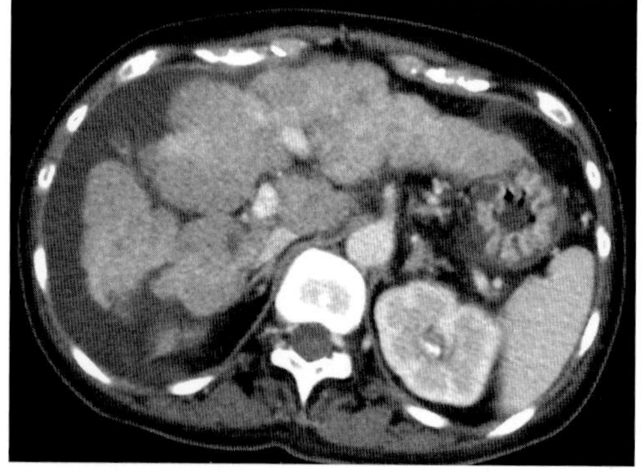

图　增强CT门静脉期(50余岁，女性)

■参考征象

表面的变形凹陷→p.56/CT平扫肝实质低密度→p.158

五、威尔逊病

【影像表现】

包括尾状叶在内的全肝萎缩。肝表面呈弥漫性、结节状、凹凸不平改变。在萎缩的肝和腹壁之间可见脂肪存在。脾大，以及侧支循环开放。

根据Akhan等的报道，威尔逊病有一些独特的影像学表现包括肝多发结节性病变、蜂巢状表现肝周间隙脂肪层存在、尾状叶形态正常等。另外，文献报道50%以上Child-Pugh分级B级或C级的威尔逊病病例，尾状叶有肿大。

【鉴别要点】

患有威尔逊病的肝经常发生良性富血供结节，需要与肝细胞癌进行鉴别。

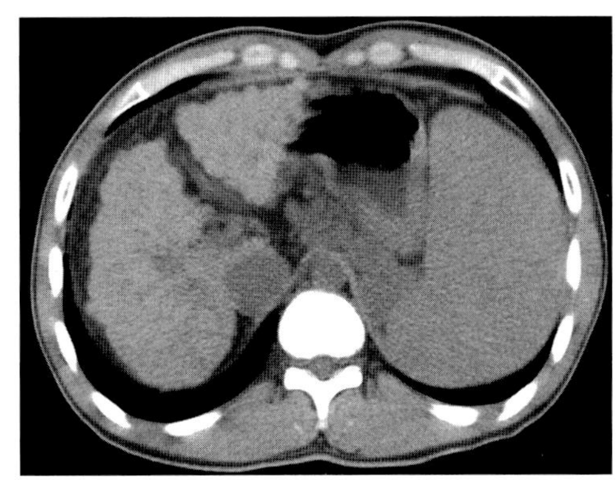

图　平扫CT(20余岁，男性)

■参考文献

1) Akhan O, et al. Imaging findings of liver involvement of Wilson's disease. Eur J Radiol, 2009, 69: 147-155.

2) Cheon JE, et al. Clinical application of liver MR imaging in Wilson's disease. Korean J Radiol, 2010, 11: 665-672.

3) Pissaia A, et al. Regression of Hyper vascular Nodules in a Patient with Wilson's Disease Awaiting Liver Transplantation. J Transplant, 2009 (doi: 10.1155/2009/597371. Epub 2009 Nov 11).

■参考征象

弥漫性肥大→p.9/弥漫性萎缩→p.15/CT平扫肝实质高密度→p.146/MRI T_1加权像肝实质高信号→p.233

MEMO

第3章
部分增生/肿大

部分增生/肿大是指在影像学上可见肝局部体积增大。

许多疾病可引起肝部分肿大，如弥漫型肝细胞癌和恶性淋巴瘤等肿瘤性病变的局部浸润；又如布加综合征、慢性肝炎或肝硬化等先天或后天血流动态不均衡等原因产生的肝部分肿大。

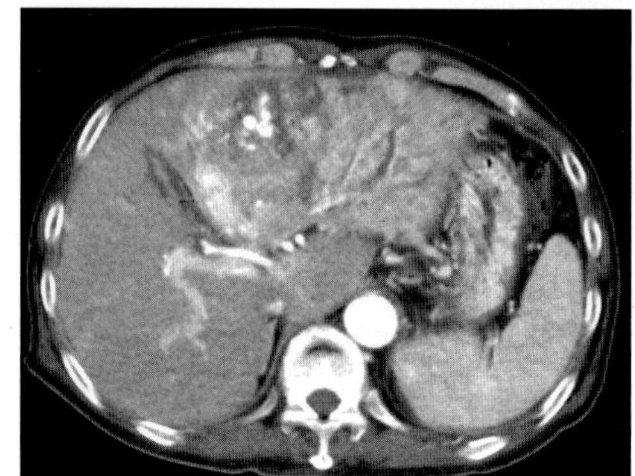

图　典型像：弥漫性肝细胞癌
增强CT动脉期

【鉴别诊断!】

◎慢性肝炎（→p.18）
◎肝硬化（→p.18）
○布加综合征（→p.19）
○巨大的肝海绵状血管瘤～血管瘤病（→p.19）
▲弥漫性肝细胞癌（→p.20）
▲假性肝硬化（pseudocirrhosis）
▲里德尔叶（→p.21）
▲肝左叶延长/獭狸尾肝（→p.20）
△异位肝

【征象缩略图】

慢性肝炎

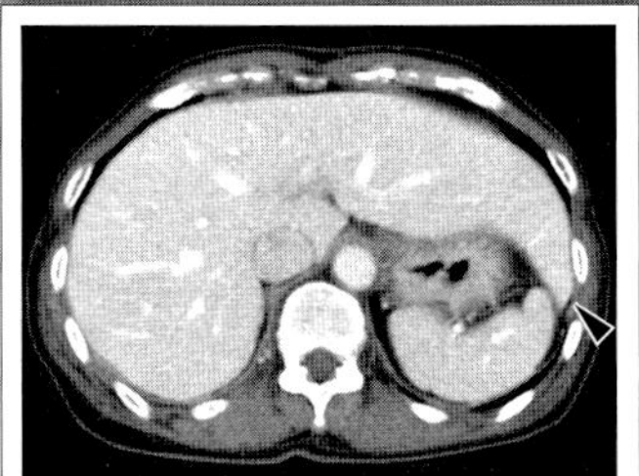

增强CT门静脉期
70余岁，女性【解说→p.18】

肝硬化

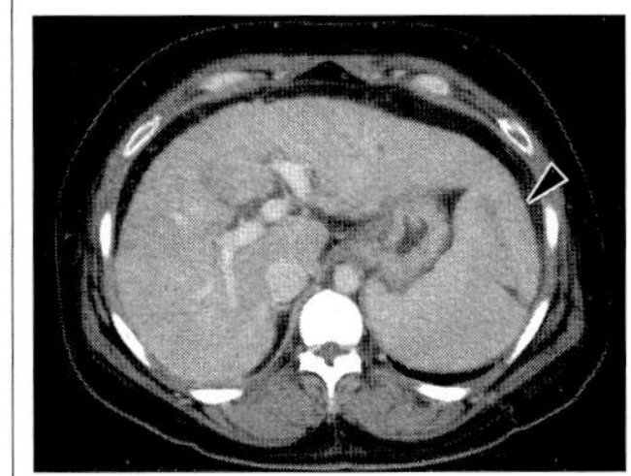

增强CT门静脉期
30余岁，女性【解说→p.18】

布加综合征

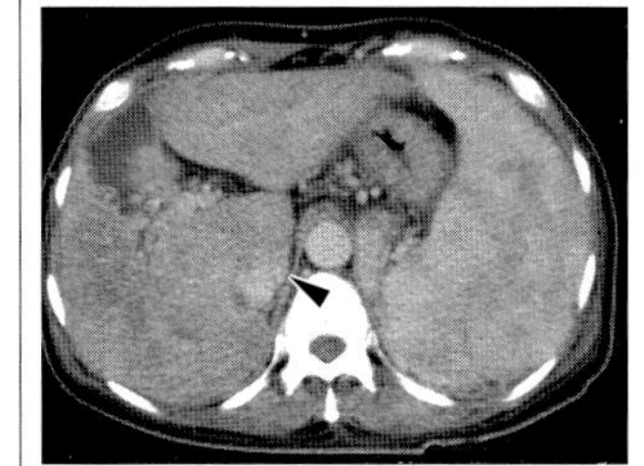

增强CT门静脉期
50余岁，女性【解说→p.19】

巨大的肝海绵状血管瘤～血管瘤病

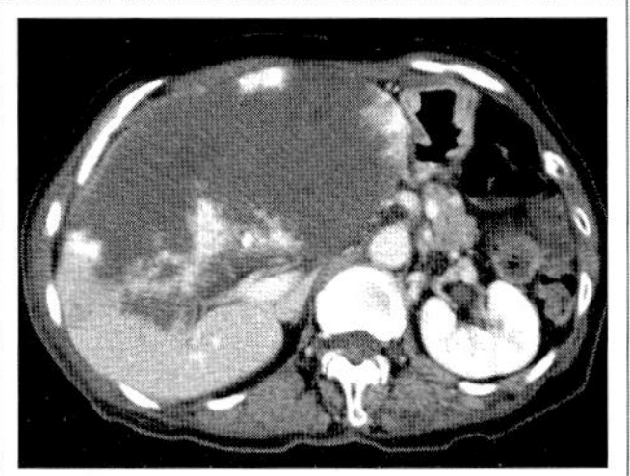

增强CT门静脉期
60余岁，女性【解说→p.19】

弥漫性肝细胞癌

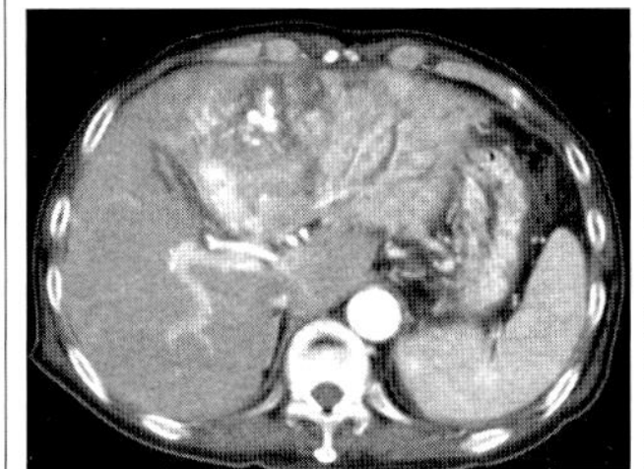

增强CT动脉期
60余岁，男性【解说→p.20】

里德尔叶

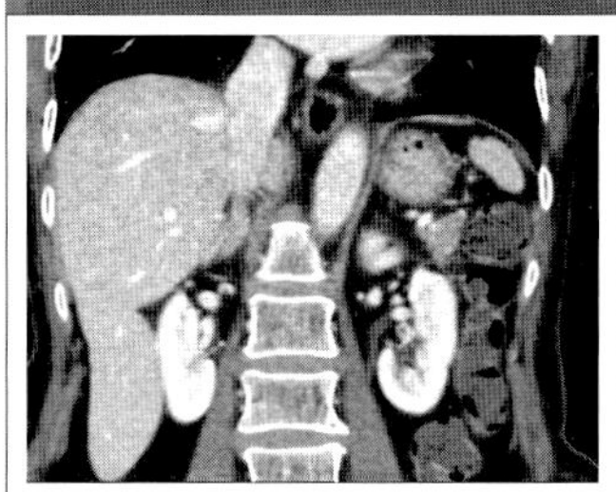

增强CT门静脉期冠状位重建
70余岁，女性【解说→p.21】

肝左叶延长/獭狸尾肝

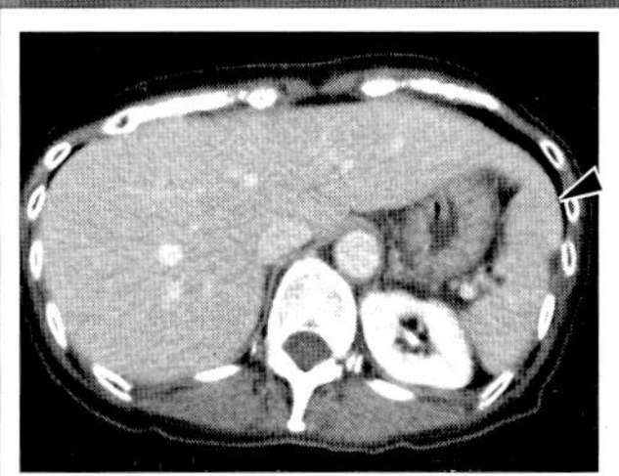

增强CT门静脉期
60余岁，女性【解说→p.20】

一、慢性肝炎

【影像表现】

肝左叶外侧段体积增大，其边缘已达到脾的前缘（图：→）。肝实质强化均匀，肝表面无凹凸不平的表现。

慢性肝炎根据病程不同可呈现不同的影像学表现。初期只有轻微变化，仅凭影像诊断困难。随着病程进展，逐渐呈现类似肝硬化样的影像表现。

【鉴别要点】

肝大及肝的边缘变钝，伴有轻度脾大。

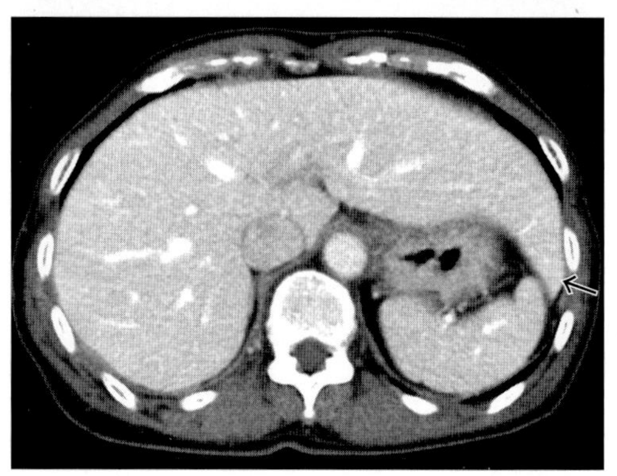

图　增强CT门静脉期（70余岁，女性）

■参考征象

弥漫性肥大→p.4

二、肝硬化

【影像表现】

肝左叶外侧段体积增大，其边缘与脾的前缘贴近（图：▶）。肝实质呈不均匀强化。肝表面稍不规则（图：→）。肝硬化通常表现为肝右叶及左叶内侧段萎缩，肝左叶外侧段和尾状叶增大。肝内可见再生结节，肝边缘呈凹凸改变。

【鉴别要点】

MR弹性成像显示肝实质的弹性值增加。肝细胞特异性对比剂Gd-EOB-DTPA增强MRI的肝细胞期可见肝实质的强化程度减低。

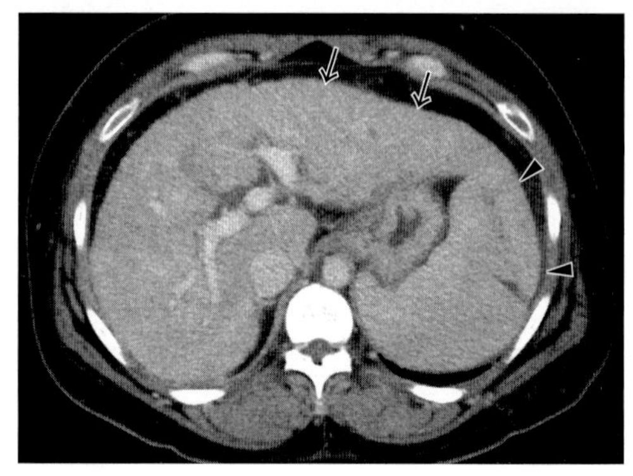

图　增强CT门静脉期(30余岁，女性)

■参考征象

弥漫性萎缩→p.13/部分萎缩→p.24/表面变形或凹陷→p.55/CT平扫高密度结节→p.140/CT平扫肝实质低密度→p.153/增强楔形早期强化→p.199

三、布加综合征

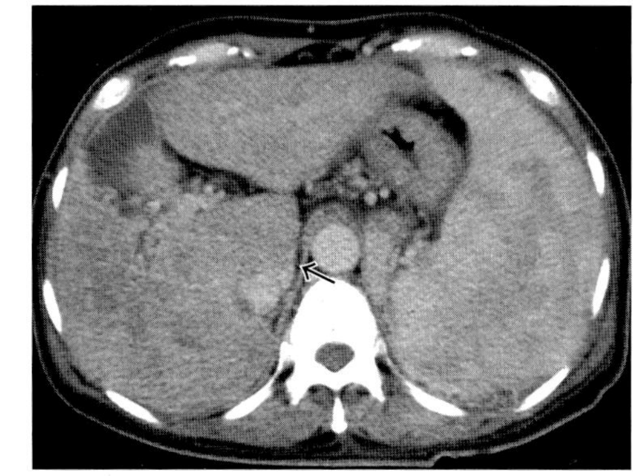

图　增强CT门静脉期（50余岁，女性）

【影像表现】

肝右叶萎缩，尾状叶增大（图：→）。由于肝淤血使得肝实质强化不均匀，脾明显肿大。

布加综合征的肝大通常见于尾状叶。布加综合征是由于肝静脉主干或肝段下腔静脉狭窄或阻塞，导致肝实质强化延迟。与肝淤血一样，增强动脉期～门静脉期中肝实质不均匀强化，这种表现反映了血流动力学的改变。脾大反映了门静脉高压。

【鉴别要点】

肝段下腔静脉阻塞形成扩张的侧支循环。

在门静脉周围可见低密度区域（periportal collar）。

■参考征象

弥漫性肿大→p.7/肝实质多发斑片状影（马赛克影）→p.133

四、巨大肝海绵状血管瘤～血管瘤病

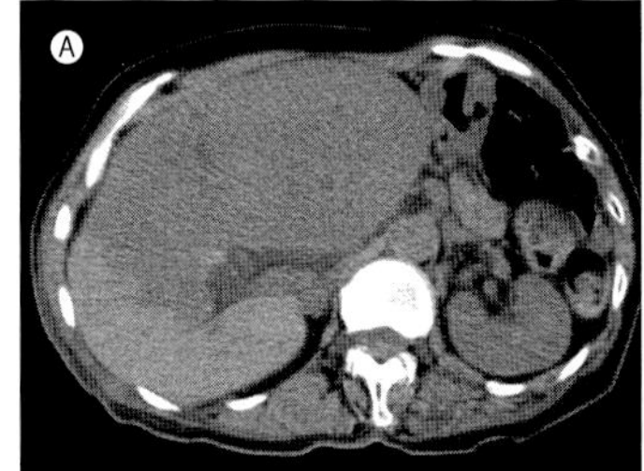

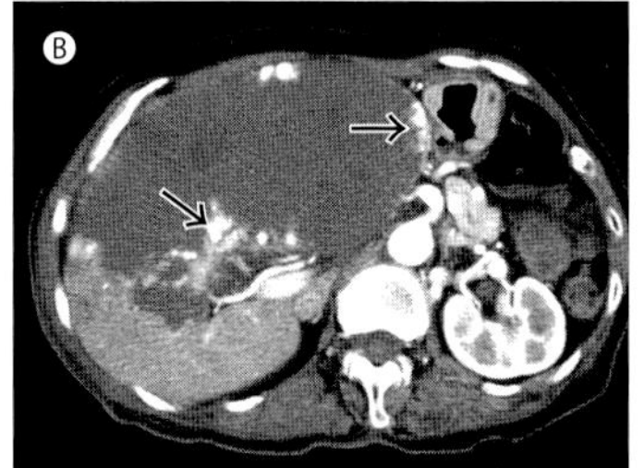

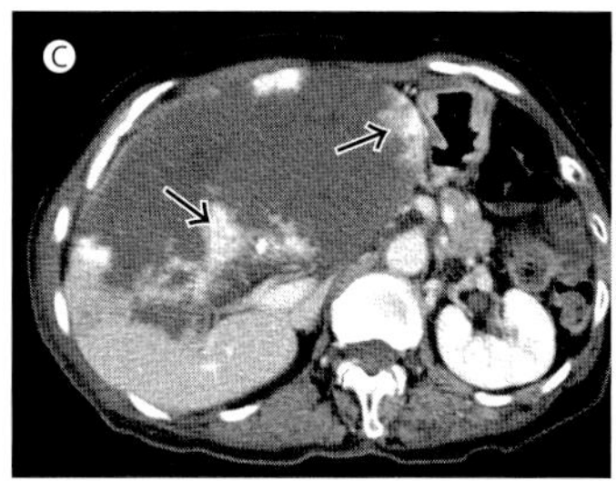

图　A：CT平扫；B：增强CT动脉期；C：门静脉期(60余岁，女性)

【影像表现】

肝左叶体积增大，CT平扫显示低密度肿块中更低密度区，动态增强扫描可见强化（图B、C：→）从病灶边缘逐渐向中心扩散。

肝血管瘤是一种很常见的良性肿瘤，血管瘤的体积可以很巨大。多数情况下，肝血管瘤在动态增强扫描中表现出特征性的强化方式，所以诊断较容易。

【鉴别要点】

肝血管瘤在MRI T_1加权像上显示低信号，在T_2加权像上显示明显高信号。由于T_2透射效应的影响，弥散加权像呈高信号。

■参考征象

弥漫性肿大→p.10/肝实质多发斑片状影（马赛克影）→p.132/CT平扫肝实质低密度→p.154/增强延迟强化（血池）→p.212

五、弥漫性肝细胞癌

【影像表现】

肝左叶内侧段可见几乎占据整个肝叶的富血供性肿瘤，肿瘤下方突出于肝轮廓之外。肝左叶外侧段另可见动脉期弥漫性、明显强化，提示肿瘤弥漫性浸润。病变在门静脉期和平衡期有增强廓清现象。由于肿瘤的存在导致肝左叶体积增大。肿瘤远端的肝内胆管略微扩张（图B～D：→）。

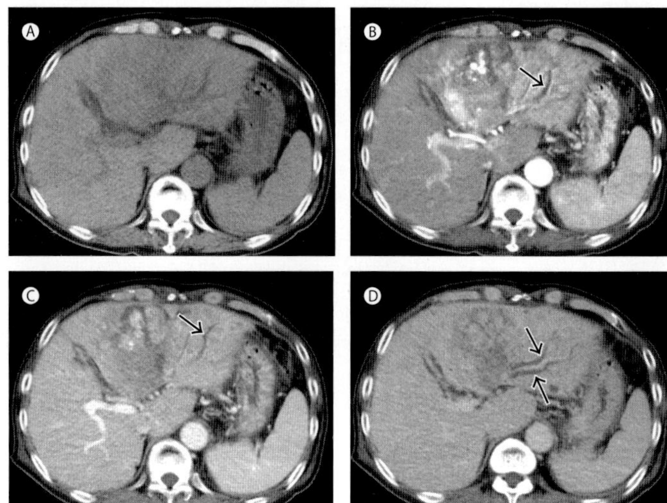

图 A：CT平扫；B：增强CT动脉期；C：门静脉期；D：平衡期(60余岁，男性)

【鉴别要点】

肝细胞特异性对比剂Gd-EOB-DTPA增强MRI的肝细胞期，或使用肝特异性对比剂SPIO增强MRI，肿瘤部分无对比剂的摄取，这一点对于疾病鉴别诊断是有效的。肝细胞癌在弥散加权成像呈高信号。

■参考征象

弥漫性肥大→p.6/多发（弥漫性）结节→p.31境界不清肿块→p.61分叶状肿块→p.89/肝实质多斑片状影（马赛克影）→p.131/CT平扫肝实质低密度→p.152/对比剂清洗→p.217/MRI T_1加权图像肝实质低信号→p.238

六、肝左叶延长/獭狸尾肝

【影像表现】

肝左叶外侧段的边缘沿着左侧膈面向下延长、变薄，其前端覆盖部分脾（图：→）。

肝左叶的大小和形状可有许多变异，其中包括了肝左叶外侧段的肝实质边缘沿着左侧膈面向下延长，此时左肝实质可覆盖胃和脾的前面和侧面。

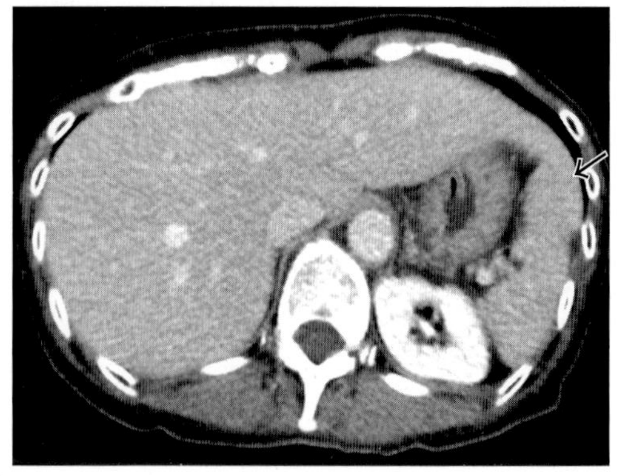

图 增强CT门静脉期(60余岁，女性)

【鉴别要点】

肝左叶延长（獭狸尾肝）(elongated left lobe of the liver/beaver tail liver）在超声检查中会误诊为横膈下的脾血肿，需引起注意。如果取适当的超声窗（切面），则可以通过检查肝右叶的连续性，以及存在门静脉和肝静脉等征象进行鉴别。

■参考文献

1）Hammond LJ. Ⅲ. Congenital Elongation of the Left Lobe of the Liver. Ann Surg，1905，41：31-35.

2）Wu S，Tu R，et al. Anatomical variation of the liver with elongated left lobe may be a trap for the ultrasound detection of focal liver lesion. Med Ultrason，2015，17：12-15.

3）Jones R，et al. Elongated left lobe of the liver mimicking a subcapsular hematoma of the spleen on the focused assessment with sonography for trauma exam. Am J Emerg Med，2014，32：814.

■参考征象

肝外突出性病变→p.83

七、里德尔叶

【影像表现】

增强CT冠状位重建像可见肝S6段下方凸起。向下延伸的肝实质可见“狭颈”样的缩窄部分（图A：→）（globular Riedel's lobe）。该部分和其他的肝实质强化程度一致。

通过肝右叶的形态变化可诊断为肝里德尔叶。以前通过肝核素显像诊断，现在CT和MRI可以很容易地诊断。根据Baum等的研究，里德尔叶可根据其形态分为“球形里德尔叶”（globular Riedel's lobe）和“薄片里德尔叶”（thin Riedel's lobe）。前者在里德尔叶和肝本体之间具有“狭颈”样的缩窄部分；后者里德尔叶是呈细长（舌状）下垂状而无缩窄部分（图B）。

【鉴别要点】

应当指出的是，由于尚未确定里德尔叶的诊断标准，因此报告需要注意其定义可能有所不同。

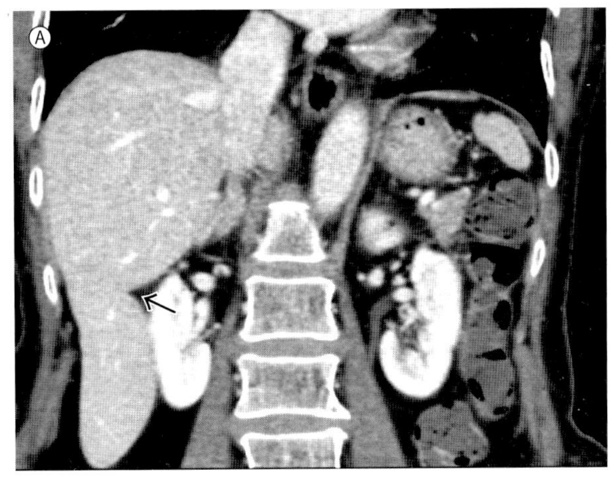

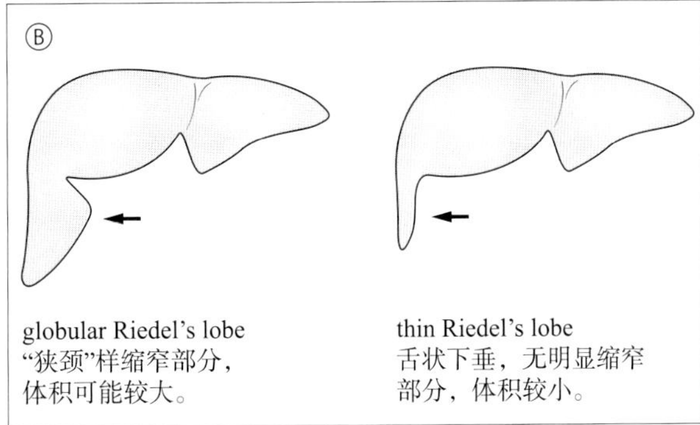

Ⓑ
globular Riedel's lobe
“狭颈”样缩窄部分，
体积可能较大。
thin Riedel's lobe
舌状下垂，无明显缩窄
部分，体积较小。

图　A：增强CT门静脉期冠状重建图像（70余岁，女性）
B：里德尔叶的典型形式（肝正面）

■参考文献

1）高瀬　優，ほか. 肝・胆道系症候群（第2版）その他の肝・胆道系疾患を含ぬて，肝臓編 肝形成異常 Riedel葉（解説/特集）. 日本臨牀（0047-1852）別册肝・胆道系症候群Ⅱ，2010：5-7.

2）Baum S，et al. Functional anatomy and radionuclide imaging：Riedel's lobe of the liver. Anat Clin，1982，4：121-123.

■参考征象

肝外突出性病变→p.83

第4章

部分萎缩（不均衡变形）

部分萎缩是指肝一部分的体积减小，影像图像上该部分有萎缩的表现。不均衡变形是在影像上可见肝形状的局部改变而不是整体改变。

表现为部分萎缩（不均衡变形）的疾病可有胆管细胞癌、先天性肝内胆管囊状扩张症、胆汁漏、胆管炎伴肝实质病变、日本血吸虫病、门静脉血栓形成、肝窦阻塞综合征（sinusoidal obstruction syndrome，SOS）、肝梗死、急性肝炎、重症肝炎、慢性肝炎、肝硬化、肝脏团块状纤维化、放射性肝炎、特发性门静脉高压症等。

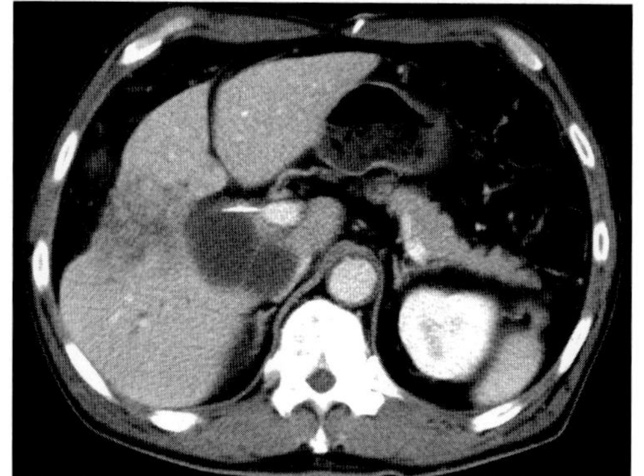

图　典型图像：胆管细胞癌（肝内胆管癌）
增强CT门静脉期

【鉴别诊断!】

◎胆管细胞癌（肝内胆管癌）（→p.24）
◎肝硬化（→p.24）肝团块状纤维化（→p.25）
◎慢性肝炎
◎重症肝炎（马铃薯肝）（→p.26）
○放射性肝炎（→p.26）
○胆汁漏（→p.27）
○肝梗死（→p.27）
▲胆管炎伴肝实质病变
▲肝窦阻塞综合征（SOS.VOD.blue liver）
△门静脉血栓形成
△特发性门静脉高压症
△先天性肝内胆管囊状扩张症
△日本血吸虫病

【征象缩略图】

胆管细胞癌（肝内胆管癌）

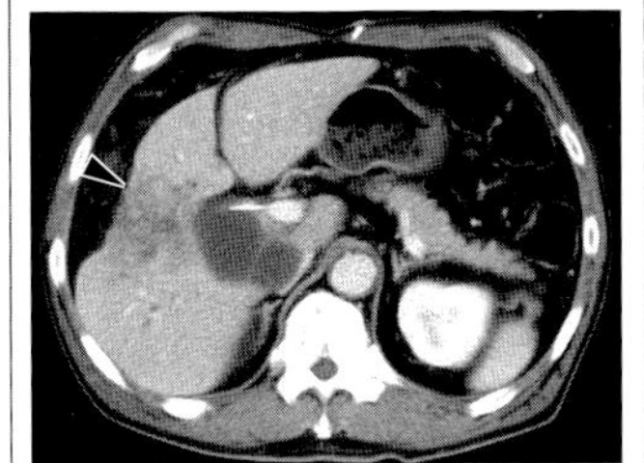

增强CT门静脉期

50余岁，男性【解说→p.24】

肝硬化

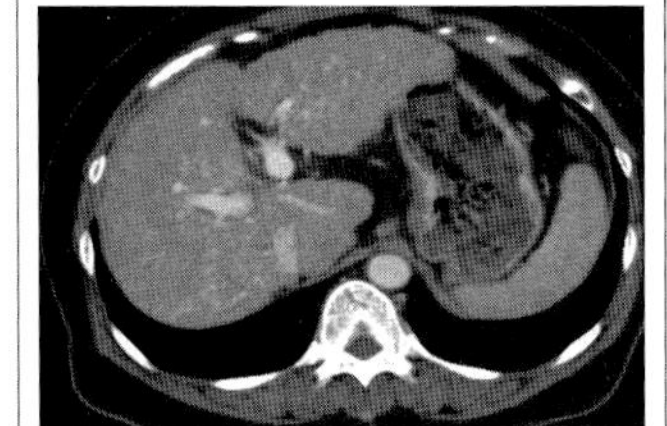

（埼玉医科大学国际医疗中心森阪裕之医生提供）

增强CT门静脉期

50余岁，女性【解说→p.24】

肝团块状纤维化

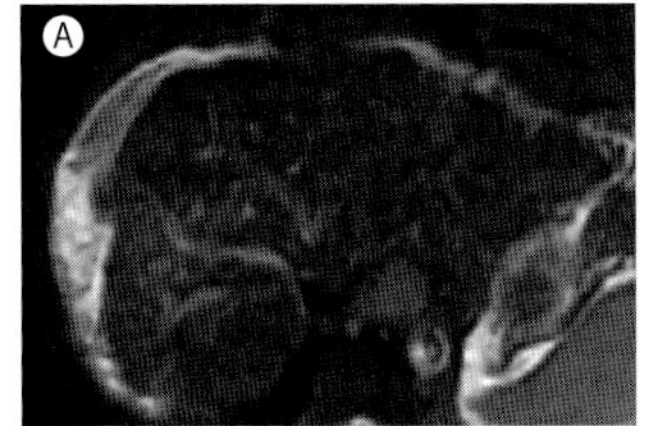

（埼玉医科大学国际医疗中心森阪裕之医生提供）　（岐阜县综合医疗中心兼松雅之医生提供）

A：MRI T_2加权像

60余岁，女性

B：MRI脂肪抑制T_2加权像

70余岁，男性【解说→p.25】

重症肝炎（马铃薯肝）

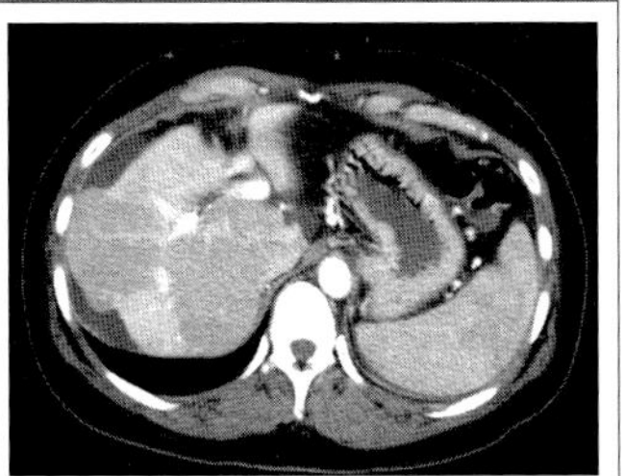

增强CT动脉期

30余岁，女性【解说→p.26】

放射性肝炎

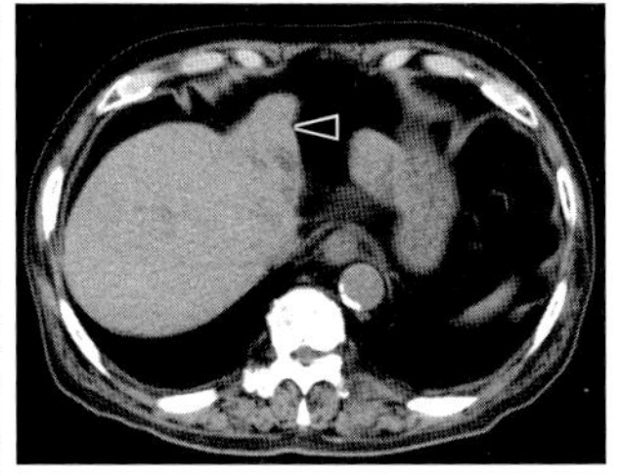

CT平扫

70余岁，男性【解说→p.26】

胆汁漏

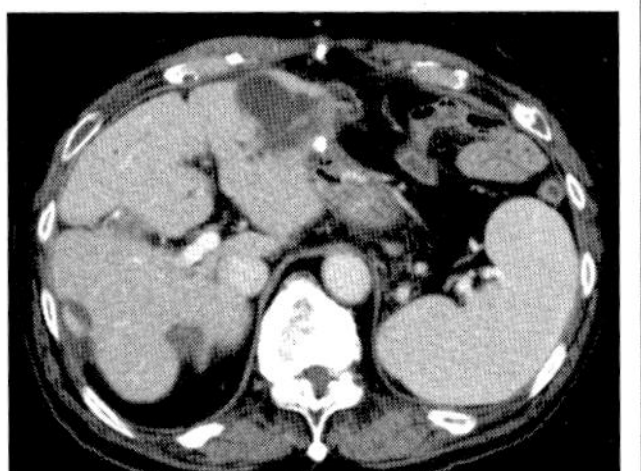

增强CT门静脉期

80余岁，男性【解说→p.27】

肝梗死

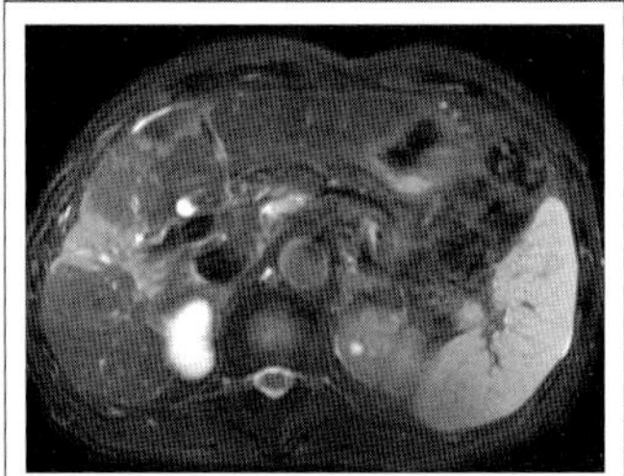

MRI脂肪抑制T_2加权像

70余岁，男性【解说→p.27】

表现为部分萎缩（不均衡变形）的疾病

一、胆管细胞癌（肝内胆管癌）

【影像表现】

肝S5段乏血供肿块（图：→），肿块邻近的肝表面局部凹陷（肝包膜收缩，hepatic capsular retraction）。另外，肝非肿块区域则无萎缩性改变。

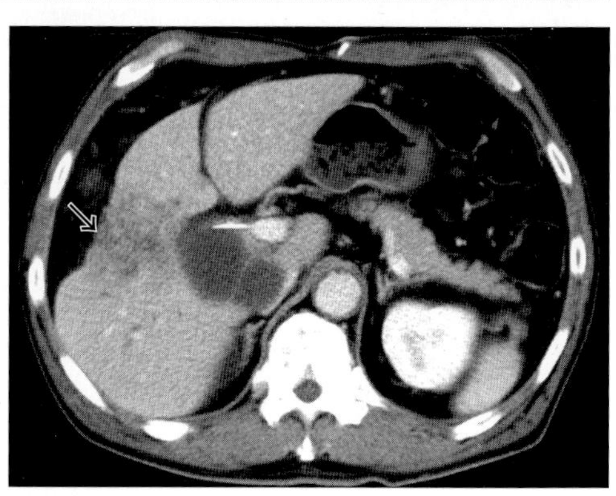

图 增强CT门静脉期(50余岁，男性)

胆管细胞癌浸润到肝包膜时，CT或MRI经常可见肝表凹陷表现。有报道称，胆管细胞癌的增强MRI影像表现中，有36%呈现肝表面凹陷，而12%呈现相反的肝表面膨隆。

【鉴别要点】

在极少数情况下，转移性肝癌也可以出现肝表面凹陷，因此需要注意鉴别。

在多数情况下，胆管细胞癌动态增强扫描表现为乏血供肿瘤，但也可有富血供肿瘤表现。胆管细胞癌常可见肿瘤远端的胆管扩张。另外，也有文献提出胆管细胞癌可有血管贯通肿瘤内的表现。

■参考文献

1）Kang Y，et al. Intrahepatic mass-forming cholangiocarcinoma：enhancement patterns on gadoxetic acid-enhanced MR images. Radiology，2012，264：751-760.

2）Chung YE，et al. Varying appearances of cholangiocarcinoma：radiologic-pathologic correlation. Radiographics，2009，29：683-700.

■参考征象

肝内胆道→p.42/表面变形或凹痕→p.52/边界不清的肿块→p.61/中心低密度肿块（中央瘢痕）→p.71/分叶状肿块→p.87/增强乏血供结节→p.178/增强环状强化→p.189/增强延迟强化（血池）→p.208/EOB增强MRI肝细胞期摄取→p.258

二、肝硬化

【影像表现】

C型肝硬化病例，肝右后叶可见明显萎缩。

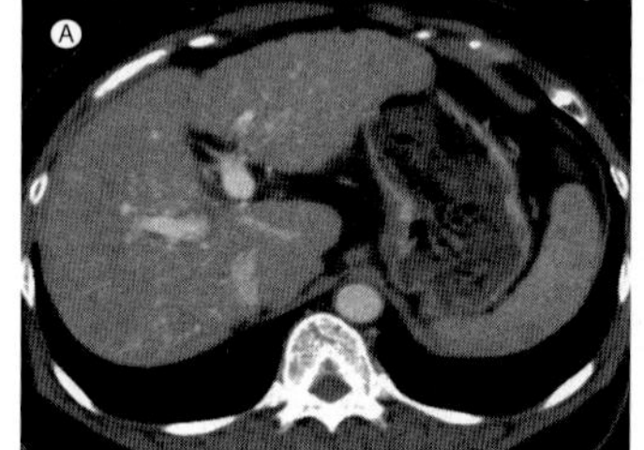

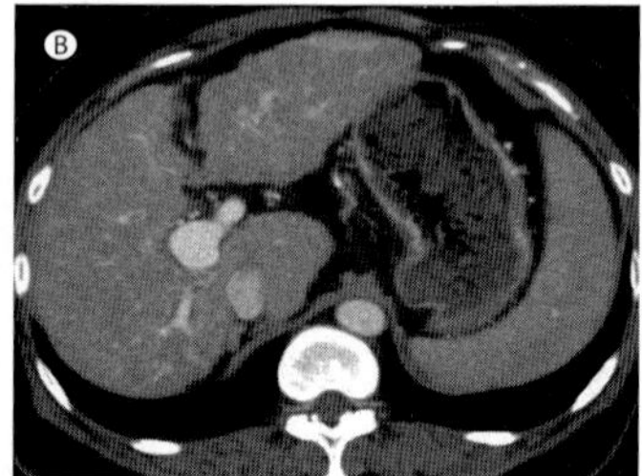

图 A、B：增强CT（50余岁，女性）

（埼玉医科大学国际医学中心森阪裕之医生提供）

【鉴别要点】

肝门区门静脉周围间隙增宽可提示早期肝硬化改变。另外，在肝硬化中常见肝右后叶内侧部分的肝表面凹陷，被称为肝右后缘切迹征（right posterior hepatic notch sign）。

■参考文献

1）Ito K，et al. Right posterior hepatic notch sign：a simple diagnostic MR finding of cirrhosis. J Magn Reson Imaging，2003，18：561-566.

2）Ito K，et al. Enlargement of hilar periportal space：a sign of early cirrhosis at MR imaging. J Magn Reson Imaging，2000，11：136-140.

■参考征象

弥漫性萎缩→p.13/部分肿大→p.18/表面变形或凹陷→p.55/CT平扫高密度结节→p.140/CT平扫肝实质低密度→p.153/增强楔形早期强化→p.199

三、肝团块状纤维化

【影像表现】

病例1：图像显示肝S8段局限性萎缩，伴肝表面凹陷。该部分在 T_2 加权像呈稍高信号，考虑团块状纤维化灶。

病例2：肝硬化病例。CT平扫发现肝S8段有4cm大小肿块状的低密度影（图B：→），肝S4段部分萎缩，伴有肝表面凹陷（图B：▶）。团块状纤维化病灶在 T_2WI呈楔形高信号（图C：→）。团块状纤维化病灶较为特征性改变：由于部分肝萎缩引起方叶S4段肝表面凹陷（图C：▶）。肝S8段中也可见团块状纤维化病灶（图C：▷）。

【鉴别要点】

肝团块状纤维化（confluent fibrosis）多见于肝右前叶或左叶内侧段的边缘，典型的表现呈楔形，自肝门部向肝包膜呈放射状分布。肝团块状纤维化在CT平扫时密度低于周围的肝实质，MRI T_1WI呈低信号，T_2WI呈轻度高信号，早期增强CT或MRI中几乎无强化，延迟期可见强化。另外，肝团块状纤维化在Gd-EOB-DTPA增强MRI肝细胞期，由于对比剂摄取减低显示为低信号。

■参考文献

1）Ohtomo K，et al．Confluent hepatic fibrosis in advanced cirrhosis：appearance at CT．Radiology，1993，188：31-35.

2）Ohtomo K，et al．Confluent hepatic fibrosis in advanced cirrhosis：evaluation with MR imaging．Radiology．1993，189：871-874.

3）Brancatelli G，et al．Focal confluent fibrosis in cirrhotic liver：natural history studied with serial CT．AJR Am J Roentgenol，2009，192：1341-1347.

4）Park YS，et al．Using Gd-EOB-DTPA enhanced 3-T MRI for the differentiation of infiltrative hepatocellular carcinoma and focal confluent fibrosis in liver cirrhosis．Magn Reson Imaging，2013，31：1137-1142.

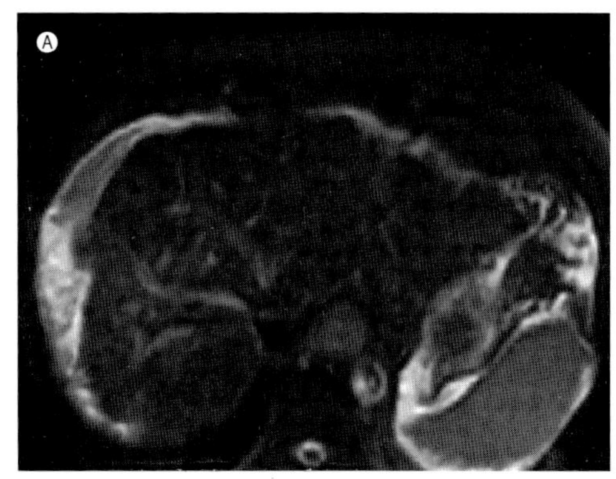

图　病例1 A：MRI T_2 加权像
（60余岁，女性）（埼玉医科大学国际医学中心　森阪裕之医生提供）

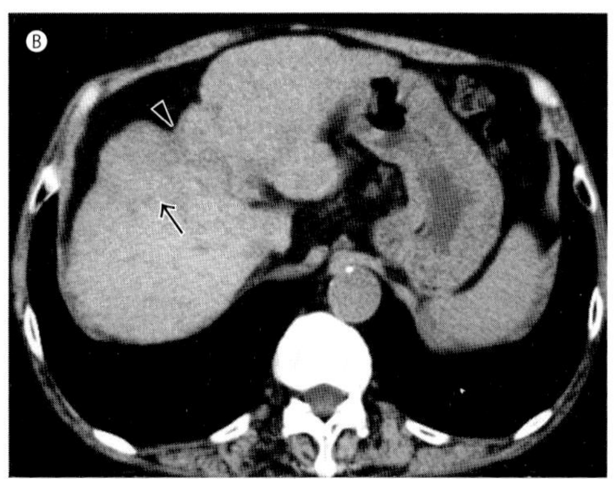

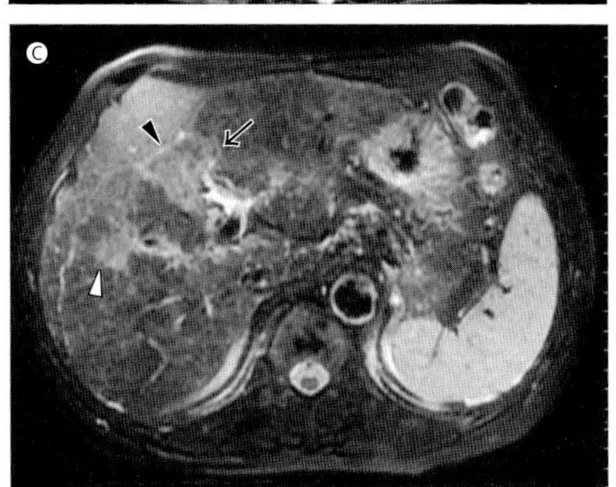

图　病例2 B：平扫CT；C：脂肪抑制 T_2 加权像（70余岁，男性）
（岐阜县综合医学中心　兼松雅之医生提供）

■参考征象

表面变形凹陷→p.54/边界不清肿块→p.66/CT平扫肝实质低密度→p.153/增强楔形早期强化→p.199/增强延迟性强化（血池）→p.210/MRI T_2 加权像低信号结节→p.246/EOB增强MRI肝细胞期的摄取→p.258

四、重症肝炎

【影像表现】

肝右叶中清楚地显示出肝实质萎缩和无萎缩的区域。萎缩区域肝实质在动脉期早期强化，门静脉期和平衡期也可见强化，这可能是由于肝细胞脱落，组织血液量相对增加的缘故。该图像还可见脾轻度肿大及腹水。

从重症肝炎广泛的肝细胞坏死中恢复后，肝内再生组织和坏死后的瘢痕混合在一起，使得肝的形态也呈现出较明显的凹凸不平改变（马铃薯肝）。这些瘢痕是纤维化及门静脉和肝动脉分支的增生引起的，在CT平扫呈低密度，增强CT可见强化。

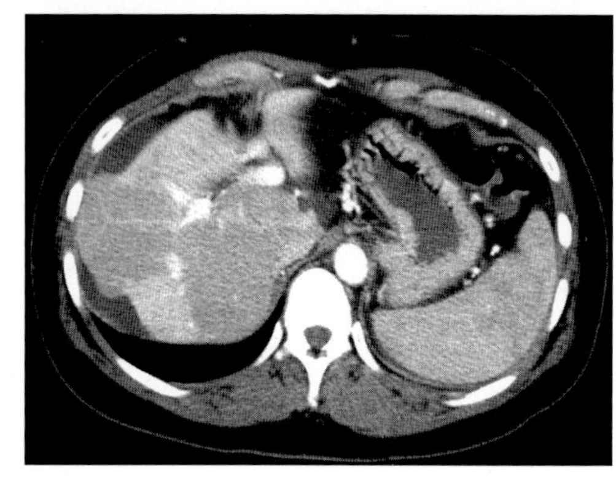

图　增强CT动脉期(30余岁，女性)

【鉴别要点】

原发性硬化性胆管炎的晚期，患者的肝也可能出现较明显的凹凸不平改变，因此必须注意鉴别。

■参考文献

1）Itai Y，et al. Fulminant hepatic failure：observation with serial CT. Radiology，1997，202：379-382.

2）Dodd GD 3rd，et al. End-stage primary sclerosing cholangitis：CT findings of hepatic morphology in 36 patients. Radiology，1999，211：357-362.

■参考征象

弥漫性肿大→p.4/弥漫性萎缩→p.13/门静脉晕征→p.121/CT平扫肝实质低密度→p.151/MRI T_1加权像肝实质低信号→p.237

五、放射性肝炎

【影像表现】

食管癌放射治疗后的病例。放射治疗区域的肝左叶外侧段萎缩（图：→），肝内胆管轻度扩张（图：▶）。

放疗后晚期肝变化之一是肝实质萎缩。此外，还经常发现肝内胆管扩张。发现与照射范围一致的肝实质的改变，可据此与其他病变相鉴别。

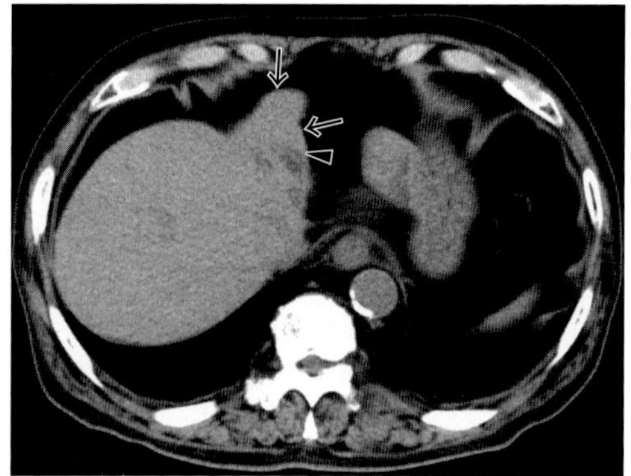

图　平扫CT(70余岁，男性)

【鉴别要点】

放射性肝炎在平扫CT呈低密度，增强CT可以呈低密度～高密度不等。

使用肝细胞特异性对比剂Gd-EOB-DTPA增强MRI或肝特异性对比剂SPIO增强MRI，放射性肝炎表现为与照射范围一致的对比剂摄取减低区。

■参考文献

1）Yamasaki SA，et al. High-dose localized radiation therapy for treatment of hepatic malignant tumors：CT findings and their relation to radiation hepatitis. AJR Am J Roentgenol，1995，165：79-84.

2）大西 裕满，ほか：肝臓のEOB・プリモビスト造影MRI本検査を有効に活用するための理解すべき課題. EOB・プリモビスト造影MRI肝細胞相で非典型的造影所見を示す症例（解説/特集）. 日独医報，2010，55：167-178.

■参考征象

表面变形凹陷→p.54/CT平扫肝实质低密度→p.155/MRI T_1加权像肝脏实质低信号→p.239

六、胆汁漏

【影像表现】

肝左外叶边缘可见囊性病变（胆汁漏）（图：→），远侧的肝实质萎缩（图：▶）。肝右叶可见低密度区域，为治疗后改变（图：▷）。脾轻度肿大。

【鉴别要点】

胆汁漏在CT或MRI中表现为边界清晰或稍不规则的串珠状或弧形囊状改变，可伴周围肝内胆管扩张。胆汁瘤常见于肝局部治疗之后，与临床诊疗过程相关的信息对鉴别诊断是有价值的。

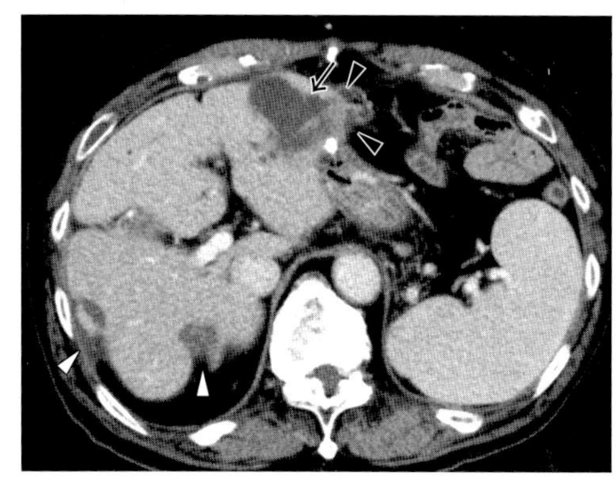

图 增强CT门静脉期（80余岁，男性）

■参考征象

肝内胆管张→p.43/分叶状肿块→p.94/增强乏血供结节→p.189

七、肝梗死

【影像表现】

肝右叶前段局限性萎缩，同一区域在T_1加权像上显示为低信号，在T_2加权像上显示为高信号，该区域在Gd-EOB-DTPA增强MRI肝细胞期显示为低信号。

【鉴别要点】

在CT平扫中，梗死灶表现为局部低密度区域，增强CT中梗死灶无强化，梗死区域和非梗死区域之间的边界清晰。

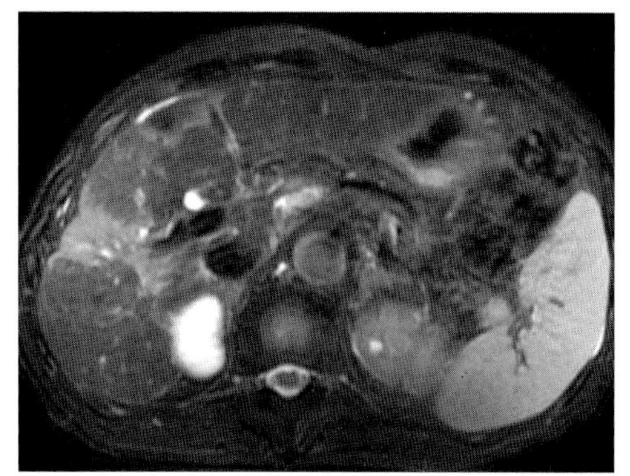

图 MRI脂肪抑制T_2加权像（70余岁，男性）

■参考征象

表面变形凹陷→p.53/肝内积气体→p.127/CT平扫肝实质低密度p.156/MRI T_1加权像肝实质低信号→p.239

肝脏

第5章

多发（弥漫性）结节

肝中发现2个以上结节称为多发性结节；发现无数个小结节时则称为弥漫性结节。许多疾病可能会出现多发（弥漫性）结节，需要鉴别的疾病包括恶性肿瘤、良性肿瘤、弥漫性肝疾病、炎症性病变和血流假病变。

在恶性肿瘤中，肝细胞癌和转移性肝癌的发生率很高。

在良性肿瘤中，肝血管瘤很常见，多发性肝囊肿也很常见。

与弥漫性肝病相关的多发结节中，肝硬化的再生结节（大小通常约为几毫米）和被认为是癌前病变的不典型增生结节的发生率很高。

另外，动脉-门静脉分流（AP-shunt）等血流异常，在增强CT和MRI中有时会呈现多发结节状影像，需要与肿瘤性病变相鉴别。

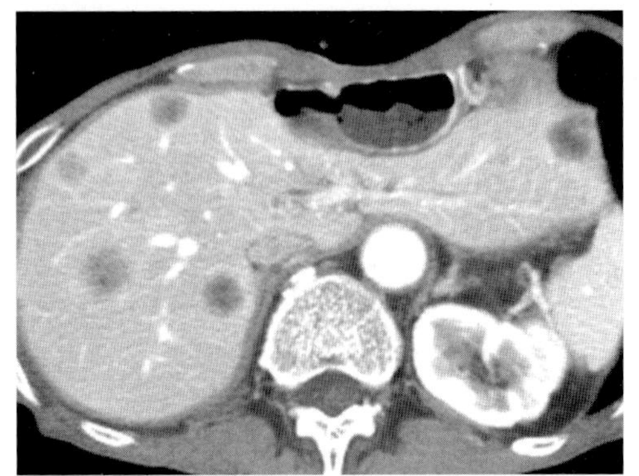

图　典型影像：转移性肝癌（普通型）
增强CT门静脉期

【须知!】

作为偶尔呈多发（弥漫性）结节表现的疾病，有以下几种：

· 肝细胞腺瘤
· 神经内分泌肿瘤（癌）
· 肝肉芽肿（肝结核，结节病）
· 威尔逊病

【鉴别诊断!】

<富血供>

◎经典肝细胞癌（→p.31）
○弥漫性肝细胞癌（→p.31）
◎肝海绵状血管瘤（→p.32）
○巨大肝海绵状血管瘤～血管瘤病
○婴儿血管瘤/血管内皮瘤（→p.32）
○血流假病变（AP-shunt）（→p.33）
○转移性肝癌（富血供型）（→p.34）
▲神经内分泌肿瘤（类癌）
▲血管肉瘤（→p.34）
▲FNH以外的增生性结节
▲肝细胞腺瘤
△肝内胆管腺瘤
△肝紫癜

<乏血供～环形>

◎转移性肝癌（普通型）（→p.35）
○胆管细胞癌（肝内胆管癌）伴肝内转移
○恶性淋巴瘤（→p.35）
○不典型增生结节（→p.36）
○细菌性肝脓肿
▲真菌性肝脓肿（→p.36）
▲上皮样血管内皮瘤（→p.37）
▲弥漫性肝窦内转移
▲肝肉芽肿（肝结核 结节病）（→p.38）
▲肝细胞癌TACE后碘化油沉积（→p.38）
△威尔逊病

<囊性>

◎多发性肝囊肿
◎胆管性错构瘤（→p.39）
○胆管周围囊肿
○转移性肝癌（囊性）（→p.39）
▲先天性肝内胆管囊性扩张症

【征象缩略图】

经典肝细胞癌

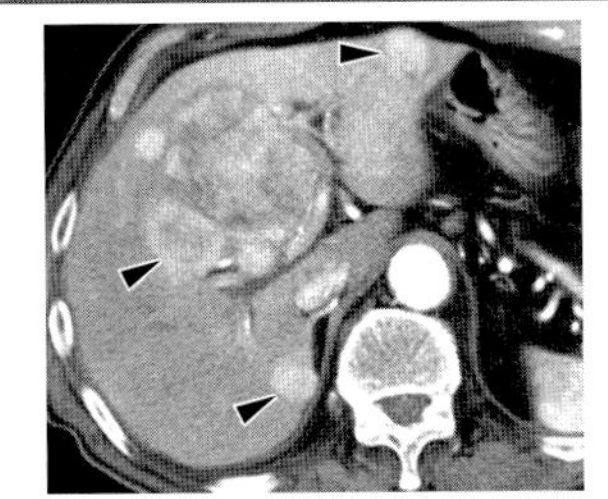

增强CT动脉期
70余岁，男性【解说→p.31】

弥漫性肝细胞癌

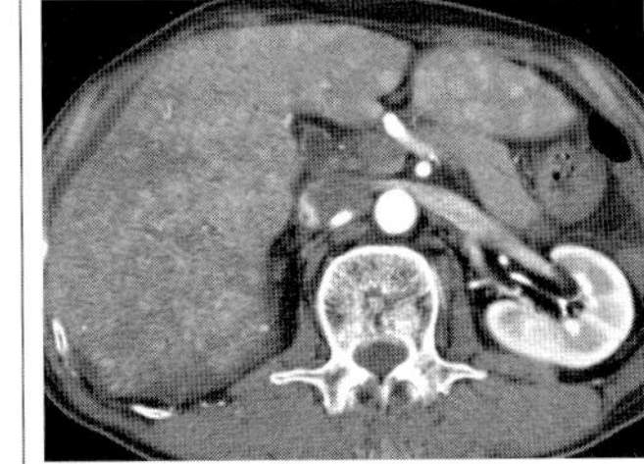

增强CT动脉期
50余岁，男性【解说→p.31】

肝海绵状血管瘤

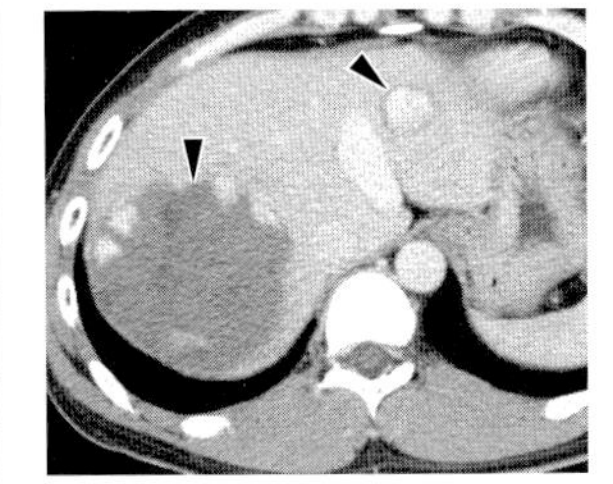

CT平扫
20余岁，男性【解说→p.32】

婴儿血管瘤/血管内皮瘤

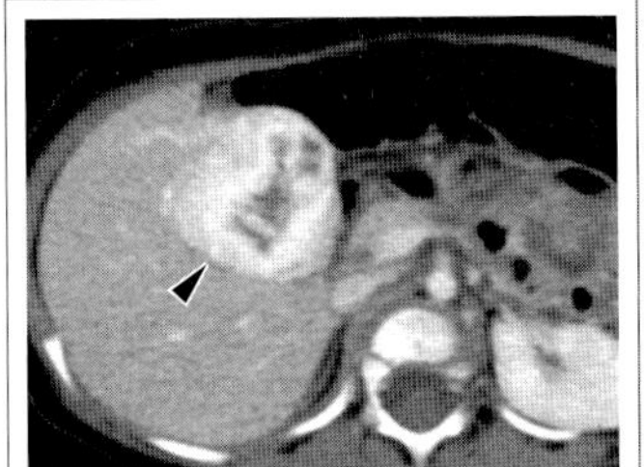

增强CT门静脉期
1岁余，女婴【解说→p.32】

血流假病变（AP-shunt）

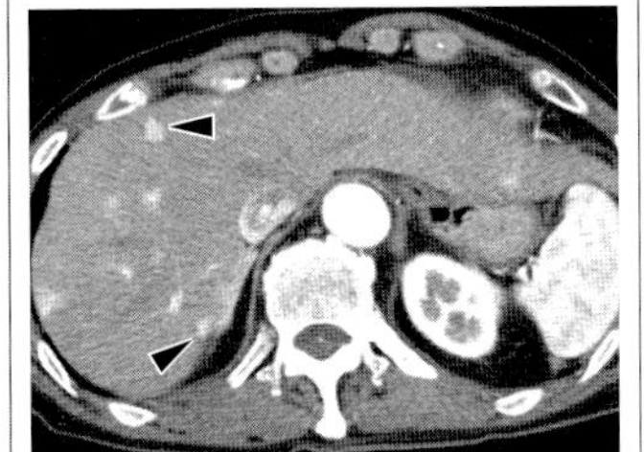

增强CT动脉期
70余岁，男性【解说→p.33】

转移性肝癌（富血供型）

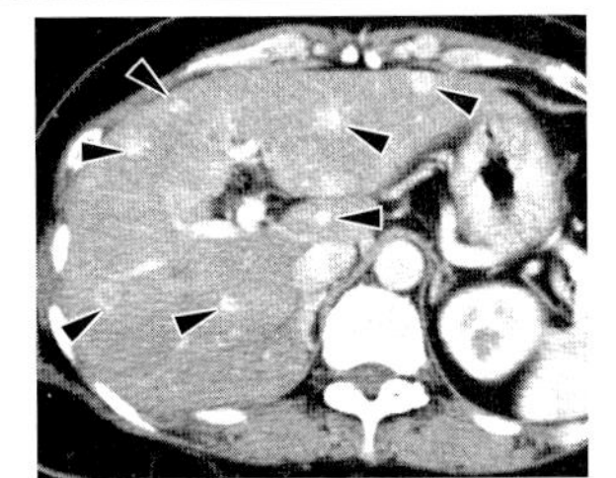

增强CT扫描动脉期
50余岁，女性【解说→p.34】

血管肉瘤

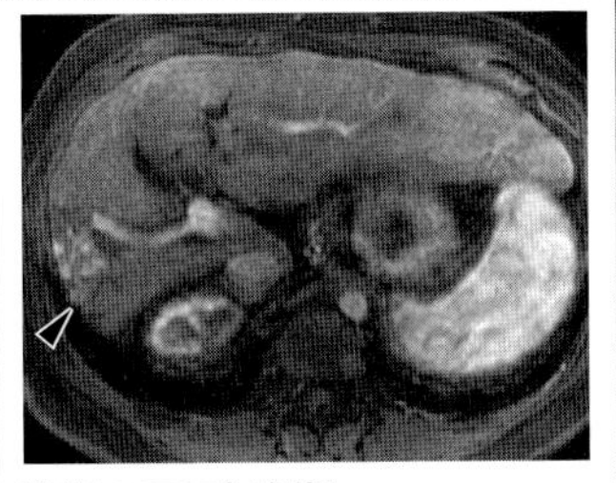

增强MRI动脉期
60余岁，女性【解说→p.34】

转移性肝癌（普通型）

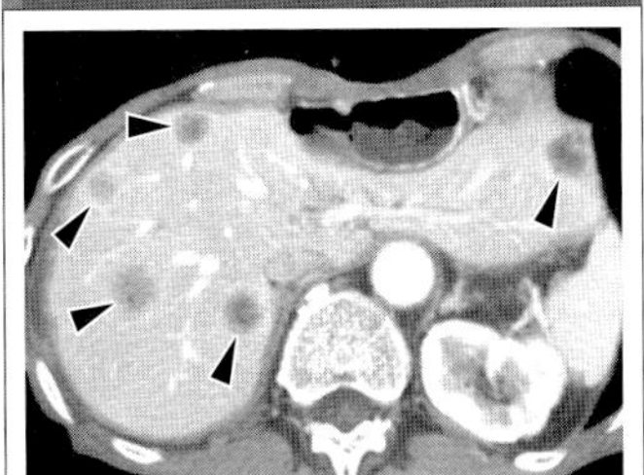

增强CT门静脉期
70余岁，男性【解说→p.35】

恶性淋巴瘤

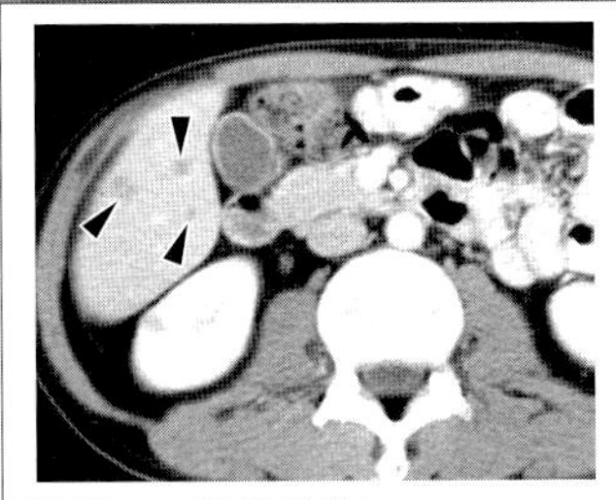

增强CT门静脉期
30余岁，男性【解说→p.35】

不典型增生结节

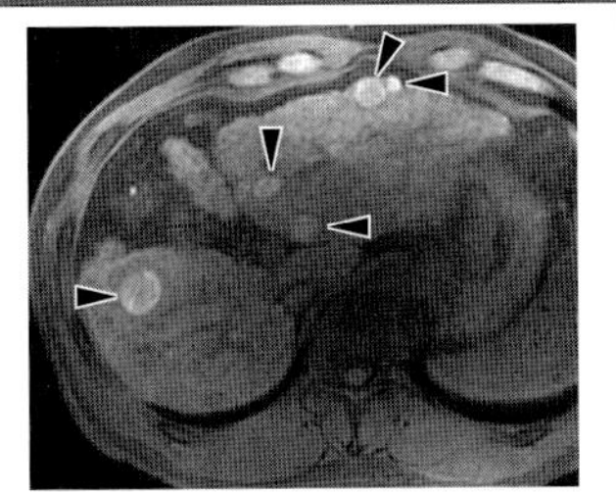

脂肪抑制 T_1 加权像
40余岁，男性【解说→p.36】

真菌性肝脓肿

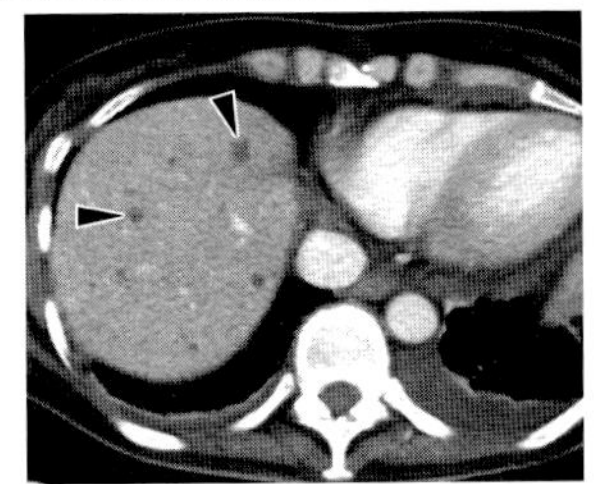

增强CT门静脉期
50余岁，女性【解说→p.36】

阿米巴性肝脓肿

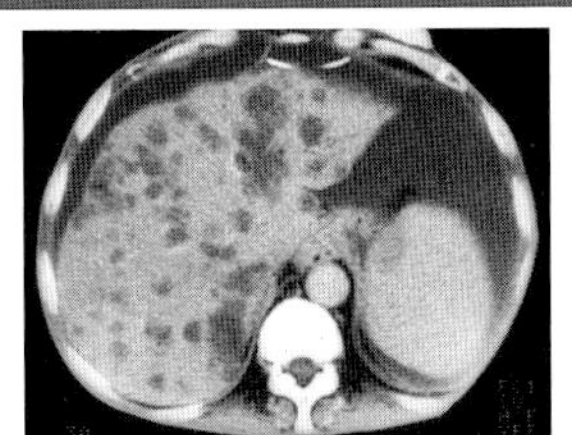

（近畿大学　村上卓道医生提供）
增强CT
60余岁，男性【解说→p.37】

上皮样血管内皮瘤

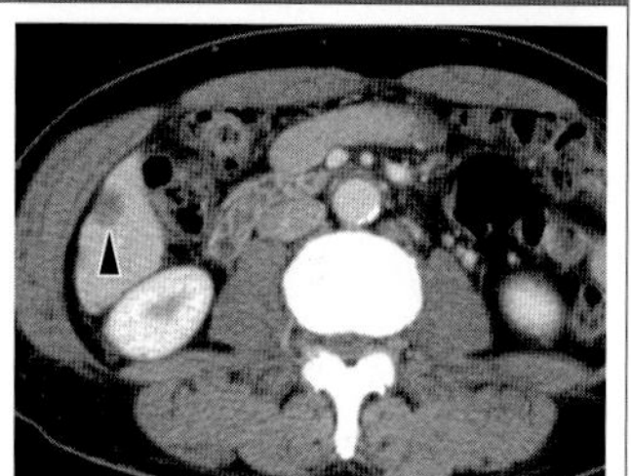

增强CT门静脉期
60余岁，男性【解说→p.37】

肝肉芽肿（结节病）

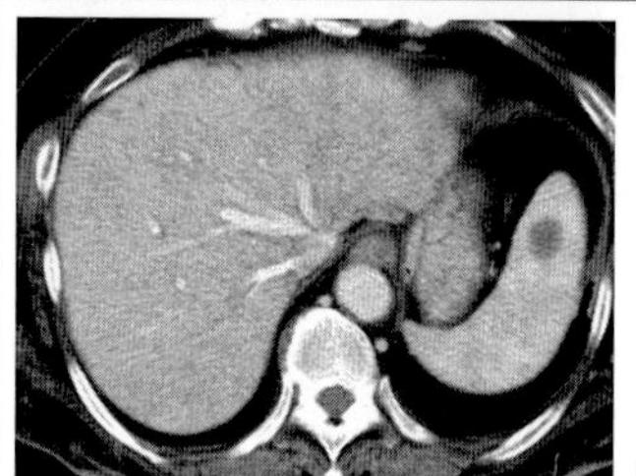

增强CT门静脉期
50余岁，女性【解说→p.38】

肝细胞癌TACE后碘化油沉积

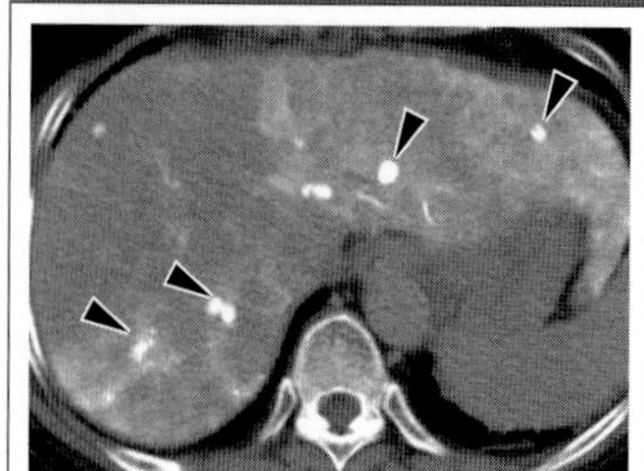

CT平扫
70余岁，女性【解说→p.38】

胆管性错构瘤

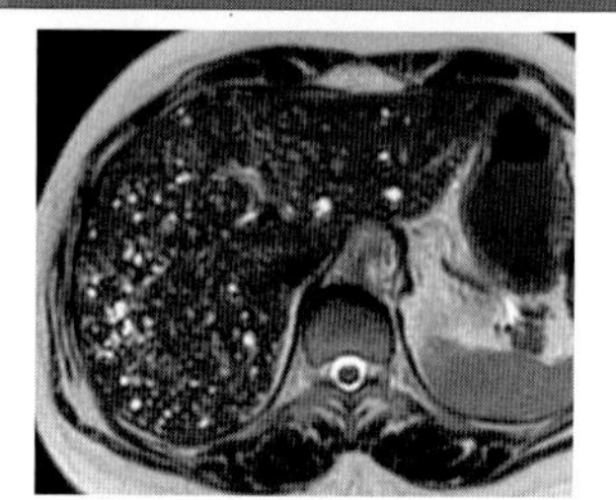

T_2加权像
70余岁，女性【解说→p.39】

转移性肝癌（囊性）

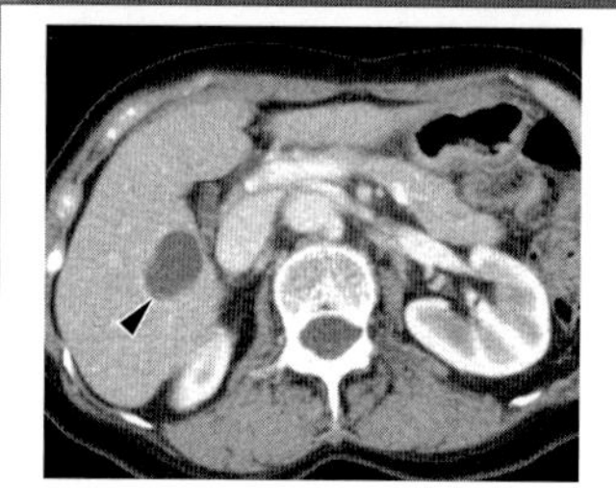

增强CT门静脉期
60余岁，女性【解说→p.39】

一、经典肝细胞癌

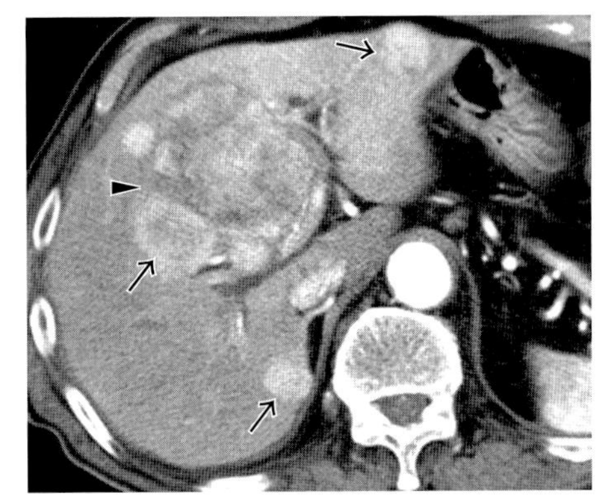
图 增强CT动脉期(70余岁，男性)

【影像表现】

增强CT动脉期肝内多个大小不等的明显强化结节（图：→），结节内部有马赛克样结构（图：▶）。

【鉴别要点】

与正常肝实质相比，肿瘤病灶在增强CT门静脉期或平衡期呈相对较低密度（廓清现象，washout），是该病的典型表现。有时肿瘤边缘可见包膜样强化。肿瘤在MRI平扫 T_1 加权图像呈低～高信号，而在 T_2 加权像和弥散加权像显示高信号。

与 T_1 加权同相位像相比，T_1 加权反相位像的信号减低，可用于检测在经典肝细胞癌和分化良好的肝细胞癌中常见的肿瘤内脂肪沉积。使用Gd-EOB-DTPA MRI增强与常规动态增强CT从动脉期到门静脉期的强化模式相同，然而在肝细胞期，肿瘤病灶周围的正常肝实质能摄取对比剂，显示为相对高信号，而肿瘤不能摄取通常表现为低信号。但是当肿瘤表达有机阴离子转运多肽8（OATP8）时，肝细胞期也可见肿瘤摄取EOB。有报道显示，在肝细胞期呈现高信号的肝癌，恶性程度较低。

■参考文献

1）Kitao A．et al．Hypervascular hepatocellular carcinoma：correlation between biologic features and signal intensity on gadoxetic acid-enhanced MR images．Radiology，2012，265：780-789.

■参考征象

肝内胆管扩张→p.42/中心低密度肿块（中央瘢痕）→p.74/肝外突出病变→p.79/分叶状肿块→p.90/含脂肿块→p.110/CT平扫高密度结节→p.136/增强富血供结节→1 p.162/早期环形强化→p.190/增强楔形早期强化→p.197/增强早期静脉回流→p.204/增强廓清现象 →p.216/MRI T_1 加权像高信号结节→p.222，223/MRI T_1 加权像化学位移的信号变化→p.243/EOB增强MRI肝细胞期高信号→p.250/EOB增强MRI摄取→p.255

二、弥漫性肝细胞癌

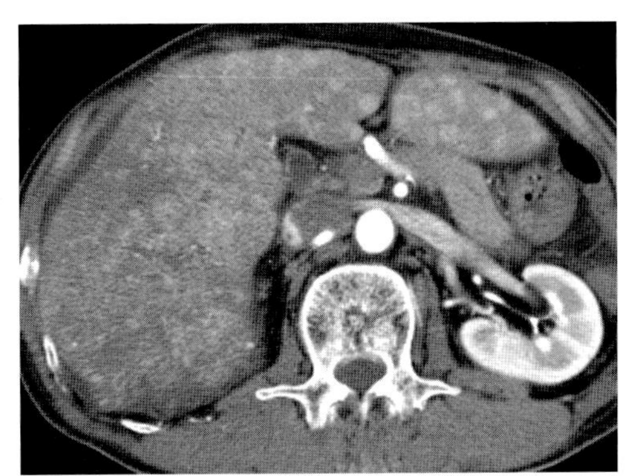
图 增强CT动脉期(50余岁，男性)

【影像表现】

增强CT动脉期在肝左叶及右叶都见到无数强化的小结节，这是弥漫性肝细胞癌的表现。

【鉴别要点】

在《原発性肝癌取扱い規約》（第6版）中，肝细胞癌的肉眼类型分为5型，即小结节边界不清型、结节型、结节周围增生型、多结节融合型、浸润型。当这5种类型难以分类时，根据Eggel分类将它们分为结节型、肿块型和弥漫型。弥漫型被认为是“全肝被无数的小癌结节所取代，并且很难从肉眼上与肝硬化区分开”。这个病例反映了上述表现，图像上肝内可见无数结节。肿瘤通常在MRI T_2 加权图像上显示为高信号，在弥散加权像上显示为高信号。

■参考文献

1）日本肝癌研究会 编：臨床・病理 原発性肝癌取扱い規約．第6版，金原出版，2015.

■参考征象

弥漫性肿大→p.6/部分肥大・肿大→p.20/边界不清肿块→p.61/分叶状肿块→p.89/肝实质的多斑片状影→p.131/CT平扫肝实质低密度→p.152/增强廓清现象→p.217/MRI T_1 加权像肝实质低信号→p.238

三、肝海绵状血管瘤

【影像表现】

肝右叶增强CT门静脉期可见肿块影，肿块的边缘可见多个结节状强化灶（peripheral nodular enhancement）（图：→）。虽然未提供动脉期图像，但肿块边缘结节状强化区域在门静脉期比动脉期扩大，平衡期进一步扩大（渐进性向心性填充，progressive centripetal filling）。病灶在延迟期仍可见强化，称为持续性强化（prolonged enhancement）。增强CT/MRI这三种强化方式都是海绵状血管瘤的典型表现。肝左叶外侧段另见一枚中央结节状强化的病灶（图：▶），虽然是比较罕见的强化方式，但这也是血管瘤。较小的海绵状血管瘤强化方式不典型，可在增强早期病灶整体全都强化。

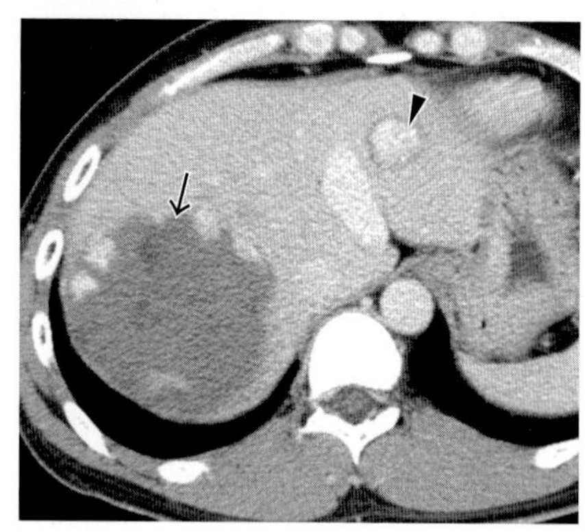

图　增强CT门静脉期(20余岁，男性)

【鉴别要点】

海绵状血管瘤在CT平扫密度与大血管（如主动脉）的密度相等，MRI平扫T_1加权像呈低信号，T_2加权像呈明显高信号，通常很难与囊肿区分。海绵状血管瘤的MRI扩散加权像表观扩散系数（ADC值）低于囊肿，而高于恶性肿瘤。由于T_2透射效应的影响，高b值的扩散加权像通常呈高信号。使用Gd-EOB-DTPA增强MRI从动脉期到门静脉期，显示出与使用细胞外液钆对比剂、增强CT相同的强化模式。但是在肝细胞期相比于周围肝实质，海绵状血管瘤显示为更清晰的低信号，特别是在小血管瘤中，有时很难与恶性肿瘤进行鉴别。

■参考文献

1）Kim T, et al. Diffusion-weighted single-shot echoplanar MR imaging for liver disease. AJR Am J Roentgenol, 1999, 173: 393-398.

■参考征象

中心低密度肿块（中央瘢痕）→p.73/肝外突出病变p.80/分叶状肿块→p.92/含钙化肿块→p.104/增强富血供结节→p.167/早期楔形早期强化→p.196/增强延迟强化→p.212/EOB增强MRI肝细胞期摄取→p.259

四、婴儿血管瘤/血管内皮瘤（肝婴儿型血管内皮瘤）

【影像表现】

在增强CT门静脉期中，肝左叶（S4段）可见以边缘强化为主的直径约3cm的肿块（图：→），考虑婴儿血管瘤/血管内皮瘤。患者未经治疗，随访观察中肿瘤逐渐缩小并消失。婴儿血管瘤/血管内皮瘤是经常可以自然消退的疾病，虽然也有单发的情况，但常为多发。病灶内部有时也会出现钙化，增强CT显示早期边缘明显的强化，并且随着时间的推移强化向中心充填。较大的病灶中可能发生坏死、出血、纤维化等，病灶内部密度可能不均匀。

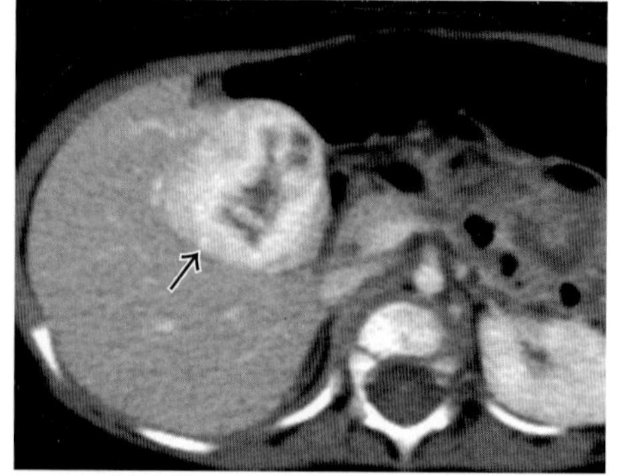

图　增强CT门静脉期（1岁，女婴）

【鉴别要点】

婴儿血管瘤/血管内皮瘤在MRI平扫T_1加权像中呈低信号，在T_2加权像中呈高信号，增强MRI显示强化模式与增强CT相同。

该病需要与肝母细胞瘤相鉴别。肝母细胞瘤是单发性的，AFP明显上升的情况很多。与此相对，婴儿血管瘤/血管内皮瘤则经常是多发的，AFP上升的情况很少，这点对鉴别有帮助。

■参考文献

1）藤田和俊 ほか：画像診断別冊KEY BOOK 肝胆膵の画像診断. 山下康行 编，学研メディカル秀潤社，2010：170-171.

■参考征象

分叶状肿块→p.93/含钙化肿块→p.105/平扫CT高密度结节→p.138/增强富血供结节→p.168/MRI T_1加权像高信号结节→p.227

【须知!】 巨大肝血管瘤

肝血管瘤有时可以体积巨大，在T_1加权像上呈低信号（图A），T_2加权像上呈高信号（图B），平扫及增强CT和MRI表现与正常血管瘤相似。但是，较大的血管瘤中常发生变性，反映了肿瘤内部的不均质。巨大血管瘤可引起血小板减少和凝血障碍，称为卡萨巴赫-梅里特综合征（Kasabach-Merritt Syndrome），可能是由病变内部血栓形成时局部血小板大量消耗，而引起的出血症状（紫癜等）和弥散性血管内凝血（disseminated intravascular coagulation，DIC）。

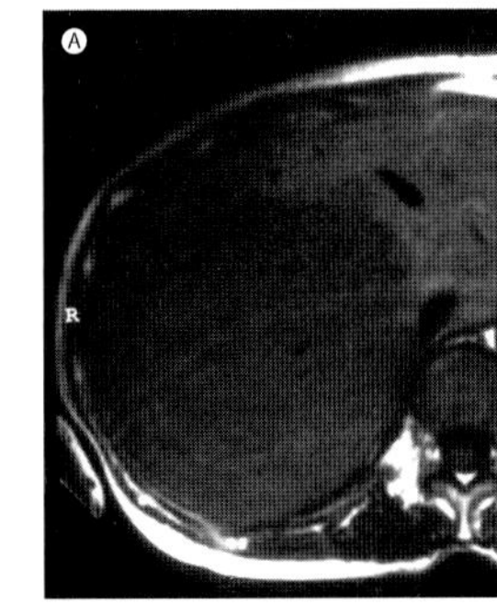

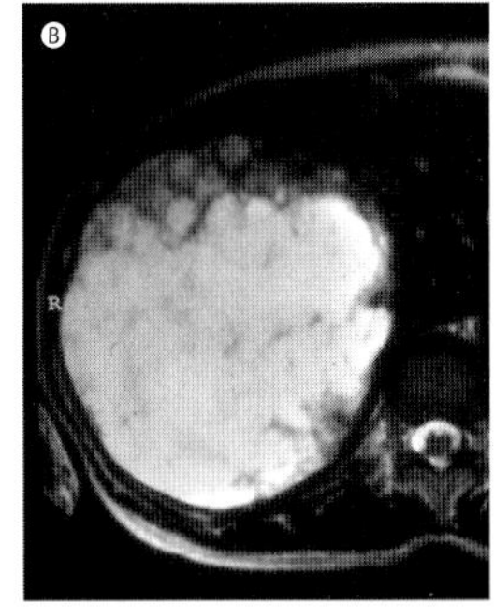

图　A：T_1加权像，B：T_2加权像（60余岁，男性）
（由近畿大学村上卓道医生提供）

■参考征象

弥漫性肿大→p.10/部分肥大/肿大→p.19/肝实质的多发斑片状影（马赛克影）→p.132/CT平扫肝实质低密度→p.154/增强延迟性强化（血池）→p.212

五、血流假病变（AP-Shunt）

【影像表现】

增强CT动脉期中，肝右叶及左叶内可见多枚结节状早期强化灶（图：▷）。肝右叶（S8段）病灶强化呈楔状（图：→），肝左叶（S2段）病灶的强化区域内可见门静脉分支的条索状结构（图：▶）。然而在CT平扫和增强CT门静脉期均未见明显结节，不能排除肝细胞癌的可能性，遂行MRI检查。在MRI平扫（T_1加权像、T_2加权像、弥散加权像）中也未发现病变存在，使用Gd-EOB-DTPA增强MRI中，动脉期可见与CT相同的早期强化区域，但是该区域在肝细胞期表现为与周围肝实质相等的信号。本病例诊断为肝内动脉-门静脉分流（AP-shunt）引起的假病变，经随访观察病灶消失。

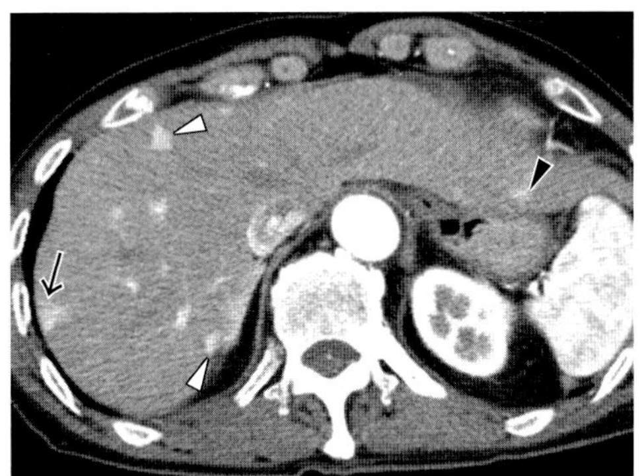

图　增强CT动脉期（70余岁，男性）

【鉴别要点】

在血流假病变中，动脉血通过分流入门静脉分支，因此末梢门静脉灌注区域呈现早期强化。有时很难与肝细胞癌等富血供肝肿瘤相鉴别。

像本例这样，如果不能获取动脉期以外的影像表现，根据楔状强化、灶内有门静脉分支，考虑血流假病变比肿瘤可能性更大。动静脉瘘（AP-shunt）区域可以发生铁沉积、局灶性脂肪肝缺损等，这种情况下动脉期以外的其他图像上也可以观察到异常。在这种情况下，动脉期以外的图像也可以发现变化。血流假病变有时与微小肝转移和血栓等有关，需要注意。

在遗传性出血性毛细血管扩张症［hereditary hemorrhagic telangiectasia，HHT，别名Osler-Weber-Rendu（奥斯勒-韦伯-朗迪病）］中，全身的血管可能发生异常，肝内可以看到血流假病变、门静脉-肝静脉短路、血管畸形（AVM）、动脉扩张、动脉瘤等。

■参考文献

1）小林 聡：画像診断別冊KEY BOOK 肝胆膵の画像診断．山下康行 编，学研メディカル秀潤社．2010：212-213.

■参考征象

增强楔形早期强化→p.200/EOB增强MRI肝细胞期摄取→p.257

六、转移性肝癌（富血供型）

【影像表现】

增强CT动脉期肝内可见多个强化结节（图：→）。这是甲状腺髓样癌多发肝转移瘤的病例。转移性肝癌大多是乏血供的，但也能见到富血供的肝转移。经常引起富血供肝转移的原发性肿瘤包括甲状腺癌、肾细胞癌、胰腺神经内分泌肿瘤、类癌、嗜铬细胞瘤、恶性黑色素瘤和肉瘤等。乳腺癌的肝转移也可以是富血供的。

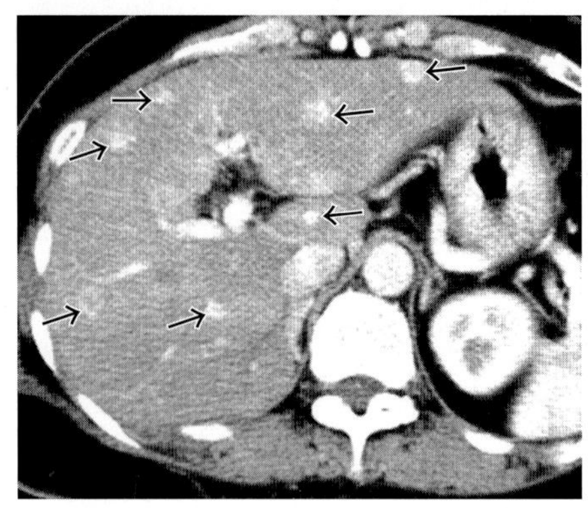

图　增强CT扫描动脉期（50余岁，女性）

【鉴别要点】

富血供肿瘤影像表现为早期强化，门静脉期肿瘤强化效果下降，由于肝实质在门静脉期具有最大的强化效果，因此门静脉期时肿瘤-肝实质对比度降低且不清楚。转移瘤在MRI T_2加权和弥散加权像呈高信号，在T_1加权像呈低信号。在黑色素瘤的转移灶中，由于黑色素或细胞外血红蛋白，可能在T_1加权像上显示为高信号。使用Gd-EOB-DTPA增强MRI在动脉期至门静脉期显示与增强CT相似的强化方式，在肝细胞期中转移瘤不能摄取EOB而呈低信号。

■参考文献

1）Kelekis NL，et al．Malignant lesions of the liver with high signal intensity on T_1-weighted MR images．J Magn Reson Imaging．1996，6：291-294．

■参考征象

中心低密度肿块（中央瘢痕）→p.70/CT平扫高密度结节→p.139/增强富血供结节→p.165/增强楔形早期强化→p.195/增强早期静脉回流→p.203/MRI T_1加权像高信号结节→p.229

七、血管肉瘤

【影像表现】

使用Gd-EOB-DTPA增强MRI动脉期在肝右叶发现不均匀强化的肿块（图：→），肝细胞期肿块信号明显低于周围肝实质（未提供图像），肿块在T_1加权像显示低信号，在T_2加权像显示相对高信号。除图中所示的肿块之外，肝左叶及右叶在肝细胞期可见多发低信号肿块，尽管这些病灶在动脉期并无强化，在弥散加权像中均呈高信号。本病例通过活体标本检查确诊为血管肉瘤。

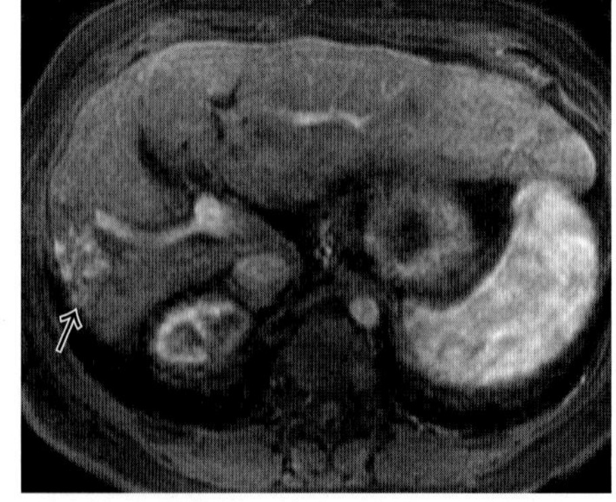

图　增强MRI动脉期（60余岁，女性）

【鉴别要点】

血管肉瘤的特点是肿瘤坏死和出血，肉眼分型为多发结节型，巨大肿块型，巨大肿块与多发结节的混合型、弥漫型。大部分病例是多发的，但弥漫型比较少见。肿瘤内常见出血及内部密度不均匀，肿瘤出血在T_1加权像有时呈高信号，并且可见液平面形成。肿瘤的强化方式也各不相同，不均匀的早期强化，边缘的环形强化或者几乎无强化，但是类似海绵状血管瘤为特征的边缘结节状强化则很少见。肝血管肉瘤在发现时通常已有肝外转移，特别是脾转移的频率很高。

■参考文献

1）Koyama T，et al．Primary hepatic angiosarcoma：findings at CT and MR imaging．Radiology，2002，222：667-673．

2）Peterson MS，et al．Hepatic angiosarcoma：findings on multiphasic contrast-enhanced helical CT do not mimic hepatic hemangioma．AJR Am J Roentgenol，2000，175：165-170．

■参考征象

分界不清肿块→p.67/肝外突出性病变→p.82/分叶状肿块→p.93/增强富血供结节→p.172

八、转移性肝癌（普通型）

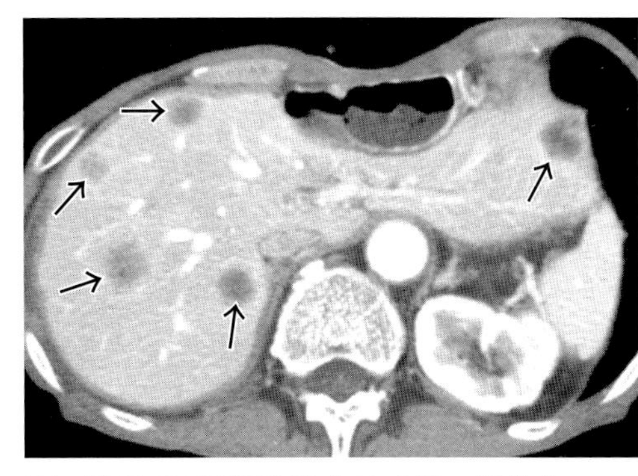
图　增强CT门静脉期（70余岁，男性）

【影像表现】

在增强CT门静脉期，肝右叶及左叶内可见多个环形强化结节（图：→），这些结节在动脉期也呈环形强化（未提供图像），病灶中心部分在动脉期强化较弱，而表现为延迟性强化（delayed enhancement）。该病例是结肠癌的肝转移，这是转移性肝癌的典型表现。转移性肝癌大多是乏血供的，而肝实质在门静脉期强化最明显，所以门静脉期时肿瘤-肝实质对比度最大。有时，结肠癌和胃癌的肝转移瘤在CT平扫可见高密度，反映了肿瘤内的钙化。

【鉴别要点】

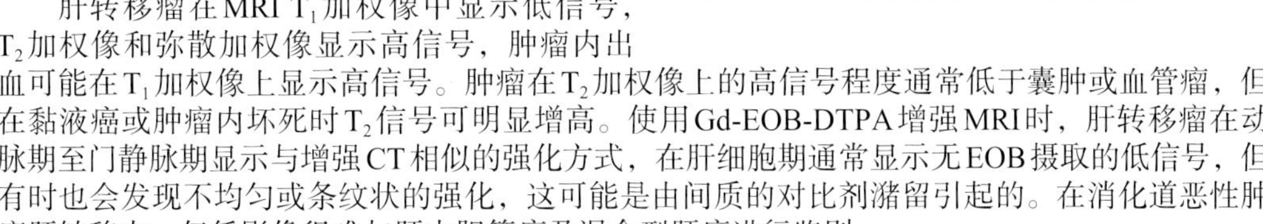

肝转移瘤在MRI T_1加权像中显示低信号，T_2加权像和弥散加权像显示高信号，肿瘤内出血可能在T_1加权像上显示高信号。肿瘤在T_2加权像上的高信号程度通常低于囊肿或血管瘤，但在黏液癌或肿瘤内坏死时T_2信号可明显增高。使用Gd-EOB-DTPA增强MRI时，肝转移瘤在动脉期至门静脉期显示与增强CT相似的强化方式，在肝细胞期通常显示无EOB摄取的低信号，但有时也会发现不均匀或条纹状的强化，这可能是由间质的对比剂潴留引起的。在消化道恶性肿瘤肝转移中，仅凭影像很难与肝内胆管癌及混合型肝癌进行鉴别。

■参考文献

1）Kim A，et al．Gadoxetic acid-enhanced 3.0T MRI for the evaluation of hepatic metastasis from colorectal cancer metastasis is not always seen as a “defect” on the hepatobiliary phase．Eur J Radiol，2012，81：3998-4004．

2）大西裕満ほか：非肝細胞性悪性腫瘍の造影CT・MRI診断．肝造影検査Update 2014．画像診断，2014，34：741-752．

■参考征象

表面变形或凹陷→p.52/中心低密度肿块（中心瘢痕）→p.70/分叶状肿块→p.87/含钙化肿块→p.103/CT平扫高密度结节→p.137/增强乏血供结节→p.178/增强环形强化→p.189/增强楔形早期强化→p.195/增强延迟性强化（血池）→p.209/EOB增强MRI肝细胞期摄取→p.258/EOB增强MRI肝细胞期环形增强→p.266

九、恶性淋巴瘤

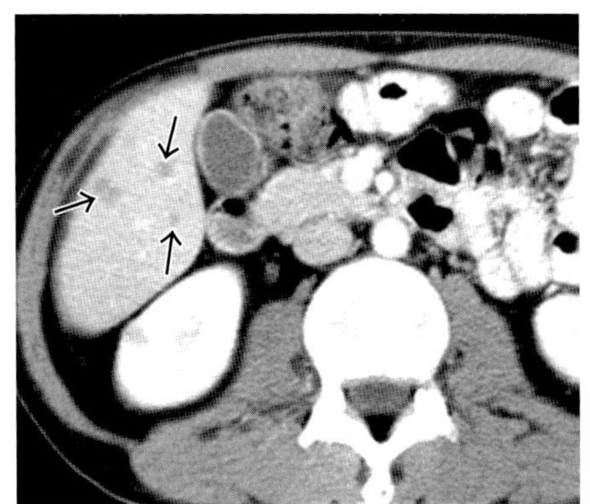
图　增强CT门静脉期（30余岁，男性）

【影像表现】

增强CT门静脉期肝内可见许多低密度结节（图：→），这些肝内病灶是在原发性纵隔恶性淋巴瘤患者的随访过程中发现的，诊断为继发性肝恶性淋巴瘤。肝恶性淋巴瘤可呈单个或多发肿块。在多发肿块的情况下，通常仅凭影像很难与其他疾病（如多发肝转移瘤）相鉴别。

【鉴别要点】

恶性淋巴瘤在超声检查中显示出均匀的低回声，CT平扫呈低密度，增强CT/MRI呈乏血供病变，肿瘤通常强化较均匀，也可能呈环形强化。恶性淋巴瘤在MRI平扫T_1加权像显示低信号，T_2加权像显示与脾同等的高信号，弥散加权像显示明显的高信号。与其他恶性肿瘤相比，淋巴瘤倾向于保留现有结构，如脉管系统和胆管，可见血管穿透肿块（导管穿透征）或肿块中胆管狭窄但无闭塞的表现。

■参考文献

1）Sanders LM，et al．CT of primary lymphoma of the liver．AJR Am J Roentgenol，1989，152：973-976．

2）蒲田敏文ほか：肝・胆・膵．特徴的な局所進展を示す悪性腫瘍．臨床画像，2010，26：43-48．

■参考征象

弥漫性肿大→p.5/边界不清肿块→ p.66/CT平扫肝实质低密度→p.153/增强乏血性结节→p.179

十、不典型增生结节

【影像表现】

MRI脂肪抑制T_1加权像显示肝内数枚高信号结节（图：→）。使用Gd-EOB-DTPA增强MRI中上述结节无早期强化（未提供图像），肝细胞期与周围肝实质的信号相等，T_2加权像信号略低于周围肝实质，弥散加权像与周围肝实质信号相等。另外，这些结节在动态增强CT中也无显示出来。本病例是不典型增生结节（dysplastic nodule，DN）的典型图像。

【鉴别要点】

早期肝细胞癌在使用Gd-EOB-DTPA增强MRI常在肝细胞期显示低信号，与不典型增生结节的鉴别很有帮助。但是，不典型增生结节与肝细胞癌的影像表现可有重叠，很难100%区分。在使用超顺磁性氧化物（SPIO）增强MRI中，无论是不典型增生结节还是高分化肝癌，大多都会摄取SPIO，很难进行鉴别。

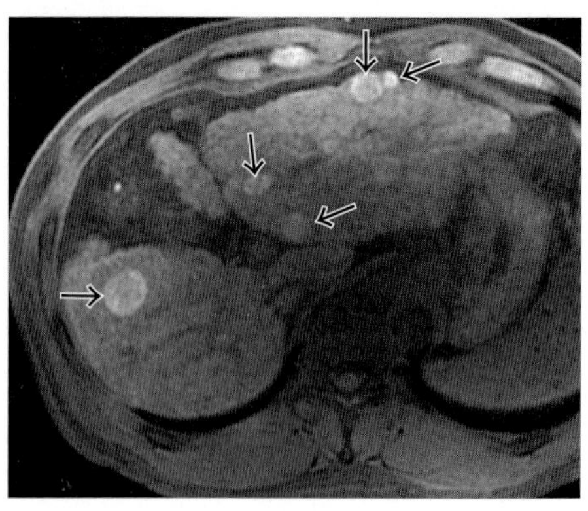

图　脂肪抑制T_1加权像（40余岁，男性）

【须知!】

不典型增生结节分为低级别不典型增生结节（low-grade dysplastic nodule）和高级别不典型增生结节（high-grade dysplastic nodule）。

■参考文献

1）Sano K，et al. Imaging study of early hepatocellular carcinoma：usefulness of gadoxetic acid-enhanced MR imaging. Radiology，2011，261：834-844.

2）Imai Y，et al. Superparamagnetic iron oxide-enhanced magnetic resonance images of hepatocellular carcinoma：correlation with histological grading. Hepatology，2000，32：205-212.

■参考征象

含脂肪肿块→p.113/增强乏血供结节→p.180/MRI T_1加权高信号结节→p.223/MRI T_1加权像化学位移的信号变化→p.244/MRI T_2加权低信号结节→p.246/EOB增强MRI肝细胞期高信号→p.251/EOB增强MRI肝细胞期摄取→p.256/EOB增强MRI肝细胞期环形强化→p.264

十一、真菌性肝脓肿

【影像表现】

增强CT门静脉期肝内多发直径约1cm以下的结节（图：→）。在MRI上（未提供图像），这些结节T_1加权像显示为低信号，T_2加权像显示为高信号，弥散加权像中显示为高信号。这是急性淋巴细胞白血病患者正在接受治疗的病例。

【鉴别要点】

血液恶性肿瘤患者或免疫功能低下的患者中，真菌性肝脓肿经常以微脓肿的形式出现。通常在增强CT门静脉期可见肝内有许多低密度区（直径为2～20 mm），也有在病灶中心和边缘发现强化的。动脉期病灶整体强化的情况也并不少见。在未经治疗的病例中，通常在MRI平扫和增强T_1加权像上显示稍低信号，T_2加权像上则显示较明显的高信号。

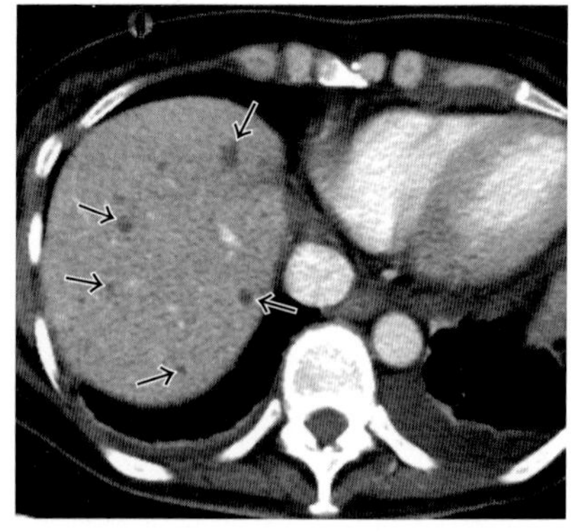

图　增强CT门静脉期（50余岁，女性）

■参考文献

1）Mortele KJ，et al. The infected liver：radiologic-pathologic correlation. Radiographics，2004，24：937-955.

2）Metser U，et al. Fungal liver infection in immunocompromised patients：depiction with multiphasic contrast-enhanced helical CT. Radiology，2005，235：97-105.

3）Semelka RC，et al. Hepatosplenic fungal disease：diagnostic accuracy and spectrum of appearances on MR imaging. AJR Am J Roentgenol，1997，169：1311-1316.

■参考征象

增强乏血供结节→p.185/增强环形强化→p.192/增强楔形早期强化→p.196

十二、上皮样血管内皮瘤

【影像表现】

增强CT门静脉期发现肝右叶有低密度结节（图：→），结节靠近肝表面，肝表面有凹陷（图：▶）。病灶在动态增强CT早期无强化（未提供图像），平衡期病变内部强化较为均匀，与周围的肝实质对比变得不清楚。除此病灶外，肝的边缘还发现许多结节病灶，一部分结节在距离肝边缘稍远的肝实质中。手术证实为上皮样血管内皮瘤。

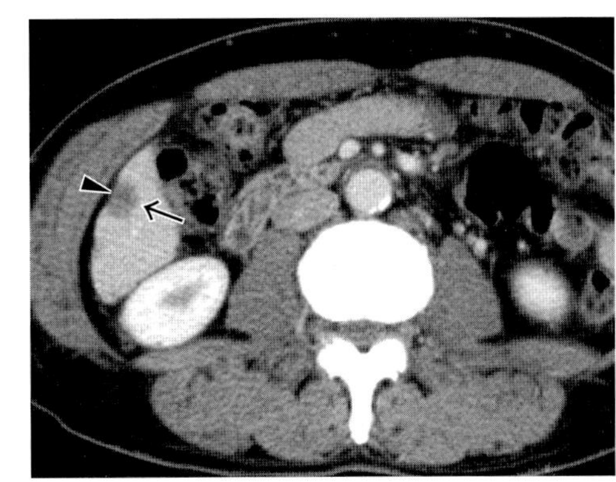

图　增强CT门静脉期(60余岁，男性)

【鉴别要点】

在本病中肝边缘的病灶占多数，有融合的趋势并伴有肝表面凹陷，在CT平扫显示低密度，可有钙化。病变在MRI平扫T_1加权像中显示低信号，T_2加权像呈不均匀信号，有时可见靶征（target sign），弥散加权像显示高信号，增强CT/MRI显示为乏血供性肿瘤，病灶内部可见延迟性强化，有时也可见结节边缘的早期强化。

■参考文献

1）Kehagias DT，et al．Hepatic epithelioid hemangioendothelioma：MR imaging findings．Hepatogastroenterology，2000，47：1711-1713．

2）Lyburn ID，et al．Hepatic epithelioid hemangioendothelioma：sonographic，CT，and MR imaging appearances．AJR Am J Roentgenol，2003，180：1359-1364．

■参考征象

表面变形或凹痕→p.57/中心低密度肿块（中央瘢痕）→p.74/含钙化肿块→p.104/CT平扫高密度结节→p.138/增强延迟性强化（血池）→p.211

【须知!】 阿米巴性肝脓肿

阿米巴肝脓肿多为是单发病变，但极少见有多发的情况（图）。但是，与真菌性肝脓肿相比，阿米巴肝脓肿形成的脓肿更大。

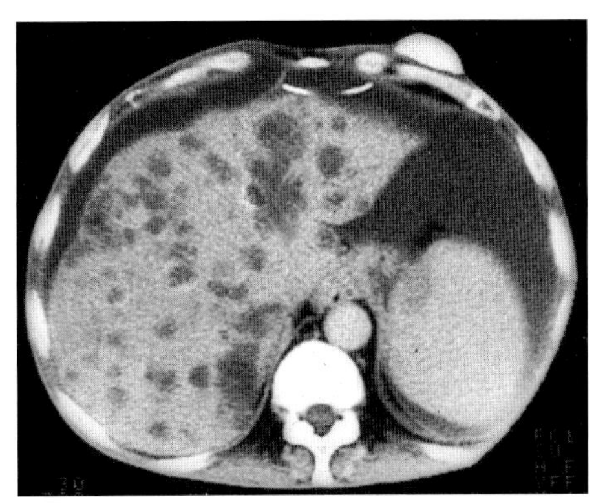

图　增强CT（60余岁，男性）
（由近畿大学村上卓道医生提供）

■参考征象

边界不清肿块→p.65/分叶状肿块→p.95/增强乏血供结节→p.185/增强环形强化→p.192/增强楔形早期强化→p.196

十三、肝肉芽肿（结节病）

【影像表现】

增强CT门静脉期肝实质强化不均匀，可见弥漫性低密度小结节（图：→）。脾也有许多低密度小结节（图：▶），结节直径稍大于肝内结节。患者胸部和腹部发现肝脾大和多个淋巴结肿大。本病例经肝活体标本检查确诊为结节病。

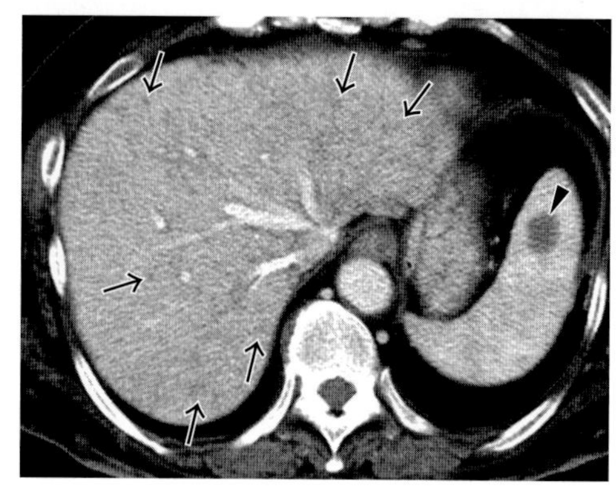

图　增强CT门静脉期（50余岁，女性）

【鉴别要点】

肝结节病最常见的影像表现是肝大，但也有像本病例这样多发结节的表现。当表现为多发结节时，较为典型的是肝内可见弥漫分布无数个直径为1～2mm至几厘米的结节，结节在增强CT中与肝实质相比呈低密度，很少见到钙化。据报道，这些结节灶在MRI T_1加权像和T_2加权像中均呈低信号。此外，还常见脾大、脾内结节病变和淋巴结肿大。

■参考文献

1）Warshauer DM, et al. Imaging manifestations of abdominal sarcoidosis AJR Am J Roentgenol, 2004, 182: 15-28.

■参考征象

含钙化肿块→p.106/增强乏血供结节→p.186

十四、肝细胞癌TACE后碘化油沉积

【影像表现】

经导管肝动脉化疗栓塞（TACE）术后立即进行CT平扫（碘化油CT）检查，显示有大量、大小不等、高密度结节（图：→）。这些明显高密度的结节是TACE治疗后的富血供型肝细胞癌（HCC），表明具有良好的治疗效果。

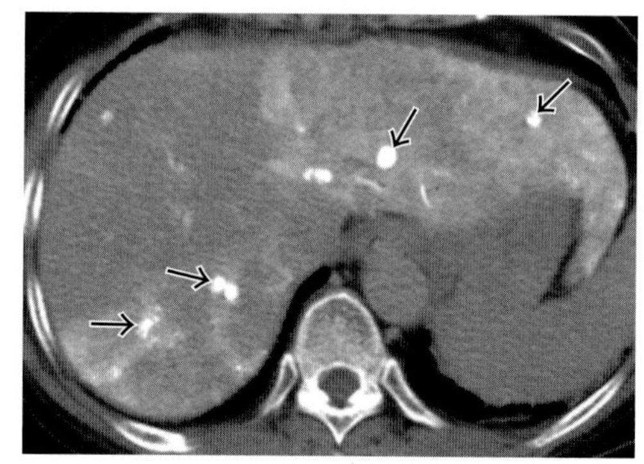

图　平扫CT（70余岁，女性）

■参考征象

含钙化肿块→p.103/CT平扫高密度结节→p.136

【须知!】　碘化油CT

碘油CT，是指TACE术后1个月左右施行的CT检查。在TACE后的1周左右进行扫描时发现，不仅碘化油可沉积于肿瘤病灶内，还可非特异性地沉积在肝实质区域。利用该表现，可以确定进行TACE治疗的区域。本病例发现肝左叶及后叶区域的肝实质内非特异性的碘化油沉积，可以反映实施TACE治疗的区域范围。TACE后经过1个月左右，非特异性的碘化油沉积减少，主要是对肿瘤的特异性蓄积。在治疗效果良好的情况下，碘化油沉积的肿瘤会坏死，并逐渐缩小。局部复发时，存留碘化油沉积消失，肿瘤边缘部在增强CT出现早期强化区域。

十五、胆管性错构瘤

【影像表现】

在MRI T_2加权像肝内可见多发明显高信号的小囊样病灶（图：▶），弥散加权像（未提供图像）未见高信号，考虑胆管性错构瘤。这种疾病是胆管壁组织残留引起的多发囊性病变，一般认为病灶不与胆道交通，通常病灶直径在5mm以下，但也有直径约为15mm的较大病灶。如本病例所示，胆管性错构瘤可以呈全肝弥漫性改变，也可以是局部的改变。

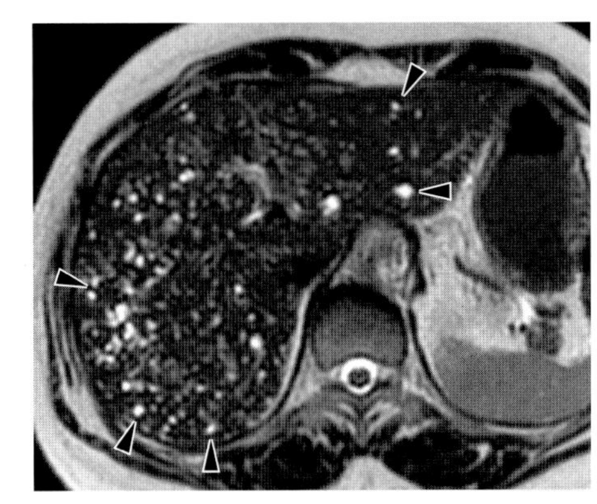

图　T_2加权像（70余岁，女性）

【鉴别要点】

胆管性错构瘤在CT上显示为许多小的低密度区，在MRI上，T_1加权像常呈低信号，而T_2加权像和MRCP呈高信号的小病变，MRCP可以确认小病灶不与胆管相通。有报道称，胆管性错构瘤是囊性病变，通常不会强化，但是错构瘤周围被推压变薄的肝实质有时可见强化。

■参考文献

1）Semelka RC，et al．Biliary hamartomas：solitary and multiple lesions shown on current MR techniques including gadolinium enhancement．J Magn Reson Imaging，1999，10：196-201．

2）Mortele KJ，et al．Cystic focal liver lesions in the adult：differential CT and MR imaging features．Radiographics，2001，21：895-910．

■参考征象

增强乏血供结节→p.180

十六、转移性肝癌（囊性）

【影像表现】

增强CT门静脉期肝右叶直径约3cm、边界清楚的低密度影（图：→），有轻微的环状强化（图：▶）。患者在腹膜癌的手术和化疗后随访中，发现病变明显增大和肿瘤标志物上升，诊断为囊性肝转移。转移性肝癌多数为实性肿瘤，一部分转移性肝癌可为部分或完全的囊性肿瘤。

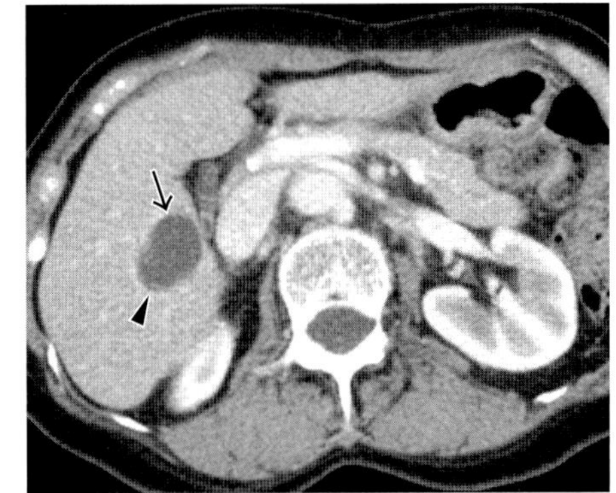

图　增强CT门静脉期（60余岁，女性）

【鉴别要点】

来自卵巢癌、胰腺黏液性囊腺癌等囊性恶性肿瘤的肝转移瘤通常是囊性的。卵巢癌的血行转移比较罕见，而腹膜播散性转移更为多见。当有腹膜播散时病变主要存在于肝外，与其他的囊性转移瘤大多存在于肝实质内形成对照。富血供的实性转移瘤有时会坏死和囊变，也呈囊样病变，此类肿瘤包括神经内分泌肿瘤、肉瘤、恶性黑色素瘤、某些类型的肺癌和乳腺癌等。

■参考文献

1）Mortelé KJ，et al．Cystic focal liver lesions in the adult：differential CT and MR imaging features．Radiographics，2001，21：895-910．

2）近藤浩史：画像診断別冊KEY BOOK 肝胆膵の画像診断．山下康行 編，学研メディカル秀潤社．2010：138-139．

■参考征象

增强乏血供结节→p.179/增强环形强化→p.189/增强楔状早期强化→ p.195

第6章

肝内胆管扩张（部分，整体）

肝内胆管与正常胆管相比扩张的状态称为肝内胆管扩张。正常的肝内胆管通常在CT上不能显示，如果在CT上可见肝内胆管显示，则认为胆管已有扩张。

肝内胆管扩张可能是肝内一部分胆管扩张，也可能是全肝的胆管扩张。如果发现肝内胆管扩张，则需怀疑在扩张的胆管下方有阻止胆汁流动的病变，这些病变可能是肝实质肿瘤、胆管肿瘤、结石、炎症性病变、先天性病变等。先天性肝内胆管扩张症的肝内胆管呈弥漫性的、节段性的、囊样的非闭塞性扩张。

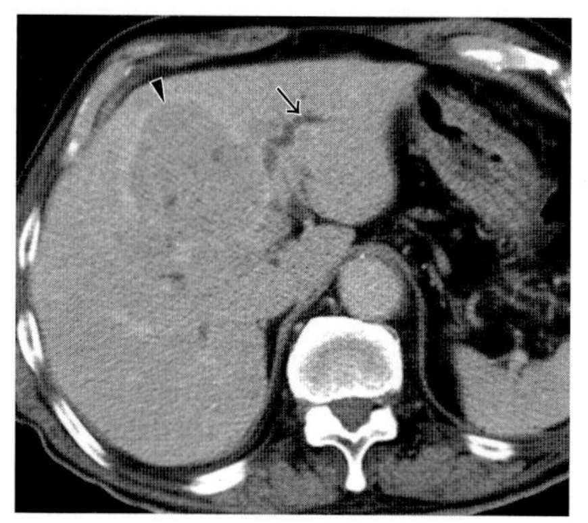

图　典型图像：典型肝细胞癌（▶）
胆管扩张（→）

【须知!】

偶尔呈现肝内胆管扩张（部分，整体）的疾病，有以下几种。

· 先天性肝内胆管扩张症（胆管扩张可能是弥漫性或节段性）。

· 肝内胆管全程扩张通常是由肝外病变引起的，如肝门部胆管癌、远端胆管癌、进展期胆囊癌、十二指肠乳头癌、胰头癌、胆管结石、米里奇（Mirizzi）综合征、IgG4相关胆管炎、原发性硬化性胆管炎（胆管呈狭窄和串珠状改变）等。

【鉴别诊断!】

<部分>	<两叶>
◎胆管细胞癌（肝内胆管癌）（→p.42）	◎胆管结石
○转移性肝癌（富血供型）	◎胰头癌
○转移性肝癌（普通型）	○肝门部～远端胆管癌
○典型肝细胞癌（→p.42）	○十二指肠乳头癌
○IgG4相关性胆管炎	○进展期胆囊癌（→p.44）
○原发性硬化性胆管炎	○IgG4相关性胆管炎
▲胆汁漏（→p.43）	○原发性硬化性胆管炎
▲IPNB/MCN	▲IPNB
▲弥漫性肝细胞癌	▲米里奇（Mirizzi）综合征
▲胆管炎伴肝实质病变	▲残端神经瘤
▲胆管周围囊肿	▲输入袢综合征
△先天性肝内胆管扩张症（→p.44）	

【征象缩略图】

胆管细胞癌（肝内胆管癌）

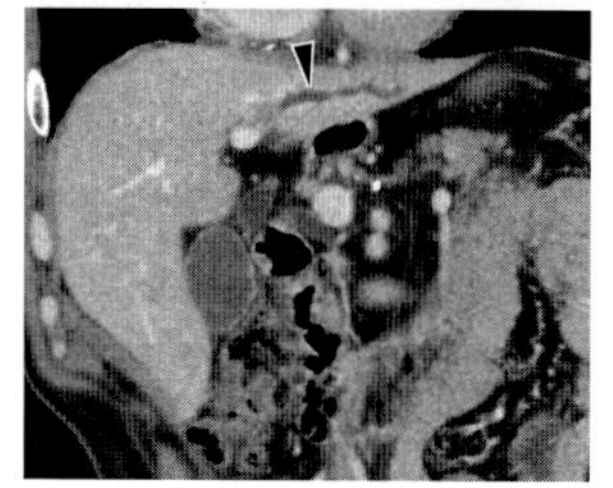

增强CT门静脉期MPR图像
50余岁，男性【解说→p.42】

典型肝细胞癌

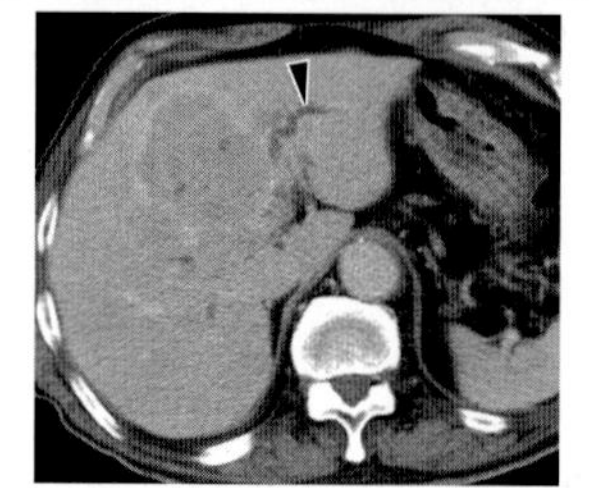

增强CT平衡期
70余岁，男性【解说→p.42】

胆汁漏

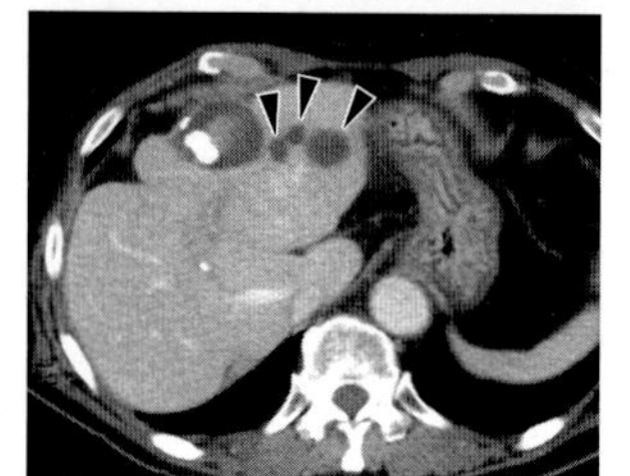

增强CT门静脉期
80余岁，男性【解说→p.43】

【须知!】胆管周围囊肿（peribiliary cyst）

【影像表现】

CT平扫在门静脉脐部周围可见低密度区域（图A：→），但是无强化（图B：→），在MRI T_2加权像（图C：→）和MRCP中可见胆管周围呈串珠状排列的小囊肿（图D：→）。本病例是伴随常染色体显性遗传多囊肾病（autosomal dominant polycystic kidney disease，ADPKD），图像上可见多发肾囊肿（图D：▶）。该病变诊断为与ADPKD相关的胆管周围囊肿。

【鉴别要点】

胆管周围囊肿（peribiliary cyst）在CT上表现为门静脉周围的低密度区，经常被误认为是肝内胆管扩张。Nakanuma等于1984年首次报道，这种疾病是以胆管周围附属腺的囊状扩张为特征的疾病。据报道，肝硬化、伴有阻塞性黄疸的肝转移、逆行性胆管炎、ADPKD等疾病可合并胆管周围囊肿，囊肿内容物主要是浆液性的成分，MRCP可以清楚地描绘出聚集的小囊泡状结构，与胆管无交通。

■参考文献

1）Itai Y，et al．Hepatic peribiliary cysts：multiple tiny cysts within the larger portal tract，hepatic hilum，or both Radiology，1994，191：107-110.

2）Itai Y，et al．Hepatobiliary cysts in patients with autosomal dominant polycystic kidney disease：prevalence and CT findings．AJR Am J Roentgenol，1995，164：339-342.

■参考征象

胆管周围囊肿→p.45/增强乏血供结节→p.182

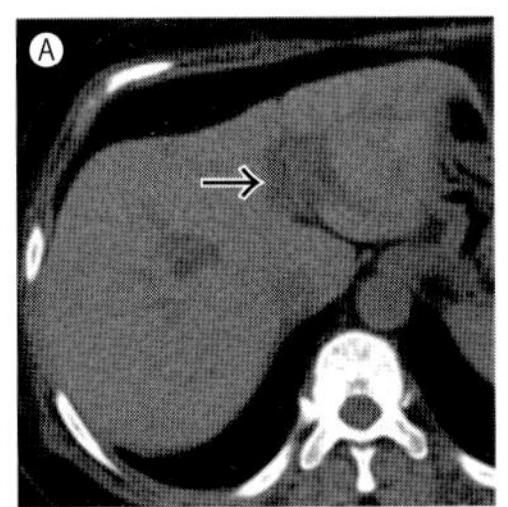

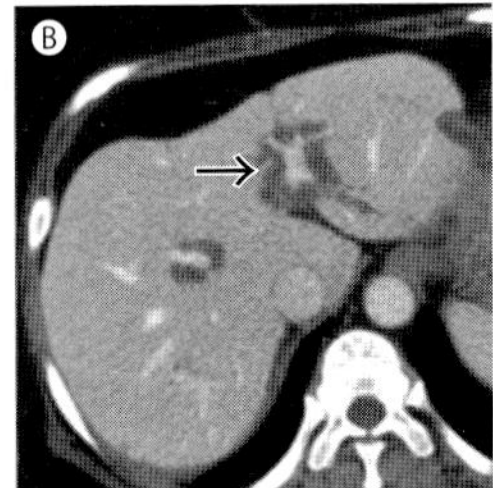

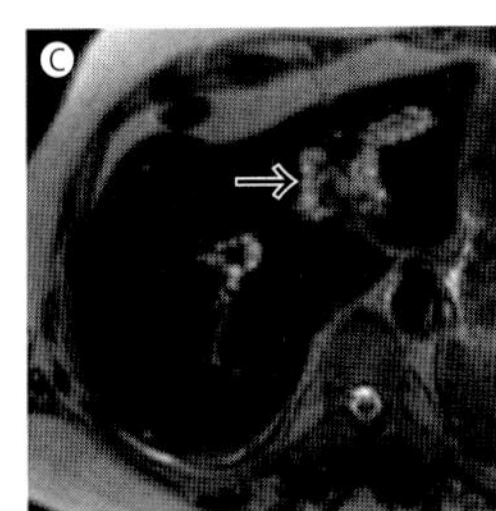

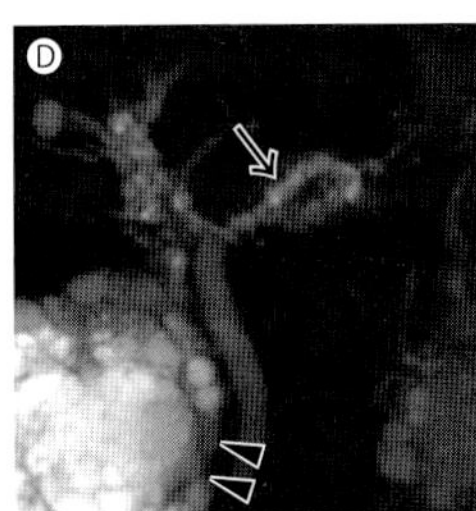

图　A：平扫CT；B：增强CT；C：MRI T_2加权像；D：MRCP(50余岁，女性)

常染色体显性遗传多囊肾病

先天性肝内胆管扩张症

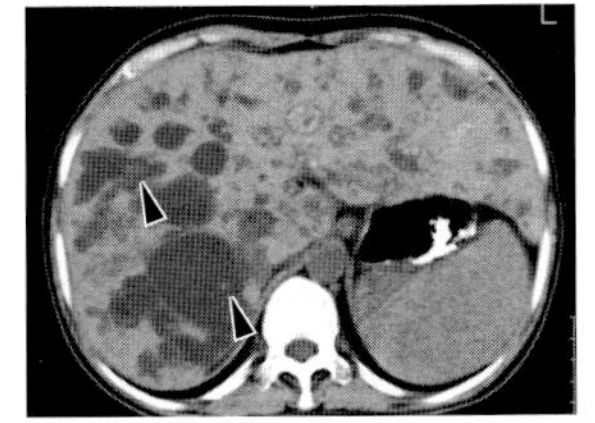

（金沢大学　小坂一斗医生提供）

平扫CT

40余岁，女性【解说→p.44】

进展期胆囊癌

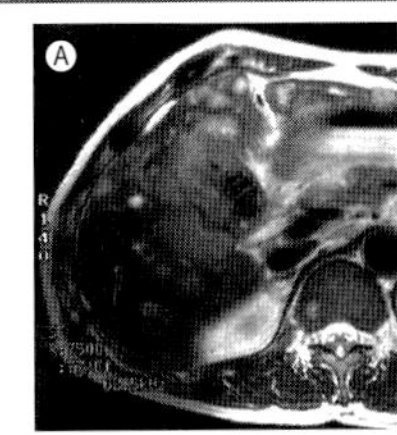

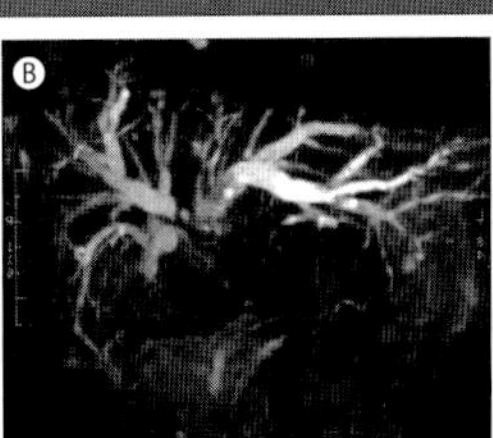

（岐阜大学病例　兼松雅之医生提供）

A：MRI T_2加权像，B：MRCP

70余岁，女性【解说→p.44】

表现为肝内胆管扩张的疾病（部分，整体）

一、胆管细胞癌（肝内胆管癌）

【影像表现】

增强CT门静脉期多平面重建（MPR）显示，肝左叶外侧段的局限性肝内胆管扩张（图：→），扩张胆管下端可见直径约1.2 cm低密度结节（图：▶），而在平扫CT中结节不能显示，甚至在增强CT动脉期也难以识别该结节，提示该结节为乏血供病变。这是胆管细胞癌（肝内胆管癌）的影像表现。胆管细胞癌的大体形态分为肿块型、胆管周浸润型和胆管内生长型。本病例是肿块型。

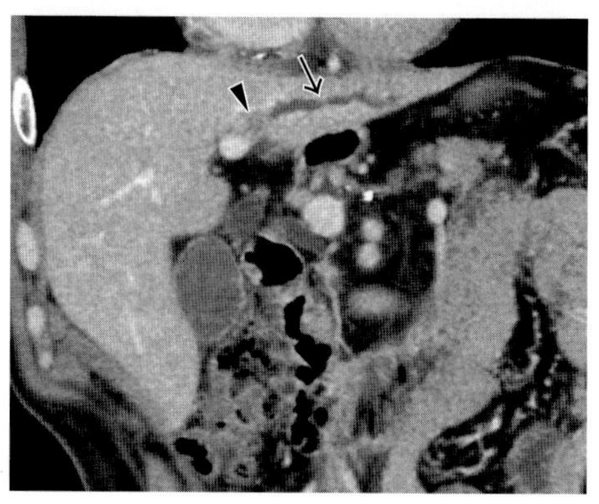

图 增强CT门静脉期MPR像（50余岁，男性）

【鉴别要点】

肿块型胆细胞癌，在CT平扫呈低密度，增强早期呈环状强化，此后逐渐向病灶中央强化。通常在MRI平扫T_1加权像呈低信号，T_2加权像呈高信号，但是具有较明显纤维化的病灶在T_2加权像上可能呈稍低信号，而黏液癌在T_2加权像上可能呈稍高信号。病灶在弥散加权像呈高信号。增强MRI可见病灶边缘环形强化和中央渐进性强化。本病例在CT中未发现环形强化，但在增强MRI可见环形强化。管周浸润型胆细胞癌可见肿瘤沿胆管长轴方向呈树枝状生长，常能看到末梢侧胆管扩张，而肿块形态不明确，在CT或MRI检查中唯一异常的发现可能是局部肝内胆管扩张。

■参考文献

1）日本肝癌研究会 编：臨床・病理 原発性肝癌取扱い規約．第6版，金原出版，2015．

2）Chung YE，et al．Varying appearances of cholangiocarcinoma radiologic-pathologic correlation．Radiographics，2009，29：683-700．

■参考征象

部分萎缩→p.24/表面变形或凹陷→p.52/边界不清肿块→p.61/中心低密度肿块（中央瘢痕）→p.71/分叶状肿块→p.87/增强乏血供结节→p.178/增强环形强化→p.189/增强延迟性强化（血池）→p.208/EOB增强MR肝细胞期摄取→p.258

二、典型肝细胞癌

【影像表现】

增强CT平衡期肝左叶内侧段可见相比周围肝实质呈低密度的肿块影（图：▶），肿瘤向左叶外侧段生长，肿块周围可见局限性胆管扩张（图：→）。

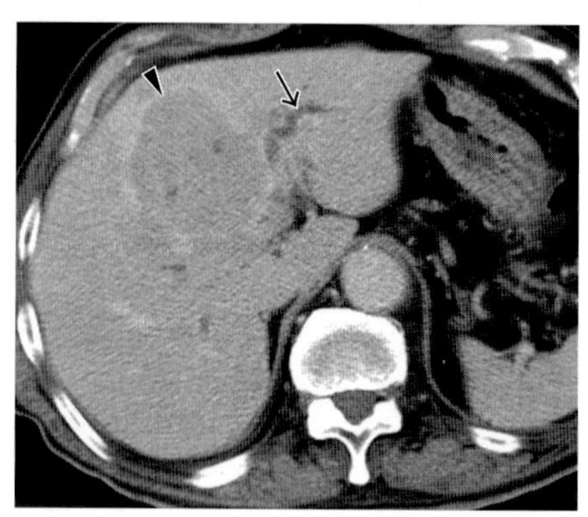

图 增强CT平衡期（70余岁，男性）
与“第5章多发（弥漫性）结节”同一病例

【鉴别要点】

本例与“第5章多发（弥漫性）结节”中的“经典的肝细胞癌”（p.31）病例相同，经典的肝细胞癌在动态增强CT/MRI表现出典型的富血供肿块的强化方式。经典的肝细胞癌可引起胆管浸润和末梢肝内胆管扩张。

经典的肝细胞癌引起胆管扩张的原因包括肿瘤压迫、胆管浸润及瘤栓形成。肝细胞癌浸润胆管的频率，比浸润门静脉和肝静脉的频率低。

■参考文献

1）Ikenaga N，et al．Clinicopathologic characteristics of hepatocellular carcinoma with bile duct invasion．J Gastrointest Surg，2009，13：492-497．

■参考征象

多发（弥漫性）结节→p.31/中心低密度肿Kauai（中心瘢痕）→p.74/肝外突出性病变→p.79/分叶状肿块→p.90/含脂肪肿块→p.110/CT平扫高密度结节→p.136/增强富血供结节→p.162/增强环形强化→p.190/增强楔形早期强化→p.197/增强早期静脉回流→p.204/增强廓清现象→p.216/MRI T_1加权像高信号结节→p.222，223/MRI T_1加权像化学位移的信号变化→p.243/EOB增强MRI肝细胞期高信号→p.250/EOB增强MRI肝细胞期摄取→p.255

三、胆汁漏

【影像表现】

这是肝细胞癌经导管肝动脉栓塞化疗（transcatheter arterial chemoembolization，TACE）和射频消融（radio frequency ablation，RFA）疗法后复发的病例。在治疗后1周拍摄的增强CT门静脉期图像中，肝左叶外侧段（S3段）可见TACE的碘化油存留区域被RFA的低密度区包围（图A：→），在低密度区域内发现少量气体（图A：▶）。在治疗3个月后拍摄的增强CT门静脉期中，肝左叶外侧段新发现几个囊性病变（图B：→），考虑为胆汁漏。

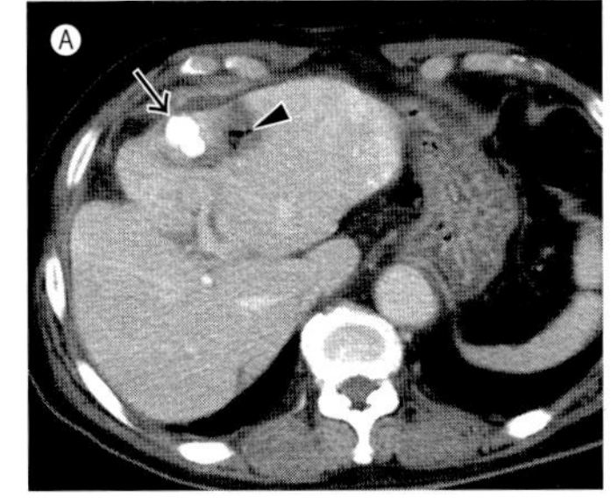

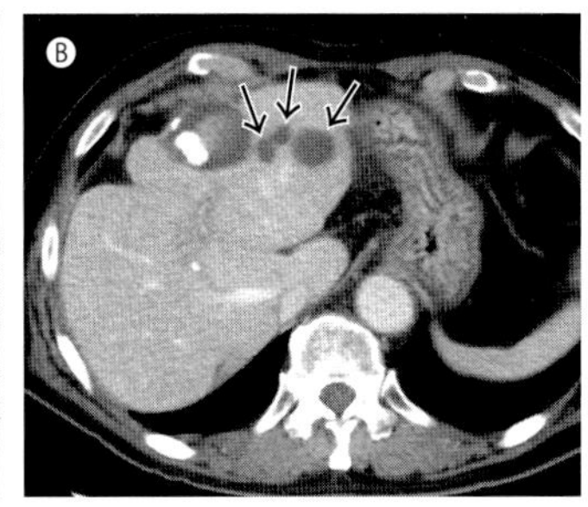

图　肝脏增强CT门静脉期A：治疗后1周，B治疗后3个月（80余岁，男性）

【鉴别要点】

胆汁漏在CT或MRI中表现为边界清晰或边界稍不规则的串珠状或弧形囊性病变，也可伴有周围肝内胆管扩张。胆汁漏常发生于肝局部治疗之后，与临床诊疗过程相关信息对鉴别诊断是有用的（另请参见“第4章部分萎缩”一节）。

■参考文献

1）Sakamoto I, et al. Intrahepatic biloma formation（bile duct necrosis）after transcatheter arterial chemoembolization. AJR Am J Roentgenol，2003，181：79-87.

2）Chang IS，et al. Biloma formation after radiofrequency ablation of hepatocellular carcinoma：incidence. imaging features，and clinical significance. AJR Am J Roentgenol，2010，195：1131-1136.

■参考征象

部分萎缩→p.27/分叶状肿块→p.94/增强乏血供结节→p.189

MEMO

四、先天性肝内胆管扩张症

【影像表现】

CT平扫显示肝内大量囊样病变，通过连续性层面观察，确认这些囊样病变与胆管有交通，诊断为肝内胆管不规则扩张。在扩张的胆管中观察到点状结构（图：→），肝内胆管内可见多发结石（图：▶）。

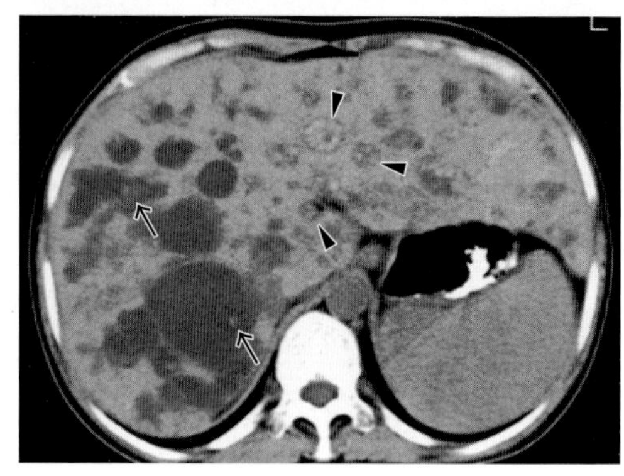

图　平扫CT（40余岁，女性）
（金沢大学　小坂一斗医生提供）

【鉴别要点】

先天性肝内胆管扩张症，是肝内胆管的多发、节段性、囊样的非闭塞性扩张。欧美报道的先天性肝内胆管扩张症是指不伴随先天性肝纤维化的，而与之区分，Caroli综合征是伴有先天性肝纤维化的。但是日本报道的先天性肝内胆管扩张症，大部分伴随先天性肝纤维化。

本病例图像显示扩张胆管内中心点征，这是被扩张胆管围绕的门静脉分支，是先天性肝内胆管扩张症的一个特殊性表现。增强CT检查对于先天性肝内胆管扩张症的诊断很重要，在无这种特殊表现的情况下，则需评估肝内胆管是否存在多发，节段性，囊样的非闭塞性扩张。

■参考文献

1）小児慢性特定疾病情報センターホームページ（2016年2月 現 在 ）[http://www. shouman.jp/details/12_12_23. html]

2）Choi BI, et al. Caroli disease: central dot sign in CT. Radiology, 1990, 174: 161-163.

五、进展期胆囊癌

【影像表现】

T_2加权横断面像显示胆囊周围高信号肿块浸润肝（图A：→），胆囊中可见低信号的结石（图A：▶），肝右后叶发现高信号结节（图A：▷）。MRCP清楚地显示肝左叶及右叶肝内胆管扩张（图B）。这是进展期胆囊癌引起的肝门胆管浸润及肝转移的病例。

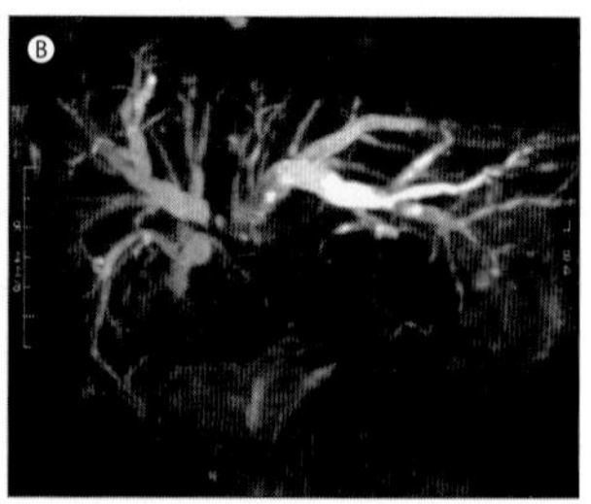

图　A：T_2加权像；B：MRCP（70余岁，女性）
（岐阜大学病例　兼松雅之医生提供）

【鉴别要点】

MRCP显示肝门区胆管变窄和阻塞，导致肝左叶及右叶的肝内胆道扩张。肝门部胆管癌等肝门部生长的恶性肿瘤，都可具有相似的MRCP表现。鉴别诊断重要的是通过CT或MRI评估病变的原发部位（请参阅《胆胰脾影像诊断图谱》）。

■参考征象

参照《胆胰脾影像诊断图谱》肝门部胆管癌。

第7章

门静脉血流异常

肝硬化会引起门静脉高压，导致门静脉血流异常。此外，特发性门静脉高压症、肝外门静脉阻塞和布加综合征等罕见疾病也会引起门静脉血流异常。门静脉血流异常导致食管胃底静脉曲张、异位静脉曲张、门静脉高压性胃肠血管病、腹水、肝性脑病、出血倾向、脾大、贫血、肝功能障碍等。

肝硬化是引起门静脉血流异常的常见原因。即使在肝硬化之前的慢性肝炎阶段，也可能会由于门静脉压力增加而出现门静脉侧支循环开放。肝硬化的侧支循环与肝性脑病的发生有关。此外，食管及胃底静脉曲张破裂会导致大量出血。

特发性门静脉高压症是由于肝内门静脉分支末梢的闭塞、狭窄而导致门静脉高压的综合征。肝外门静脉阻塞（extrahepatic portal obstruction，EHO）是一种表现为肝外门静脉阻塞并门静脉压力增高的疾病，它分为不明原因的原发性肝外门静脉阻塞和有明确原因的继发性肝外门静脉阻塞。

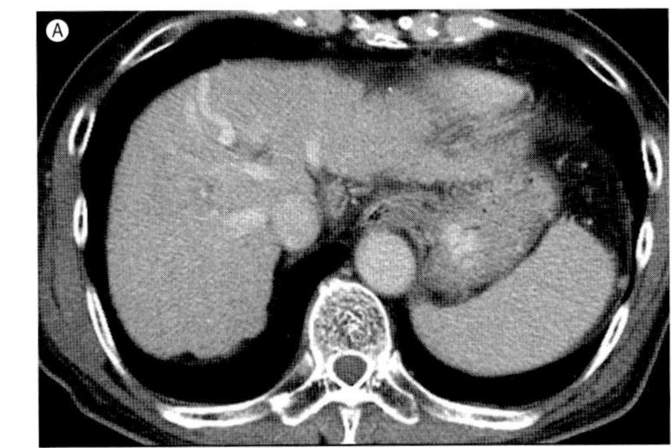

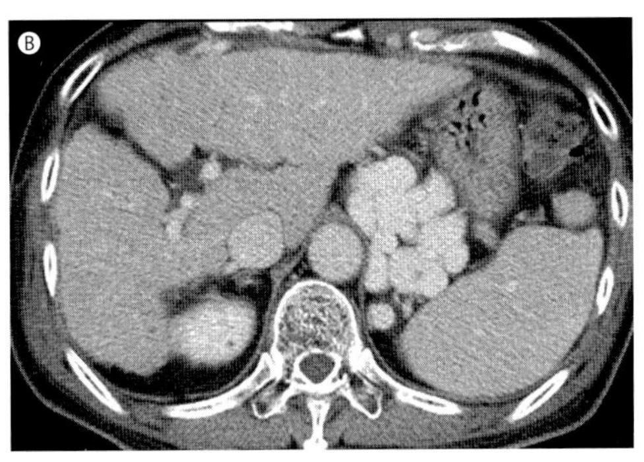

图　典型图像：肝硬化引起的门静脉侧支循环
增强CT门静脉期，B是A的尾侧的横断面

原发性肝外门静脉阻塞的原因尚不清楚，但许多是儿童期发病，一般认为存在先天性门静脉缺损症等先天性畸形，是由出生后婴幼儿期产生的血栓性静脉炎引起的。继发性肝外门静脉阻塞是由肝硬化、特发性门静脉高压症、肿瘤、血液疾病、胆囊胆管炎、胰腺炎或开腹手术引起的。布加综合征是由于肝静脉或下腔静脉主干的阻塞、狭窄而导致门静脉高压的综合征。此外，静脉导管未闭和肝内门静脉-腔静脉分流（PV-shunt），在肝内发现了门静脉和肝静脉、下腔静脉之间的分流，引起门静脉血流异常。

【须知!】

偶尔呈现门静脉血流异常的疾病，有以下几种。

- 先天性门静脉缺如（儿童）。
- 肝右（左）叶缺如。

■参考文献

1）門脈血行異常症の診断と治療のガイドライン（2013年）：難病情報センターホームページ（2015年12月現在）http：//www．nanbyou．or．jp/entry/308

【鉴别诊断!】

◎肝硬化引起的门静脉侧支循环（→p.47）	▲先天性门静脉缺如（儿童）（→p.49）
◎肝外门静脉阻塞症（→p.47）	△门静脉血栓形成（→p.49）
▲肝右（左）叶缺如（→p.48）	△静脉管未闭

【征象缩略图】

肝硬化引起的门静脉侧支循环

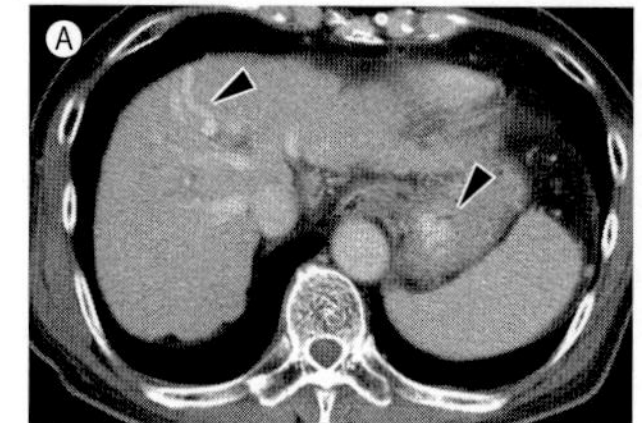
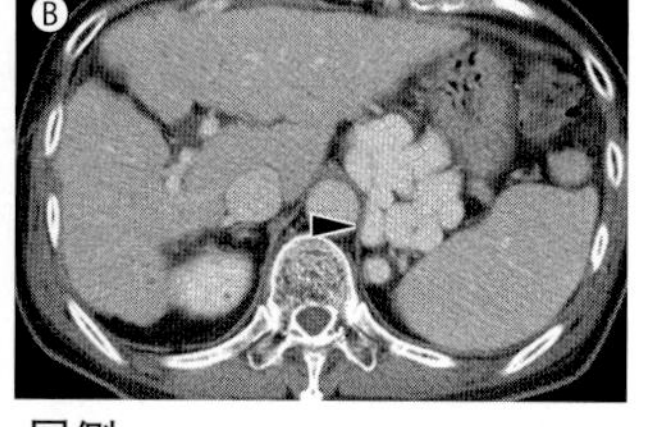

增强CT门静脉期 A：头侧，B：尾侧

60余岁，男性【解说→p.47】

肝外门静脉阻塞症

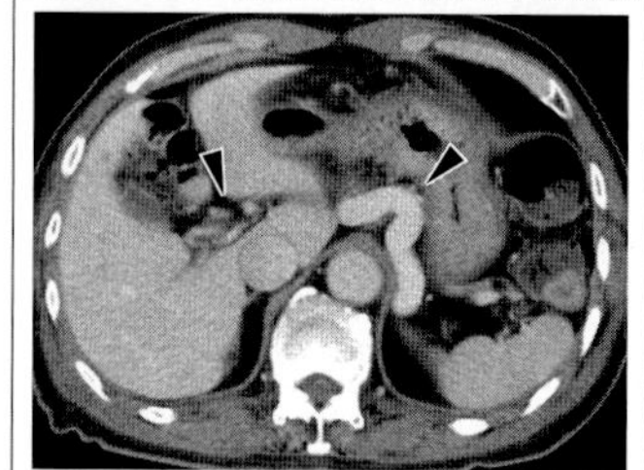

增强CT门静脉期

70余岁，男性【解说→p.47】

肝右（左）叶缺如

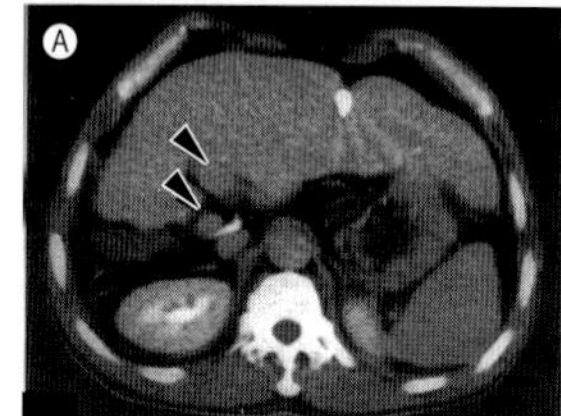
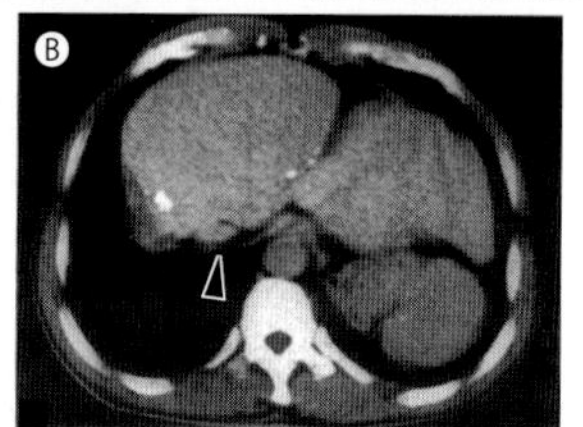

（岐阜县综合医疗中心兼松 雅之医生提供）

增强CT门静脉期 A：头侧，B：尾侧

40余岁，男性【解说→p.48】

先天性门静脉缺如

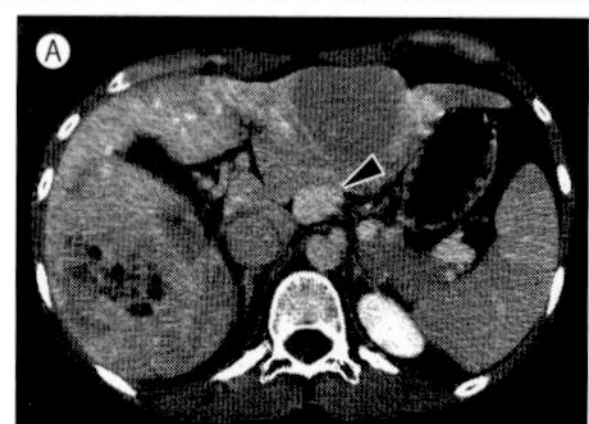
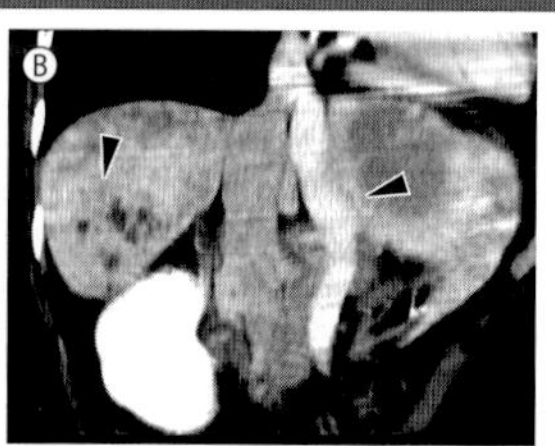

（东京大学病例　赤羽 正章医生提供）

A：增强CT门静脉期，B：MPR

10余岁，女性【解说→p.49】

门静脉血栓形成

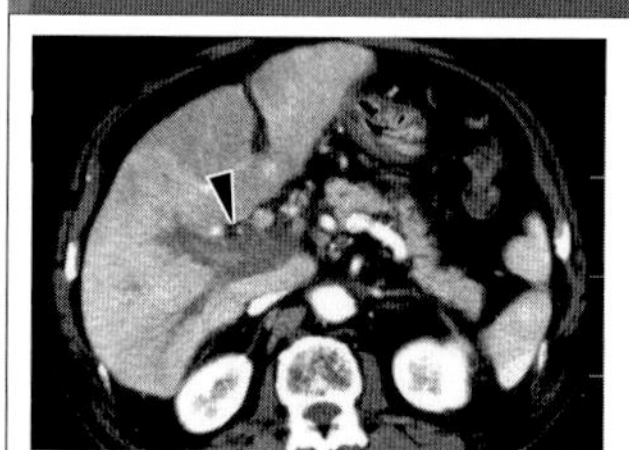

（近畿大学　村上 卓道医生提供）

增强CT门静脉期

60余岁，男性【解说→p.49】

表现为门静脉血流异常的疾病

一、肝硬化引起门静脉侧支循环

【影像表现】

C型肝硬化患者，CT增强门静脉期显示脐旁静脉开放（图A：→）和胃静脉瘤（图A：▶）。脐旁静脉分流是指胚胎期残留的脐旁静脉再通并与腹壁静脉系统形成短路。从图B的横断面图像可以看出从胃底静脉曲张到左肾静脉的胃－肾分流路径（图：B⇨）。

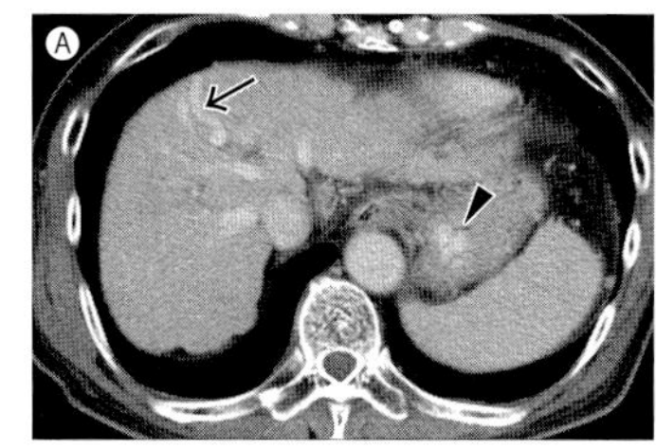

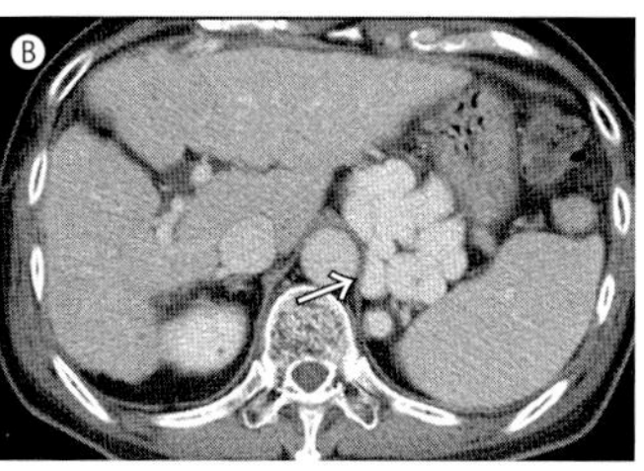

图　A：增强CT门静脉期头侧；B：尾侧（60余岁，男性）
C型肝硬化患者

【须知!】

肝硬化等原因导致门静脉压力增高时，向肝性门静脉血流量变小，取而代之的是产生各种侧支循环。门静脉侧支循环是从门静脉系统到全身循环系统的短路：①腹壁静脉系统短路（如本例中的脐旁静脉短路）；②肾静脉系统短路（胃肾短路和脾肾短路）；③横膈静脉系统短路；④奇静脉系统短路；⑤肠系膜静脉短路；⑥其他（如胰十二指肠静脉短路）。食管胃底静脉曲张也与这样的侧支循环形成有关。

■参考文献

1）Ito K，et al．CT of acquired abnormalities of the portal venous system．Radiographics，1997，17：897-917．

2）日本門脈圧亢進症学会 编：門脈圧亢進症取扱い規約．第3版．金原出版，2013．

二、肝外门静脉阻塞症

【影像表现】

肝性脑病复发患者，增强CT门静脉期肝门区域未见门静脉主干（图：→），向肝性侧支循环的血管狭窄，来自肠系膜上静脉和脾静脉的血流通过扩张的胃左静脉（图：▶）短路引流至左肾静脉。肝表面的形状正常，未显示肝硬化的形态。本病例考虑为肝外门静脉阻塞症。

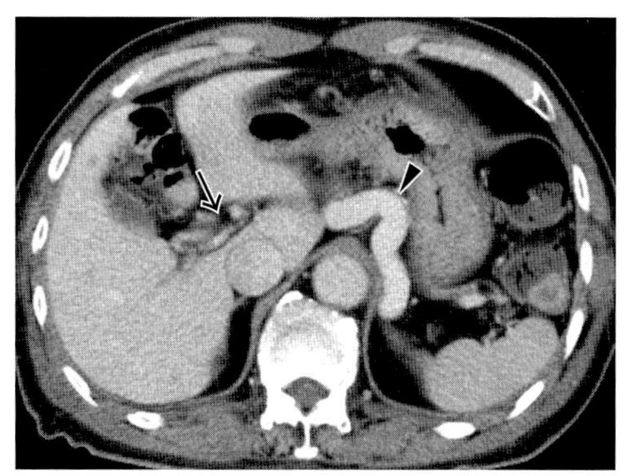

图　增强CT门静脉期（70余岁，男性）
肝性脑病

■参考文献

1）門脈血行異常症の診断と治療のガイドライン（2013年）：難病情報センターホームページ（2015年12月 現 在）http：//www．nanbyou．or．jp/entry/308．

■参考征象

□－□◎

【须知!】

肝外门静脉阻塞（extrahepatic portal obstruction，EHO）是一种表现为肝外门静脉阻塞并门静脉压力增高的疾病。虽然可有易出血的食管－胃底静脉曲张、异位静脉曲张、门静脉高压性胃肠血管病、腹水、肝性脑病、出血倾向、脾大、贫血、肝功能不全等症状，但是不会导致肝硬化。

三、肝右（左）叶缺如

【影像表现】

增强CT平衡期可见肝的右叶和尾状叶缺失，在肝内侧区域的背侧可见胆囊（图A：⇨），肝门部可见迂曲的门静脉主干（图A：→）。下腔静脉不通过肝实质，与肝静脉汇合处位于肝内侧区域背侧（图B：⇨）。肝边缘散见粗大的钙化，认为是由陈旧性结核引起的。血管造影时（未提供图像）可见右肝动脉和门静脉右支的完全缺损。

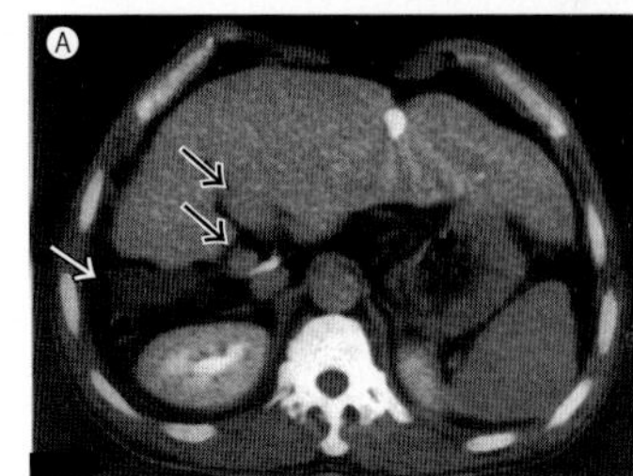
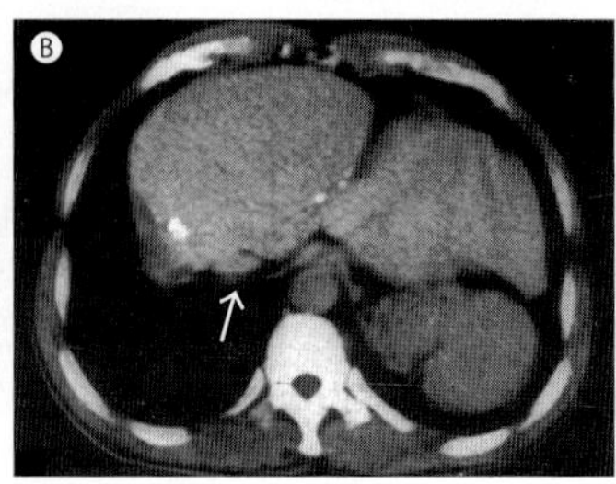

图　A：增强CT平衡期；B：同尾侧（40余岁，男性）
（转载自参考文献1，岐阜县综合医学中心兼松雅之医生提供）

【鉴别要点】

肝右叶缺如或萎缩的鉴别诊断有肝硬化、胆管癌、胆总管结石、特发性门静脉高压症、重症肝炎、先天性肝内胆管扩张症、外科手术切除后的肝右叶缺如等。肝右叶缺如是极为罕见的先天畸形，除了先天性肝右叶缺如以外，通常不会出现肝右叶完全缺如的。另外，肝左叶缺如也是极为罕见的先天异常。

■参考文献

1）Kanematsu M，et al．Agenesis of the right lobe of the liver：case report．Gastrointest Radiol，1991，16：320-322．

2）Chou CK，et al．CT of agenesis and atrophy of the right hepatic lobe．Abdom Imaging，1998，23：603-607．

3）Prithishkumar IJ，et al．Agenesis of the left lobe of liver--A rare anomaly with associated hepatic arterial variations．Clin Anat，2010，23：899-901．

4）Matusz P．Extra-and intra-hepatic vascular anatomy in the agenesis of the left lobe of the liver．Clin Anat，2010，23：739-741．

【须知!】肝右叶去哪里了？先天性缺如还是后天性萎缩？

在日常诊疗中遇到先天性右叶缺如的情况极为罕见。虽然看起来像是该病，但值得注意的是实际上是由于各种各样的原因获得性肝右叶萎缩。

（兼松雅之）

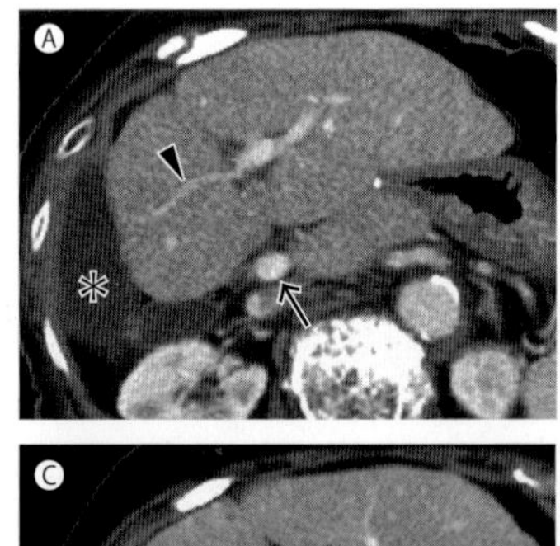
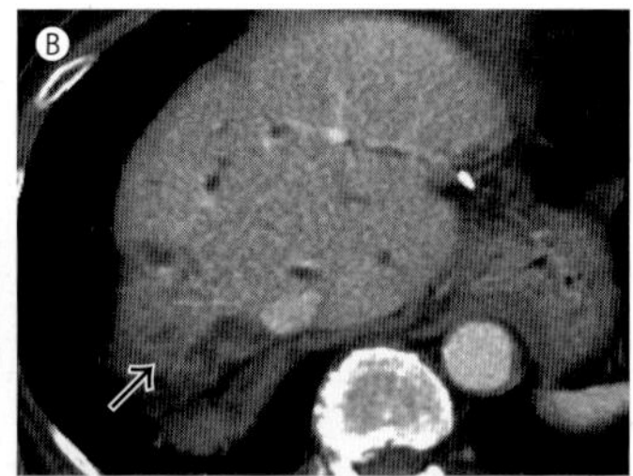
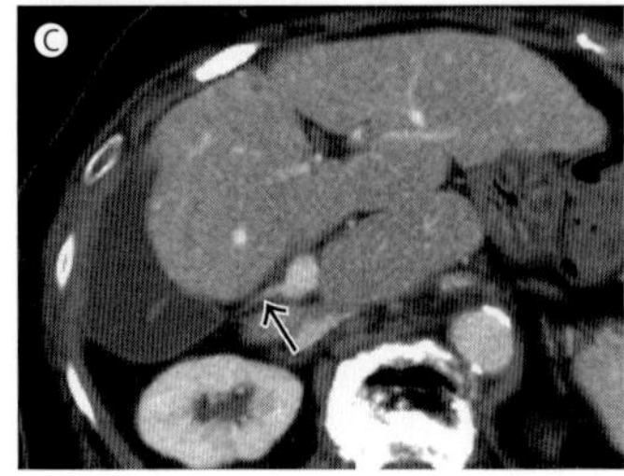
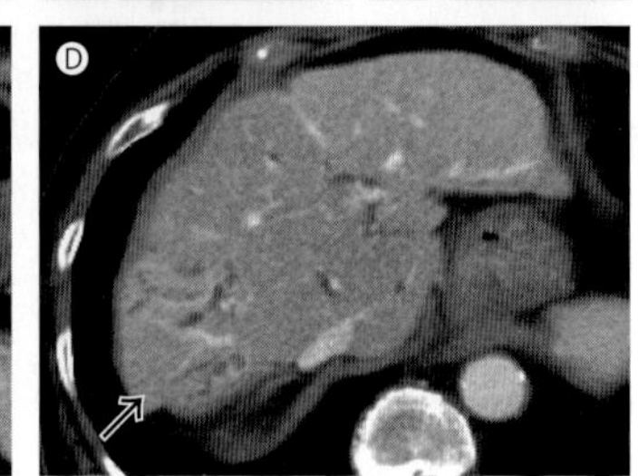

图　原因不明的右肝内胆管扩张导致后天的肝右叶萎缩病例（70余岁，女性）

A：在增强CT的肝门部可以发现肝右叶和门静脉右分支，可以看到后置胆囊（*）。→：门静脉主干　▶：方形叶（P4）门静脉支。B：在头侧层面中，几乎无发现肝右叶，肝右叶极度萎缩（→）并伴有肝内胆管扩张。C：8年前的增强CT中，发现了门静脉右支狭窄（→）。D：在头侧断面中，可以发现肝右叶的萎缩过程（→）

四、先天性门静脉缺如（儿童）

【影像表现】

增强CT门静脉期，在肝门区域未见门静脉主干，肝外侧区域的背侧发现增粗的血管（图A：→），这是肠系膜上静脉和下腔静脉之间的短路（侧支循环）。增强CT门静脉期的多平面重建MPR，清楚地显示肠系膜上静脉（B：⇨）通过侧支循环（B：→）与下腔静脉相连（图B：▷）。此外，在肝右叶中发现了一个含有脂肪的肿块（图A、B：▶），考虑肝细胞腺瘤。之后的随访发现该肿块出血、变性和缩小。

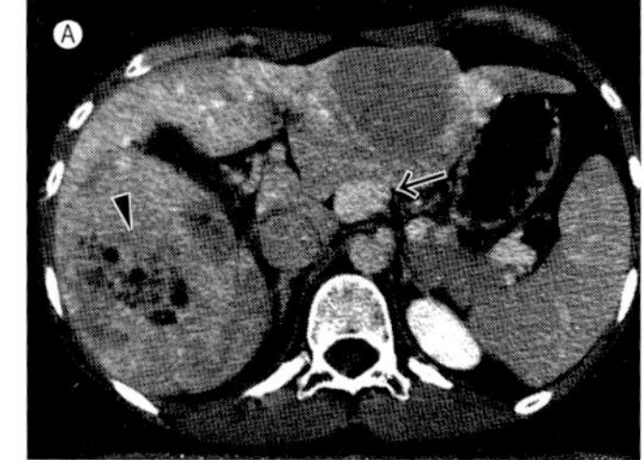

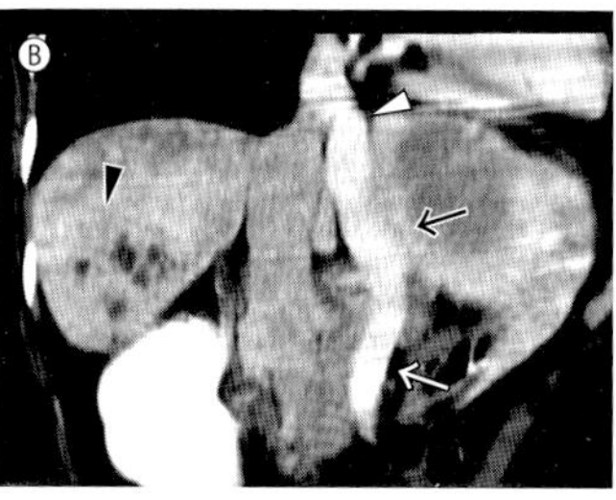

图　A：增强CT门静脉期；B：MPR（10岁半，女性）
（东京大学病例　NTT东日本关东医院　赤羽正章医生提供）

【鉴别要点】

先天性门静脉缺如是指存在先天性门静脉体循环短路，由于门静脉发育不良或缺损导致门静脉血流不能充分灌注肝，通过增强CT可发现门静脉主干发育不全和门静脉体循环的侧支循环对诊断很重要。如果肝脏外部发生侧支循环，则称为先天性肝外门静脉体循环短路，分为Abernethy Type 1（End-to-side型）和Abernethy Type 2（Side-to-side型）两型。本病例相当于Abernethy Type 1。如果肝内部发生侧支循环，则称为肝内门静脉体循环短路。

■参考文献

1）小児慢性特定疾病情報センターホームページ（2016年2月 現 在）[http://www. shouman.jp/details/12_16_28. html]

2）Kanamori Y，et al. Congenital extrahepatic portocaval shunt（Abernethy type 2），huge liver mass，and patent ductus arteriosus--a case report of its rare clinical presentation in a young girl. J Pediatr Surg，2003，38：E15.

五、门静脉血栓形成

【影像表现】

增强CT门静脉期可见肝门静脉主干-右支-右前、右后支管腔内无对比剂充填，表现为低密度（图：→），是由于门静脉血栓引起的门静脉阻塞的表现。

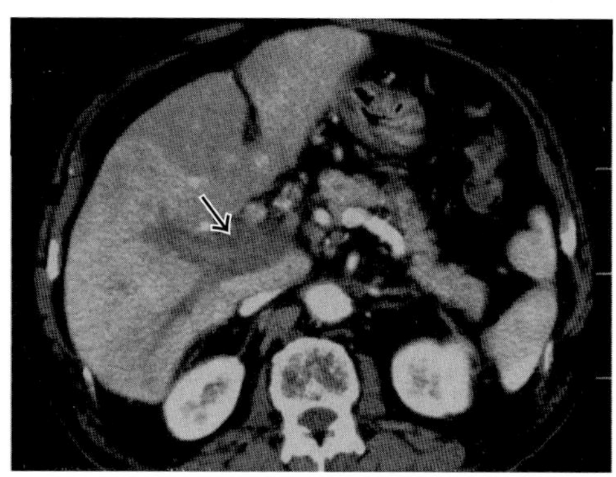

图　增强CT门静脉期（60余岁，男性）
（近畿大学　村上卓道医生提供）

【鉴别要点】

门静脉血栓形成是由多种因素引起的，如肝硬化、胆管炎、胰腺炎、阑尾炎、憩室炎、诸如肝癌和胰腺癌等肿瘤、高凝状态、手术后等。肝细胞癌经常形成门静脉癌栓。因此，有时会出现癌栓和血栓的鉴别问题。以下几点可以作为鉴别点：①在癌栓中，有时会发现闭塞门静脉周围有代偿性扩张的侧支循环血管，但在血栓中门静脉周围未发现异常。②在MRI中，癌栓在T_2加权像上显示出中～高信号，与此相反在血栓中由于内部含有铁血黄素而呈低信号的情况更多见。③癌栓在动脉期能明显强化，而在血栓中则无。关于血栓的新旧，急性期血栓在CT平扫上呈高密度，而慢性期血栓中有时会出现钙化。亚急性或慢性门静脉阻塞会呈现门静脉海绵样变（cavernous transformation），这是指肝门部可见多发的纡曲扩张的门静脉侧支血管。

■参考文献

1）Tirumani SH，et al. Imaging of the porta hepatis：spectrum of disease. Radiographics，2014，34：73-92.

2）Ito K，et al. CT of acquired abnormalities of the portal venous system. Radiographics，1997，17：897-917.

■参考征象

CT平扫高密度结节→p.141/增强楔形早期强化→p.197/MRI T_1加权像高信号结节→p.228

第8章
肝表面变形或凹陷

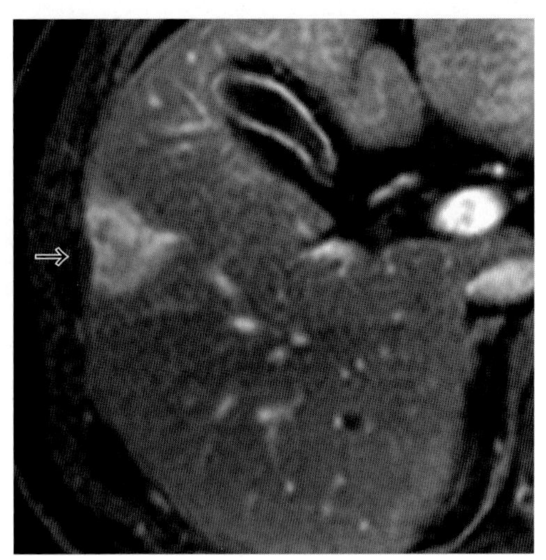

图　典型像：胆管细胞癌（肝内胆管癌）MRI

有时肝内病变会在肝表面上形成凹陷。在此，也包括肝表隆起病变中央产生的凹陷。产生表面凹陷的原因，除了病变自身的坏死、变性、纤维化引起的收缩之外，还有病变引起的继发性肝实质萎缩，病灶周围肝实质代偿性增生有时会更加凸显萎缩的部分。与肝表相接的肿瘤性病变由于内部收缩也可形成凹陷，常见于腺癌类型的恶性肿瘤，称为癌脐。在肝内胆管癌和混合型肝癌中，有20%～30%的病例可在病变部位的肝表面观察到凹陷。虽然上皮样血管内皮瘤这种疾病很少见，但也有报道称其特征是常在肝表面形成凹陷，据报道有70%的病例可见肝表面凹陷。

与未经治疗的肝内胆管癌或混合型肝癌相比，未经治疗的转移性肝癌中发现癌脐的频率较低，但是在通过全身化疗等方法治疗后，在肿块缩小的过程中经常会在病变部位的肝表面上形成凹陷。然而，病变缩小过程中产生表面凹陷的情况，在良性病变中也可见到，如肝脓肿、肝损伤、射频消融、炎性假瘤、海绵状血管瘤等。肝硬化有时会由于局部的肝萎缩而形成肝表面凹陷，该部位的肝实质有时会呈现为类似团块状纤维化的肿块样表现。肝表面凹痕可能是恶性或良性的，因此重要的是通过关注与凹痕接触的肝内病变的性质和随访变化来进行鉴别诊断。

在肝内胆管结石和硬化性胆管炎中，由于胆管炎和胆管狭窄的程度不均匀，引起继发性肝萎缩程度也不均匀，从而形成局部凹陷。日本血吸虫病的虫卵在门静脉分支内栓塞，形成肉芽肿后继发性肝实质萎缩而导致肝表面凹陷。

另外，众所周知，肝表面变形或凹陷还包括与肝本身凹陷不同的假性病变，如腹腔种植转移瘤和肝假性脂肪瘤导致的肝外压迫，膈肌脚的压迫，以及与肝表面凹陷部分相接的肝外病变，需要注意是否隐藏了卵巢癌种植转移和需要治疗的肝外病变。

■参考文献

1）Blachar A，et al．Hepatic capsular retraction spectrum of benign and malignant etiologies．Abdom Imaging，2002，27：690-699．

2）Da Ines D，et al．Hepatic capsular retraction：spectrum of diagnosis at MRI．Acta Radiol Short Rep，2014，3：2047981614545667．

【鉴别诊断!】

◎胆管细胞癌（肝内胆管癌）（→p.52）
◎转移性肝癌（普通型）（→p.52）
○混合型肝癌（→p.53）
○肝梗死（→p.53）
○放射性肝炎（→p.54）
▲肝团块状纤维化（→p.54）
▲肝硬化（→p.55）
▲与胆管炎相关的肝实质病变（→p.55）
▲假性肝硬化（→p.56）
▲非典型肝血管瘤（→p.56）
△上皮样血管内皮瘤（→p.57）
△日本血吸虫病（→p.57）
△硬化型肝细胞癌
△肝损伤（→p.58）

【征象缩略图】

胆管细胞癌（肝内胆管癌）

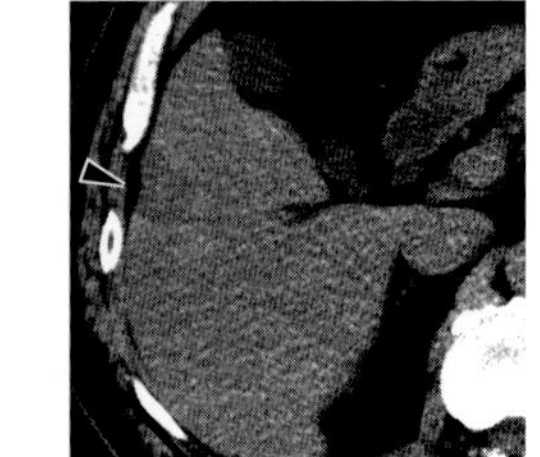

CT平扫

60余岁，男性【解说→p.52】

转移性肝癌（普通型）

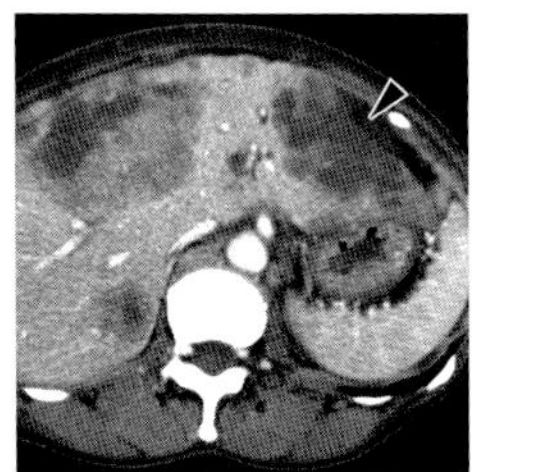

增强CT
60余岁，男性【解说→p.52】

混合型肝癌

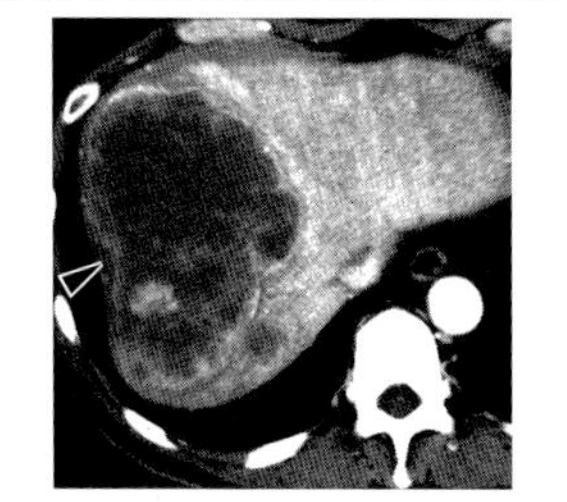

增强CT动脉期
50余岁，男性【解说→p.53】

肝梗死

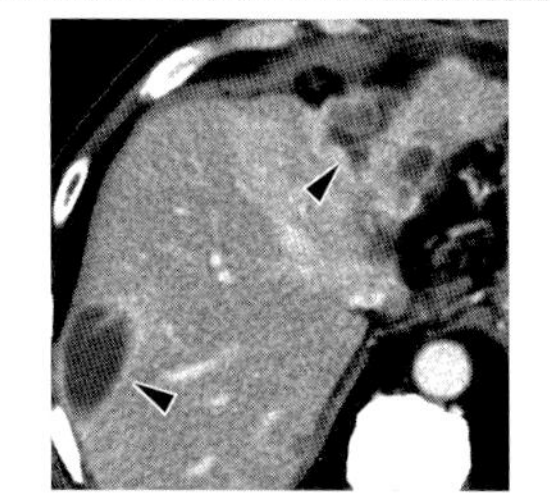

增强CT
60余岁，男性【解说→p.53】

放射性肝炎

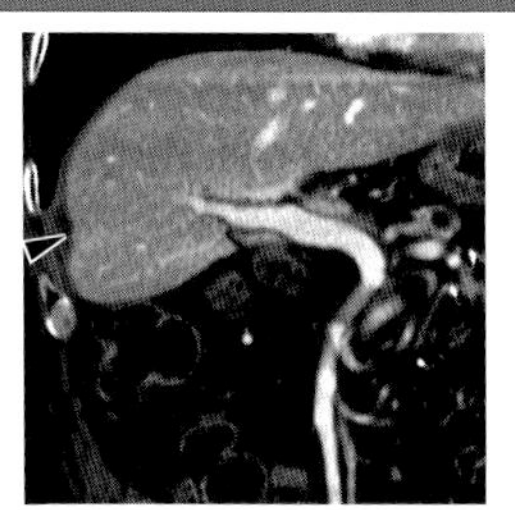

增强CT
70余岁，男性【解说→p.54】

肝团块状纤维化

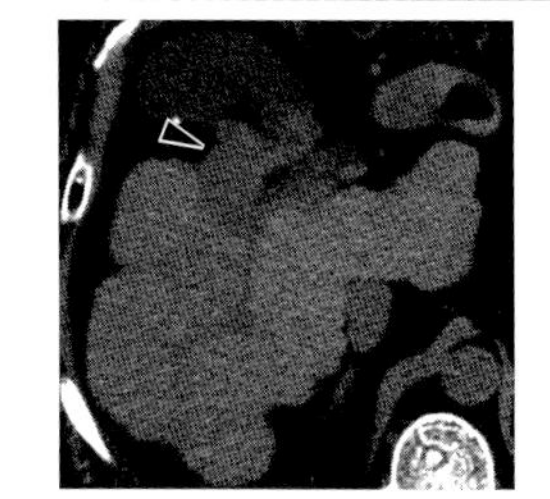

CT平扫
60余岁，男性【解说→p.54】

肝硬化

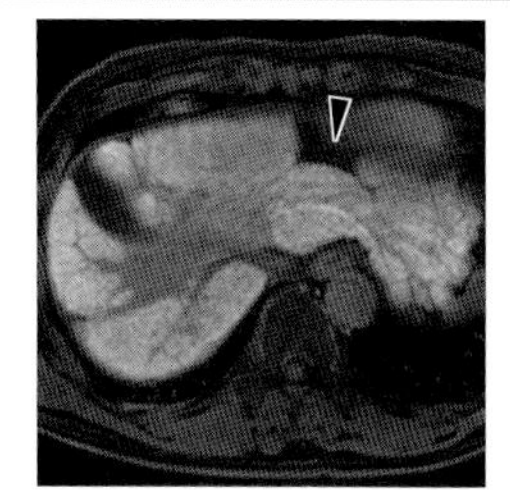

EOB增强MRI细胞期
60余岁，男性【解说→p.55】

与胆管炎相关的肝实质病变

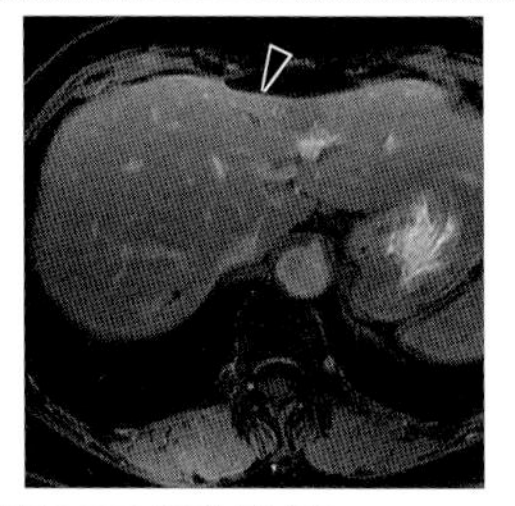

增强MRI门静脉期
60余岁，女性【解说→p.55】

假性肝硬化

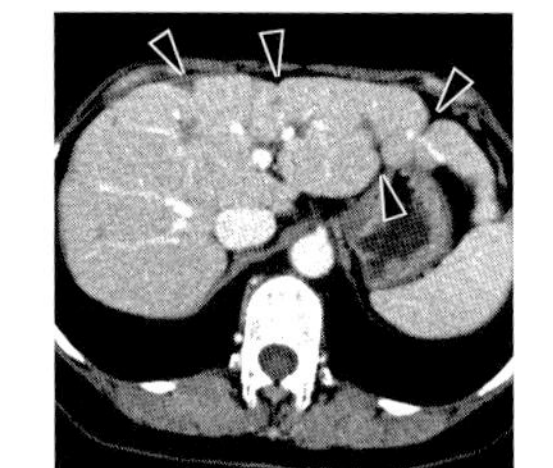

增强CT
60余岁，女性【解说→p.56】

非典型肝血管瘤（硬化、变性）

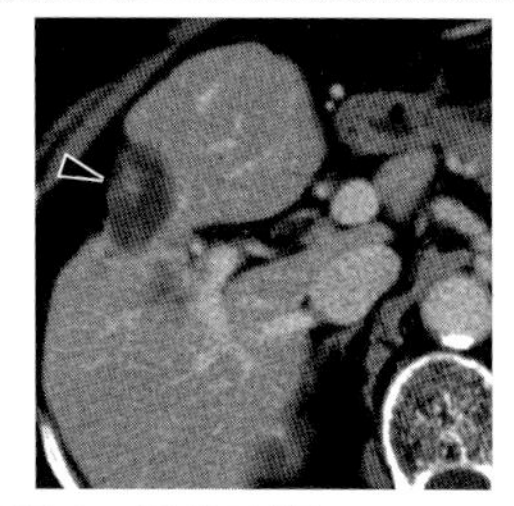

增强CT门静脉期
80余岁，男性【解说→p.56】

上皮样血管内皮瘤

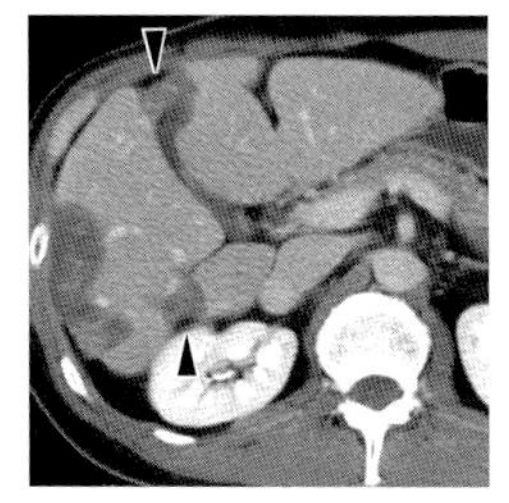

增强CT
30余岁，男性【解说→p.57】

日本血吸虫病

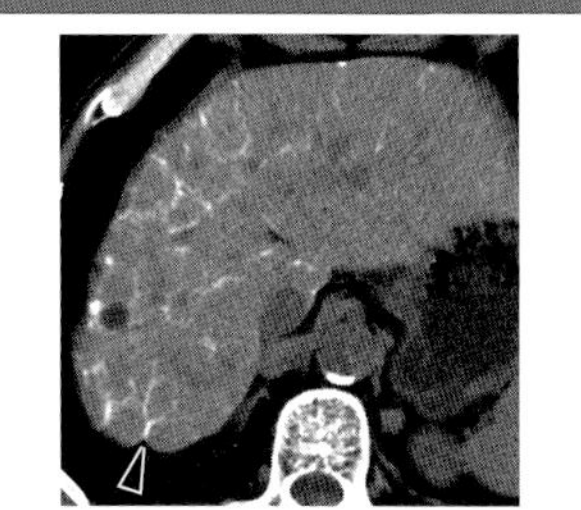

CT平扫
70余岁，男性【解说→p.57】

肝损伤

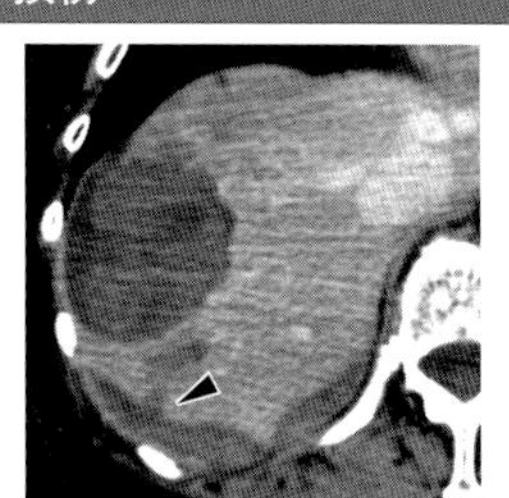

CT平扫
60余岁，男性【解说→p.58】

表现为表面变形或凹陷的疾病

一、胆管细胞癌（肝内胆管癌）

【影像表现】

平扫CT可见一枚与肝表面相接的低密度结节（图A：→）伴有可疑的癌脐。MRI检查结节呈延迟性强化（图B：→），手术切除后诊断为胆管细胞癌。

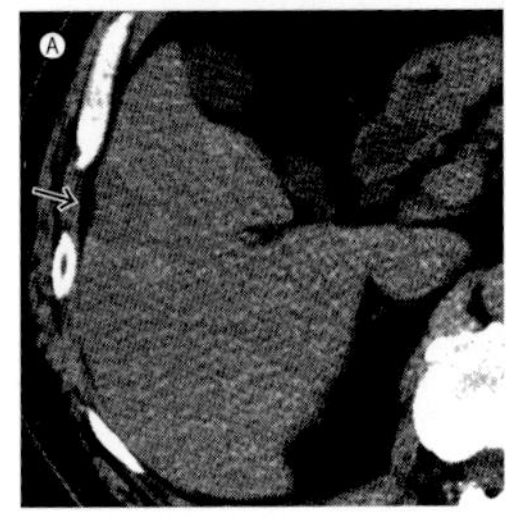
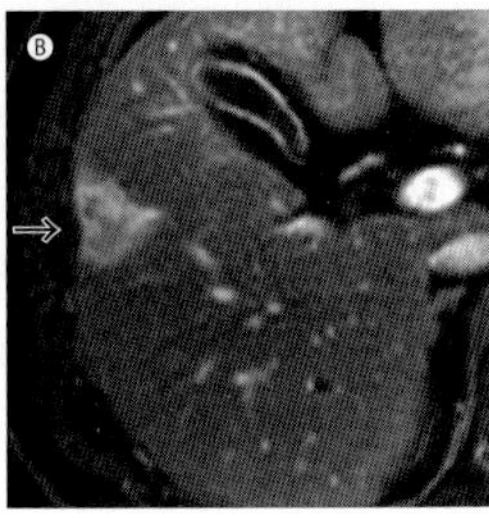

图　A：平扫CT；B：MRI（60余岁，男性）

典型的肿块型胆管细胞癌是边界不清的分叶状肿块，边缘强化为主的环状强化，并且病灶内部可见渐进性延迟强化，反映了内部丰富的纤维化。当肿瘤内黏液丰富时，有时也表现为接近水的低密度，在T_2加权像中呈现不均匀的高信号，可伴随病灶周围肝实质的区域性早期强化，发生在邻近肝表面时通常形成癌脐。

【鉴别要点】

当胆管细胞癌的影像表现较为典型时，可以与腺癌类的转移性肿瘤相鉴别，如果发现多个大小近似的结节，则怀疑为肝转移瘤。胆管细胞癌比起肝转移瘤，更容易发生癌脐和梗阻远端胆管扩张。但是在单发病灶的情况下则很难鉴别，以消化道为主查找原发病变是必不可少的。2cm或更小的病变可表现出与经典肝细胞癌相似的早期强化和增强廓清现象（washout），这时两者也很难鉴别。

■参考征象

部分萎缩→p.24/肝内胆管扩张→p.42/边界不清肿块→p.61/中心低密度肿块（中心瘢痕）→p.71/分叶状肿块→p.87/增强乏血供结节→p.178/增强环形强化→p.189/增强延迟性强化（血池）→p.208/EOB增强MRI肝细胞期摄取→p.258

二、转移性肝癌（普通型）

【影像表现】

肝内可见多发分叶状肿块，边缘强化为主的环形强化，病灶内部含有丰富的低密度区域，邻近肿块的肝表面可见凹陷（图：→），这提示肛管癌的肝转移。

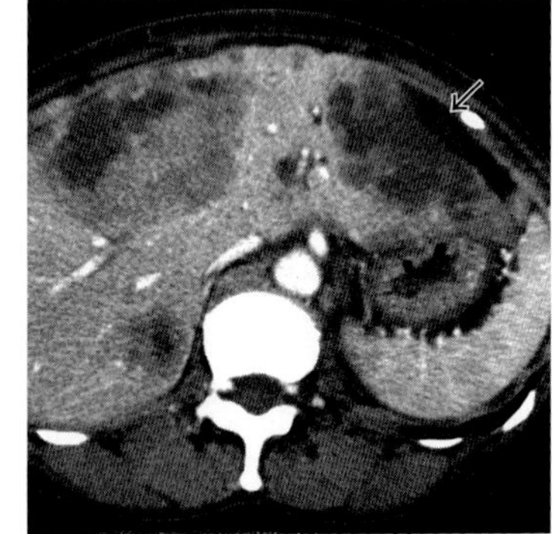

图　增强CT（60余岁，男性）

腺癌类的肝转移瘤多呈边界较模糊的分叶状肿块，通常伴有边缘环形强化和中央低密度。使用Gd-EOB-DTPA增强MRI肝细胞期，肿瘤内部的纤维化部分有时会显示延迟性强化。腺癌类的肝转移瘤出现肝表面凹陷的频率，远没有胆管细胞癌和上皮样血管内皮瘤高，一般小于10%，化疗后在肿瘤缩小时经常会形成凹陷。

【鉴别要点】

如果原发灶的既往病史明确，并且有大小近似的多发肿块，则诊断容易。除了多发的内部低密度结节之外，地图状的浸润性病变伴有肝表面凹陷也可以用于鉴别上皮样血管内皮瘤。在肿瘤单发的情况下，很难与肿块型胆管细胞癌相鉴别。但是肝内胆管癌的远端胆管扩张程度和肝表面癌脐凹陷的程度和发生率要高于转移瘤。

■参考征象

多发（弥漫性）结节→p.35/中心低密度肿块（中央瘢痕）→p.70/分叶状肿块→p.87/含钙化肿块→p.103/CT平扫高密度结节→ p.137/增强乏血供结节→p.178/增强环形强化→p.189/增强楔形早期强化→p.195/增强延迟强化（血池）→p.209/EOB增强MRI肝细胞期摄取→p.258/EO增强MRI肝细胞期环形强化→p.266

三、混合型肝癌

【影像表现】

增强CT动脉期肝右叶可见较大的分叶状肿块，肝表面有凹陷（图：→），病灶内可见早期强化的结节（图：▶）。混合型肝癌是由胆管细胞癌和肝细胞癌混合组成的癌。两种组织成分的混合比例不同，在影像表现和临床预后中都有反映。混合型肝癌可以形成和胆管细胞癌一样的癌脐。

【鉴别要点】

尽管混合型肝癌不如肝细胞癌常见，但它是一种在肝硬化中较为好发的肿瘤，可以与胆管癌和肝细胞癌及其特殊类型（硬化性肝细胞癌、细胆管细胞癌）区分开。当存在早期强化的部分、廓清现象的部分和延迟性强化的部分混合在一起的情况下，需要考虑混合型肝癌。

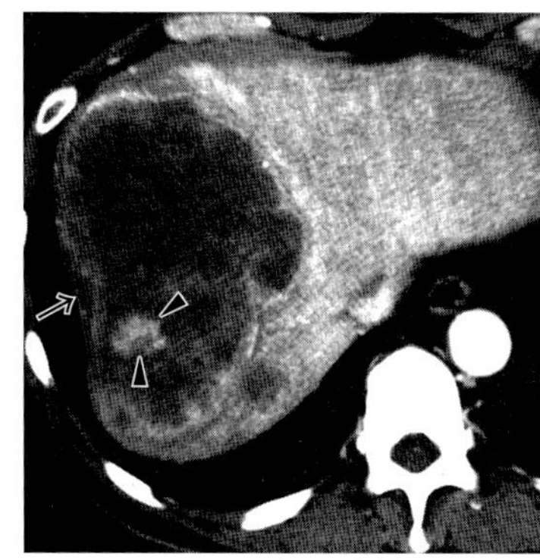

图 造影CT动脉期（50余岁，男性）

■参考征象

分叶状肿块→p.88/增强富血供结节→p.164/增强延迟性强化（血池）→p.209

四、肝梗死

【影像表现】

胰头十二指肠切除后产生的肝梗死慢性期，梗死部分（图：→）萎缩形成了肝表面的凹陷。梗死区域内的强化结节（图：▶）为肝转移瘤。因为肝脏供血是动脉和门静脉的双重支配，单一的动脉血栓栓塞症和门静脉内血栓是很难产生肝梗死的。像射频烧灼术后或经颈静脉肝内门体静脉分流术（transjugular intrahepatic portosystemic shunt，TIPS）术后、胆胰术后和肝移植术后那样，肝动脉、门静脉至腔静脉等两个以上系统受累时，有可能发生肝梗死。众所周知，妊娠后期至分娩时产生的HELLP综合征也是肝梗死的原因。肝梗死在急性期会产生区域性的强化不良。射频烧灼术后的肝梗死，经常伴有该区域的门静脉内气体。肝梗死在慢性期可产生萎缩，有时会引起肝表面的凹陷，但是表现为局部凹陷的情况很少见。

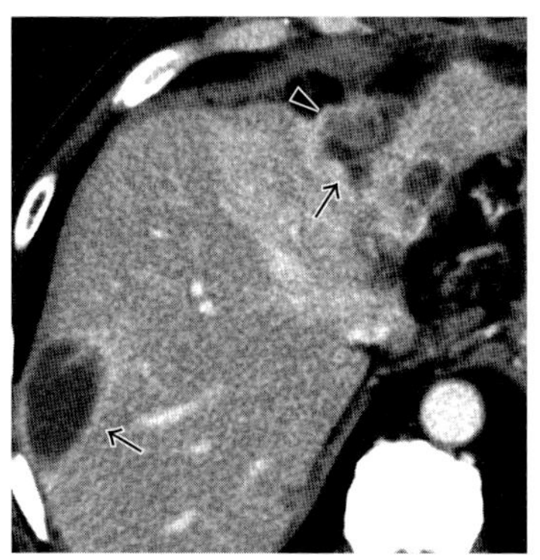

图 增强CT（60余岁，男性）

【鉴别要点】

肝梗死与局限性脂肪沉积相鉴别时，可以采用MRI的反相位（opposed-phase）的化学位移成像（phase-shift）进行评价。

■参考征象

部分萎缩→p.27/肝内积气→p.127/CT平扫肝实质低密度→p.156/MRI T_1加权像肝实质低信号→p.239

五、放射性肝炎

【影像表现】

肝门部胆管癌术后切缘阳性，行放疗（50Gy/25fr）后。放射性肝炎慢性期具有与照射区域一致的萎缩和强化效果，肝表面轻微凹陷（图A：→）。亚急性期在照射后2个月，肝内可见与照射区域一致的带状强化减低区域（图B：→），该区域在16个月后萎缩。

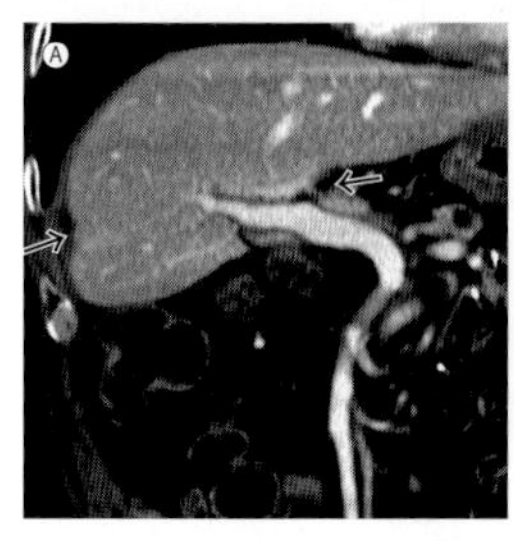
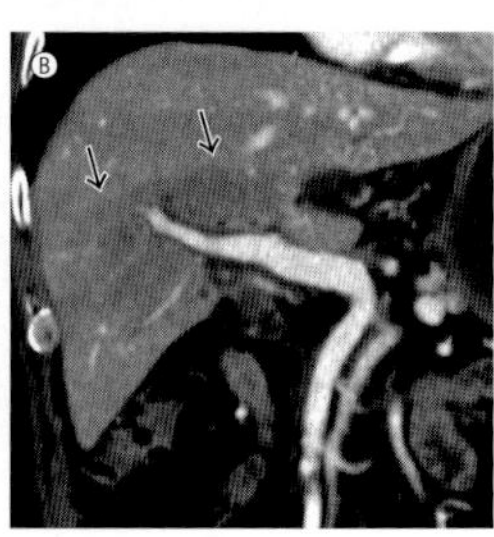

图　A：增强CT放射线治疗16个月后；B：该治疗2个月后（70余岁，男性）

放射线照射使中心静脉闭塞，可见与解剖学区域无关的边界清晰的带状强化效果上升或降低区域，SPIO和EOB的摄取也降低。如果射线剂量低，则肝实质可在慢性期恢复，如果射线剂量超过40Gy，则肝萎缩的风险会增加，如果发生肝硬化，则可耐受的剂量会下降。

【鉴别要点】

明确放射线照射的既往病史和范围，诊断很容易。放射性肝炎需要与局限性脂肪沉积相鉴别，可以采用MRI反相位（opposed-phase）的化学位移成像（phase-shift）进行评价。当出现与肿瘤相关的继发性肝实质改变与放射线肝炎混在一起的情况时，鉴别就会变得困难。

■参考征象

部分萎缩→p.26/CT平扫肝实质低密度→p.155/MRI T_1加权像肝实质低信号→p.239

六、肝团块状纤维化

【影像表现】

肝右前叶可见肝表面凹陷（图A：→）和低密度影（图A：▶），病灶显示为渐进性强化，MRI T_2加权像为高信号（图B：→）。酒精性肝硬化随访3年以上，无增大。肝团块状纤维化好发于肝右叶前叶至肝左叶内侧段，大多呈楔形，伴有肝萎缩引起的肝表面凹陷。团块状纤维化病灶反映了炎症细胞浸润和增生性小胆管，CT平扫显示低密度，MRI T_2加权像显示为高信号，使用细胞外液性对比剂的增强扫描中呈渐进性强化。使用Gd-EOB-DTPA增强MRI肝细胞期中，由于肝功能低下引起的背景肝摄取降低和病变部位的延迟性强化，不一定会造成明显的摄取缺损。

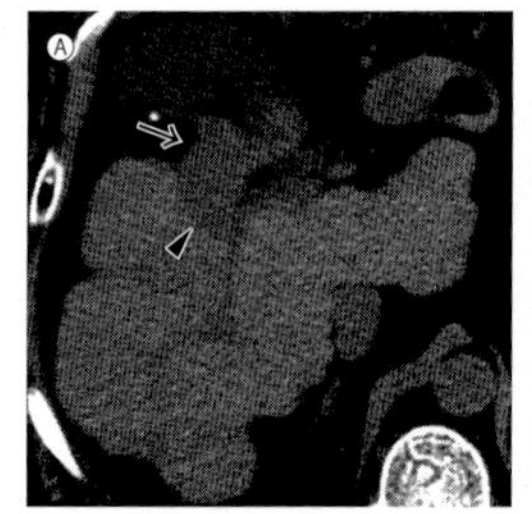
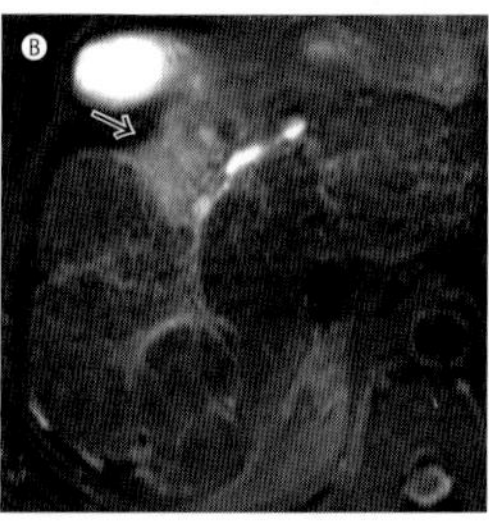

图　A：平扫CT；B：脂肪抑制T_2加权图像（60余岁，男性）

【鉴别要点】

病变位于易发部位，并且无增大倾向时，可以诊断为肝团块状纤维化（confluent fibrosis）。当萎缩区域中包含扩张的胆管分支时，应该怀疑是胆管胞癌和与之相伴的肝实质萎缩。如表现为早期强化，则需要与肝细胞癌相鉴别，有无增强廓清现象是鉴别点。当多发病变时，需与上皮样血管内皮瘤进行鉴别。

■参考征象

部分萎缩→p.25/边界不清肿瘤→p.66/平扫CT肝实质的低密度→p.153/增强楔状早期强化→p.199/增强延迟性强化（血池）→p.210/MRI T_2加权像低信号结节→p.246/EOB增强MR肝细胞期摄取→p.258

七、肝硬化

【影像表现】

肝左外侧叶表面出现较大的凹陷（图：→），凹陷邻近的肝实质内未发现明确的纤维化灶和肿块。肝右前叶可见团块状纤维化的低密度区域和肝萎缩（图：▶）。自身免疫性肝炎-肝硬化随访病例。

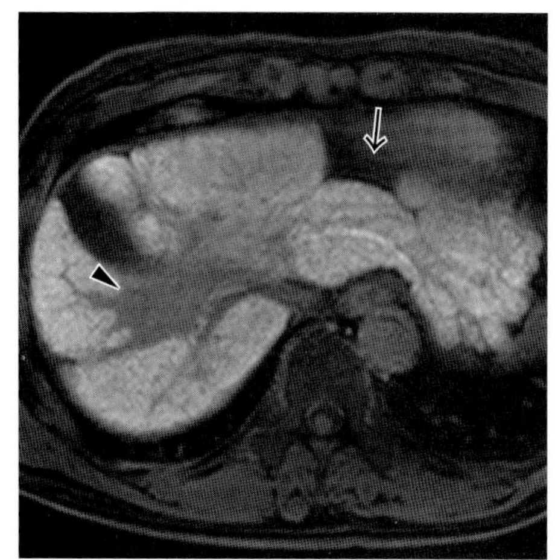

图　EOB增强MRI肝细胞期（60余岁，男性）

肝硬化的肝表面变化是以纤维化和再生结节引起的凹凸不平为主，有时还可以发现团块状纤维化导致的较大凹陷。由于肝细胞集中脱落导致严重的肝萎缩，当涉及整个肝的情况时称为马铃薯肝。在某些情况下（虽然是旧的说法）被称为漏斗肝。重症肝炎在急性期后可见马铃薯肝的典型表现，自身免疫性肝炎也可有马铃薯肝或漏斗肝的表现。

【鉴别要点】

要考虑到肝的背景疾病进行综合诊断。

■参考征象

弥漫性萎缩→p.13/部分肥大・肿大→p.18/部分萎缩→p.24/CT平扫高密度结节→p.140/CT平扫肝实质低密度→p.153/增强楔状早期强化→p.199

八、与胆管炎相关的肝实质病变

【影像表现】

肝内胆管不均匀扩张，伴多发高信号的肝内胆管结石（图B：→）。在S4段和S7段中，可见肝内胆管扩张和肝实质萎缩（图A：→）。在硬化性胆管炎和肝内胆管结石症中，由于胆管狭窄引起的胆汁淤积程度不同，可能产生局部的肝实质萎缩。从笔者亲身经历的病例来看，在肝表面产生明显凹陷的情况很少见，通常是轻微的凹陷。

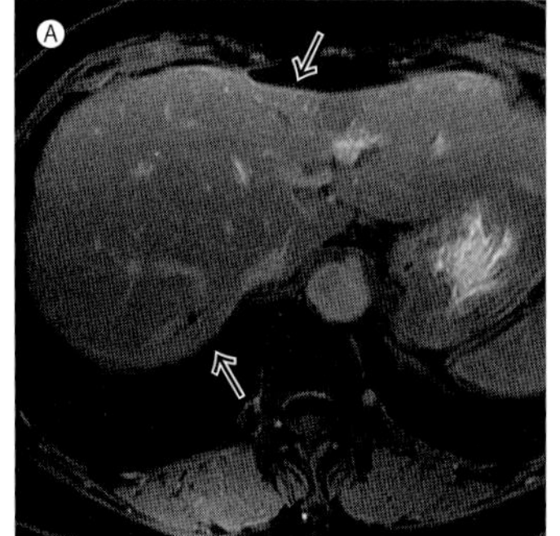

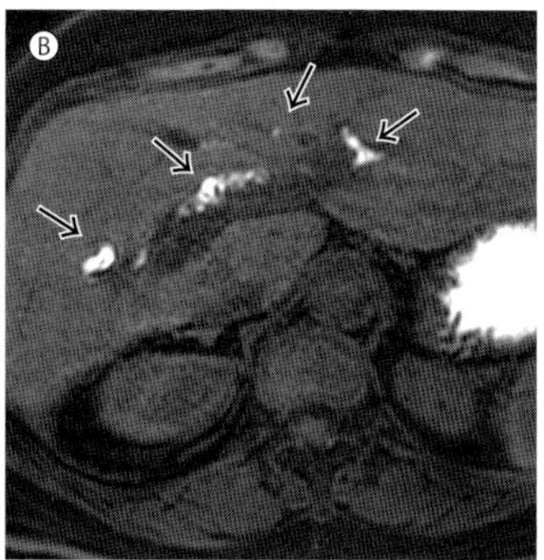

图　A：增强MRI门静脉期；B：增强前的脂肪抑制T_1加权像（60余岁，女性）

【鉴别要点】

如果发现局限性的胆管扩张，有必要注意是否合并肝门侧的胆管细胞癌。

■参考征象

门静脉周围晕征→p.122/CT平扫肝实质低密度→p.156/增强楔形早期强化→p.198

九、假性肝硬化

【影像表现】

乳腺癌多发肝转移瘤化疗后，肝表面出现许多小凹陷（图：→）。

化疗后发生多发肝转移瘤引起的肝表面变形被称为假性肝硬化（pseudocirrhosis），据报道在乳腺癌肝转移治疗后的病例中，约有50%可发生假性肝硬化。假性肝硬化常表现为节段性肝体积减小和伴随的肝表面凹陷，有时也伴有尾状叶增大。尽管名称为“pseudo（假性）”，但实际上可能导致门静脉高压。

【鉴别要点】

病史的确认至关重要。

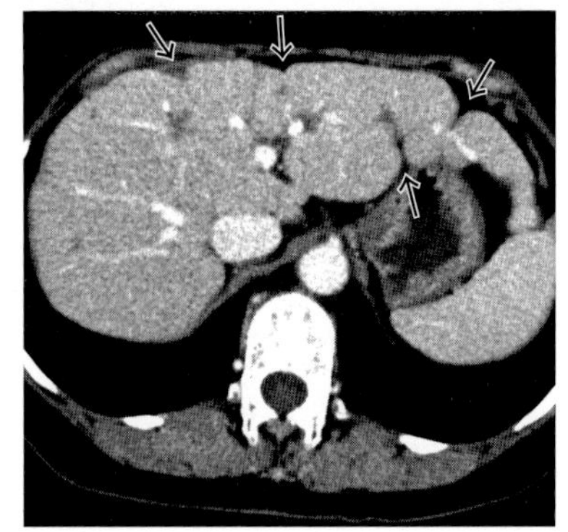

图　增强CT（60余岁，女性）

■参考文献

1）Lee SL，et al．Pseudocirrhosis．Cancer Res Treat．2014，46：98-103．

■参考征象

弥漫性萎缩→p.14/CT平扫肝实质低密度→p.158

十、非典型肝血管瘤（硬化，变性）

【影像表现】

肝内多发肿瘤性病变，病灶边界清晰，边缘可呈浅分叶状，病灶内部密度不均匀，从接近水的低密度到比血液稍高的密度。一部分病灶伴有弱而不均匀的延迟性强化。本病例随访5年，病灶缓慢缩小，肝表面的凹陷很明显，未发现同心圆状结节和地图状的浸润性病变，也没有并发门静脉和肝静脉破裂。怀疑该病是硬化性血管瘤（sclerosing hemangioma），随访观察进行中。

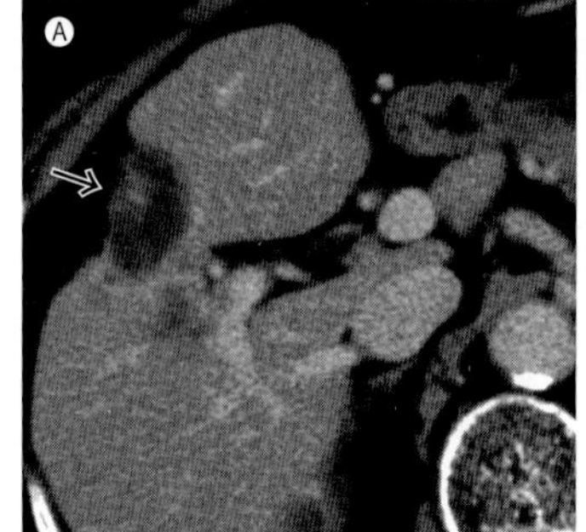

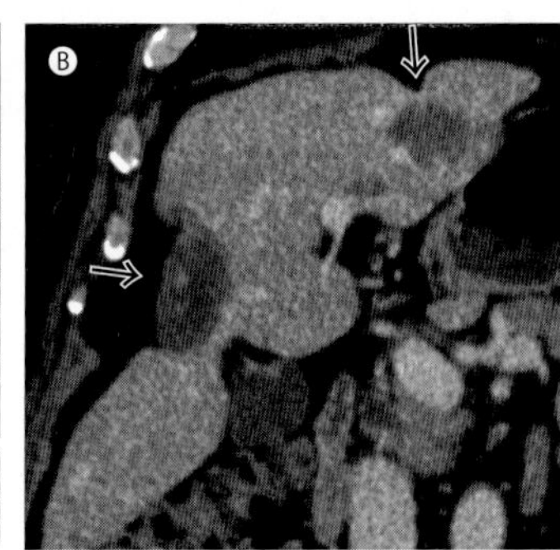

图　A：增强CT门静脉期；B：冠状斜位的重建图像（80余岁，男性）

具有广泛变性的海绵状血管瘤称为硬化性血管瘤（sclerosing hemangioma），病灶内可出现包括囊变、钙化及纤维化在内的不均质的影像表现。随着病灶内纤维化和血管腔的塌陷，肝表面可出现凹陷。硬化性血管瘤很难有典型海绵状血管瘤的强化表现，在许多情况下，即使捕捉到了纤维化的渐增性强化效果，也无法做出特异性诊断。

【鉴别要点】

当硬化性血管瘤为单发病变时，需要鉴别胆管细胞癌和转移瘤等恶性肿瘤；当为多发病变是，需鉴别转移瘤和上皮样血管内皮瘤等，因此发现原发灶是很重要的。硬化性血管瘤与恶性肿瘤的鉴别是很困难的，当为单发病变且缩小倾向不明确时，也不得不进行手术切除。

■参考征象

中心低密度肿块（中心瘢痕）→p.73/肝外突出性病变→p.80/分叶状肿块→p.92/增强富血供结节→p.168/增强延迟性强化（血池）→p.213

十一、上皮样血管内皮瘤

【影像表现】

增强CT可见肝内多发低密度病变，类圆形结节和围绕脉管浸润性生长的地图状病变混合在一起，伴肝表面的凹陷（图：▶）和脉管中断（图：→）。

上皮样血管内皮瘤的特征性影像学表现：类圆形结节与浸润性生长地图状病变以各种比例混合在一起，肝表面凹陷的发生率很高，据报道约为70%。

在较大的结节中，有时会呈现同心圆状表现。同心圆结节中央部分的强化程度因情况而异，在黏液样变～玻璃样变占优势的情况下几乎无强化，如纤维化丰富则显示渐进性强化。肝静脉和门静脉在肿瘤边缘截断的表现，被称为“棒棒糖征”（lollipop sign）。

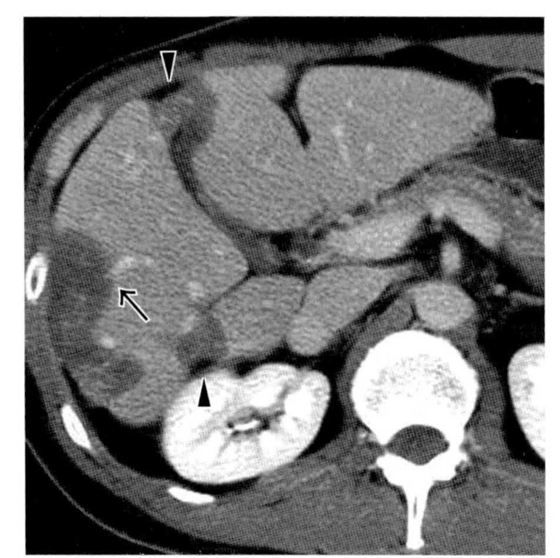

图　增强CT（30余岁，男性）

【鉴别要点】

作为伴有肝表面凹陷的低密度结节，像胆管细胞癌和转移瘤这类的腺癌类肿瘤的发生率更高，地图状浸润性病变是鉴别点。

■参考征象

多个（弥漫性）结节→p.37/中心低密度肿块（中央瘢痕）→p.74/含钙化肿块→p.104/CT平扫高密度结节→p.138/增强延迟性强化（血池）→p.211

十二、日本血吸虫病

【影像表现】

日本血吸虫病可见特征性的龟甲样钙化，在肝内钙化和包膜钙化的交界处产生了肝表面凹陷（图：→）。日本血吸虫病中的虫卵可栓塞到门静脉内，引起炎症和纤维化，因此会产生沿着门静脉区域和肝包膜的特殊钙化，并在肝内间隔样钙化与肝包膜钙化交界处的肝表面形成凹陷。门静脉周围的水肿和纤维化也是其特征之一。肝硬化会引起远肝性侧支循环发育和脾大。作为血吸虫病产卵场所的肠道壁有时会显示钙化，主要见于结肠。

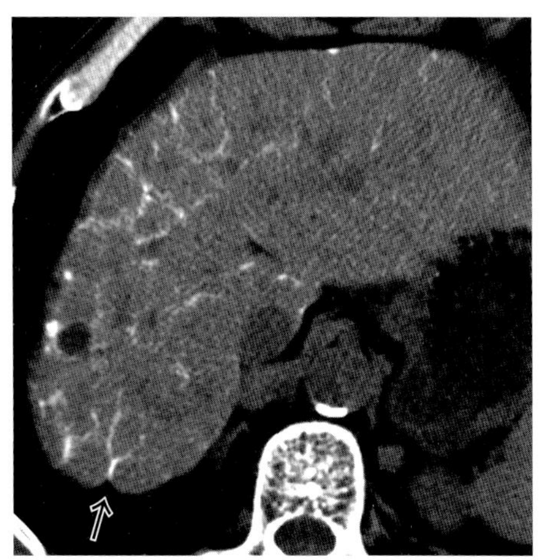

图　CT平扫（70余岁，男性）

【鉴别要点】

超声对微小钙化的敏感性高于CT。

■参考征象

门静脉周围晕征→p.124

十三、肝损伤

【影像表现】

外伤性肝损伤，除肝实质血肿外，还可见深部损伤，肝表面失去连续性（图：→）。从包膜下区域到无浆膜区域都有血肿积聚，肝表面受压。

日本创伤学会定义肝损伤分类Ⅱ级及以上，可见肝表面损伤导致的肝表面变形和凹陷。

【鉴别要点】

尽管根据病史通常很容易诊断，但是如果创伤患者碰巧患有密度不均匀的富血供肿瘤时，就有可能将肿瘤误诊为肝损伤。

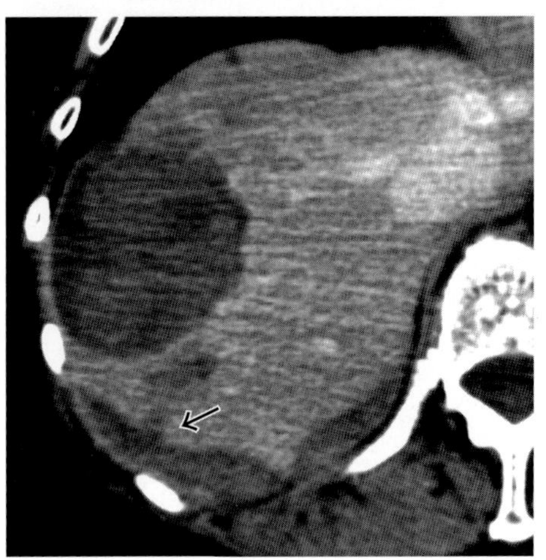

图　增强CT（60余岁，女性）

■参考征象

边界不清肿块→p.64/门静脉周围晕征→p.123/CT平扫肝实质高密度→p.145/CT平扫肝实质低密度→p.155

第9章

边界不清肿块

肝肿瘤边界不清的机制多种多样。

1.结节呈弥漫性、多发性或浸润性生长，病理上边界不明确（弥漫性肝细胞癌、肝细胞癌胆管浸润、弥漫性血管肉瘤、弥漫性肝窦内转移、恶性淋巴瘤等）。

2.正常与异常改变在一定范围内移行（局限性脂肪肝、局限性低脂肪化区、静脉回流异常引起的假病变、肝损害、肝紫癜病等）。

3.病变周围的肝实质发生改变，与真正的病变一起形成异常的表现（肝脓肿）。

4.病变的CT值和信号强度接近正常的肝实质（肝增生性结节，非典型结节）。

5.门静脉血流降低，动脉和门静脉的时间差产生的对比度消失（胆管细胞癌）。

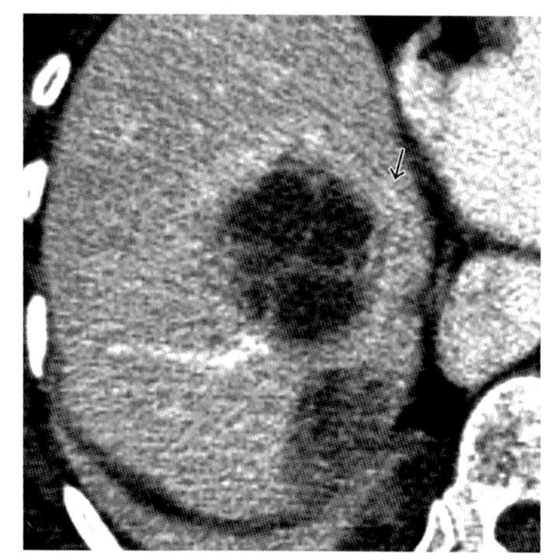

图　典型图像：细菌性肝脓肿增强CT

由于CT产生的对比度不够大，病变边界不清时则难以发现病变本身，所以对于弥漫性肝细胞癌和弥漫性肝窦内转移这样的恶性病变，有可能无法诊断出来。

【鉴别诊断!】

◎弥漫性肝细胞癌（→p.61）
◎胆管细胞癌（肝内胆管癌）（→p.61）
◎斑片状脂肪肝，局限性脂肪肝（脂肪沉积）（→p.62）
○静脉回流异常（third inflow）引起的假性病变（→p.62）
○肝局限性低脂肪化区域（→p.63）
○肝细胞癌浸润胆管（→p.63）
○弥漫性肝窦内转移（→p.64）
○肝淀粉样变性
○肝损伤（→p.64）
○细菌性肝脓肿（→p.65）
▲阿米巴肝脓肿（→p.65）
▲恶性淋巴瘤（→p.66）
▲肝团块状纤维化（→p.66）
▲假性肝硬化
△血管肉瘤（→p.67）
△肝紫癜病（→p.67）

参考文献

1）Kim HJ, et al. Transient hepatic attenuation differences in focal hepatic lesions: dynamic CT features. AJR Am J Roentgenol, 2005, 184: 83-90.

2）Allison KH, et al. Radiographically occult diffuse intrasinusoidal hepatic metastases from primary breast carcinomas: a clinicopathologic study of 3 autopsy cases. Arch Pathol Lab Med, 2004, 128: 1418-1423.

3）Reynolds AR, et al. Infiltrative hepatocellular carcinoma: what radiologists need to know. Radiographics, 2015, 35: 371-386.

【征象缩略图】

弥漫性肝细胞癌

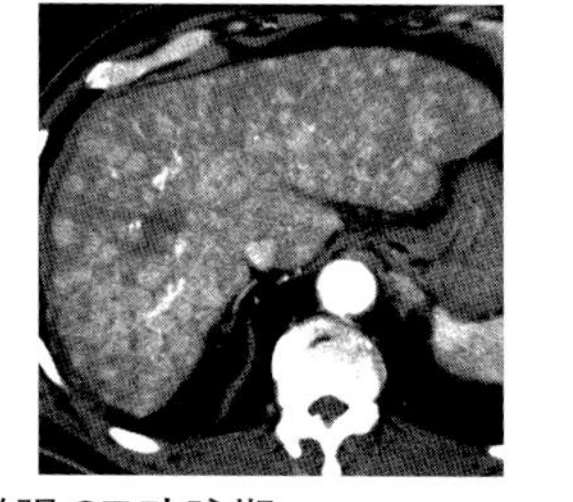

增强CT动脉期
70余岁，男性【解说→p.61】

胆管细胞癌（肝内胆管癌）

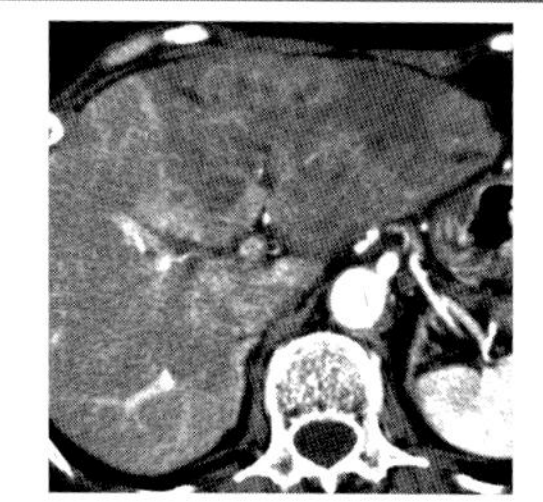

增强CT动脉期
60余岁，女性【解说→p.61】

斑片状脂肪肝，局部脂肪肝（脂肪沉积）

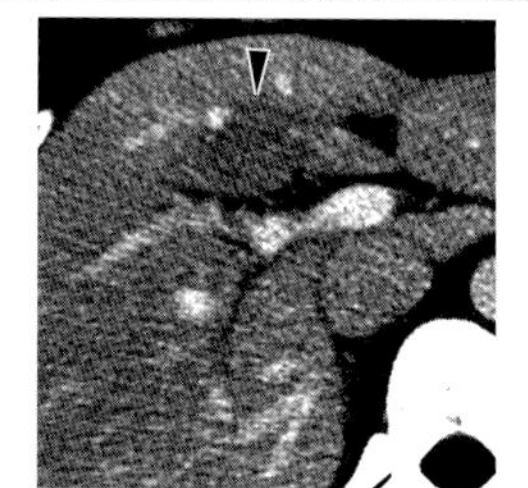

增强CT门静脉期
40余岁，女性【解说→p.62】

静脉回流异常（third inflow）引起的假病变

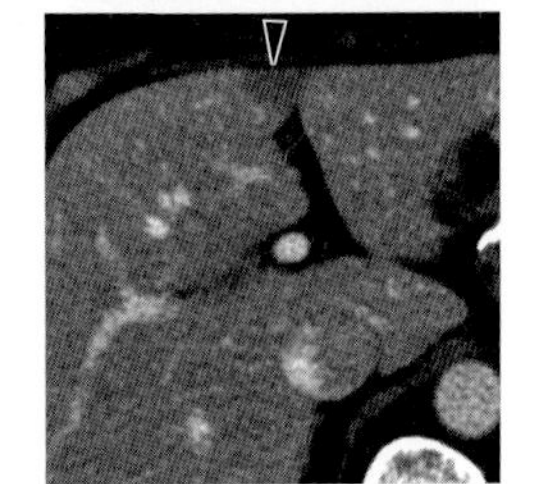

增强CT门静脉期
60余岁，女性【解说→p.62】

肝局限性低脂肪化区域

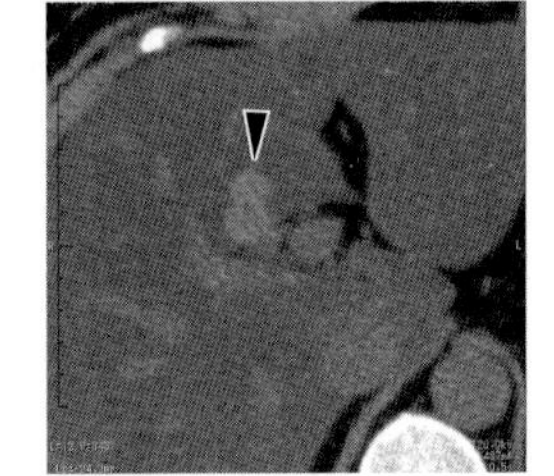

CT平扫
40余岁，男性【解说→p.63】

肝细胞癌浸润胆管

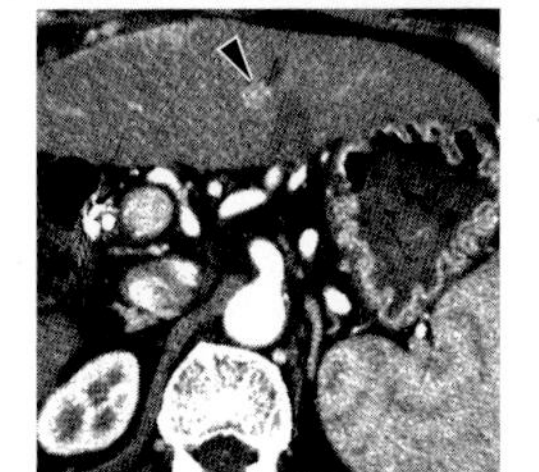

增强CT动脉期
60余岁，男性【解说→p.63】

弥漫性肝窦内转移

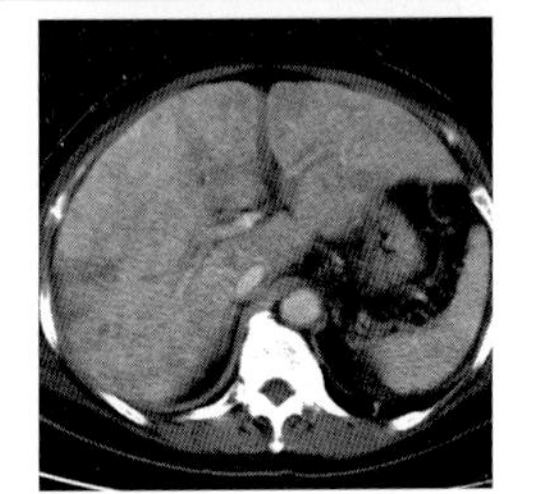

增强CT
70余岁，女性【解说→p.64】

肝损伤

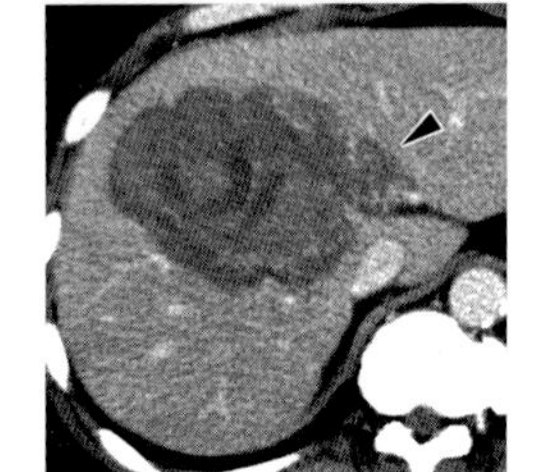

增强CT
60余岁，男性【解说→p.64】

细菌性肝脓肿

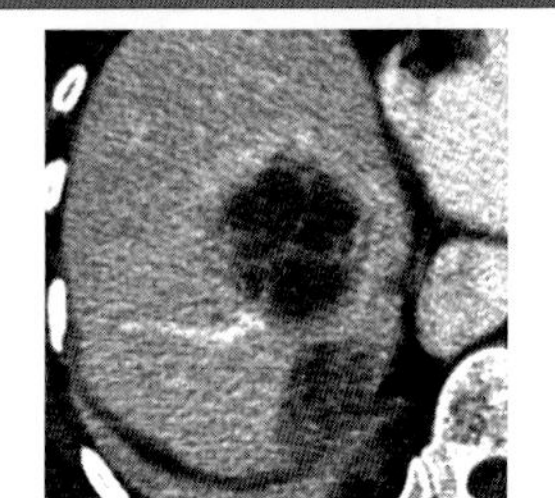

增强CT
80余岁，女性【解说→p.65】

阿米巴肝脓肿

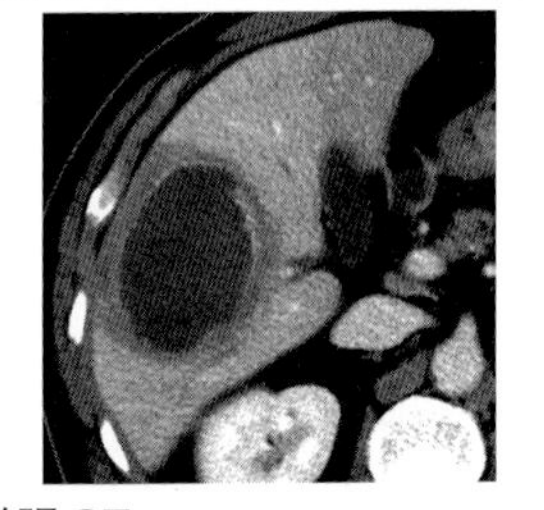

增强CT
50余岁，男性【解说→p.65】

恶性淋巴瘤

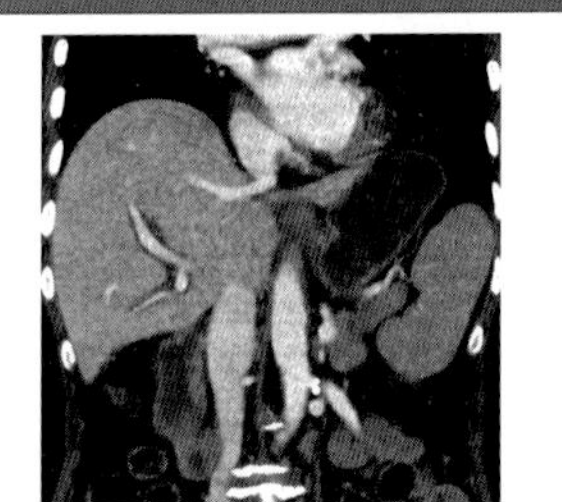

增强CT
70余岁，女性【解说→p.66】

肝团块状纤维化

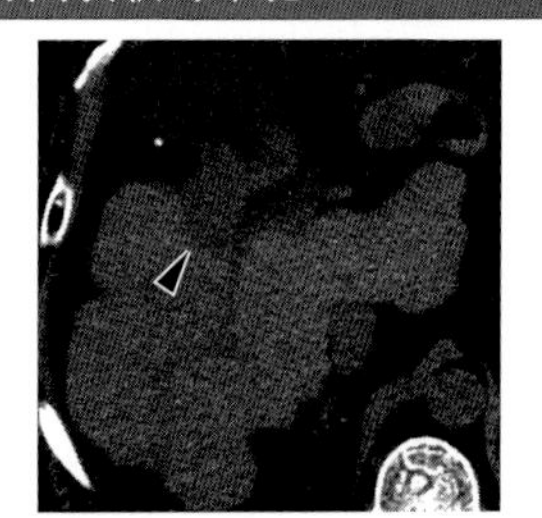

CT平扫
60余岁，男性【解说→p.66】

血管肉瘤

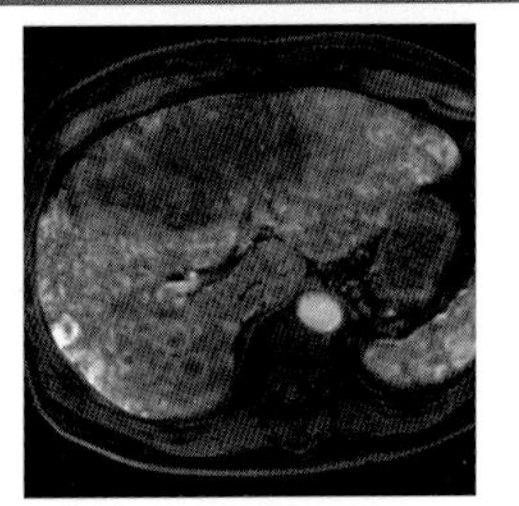

EOB增强MRI动脉期
70余岁，男性【解说→p.67】

一、弥漫性肝细胞癌

【影像表现】

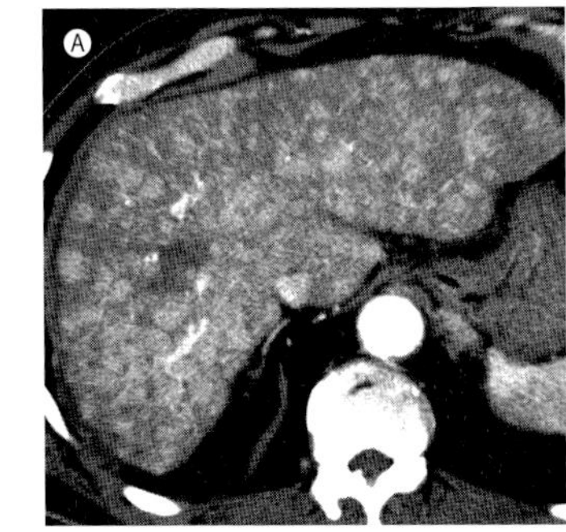
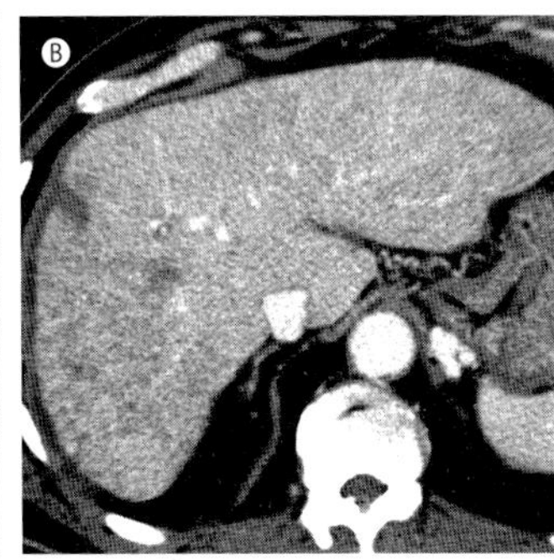

图 A：增强CT动脉期；B：门静脉期（70余岁，男性）

怀疑结肠癌术后单发异时性肝转移就诊，肝内可见弥漫性病变，AFP和PIVKA-Ⅱ也升高。虽然患者增强CT和超声检查仅发现了一个病变，但正常肝实质已被弥漫性肝细胞癌所取代。弥漫性肝细胞癌是在肝内弥漫分布着无数病灶，并且由于几乎全肝都被肿瘤所替代，因此无法与背景肝组织进行对比，而有可能认为这是肝硬化引起的密度不均匀。富血供病灶在动脉期强化虽然还容易诊断，但是随着分化度降低，早期强化程度减低的话，诊断就会变得困难。由于弥漫性肝细胞癌常伴有癌栓形成，所以需注意是否有脉管浸润。

【鉴别要点】

虽然存在诊断非常困难的病例，但是增强检查的动脉期强化和MRI弥散加权像还比较容易识别出无数癌灶的聚集。

■参考征象

弥漫性肿大→p.6/部分肿大→p.20/多发（弥漫性）结节→p.31/分叶状肿块→p.89/肝实质多发斑片状影（马赛克影）→p.131/CT平扫肝实质低密度→p.152/增强廓清现象→p.217/MRI T_1加权像肝实质低信号→p.238

二、胆管细胞癌（肝内胆管癌）

【影像表现】

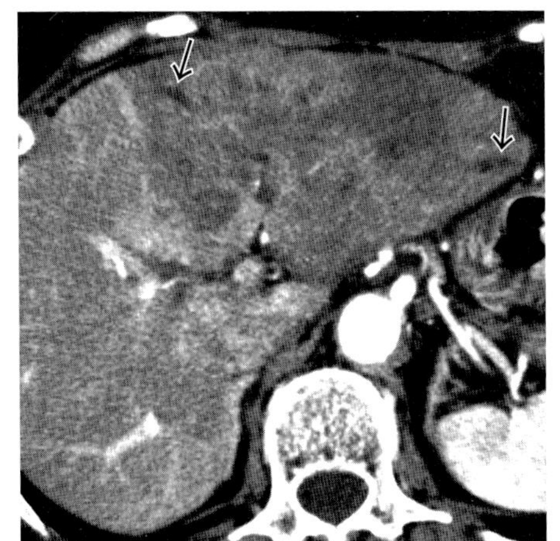

图 增强CT动脉期（60余岁，女性）

增强CT动脉期肝左叶存在巨大肿块，远端肝内胆管扩张（图：→），门静脉脐部以远因癌栓浸润而闭塞。门静脉期以后，病变部位与正常肝实质的对比度进一步减低。肿块型胆管细胞是浸润性很强的肿瘤，一般不形成包膜和假包膜，肿瘤可包绕现有结构生长，所以原本就具有边界不清的特性。虽然病变增强表现为环形强化，但是随着脉管浸润，病灶周围肝实质的早期强化程度增加之后，密度差就会消失，病灶边界变得不清晰。

【鉴别要点】

即使肿瘤的轮廓不清，也可以通过门静脉分支闭塞和远端胆管扩张间接地反映肿瘤的位置。与恶性淋巴瘤和上皮样血管内皮瘤等表现为浸润性生长的病变相比，胆管细胞癌更倾向于引起的脉管闭塞及胆管扩张。

■参考征象

局部萎缩→p.24/肝内胆管扩张→p.42/表面变形或凹陷→p.52/中心低密度肿块（中央瘢痕）→p.71/分叶状肿块→p.87/增强乏血供结节→p.178/增强环形强化→p.189/增强延迟性增强（血池）→p.208/EOB增强MRI肝细胞期摄取→p.258

三、斑片状脂肪肝，局限性脂肪肝（脂肪沉积）

【影像表现】

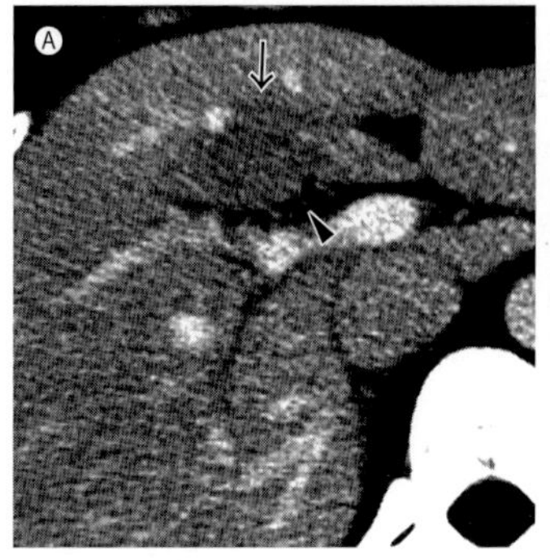

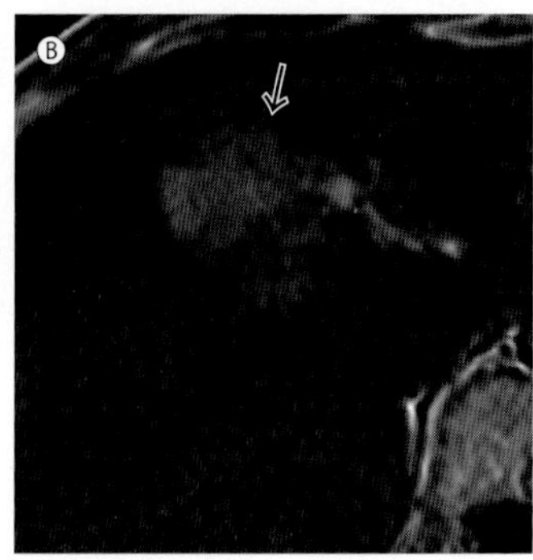

图　A：增强CT门静脉期；B：化学位移MRI减影像（40余岁，女性）

因肝S4段存在高回声病变而进行增强CT检查。门静脉期可见边界不清的低密度影（图A：→），考虑胃右静脉：胰腺-幽门-十二指肠静脉（pancreatico-pyloro-duodenal vein）（图A：▶）流入S4段。MRI化学位移成像反相位像显示该区域信号降低（图B：→），确定为脂肪沉积。

肝镰状韧带周围的下附脐静脉（inferior vein of Sappey）流入部和S4背侧的胃右静脉流入部是局限性低脂肪化区域（肝岛）的好发部位，相反地，这同时也是局限性脂肪沉积的好发部位。胆囊静脉流入的胆囊床是局限性低脂肪化区域（肝岛）的好发部位，但却很少见局部脂肪沉积。

【鉴别要点】

局限性脂肪沉积如果在好发部位，则诊断容易。但是经由静脉回流异常的肝转移有时也会发生在这个部位，所以需注意肝表面隆起、癌脐和环状强化等提示转移瘤的影像表现。不是好发部位的情况下，如果病灶有正常脉管贯通但是边界不清，怀疑是局限性脂肪沉积可以采用MRI。由于脂肪沉积可能会出现在缺血性肝癌的周围，因此我们需确认结节内部是否有血供。

■参考征象

含脂肪肿块→p.116/肝实质多发斑片状影（马赛克影）→p.131/CT平扫肝实质低密度→p.151/MRI T_1加权像肝实质高信号→p.232/MRI T_1加权像化学位移的信号变化→p.242/EOB增强MRI肝细胞期摄取→p.260

四、静脉回流异常引起的假性病变

【影像表现】

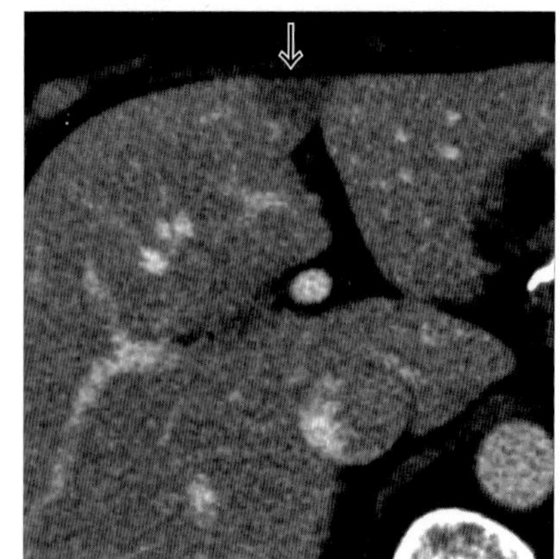

图　增强CT门静脉期（60余岁，女性）

增强CT门静脉期中，在S4肝镰状韧带附近的下附脐静脉（inferior vein of Sappey）流入部可见边界不清的强化不良区域（图：→），在CT平扫中未见脂肪沉积的低密度，认为这是对比剂浓度低的血液流入的结果，即肝裂周围存在异常血流。

如果发生上腔静脉梗阻，该部位反而会有高浓度的对比剂流入，显示出非常强的早期增强效果。

【鉴别要点】

肝镰状韧带周围的下附脐静脉（inferior vein of Sappey）流入这个区域，了解对比剂到达时间的偏差是了解好发病变的主要原因。但是，由于经静脉回流异常的肝转移瘤有时会发生在同一部位，所以需注意肝表面隆起、癌脐和环状强化等提示转移瘤的影像表现。如果需要明确诊断，建议采用弥散加权像或Gd-EOB-DTPA增强MRI肝细胞期确认是否存在病变。

■参考征象

含脂肪肿块→p.117

五、肝局限性低脂肪化区域

【影像表现】

病例1是乳腺癌患者术后激素治疗中，CT平扫发现脂肪肝，S4段胆囊床部分呈稍高密度，考虑这是肝局限性低脂肪化区域（肝岛）。

在弥漫性脂肪肝的基础上，肝左叶内侧段（S4）背侧部、胆囊周围、S4肝镰状韧带附着部周围、肝左叶外侧段都是肝局限性低脂肪化区域（肝岛）的好发部位，平扫CT呈稍高密度影的假性病灶。这种假性病灶可能是由于存在从门静脉主干以外流入肝内的静脉血静脉回流异常[胃右静脉（胰-幽门-十二指肠静脉）、胃左静脉、胆囊静脉、附脐静脉（Sappey's vein）]，肝实质产生相对的门静脉血流下降，由于营养成分浓度、激素浓度的不同，引起回流区域的低脂肪化（肝岛），或者相反的脂肪沉积。除了静脉回流异常以外，AP-shunt和肿瘤周围也可在CT和MRI显示低脂肪化区域的情况，在上述特征部位以外发生的情况也需要注意。

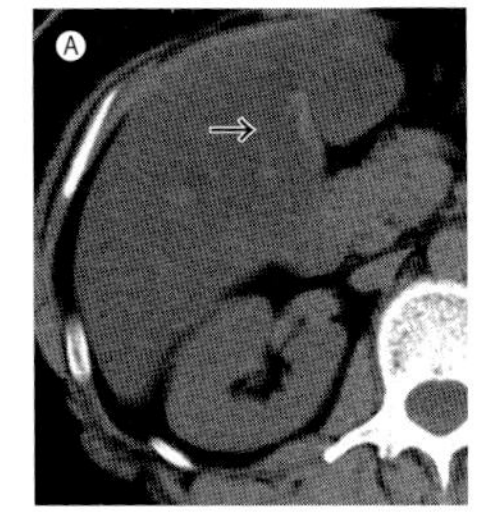

图　病例1　A：CT平扫（40余岁，女性）

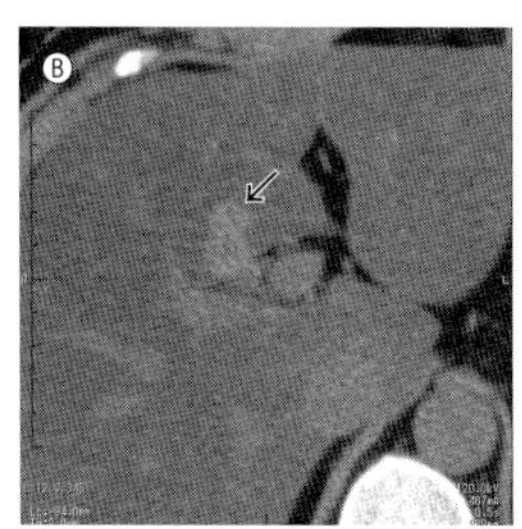

图　病例2　B：CT平扫；C：增强CT门静脉期（40余岁，男性）

（图A：九州大学医院别府医院　平川雅和医生；图B、C：岐阜综合医疗中心　兼松雅之医生提供）

【鉴别要点】

对于可疑病变区域，通过造影CT等证明静脉回流异常的血管流入，可以确定诊断。另外，使用EOB增强MRI肝细胞期，可见肝局限性低脂肪化区域（肝岛）有对比剂摄取，对诊断有帮助。

■参考征象

肝实质多发斑片状影（马赛克影）→p.131/CT平扫高密度结节→p.141/CT平扫肝实质高密度→p.144/EOB增强MRI肝细胞期摄取→260

六、肝细胞癌的胆管浸润

【影像表现】

肝细胞癌射频消融术后、肝门部胆管浸润区域放射治疗后，局部强化明显，但B3级胆管扩张，在其狭窄部位可见胆管内瘤栓（图A、B：→）。虽然是朝向肝门侧的细长病变，但与治疗后的肝门部胆管浸润位置不同，胆管外的肿瘤边界不清，门静脉内的瘤栓也不明显。

肝细胞癌的胆管内瘤栓比门静脉或肝静脉中的瘤栓少，观察到的频率约为3%。通常是肝实质内肿瘤的一部分向胆管内浸润，有时会像本病例这样很难把握病变的整体，主要在胆管内生长的细长形病变。胆管浸润的强化方式通常为早期强化和增强廓清现象，类似于典型的肝细胞癌。

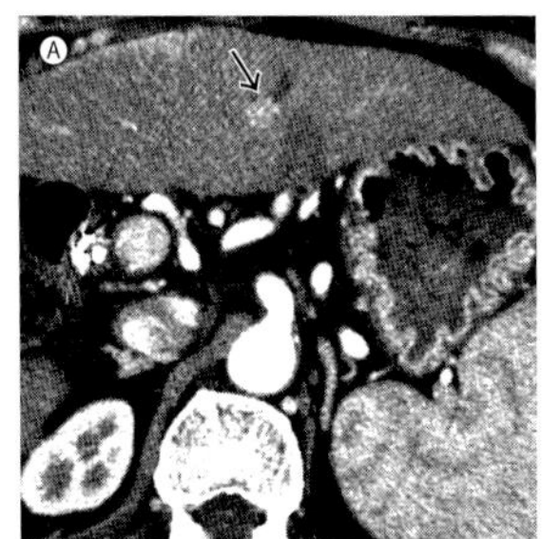

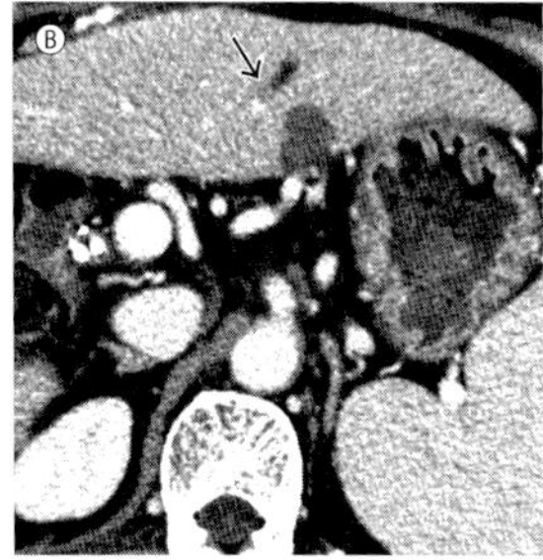

图　A：增强CT动脉期，B：门静脉期（60余岁，男性）

【鉴别要点】

在扩张胆管的肝门侧探及肿块。C型肝硬化中，胆管细胞癌的发生率比平常高，小的胆管细胞癌可能具有与肝细胞癌相似的强化模式，则难以区分。

七、弥漫性肝窦内转移

【影像表现】

乳腺癌术后出现肝大，增强CT显示肝实质密度不均匀，但结节状病变不明显，对比平扫CT在肝右叶发现弥漫性密度减低。乳腺癌、肺小细胞癌、低分化的胃癌和尿路上皮癌等有弥漫性肝窦内转移的报道，有时即使病变恶化到肝功能下降，在CT中也仅能发现肝大。

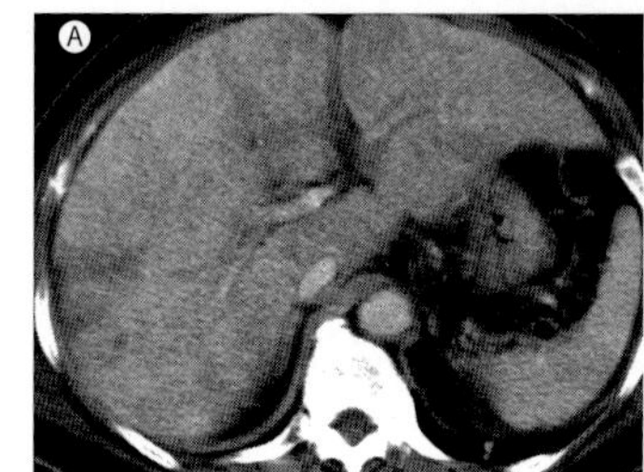

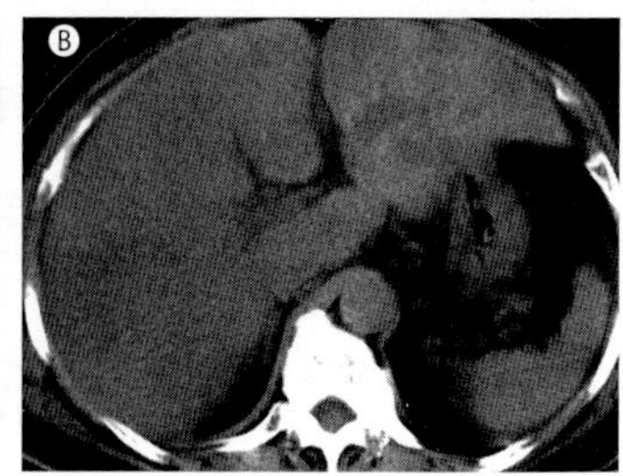

图　A：增强CT；B：CT平扫（70余岁，女性）

【鉴别要点】

既往有乳腺癌和肺小细胞癌的患者，如发生肝功能低下和肝大，即使CT没有提示肝转移，也要怀疑患有弥漫性肝窦内转移。肝大、密度减低和强化不均匀可有助于鉴别恶性淋巴瘤和血液疾病、急性肝炎等，但其他发现（如肿瘤标志物）对提示潜在疾病的进展可能会有所帮助。

■参考文献

1）Allison KH，et al．Radiographically occult，diffuse intrasinusoidal hepatic metastases from primary breast carcinomas：a clinicopathologic study of 3 autopsy cases．Arch Pathol Lab Med，2004，128：1418-1423.

■参考征象

表面的变形或凹陷→p.58/门静脉周围晕征→p.123/CT平扫肝实质高密度→p.145/CT平扫肝实质低密度→p.155

八、肝损伤

【影像表现】

肝实质内血肿以肝右前叶为主，部分扩散到左叶内侧段，血肿在肝右叶部分边界清晰，而在左叶部分则边界不清（图：→），无包膜下血肿。肝损伤时，肝实质内血肿呈肿块样表现，损伤——血肿内密度不均匀，边界可清晰或不清楚，有时会检测出对比剂血管外漏出——假性动脉瘤。

【鉴别要点】

根据病史诊断比较容易，如果外伤患者偶然并发了密度不均匀的富血供肝肿瘤，有可能将肿瘤误诊为肝损伤。

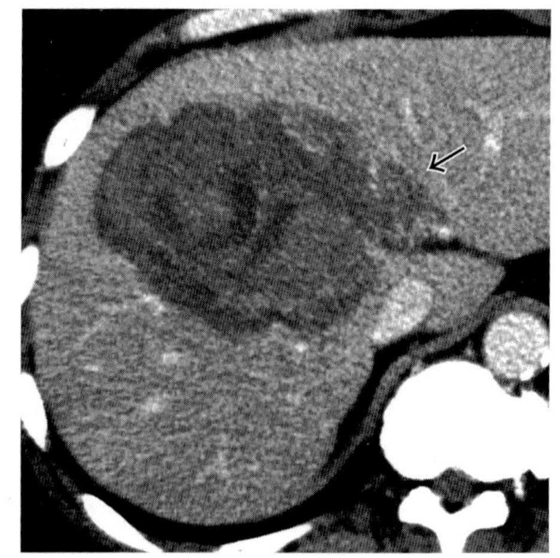

图　增强CT（60余岁，男性）

■参考征象

表面变形或凹陷→p.58/门静脉周围晕征→p.123/CT平扫肝实质高密度→p.145/CT平扫肝实质低密度→p.155

九、细菌性肝脓肿

【影像表现】

增强CT可见病灶以边缘强化为主，病灶内部低密度区有多发分隔，病灶边缘强化呈分层状结构，是肝脓肿的影像表现。

病灶周围的肝实质明显强化，病灶边界显示不清，脓肿中央可见分隔形成及多个小脓腔聚集的集簇征（cluster sign），是肝脓肿的特征表现。动态增强早期，病灶边缘和周围的肝实质可见脓肿腔、肉芽组织、周围肝实质水肿及外侧的肝实质区域性强化等形成的特征性多层环状结构。反应性右侧胸腔积液是炎症性病变的间接表现。

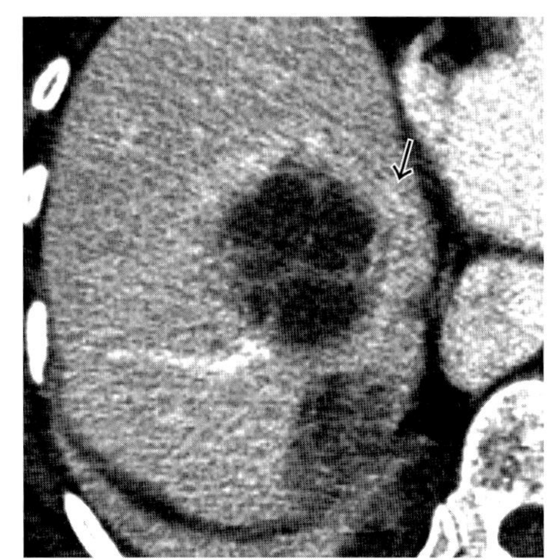

图　增强CT（80余岁，女性）

【鉴别要点】

肝脓肿与呈环形强化的胆管细胞癌、转移瘤、肉瘤样肝癌的鉴别是很重要的。脓腔内分隔和小脓肿集簇，以及脓肿壁多层环状结构是鉴别点。单纯通过影像表现很难与阿米巴脓肿进行区别。

■参考征象

分叶状肿块→p.95/肝多房性囊肿→p.99/肝内积气→p.128/增强乏血供结节→p.184/增强环状强化→p.191/增强楔状早期强化→p.196

十、阿米巴肝脓肿

【影像表现】

肝右叶可见较大的低密度肿块，增强后肿块中央几乎无强化，其周围有轻度的强化（图：→），其外部有较厚的强化不良水肿带。病灶外侧的肝实质显示出广泛的区域性强化（图：▶）。

阿米巴肝脓肿通常在肝右叶表面附近形成单发的单房性肿块，但也有多房性和多发的情况，病灶边缘和周围肝实质在动态增强早期的强化，可表现出脓肿腔、肉芽组织，病灶周围肝实质水肿和病灶外侧肝实质区域性明显强化的特征性环状结构。

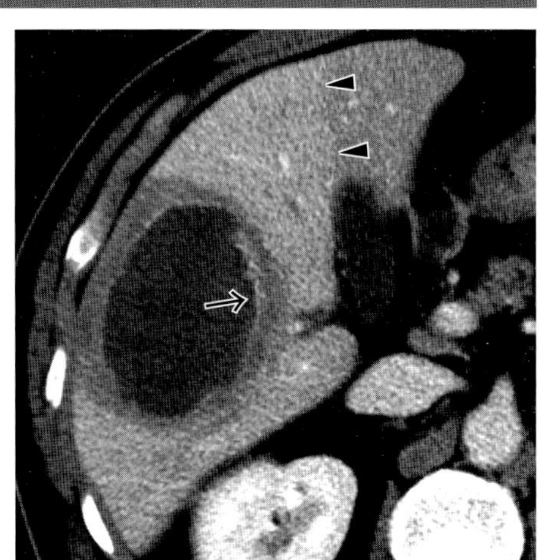

图　增强CT（50余岁，男性）

【鉴别要点】

阿米巴肝脓肿与表现为环状强化的胆管细胞癌、转移瘤、肉瘤样肝癌的鉴别是很重要的。脓腔内分隔和小脓肿集簇，以及脓肿壁多层环状结构是鉴别点。仅凭影像表现很难与细菌性脓肿区分开。

■参考征象

多发（弥漫性）结节→p.37/分叶状肿块→p.95/增强乏血供结节→p.185/增强环形强化→p.192/增强楔形早期强化→p.196

十一、恶性淋巴瘤

【影像表现】

弥漫性大B细胞型淋巴瘤治疗之前，发现肝脾大和门静脉周围“衣领征”（periportal collar sign，门静脉周围晕征）（图：→）。治疗后，肝大和门静脉周围“衣领征”消失。

肝恶性淋巴瘤浸润大致分为边界清晰结节形成型和弥漫性浸润型。肝脏原发性恶性淋巴瘤多形成肿块，但继发性淋巴瘤可表现为任何类型。弥漫性浸润病变很难获得除肝大以外的发现，FDG显示出高度集聚。

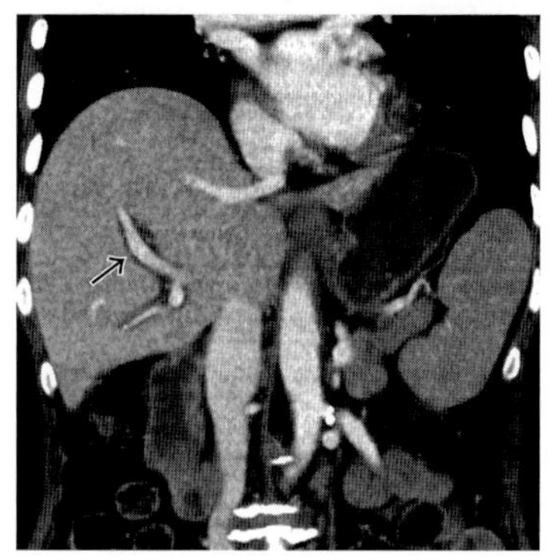

图 增强CT（70余岁，女性）

【鉴别要点】

需要与密度较均匀的肝大进行鉴别的疾病有：肝炎、慢性肝损伤、淤血肝、布加综合征急性期、弥漫性肿瘤浸润。恶性淋巴瘤引起的弥漫性肝大常伴有其他恶性淋巴瘤病变，如淋巴结肿大，这是一个明显的鉴别点。

■参考征象

弥漫性肿大→p.5/多个（弥漫性）结节→p.35/CT平扫肝实质低密度→p.153/增强乏血供结节→p.179

十二、肝团块状纤维化

【影像表现】

肝右前叶肝表面凹陷，密度减低（图A：→），增强检查呈渐增性强化效果，平衡期边界不清（图B：→）。考虑酒精性肝硬化，随访3年以上病灶无增大。

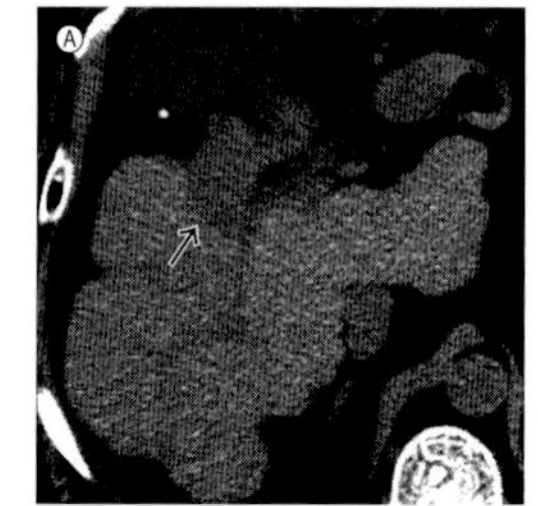

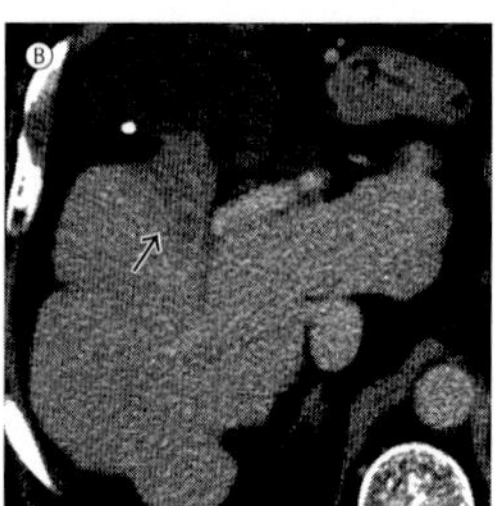

图 A：CT平扫；B：增强CT平衡期（60余岁，男性）

肝团块状纤维化常发生在肝右前叶及左叶内侧段，通常呈楔形，并伴有萎缩引起的肝表面凹陷。团块状纤维化病灶反映了炎症细胞浸润和增生性小胆管，平扫CT密度低于周围肝实质，T_2加权像上显示较高信号。使用细胞外液对比剂增强检查，纤维化表现为渐增性强化，有时边界不清。使用EOB增强MRI肝细胞期中，由于肝功能低下引起的背景肝摄取降低和病变部位的延迟性强化，不一定会造成明显的摄取缺损。

【鉴别要点】

病灶在好发部位，随访病变无增大倾向，可以诊断为本病变。如肝萎缩区域内包含扩张的胆管分支，应怀疑胆管细胞癌伴有肝实质萎缩。病灶如果表现出早期强化，需要与肝细胞癌相鉴别，有无增强廓清现象是鉴别点。呈多发病变时，需鉴别上皮样血管内皮瘤。

■参考征象

部分萎缩→p.25/表面变形凹陷-p.54/CT平扫肝实质低密度→p.153/增强早期强化→p.199/增强延迟性强化（血池）→p.210/MRI T_2加权像低信号结节→p.246/EOB增强MRI肝细胞期摄取→p.258

十三、血管肉瘤

【影像表现】

全肝明显早期强化，可见环状强化的结节（图：→）和不均匀的弥漫性病变（图：▶）混合在一起，肝表面凹陷不明显。增强前的脂肪抑制T_1加权像中（未提供图像），观察到提示出血的高信号。

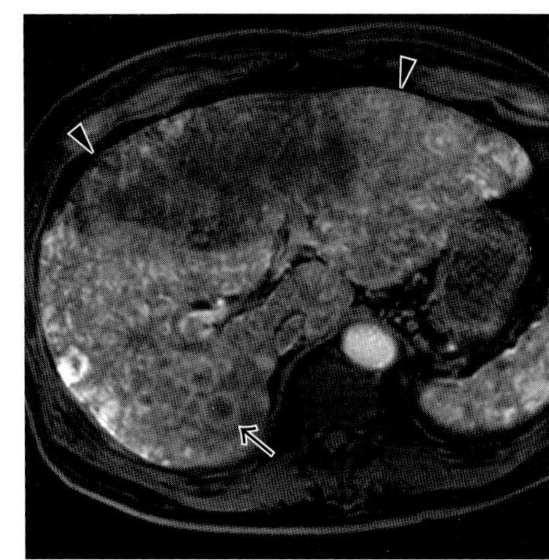

图　EOB增强MRI动脉期（70余岁，男性）

血管肉瘤呈多种生长方式，包括肝脾多发大小相仿结节型、巨大肝肿瘤伴多发小结节型、微小结节弥漫性分布型。强化方式既有血管瘤样的早期强化，也可见环状强化和不规则分隔状强化，有时肿瘤内出血可见液平面形成。CTAP也可以证明门静脉血流流入。

【鉴别要点】

血管肉瘤为多发结节型时，与血管瘤的鉴别是个问题，边缘强化和分隔强化是鉴别点，但仍存在许多鉴别困难的情况。血管肉瘤呈弥漫型时，需要与血管瘤病和上皮样血管内皮瘤相鉴别，是否存在血管瘤、与肝表面凹陷相关的结节，是可能的鉴别点。

■参考征象

多发性（弥散性）结节→p.34/肝外突出性病变→p.82/分叶状肿块→p.93/增强富血供结节→p.172

十四、肝紫癜病

【影像表现】

肝紫癜病是由于肝内窦状腔隙扩张填充血液的病理状态，影像表现为病灶边缘为主的早期强化，逐渐扩散到内部，延迟期呈均匀强化。如果病变有血栓化时，则不会强化。病变可单发，也可呈弥漫分布着无数的小病变，病灶边界也可从清晰到不清楚，T_2加权像为高信号，T_1加权像原则上是低信号，有出血变为高信号。

【鉴别要点】

类固醇、口服避孕药等药物、移植后、HIV患者巴尔通体（Bartonella）感染、结核和恶性肿瘤等慢性消耗性疾病等是发生该病的背景疾病，本病在鉴别诊断时需要了解临床信息。单发病变需鉴别海绵状血管瘤和FNH、富血供肝转移等。持续的早期增强效果，可能成为与血管瘤的鉴别点。

■参考征象

CT平扫肝实质低密度→p.157

第10章
中心低密度肿块（含中央瘢痕）

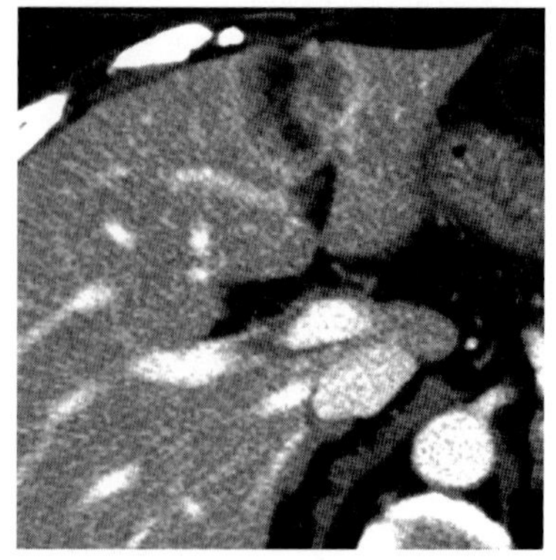

图　典型像：胆管细胞癌增强CT门静脉期

在肝肿瘤性病变的内部可出现各种变性和坏死、出血、纤维化～瘢痕形成等改变，导致病灶内部密度减低，增强效果降低。坏死是组织清除死亡细胞的结果，它触发了收缩机制，随着修复过程中纤维化的发展，丧失弹性并产生一种吸引周围结构的力量。反复发生坏死的恶性肿瘤，可以观察到坏死引起的内部密度减低，反映纤维化的延迟性～渐进性强化，反映收缩机制的分叶状轮廓。变性是由于代谢失调而不应该存在的物质的积累，主要表现为坏死以外其他物质纤维化增殖为主的改变，在上皮样血管内皮瘤的同心圆状结节、玻璃样变的血管瘤、纤维化的硬化性血管瘤中，病灶内部密度减低和强化效果降低等改变，比收缩改变（分叶和凹陷的表现）更加明显。虽然坏死与局灶性结节性增生（focal nodular hyperplasia，FNH）中央瘢痕的成因无关，但边缘细小的分叶状改变可能是受到了中央瘢痕不均质的影响。一方面，FNH星芒状的中央瘢痕在T_2加权像中显示高信号，使用细胞外液对比剂增强扫描中显示延迟性强化效果。β-catenin激活的肝细胞腺瘤可见类似的中央瘢痕。另一方面，纤维板层型肝细胞癌（fibrolamellar HCC）的中央瘢痕在T_2加权像中显示低信号，通常伴有钙化，并且通常比FNH的中央瘢痕大。

坏死多发生在远离肿块边缘的区域，即肿块的中央，但富血供肿瘤出血并不一定在中央发生。因此，神经内分泌肿瘤和肝细胞腺瘤的肿块内低密度区域可位于中心以外的位置，即使发生在肿块内的多个地方，也不会融合聚集在一起。

作为诊断陷阱，节中节型肝细胞癌在门静脉期，廓清部分呈低密度区域，看起来就像出血后的肿瘤，在目的不是肝评估的增强CT检查偶然发现的病例，需要注意。

■参考文献

1）Outwater E，et al. Hepatic colorectal metastases：correlation of MR imaging and pathologic appearance. Radiology，1991，180：327-332.

2）Rousseau C，et al. Central element in liver masses，helpful，or pitfall? Abdom Imaging，2015，40：1904-1925.

【鉴别诊断!】

◎转移性肝癌（普通型）（→p.70）

◎转移性肝癌（富血供型）（→p.70）

○胆管细胞癌（肝内胆管癌）（→p.71）

○节中节型肝细胞癌（→p.71）

○肝母细胞瘤（→p.72）

○未分化肉瘤（→p.72）

▲肝海绵状血管瘤（→p.73）

△非典型肝血管瘤（→p.73）

△上皮样血管内皮瘤（→p.74）

△经典肝细胞癌（→p.74）

△肝细胞腺瘤

<中心瘢痕>

◎局灶性结节性增生（FNH）（→p.75）

▲FNH以外的增生性结节（→p.75）

△纤维板层型肝细胞癌（→p.76）

△肝细胞腺瘤（→p.76）

【征象缩略图】

转移性肝癌（普通型）

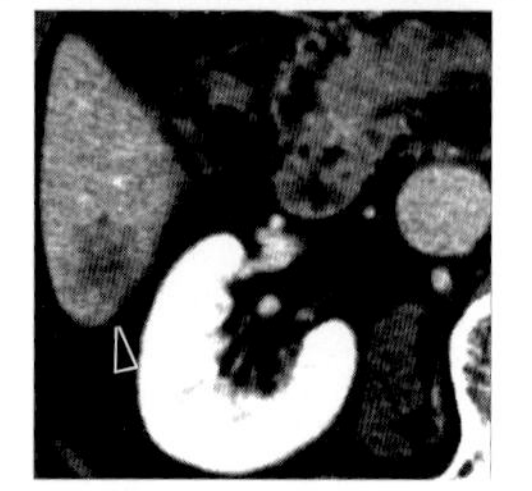

增强CT门静脉期

70余岁，男性【解说→p.70】

转移性肝癌（富血供型）

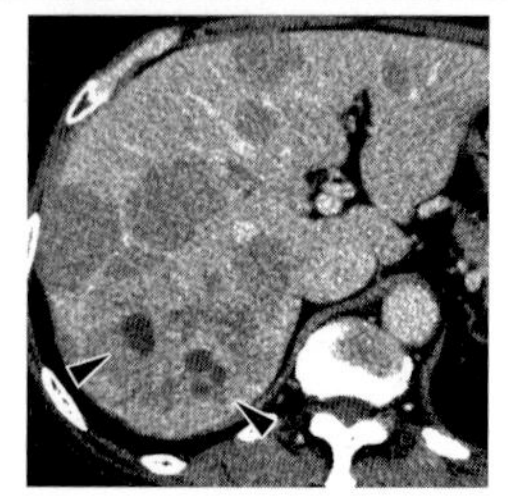

增强CT

70余岁，男性【解说→p.70】

胆管细胞癌（肝内胆管癌）

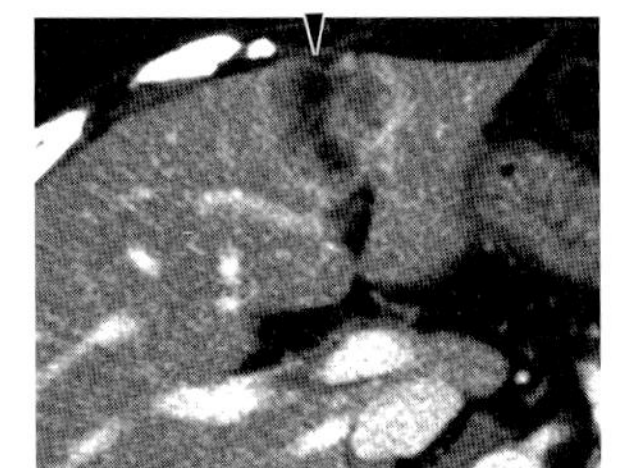

增强CT门静脉期
70余岁，男性【解说→p.71】

节中节型肝细胞癌

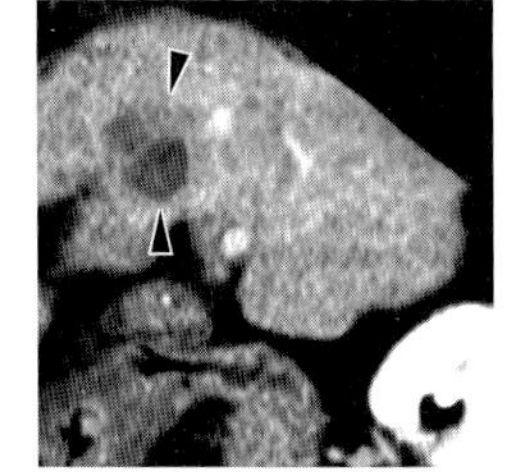

增强CT门静脉期失状位像
70余岁，女性【解说→p.71】

肝母细胞瘤

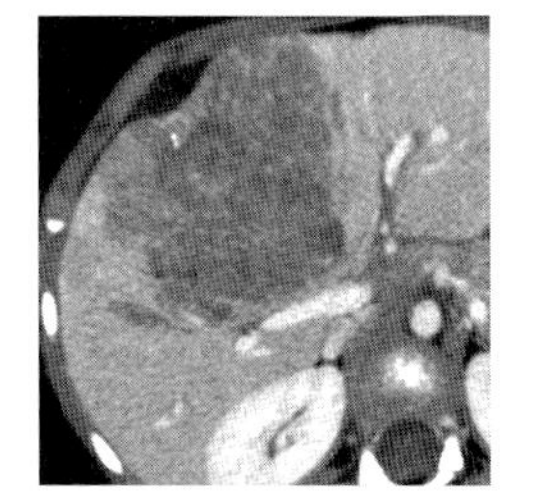

增强CT
2岁，女孩【解说→p.72】

未分化肉瘤

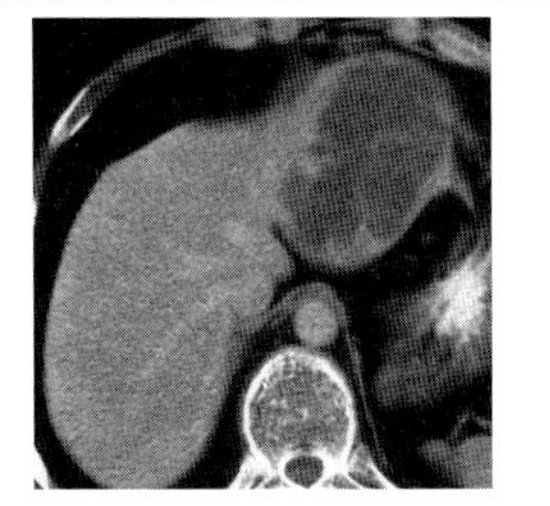

增强CT
30余岁，男性【解说→p.72】

肝海绵状血管瘤

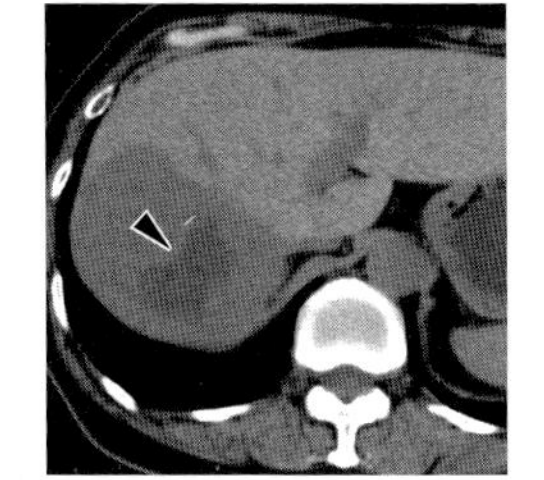

CT平扫
70余岁，女性【解说→p.73】

非典型肝血管瘤（硬化、变性）

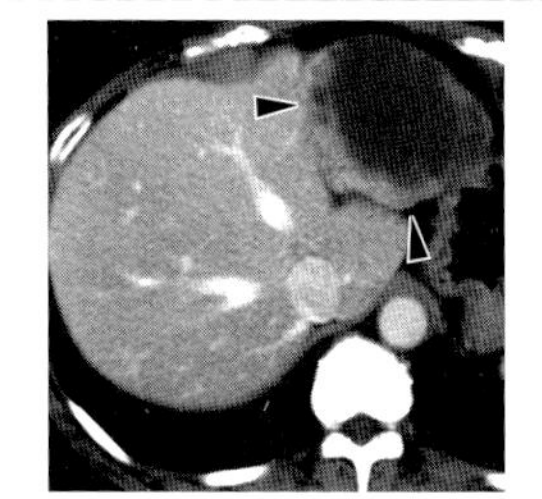

增强CT门静脉期
60余岁，女性【解说→p.73】

上皮样血管内皮瘤

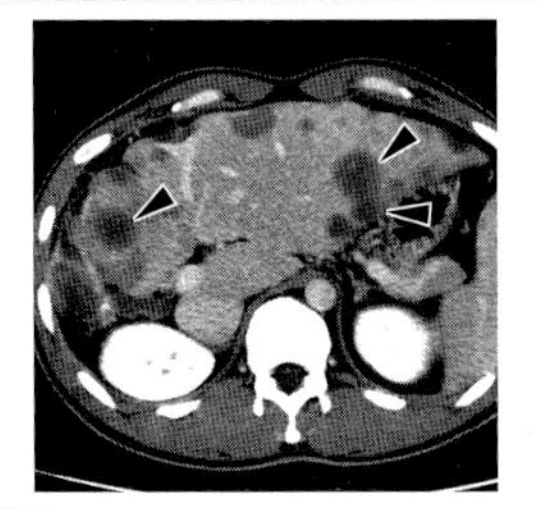

增强CT
30余岁，男性【解说→p.74】

经典肝细胞癌

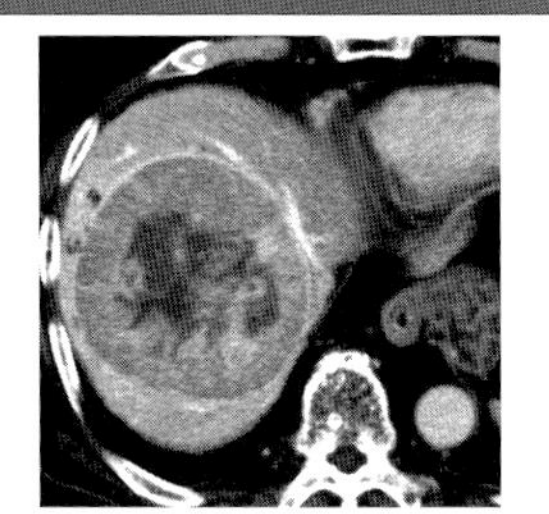

增强CT门静脉期
90余岁，男性【解说→p.74】

局灶性结节性增生（FNH）

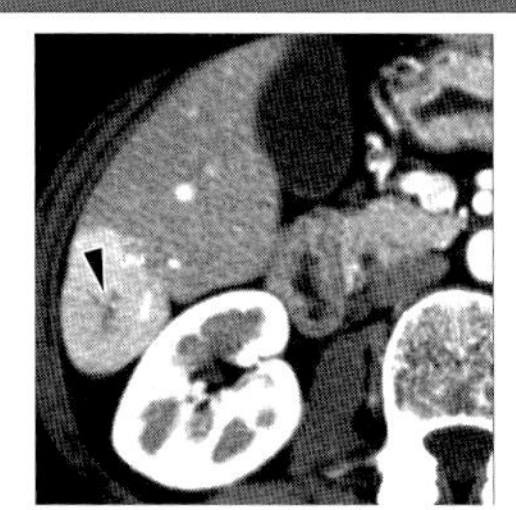

增强CT动脉期
40余岁，女性【解说→p.75】

FNH以外的增生性结节

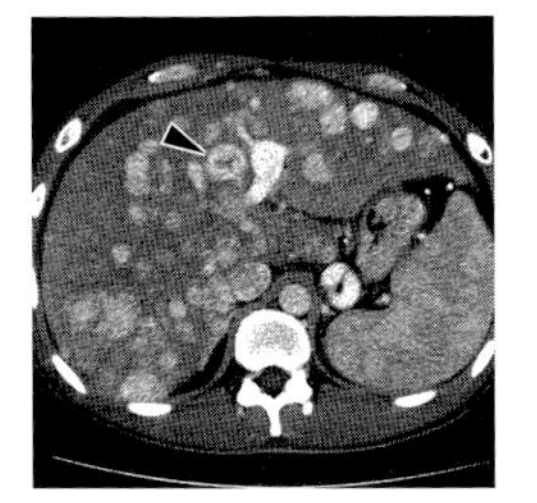

增强CT门静脉期
30余岁，男性【解说→p.75】

纤维板层型肝细胞癌

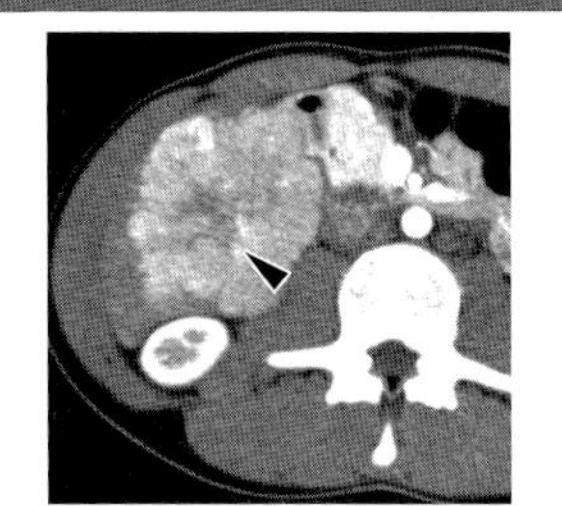

增强CT动脉期
10余岁，男孩【解说→p.76】

肝细胞腺瘤

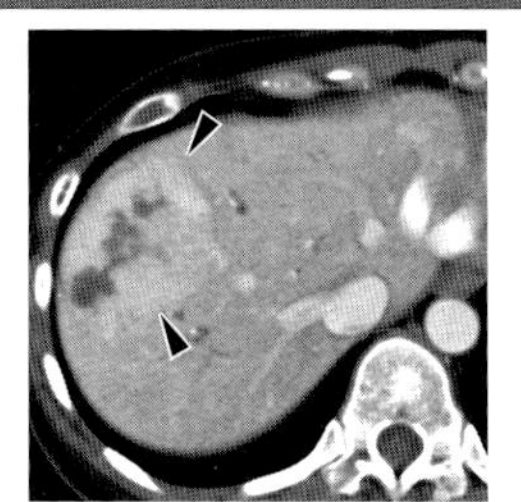

增强CT门静脉期
20余岁，女性【解说→p.76】

表现为中心低密度肿块（包括中央瘢痕）的疾病

一、转移性肝癌（普通型）

【影像表现】

增强CT门静脉期可见边界不清晰的分叶状肿块（图：→），病灶边缘较周围肝实质强化效果稍弱，中央密度更低。该患者3年前行结肠癌切除术后，诊断肝转移并手术切除。

消化道和乳腺癌等来源的腺癌肝转移瘤多为边界稍不明确的分叶状肿块，边缘为主的环状强化，病灶内部多伴有反映坏死～纤维化和黏液变的低密度区域。使用Gd-EOB-DTPA增强MRI肝细胞期中，病灶内部的纤维化部分显示延迟性强化。

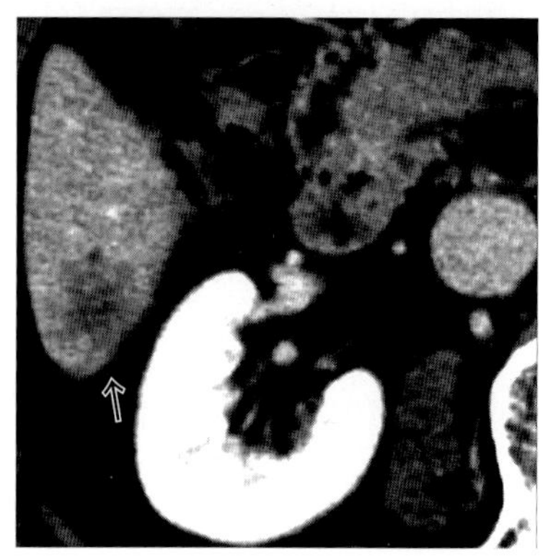

图 增强CT门静脉期（70余岁，男性）

【鉴别要点】

有明确原发灶病史，有许多大小相仿的结节，则容易诊断。除了内部低密度的多发结节之外，伴有地图状浸润性病变时，可与上皮样血管内皮瘤相鉴别。病变单发时，与肿块型的胆管细胞癌则很难区别，但是在远端胆管扩张和肝表面凹陷“癌脐”的程度和频率方面，肝内胆管癌比转移瘤要高。

■参考征象

多个（弥散性）结节→p.35/表面变形或凹痕→p.52/分叶状肿块→p.87/含钙化肿块→p.103/CT平扫高密度结节→p.137/增强乏血供结节→p.178/增强环形强化→p.189/增强楔形早期强化→p.195/增强延迟性强化（血池）→p.209/EOB增强MRI肝细胞期摄取→p.258/E0B增强MRI肝细胞期环形强化→p.266

二、转移性肝癌（富血供型）

【影像表现】

肝内多发结节怀疑为转移瘤。虽然病灶实性部分密度是均匀的，但其内含边界清晰的囊状接近水的低密度区域（图：→），也可以观察到多个囊样病灶聚集的倾向。这是肺类癌的肝转移。

神经内分泌肿瘤的肝转移为富血供型，也可包含囊样结构，有时可见液-液平面（fluid-fluid level）。恶性黑色素肿瘤的转移瘤常伴有出血。

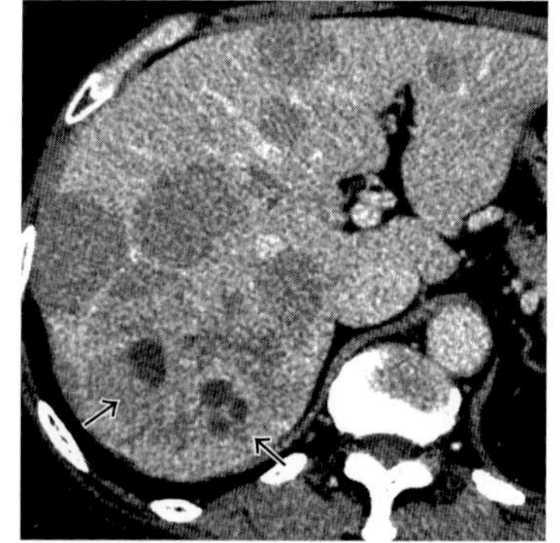

图 增强CT（70余岁，男性）

【鉴别要点】

如果在小肠和胃中发现类似原发灶的富血供肿瘤，则神经内分泌肿瘤的可能性较大。在恶性黑色素肿瘤中，无变性的实性部分也会在T_1加权像中显示高信号，是其特征性表现。肝硬化背景时，富血供转移瘤与肝细胞癌的鉴别就会成为问题。

■参考征象

多个（弥漫性）结节→p.34/CT平扫高密度结节→p.139/增强富血供结节→p.165/增强楔形早期强化→p.195/增强早期静脉回流→p.203/MRI T_1加权像高信号结节→p.229

三、胆管细胞癌（肝内胆管癌）

【影像表现】

邻近肝左叶表面可见分叶状、边界稍不清的肿块影，显示边缘为主的环形强化，病变内部呈不均匀低密度，在肝表面形成凹陷，类似于癌脐的表现（图：→）。

典型的肿块型胆管细胞癌是边界稍不明确的分叶状肿块，边缘为主的环状强化，病灶内部呈延迟性～渐进性强化，反映了其丰富的纤维化。当病灶内黏液含量较多时，会表现出接近水的低密度，当它出现在肝表面时，通常会形成癌脐。

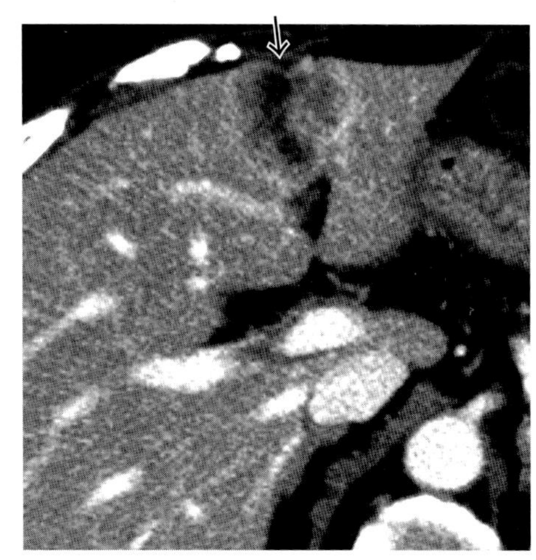

图　增强CT门静脉期（70余岁，男性）

【鉴别要点】

当胆管细胞癌的影像表现较为典型时，可与腺癌类的转移性肿瘤相鉴别，如果发现多个大小近似的结节，则考虑肝转移瘤。胆管细胞癌比起肝转移瘤，更容易发生癌脐和梗阻远端胆管扩张。但是在单发病灶的情况下则很难鉴别，以消化道为主的原发病变查找是必不可少的。由于C型肝硬化随访过程中发现的胆管细胞癌较小，缺乏坏死和纤维化，显示比较均匀的早期增强效果和增强廓清现象的情况并不少见，所以很难与肝细胞癌相鉴别。

■参考征象

部分萎缩→p.24/肝内胆管扩张→p.42/表面变形或凹陷→p.52/边界不清肿块→p.61/分叶状肿块→p.87/增强乏血供结节→p.178/增强环状强化→p.189/增强延迟性强化（血池）→p.208/EOB增强MRI肝细胞期摄取→p.258

四、节中节型（nodule-in-nodule type）肝细胞癌

【影像表现】

增强CT门静脉期，多发再生结节肝硬化的左叶内侧区可见直径3cm左右的低密度肿块（图A：→），其内包含更低的低密度区域（图A：▶）。参照动脉期，观察到在高分化的肝细胞癌中有明显的去分化灶的廓清现象（图B：▶）。

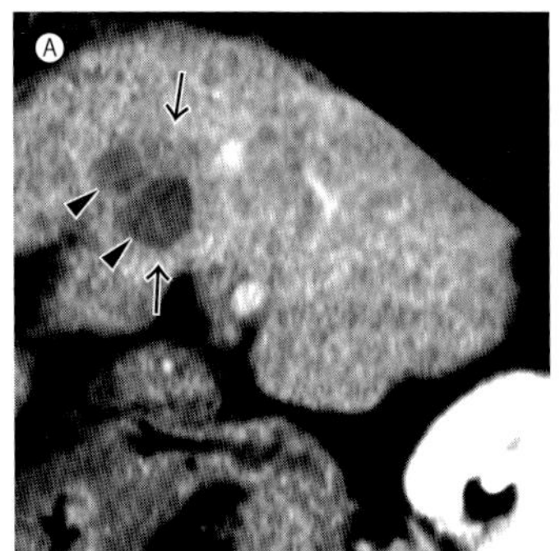

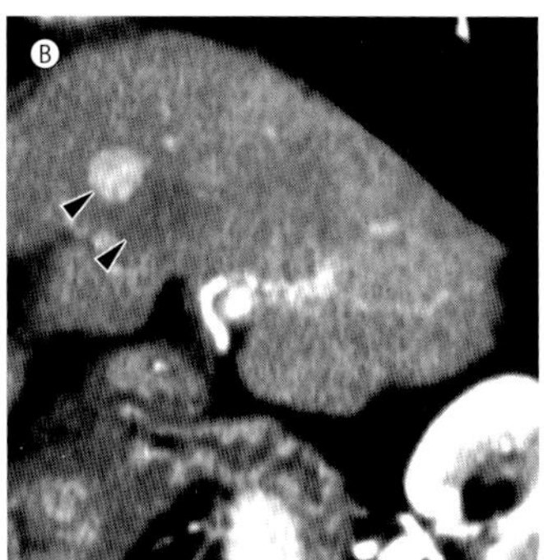

图　A：增强CT门静脉期矢状面重建图像；B：同一病例动脉期（70余岁，女性）

包含去分化灶的“节中节”，如果只观察门静脉期的话，有时会看起来像是实性肿瘤内部的坏死和囊变，脂肪沉积的区域可以显示与水相近的低密度。

【鉴别要点】

与动脉期相比较，则很容易区别“节中节”与病灶内坏死和囊变。

■参考征象

含脂肪肿块→p.111/增强富血供结节→p.162/增强廓清现象→p.216/MRI T_1加权化学位移成像的信号变化→p.244/EOB增强MRI肝胞期高信号→p.250

五、肝母细胞瘤

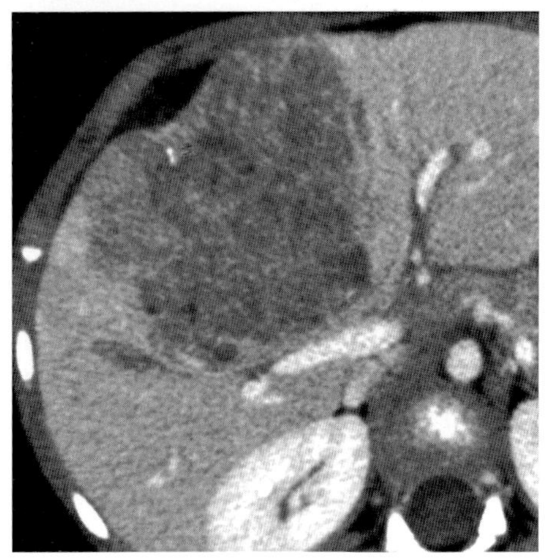
图　增强CT（2岁，女孩）

【影像表现】

肝右叶前段为主、边界清晰的分叶状低密度肿块，病灶内部包含不均匀、更低密度的强化不良区域。这是胎儿性/胚胎性混合型的肝母细胞瘤。肝母细胞瘤形成边界清晰的实性大肿块，经常伴有钙化和出血，有时会形成瘤栓。

【鉴别要点】

如果患儿年龄小于3岁，发现肝肿块较大而密度不均匀，且AFP较高，则应考虑肝母细胞瘤。在更大的年龄，应该怀疑是肝细胞癌，尤其是患者有诸如糖原贮积病或血色素沉着症等基础疾病时婴儿。在影像上的鉴别，虽然与婴儿肝血管内皮瘤和间充质错构瘤的好发年龄重合，但异常高AFP是鉴别点。

■参考征象

分叶状肿块→p.94/钙化肿块→p.107/增强富血供结节→p.165

六、未分化肉瘤

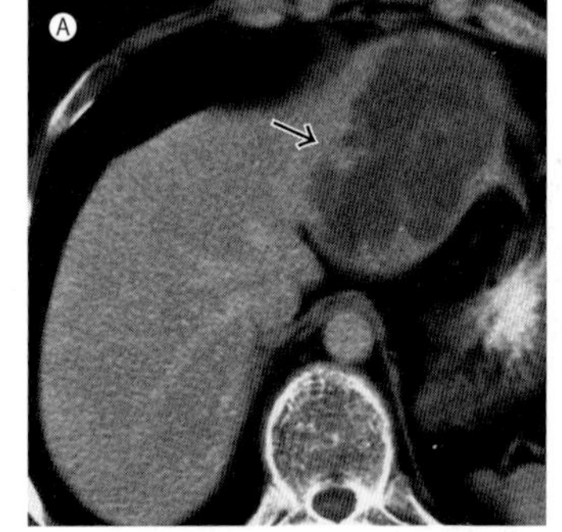

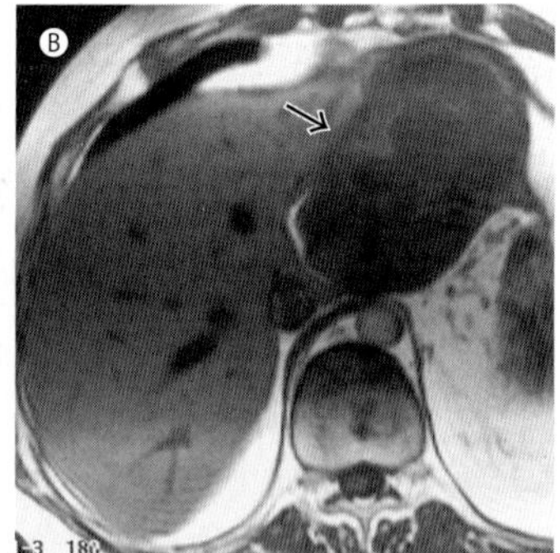

图　A：增强CT；B：T_1加权像（30余岁，男性）

【影像表现】

肝左叶外侧可见突出的类圆形、边界清晰、多房性囊性肿块，壁不规则，实性部分可见强化（图A：→），在T_1加权像中可见反映囊肿内出血的高信号（图B：→）。

未分化肉瘤是边界清晰的类圆形大肿块，多呈有部分实性成分的囊实性肿瘤，病灶内部容易出血。

【鉴别要点】

未分化肉瘤是一种通常在学童期发病的肿瘤，与良性的多房性囊性肿瘤的间充质错构瘤有关联，不规则分隔和出血是本病的特征。在成人中，像本病例这样的影像学表现，除了血管肉瘤等其他间充质肿瘤和肉瘤样肝癌之外，还需鉴别像GIST和神经内分泌肿瘤这样的富血供肿瘤，以及卵巢癌等囊性转移瘤。

■参考征象

增强富血供结节→p.166

七、肝海绵状血管瘤

【影像表现】

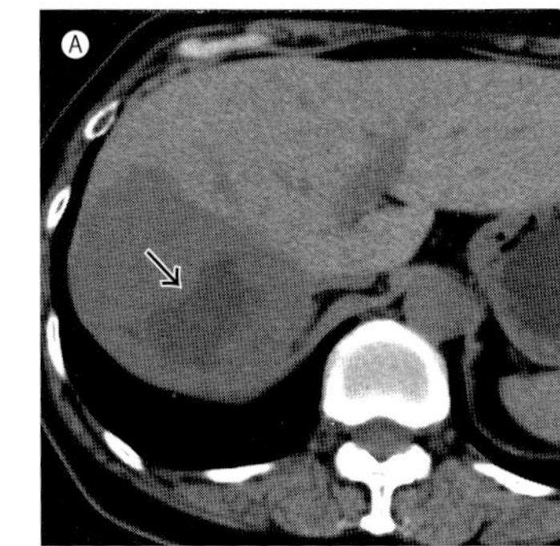

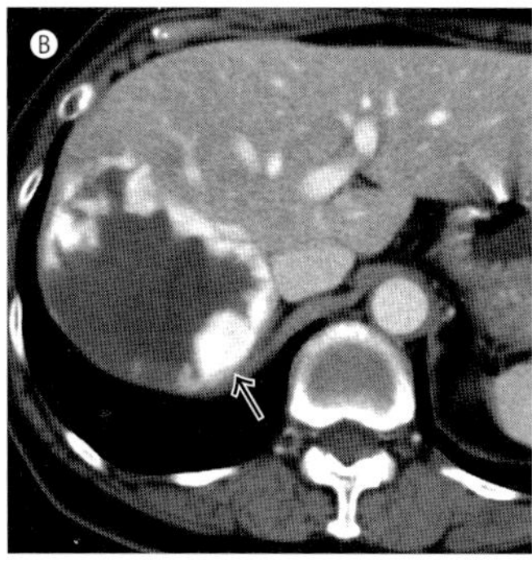

图　A：简单CT；B：增强CT门静脉期（70余岁，女性）

肝右后叶发现边界清晰、边缘光滑、向内平缓凸起的肿瘤，病灶内大部分密度较均匀，显示与血液相近的密度，但是在中央可见边界明确的接近水的低密度区域（图A：→）。增强后可见病灶边缘不连续的结节状强化灶（图B：→），可以诊断为血管瘤。

一般而言，血管瘤在CT平扫表现出非常均匀的血液密度，但是在较大的血管瘤中，由于内部血栓化、透明样变等，有时会产生低密度区域。

【鉴别要点】

如果病变其他部分表现出典型的血管瘤强化方式，即使出现部分变性，也要将血管瘤作为鉴别诊断的第一位。海绵状血管瘤在动脉期表现出明显的边缘强化，应注意不要将在平衡期中也呈渐进性内部强化的肝内胆管癌和转移性肝癌误诊为变性的血管瘤。当病灶强化部分在平扫CT显示密度不均匀，动脉期的强化不连续时，不能轻易地诊断为血管瘤。

■参考征象

多个（弥漫性）结节→p.32/肝外突出性病变→p.80/分叶状肿瘤→p.92/含钙化肿瘤→p.104/造影富血供结节→p.167/造影早期楔形浓染→p.196/造影延迟性浓染（血液混淆）→p.212/EOB造影MR肝细胞期摄入→p.259

八、非典型肝血管瘤（硬化，变性）

【影像表现】

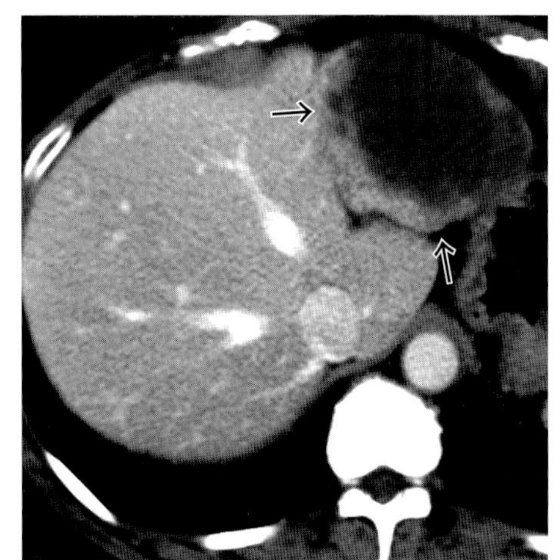

图　增强CT门静脉期（60余岁，女性）

肝左叶外侧区包含可能被误诊为多房性囊性肿瘤的类圆形低密度肿块（图：→）。肿瘤边缘显示出渐进性强化效果，但早期强化效果较弱，也很难确认像典型血管瘤那样的结节状不连续强化。考虑到肝内胆管癌和神经内分泌肿瘤等恶性肿瘤是切面白色的实性结节，最终该病灶经病理诊断为硬化性血管瘤。

具有广泛变性的海绵状血管瘤被称为硬化性血管瘤（sclerosing hemangioma），可出现包括囊变、钙化和纤维化在内的密度不均匀的表现。几乎所有的硬化性血管瘤都显示出纤维化和玻璃样变，怀疑是海绵状血管瘤以外的其他血管系统肿瘤引起的。无论是哪一种，都不表现典型的海绵状血管瘤的影像改变，即使看见纤维化的渐进性增强，很多情况下也不能进行特定的诊断。

【鉴别要点】

经常会有难以与恶性肿瘤进行鉴别的情况，手术切除是不可避免的，可以期待FDG-PET的有用性。

■参考征象

表面变形或凹陷→p.56/肝外突出性病变→p.80/分叶状肿块→p.92/增强富血供结节→p.168/增强延迟性强化（血池）→p.213

九、上皮样血管内皮瘤

【影像表现】

增强CT可见多发低密度结节，较大结节的中心呈现出更低密度的同心圆状结构（图：▶），靠近肝表面的结节伴有肝表面凹陷（图：→）。

上皮样血管内皮瘤呈现类圆形结节和地图状浸润性生长，病变以不同比例混合存在是特征性表现。肝表面凹陷的频率很高，据报道有70%。病变中约20%可见明显钙化。在较大的结节中，有时会呈现同心圆状的影像表现。同心圆状结节的中央部分的强化，根据不同成分而不同：在黏液样变～玻璃样变性占优势的情况下，几乎无增强；如果纤维化丰富的话，就会显示出渐进性强化。肝静脉和门静脉在肿瘤部分中断的影像表现被称为棒棒糖征（"lollipop sign"）。

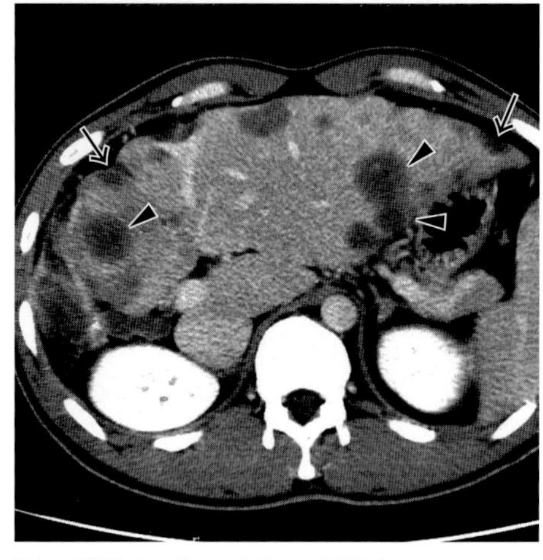

图　增强CT（30余岁，男性）

【鉴别要点】

胆管细胞癌和转移癌这类的腺癌类肿瘤，常表现为中心低密度的结节伴肝表面凹陷，但是上皮样血管内皮瘤中的结节多呈类圆形，比分叶状更圆。与弥漫性肝细胞癌较为相似的多发肝细胞癌，也可以表现为多发结节和浸润性病变混在一起的状态，需要注意门静脉内瘤栓和升高的肿瘤标志物等肝细胞癌的表现。

■参考征象

多发（弥散性）结节→p.37/表面变形或凹痕p.57/含钙化肿块→p.104/CT平扫高密度结节→p.138/增强延迟性强化（血池）→p.211

十、经典肝细胞癌

【影像表现】

增强CT门静脉期可见类圆形的大肿块，内部有不均匀的强化不良区域（图A：▶），肿块边缘有线样高密度的假包膜（图A：→），动脉期可见中等程度不均匀强化及扩张的肿瘤血管（图B：→），在门静脉期被廓清。

在慢性肝病患者筛查技术发达的日本，看到经典肝细胞癌的概率减少了，但是像本例这样较大的肝细胞癌常可见中心变性。

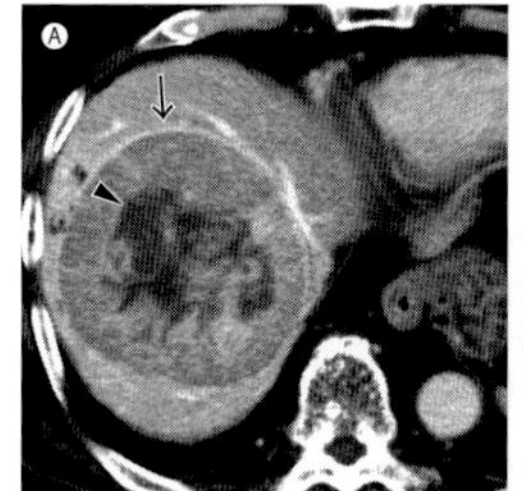

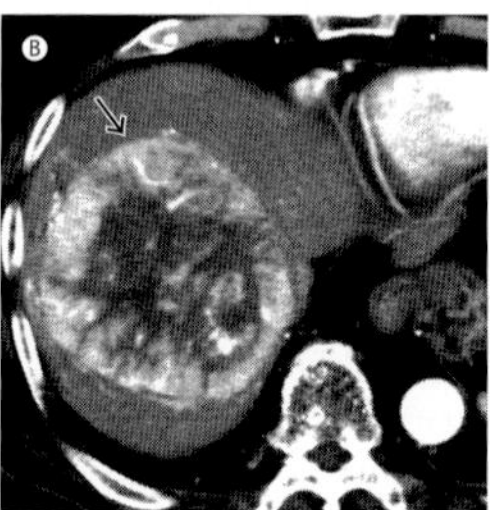

图　A：增强CT门静脉期，B：动脉期（90余岁，男性）

【鉴别要点】

通过比较动脉期与门静脉期～平衡期来确认增强廓清现象是很重要的。神经内分泌肿瘤也可以显示增强廓清现象，慢性肝损伤-异常门静脉血流和肿瘤标志物升高是区别点。肝细胞癌有时可显示肝细胞期摄取EOB，所以在病变伴有中心瘢痕样变性时，与FNH的鉴别成为问题，但是实质部分密度不均匀且多发结节状强化将有助于鉴别。

■参考征象

多个（弥漫性）结节→p.31/肝内胆管扩张→p.42/肝外突性病变→p.79/分叶状肿块→p.90/含脂肪肿块→p.110/CT平扫高密度结节→p.136/增强富血供结节→p.162/增强环形强化→p.190/增强楔形早期强化→p.197/增强早期静脉回流→p.204/增强廓清现象（廓清）→p.216/MRI T_1加权像高信号结节→p.222，223/MRI T_1加权化学位移成像的信号变化→p.243 EOB增强MRI肝细胞期高信号→p.250/EOB增强MRI肝细胞期摄取→p.255

十一、局灶性结节性增生（FNH）

【影像表现】

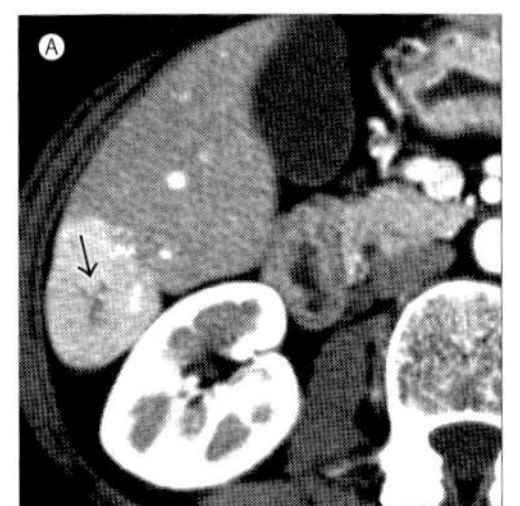
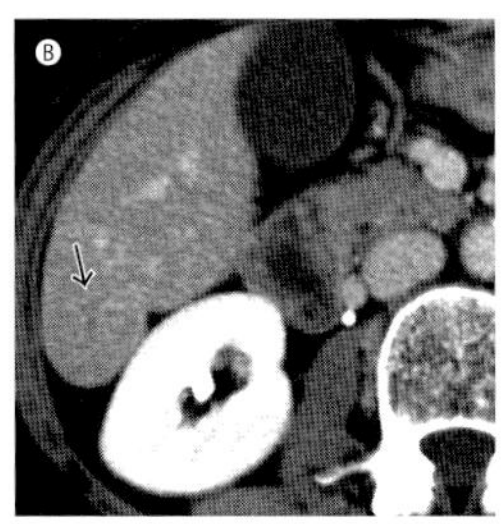

图 A：增强CT动脉期，B：平衡期（40余岁，女性）

动脉期肝右叶明显强化的分叶状结节，中心部分可见星芒状强化不良区域和营养动脉（图A：→），星芒状结构呈渐进性强化，边界变得模糊（图B：→）。

局灶性结节性增生（focal nodular hyperplasia, FNH）常发生于相对年轻、无肝硬化的肝，病灶可见明确的分叶状外观，通常有中央瘢痕。除中央瘢痕外的其他部分可见均匀而明显的早期强化效果，CT平扫和MRI的密度及信号较均匀，肝细胞期可摄取EOB。病变中心瘢痕在T_2加权像为高信号，使用细胞外液对比剂可呈渐进性强化，使用Gd-EOB-DTPA增强MRI肝细胞期，可见比瘢痕范围更大的摄取减低区。营养动脉从中心瘢痕到结节边缘呈辐射状分布的血管结构是特征性表现。

【鉴别要点】

作为发生于年轻人、无肝硬化的肝富血供病变，与肝细胞腺瘤的鉴别成为问题。动脉早期明显强化和中心瘢痕、肝细胞期EOB摄取等倾向于FNH的影像表现。在动脉早期强化程度较弱的情况下，也有可能是β-连环蛋白活性型肝细胞腺瘤。如果病变内伴有脂质沉积和出血，则怀疑为肝细胞腺瘤，但也应该确认有无容易产生肝细胞腺瘤的疾病背景。

■参考征象

肝外突性病变→p.81/分叶状肿块→p.91/增强富血供结节→p.169/增强早期静脉回流→p.204/增强廓清现象（廓清）→p.218/EOB增强MRI肝细胞期高信号→p.252/EOB增强MRI肝细胞期摄取→p.256/EOB增强MRI肝细胞期环形强化→p.263

十二、FNH以外的增生性结节

【影像表现】

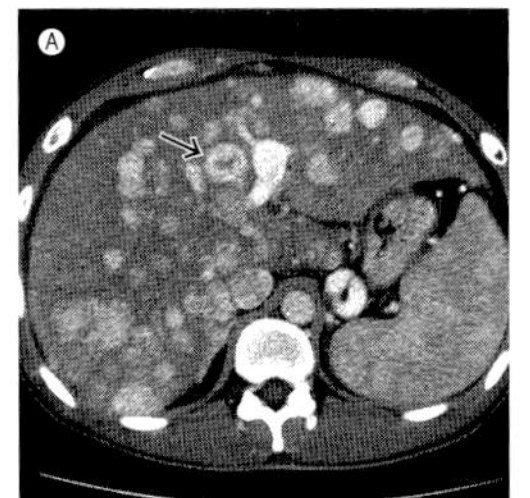
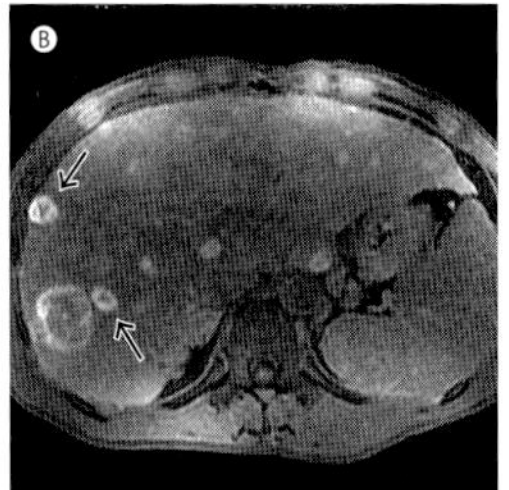

图 A：增强CT门静脉期；B：EOB增强MRI肝细胞期（30余岁，男性）

肝静脉闭塞引起布加综合征是众所周知的，肝硬化伴远肝性侧支循环开放。肝内多发富血供结节，显示出延迟性强化效果。在一部分的强化结节中，可以看到中心瘢痕样的星芒状强化不良区域（图A：→）。EOB增强MRI肝细胞期，在一部分结节中也可以看到明显强化和中心瘢痕的表现（B：→），但是非特异性的结节也很多，表现不一致。

先天性门静脉缺损、布加综合征和遗传性出血性毛细血管扩张症等血流动力学异常疾病，以及特发性门静脉高压症、酒精性肝病中发生的，具有动脉血优势、中心瘢痕增生结节病多被称为“FNH样病变”（FNH ～ FNH-like lesion）。但是，众所周知在门静脉异常和酒精性肝病中，也会有肝细胞腺瘤及肝细胞癌发生，因此需要注意。

【鉴别要点】

如果病变在肝细胞期显示FNH样中央瘢痕或EOB摄取，可考虑为良性增生性结节。但是为了从多发的良性结节中鉴别出肝细胞癌，则需要结合增强廓清现象、EOB摄取降低、弥散加权像高信号进行综合诊断。

■参考征象

增强富血供结节→p.170/EOB造增强MRI肝细胞期环形强化→p.264

十三、纤维板层型肝细胞癌

【影像表现】

增强CT动脉期肝右叶内可见边界清楚的分叶状富血供肿块，病灶中心呈星芒状的低密度区域（图A：→），平扫可见中央瘢痕部位有少许钙化（图B：→）。具有丰富的纤维化是该病的特征，不仅在中心具有大的瘢痕，在中心以外区域也可有纤维化灶，病变多为富血供肿块，约70%病例可见中央瘢痕，约50%病例有中心钙化。

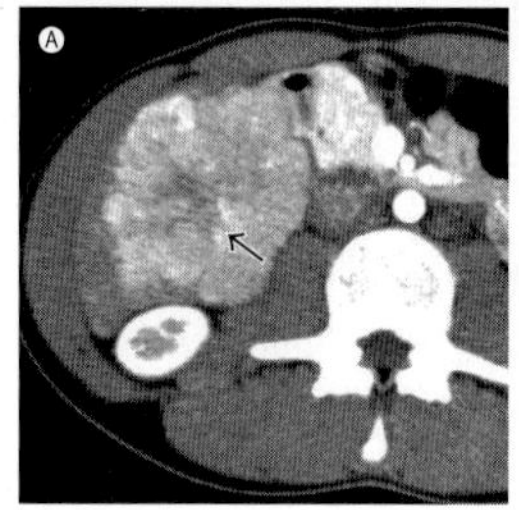

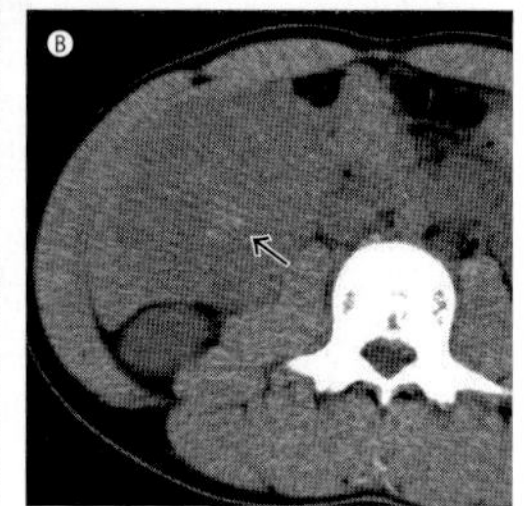

图　A：增强CT动脉期，B：平扫CT（10余岁，男孩）

（琦玉医科大学国际医学中心　佐野胜广医生提供，荒木　力.：腹部MRI第3版.メディカルㆍサイエンス：インターナショナル，2014：93，区3-33刊载）

【鉴别要点】

纤维板层型肝细胞癌的中央瘢痕部分有钙化，在T_2加权像中显示低信号，这是与FNH的鉴别点。另外，中央瘢痕以外的肿瘤部分比FNH更不均匀。尽管很少有关于纤维板层型肝细胞癌Gd-EOB-DTPA增强MRI表现的报道，但在肝细胞期缺乏EOB摄取，有可能成为与FNH的鉴别点。与经典肝细胞癌的鉴别在于它常发生于年轻的非肝硬化的肝，病灶有中央瘢痕。AFP常为正常值。在日本该病是非常罕见的，不到肝细胞癌的0.1%。

■参考文献

1）Ganeshan D，et al. Imaging features of fibrolamellar hepatocellular carcinoma. AJR Am J Roentgenol，2014，202：544-552.

■参考征象

含钙化肿块→p.107

十四、肝细胞腺瘤

【影像表现】

肝右叶内可见强化明显的肿块（图：▶）内有不规则的低密度区域，即使在平衡期也保持低密度状态。左肝静脉扩张是肝内门静脉短路的表现，肝内其他部位也有多发肿块。肝细胞腺瘤根据亚型的不同，影像表现也不同。由出血和坏死引起的内部低密度在任何亚型中都可能发生，FNH样的中心瘢痕是β-连环蛋白活性型肝细胞腺瘤的特征。炎症型的肝细胞腺瘤增强效果很强，但其他表现不典型。β-连环蛋白活性型肝细胞腺瘤更多见肝细胞期EOB的摄取，其他亚型常不摄取。特别是在HNF-1α失活型肝细胞腺瘤中，经常可见肿瘤内弥漫性脂质沉积。

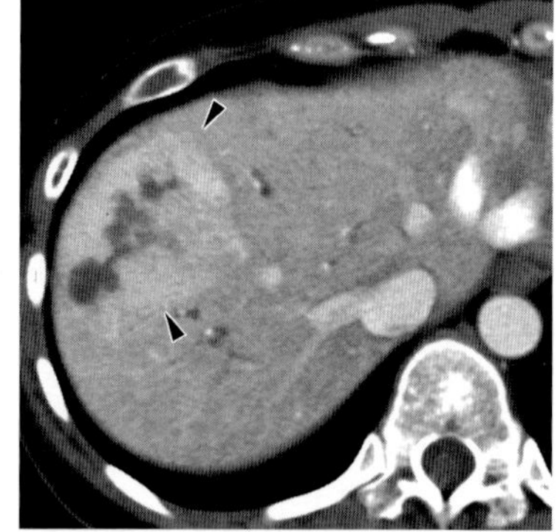

图　增强CT门静脉期（20余岁，女性）

【鉴别要点】

作为在年轻的非肝硬化肝中的富血供肿瘤，需要与FNH相鉴别。众所周知，容易产生肝细胞腺瘤背景的有口服避孕药、家族性青年糖尿病（MODY3）、糖原贮积病、门静脉血流异常等。肿瘤内脂质沉积，出血和EOB肝细胞期缺损等表现在FNH中是很少见的。β-catenin活性型肝细胞腺瘤与FNH类似，但早期增强效果FNH更明显。

■参考征象

含脂肪肿块→p.115/CT平扫高密度结节→p.139/增强富血供结节→p.171/MRI T_1加权像高信号结节→p.224/EOB增强MRI肝细胞期摄取→p.257/EOB增强MRI肝细胞期环形强化→p.265

第11章

肝表面外突病变

病灶部分或整体突出于肝包膜，考虑疾病的发生频度，肝癌的可能性较大。有文献报道，病灶突出肝表面在肝细胞癌的发生率可达10.4%，看到该征象必须想到是否存在肝癌破裂的可能性。另外，恶性肿瘤中的肝血管肉瘤，良性肿瘤和肿瘤样病变中的肝血管瘤、血管平滑肌脂肪瘤和局灶性结节性增生也可发生。

血管瘤有时可呈肝表面外突病变，这与肿瘤直径、年龄、类固醇激素治疗等一起成为血管瘤破裂的危险因素。

有些病理状态与向肝表面外突的肿瘤鉴别困难，包括肝副叶、异位肝、肝左叶舌状肥大等肝发育异常。这些发育异常合并存在，有可能被当成原发性或转移性肝肿瘤的外突病变。

肝假性脂肪瘤是游离的横结肠垂，严格来说是肝外病变，可以观察到从肝表面突出的含有脂肪和钙化的病灶。

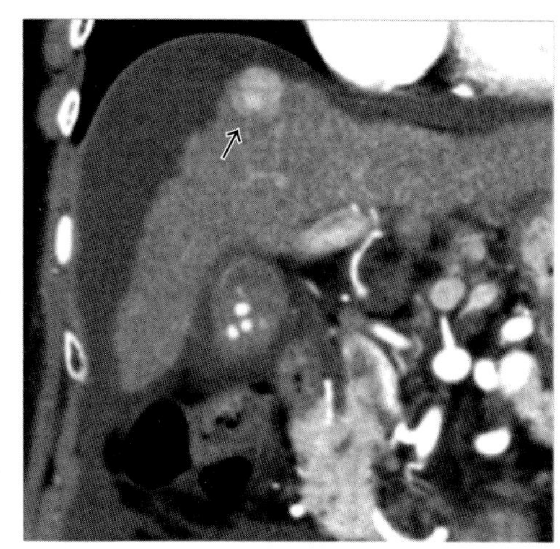

图 典型影像：经典的肝细胞癌增强CT动脉期

【技术讲座】

在影像诊断中，根据横断面图像判断突出方向，在很多病例是困难的，因此需要有效利用冠状面、矢状面等重建图像，仔细观察有无肿瘤破裂，这与预后情况直接相关。

【须知!】 异位肝（ectopic liver）

远离肝实质和肝包膜形成的肝组织团块，称为异位肝。报道最多的位于胆囊，后腹膜、左侧膈肌下、肺及食管等部位也均有报道。异位肝直径平均为15mm，无症状，通常是手术时偶然发现，目前认为仅靠影像无法诊断。另外，在异位肝细胞癌中很少有伴正常肝实质的例子，因此被认为是与异位肝不同的疾病。

■参考文献

1）中島 敏郎，ほか．原発性肝癌の病理形態学的研究 肝細胞癌の肝外発育について．久留米医学会雑誌，1984，47：794-807.

2）Aiura K，et al. Spontaneous rupture of liver hemangioma：Risk factors for rupture. J Hepatobiliary Pancreat Sci，1996，3：308-312.

【鉴别诊断!】

◎经典肝细胞癌，脂质沉积的肝细胞癌（→p.79）

○肝海绵状血管瘤（→p.80）

△非典型肝血管瘤（硬化、变性）（→p.80）

○局灶性结节性增生（FNH）（→p.81）

△肝血管平滑肌脂肪瘤（→p81）

△血管肉瘤（→p.82）

○肝假脂肪瘤（→p.82）

○副叶（里德尔叶横膈上叶）（→p.83）

○肝左叶舌状肥大（→p.83）

○异位肝

【征象缩略图】

经典肝细胞癌

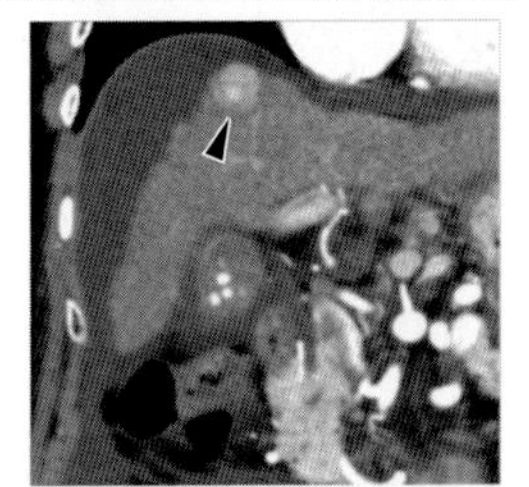

增强CT动脉期冠状位影像

60余岁，女性【解说→p.79】

脂质沉积的肝细胞癌

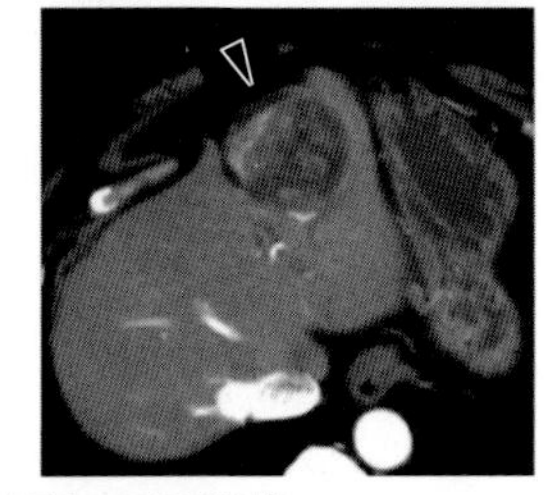

增强CT早期像

70余岁，男性【解说→p.79】

肝海绵状血管瘤

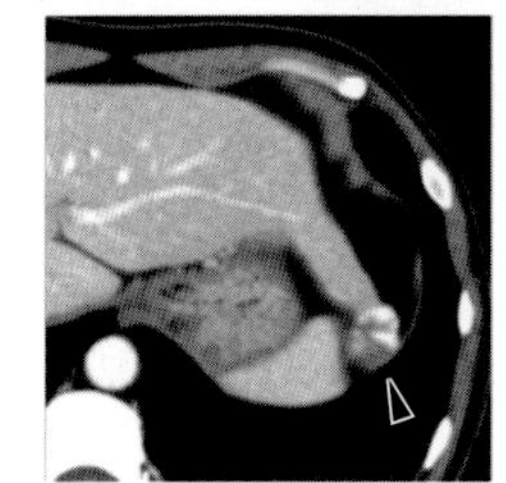

增强CT门静脉期

50余岁，男性【解说→p.80】

肝硬化性血管瘤

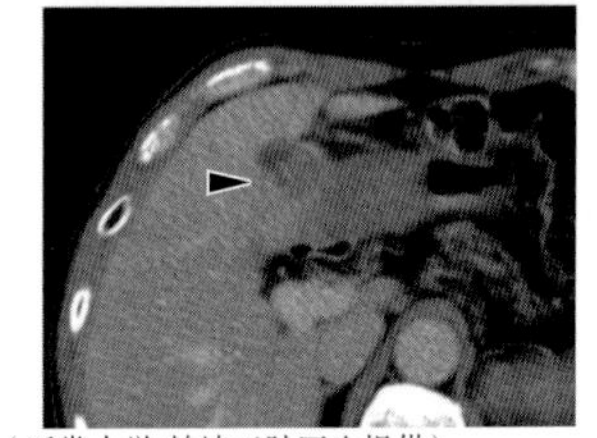

（近畿大学 鹤崎正胜医生提供）

增强CT平衡期

60余岁，男性【解说→p.80】

肝局灶性结节性增生（FNH）

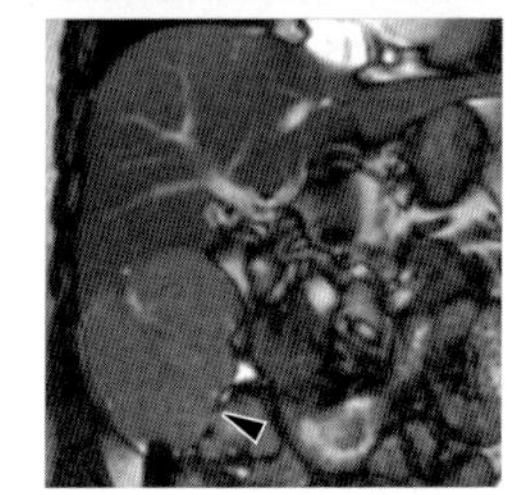

MRI SSFP序列冠状位像

40余岁，女性【解说→p.81】

肝血管平滑肌脂肪瘤

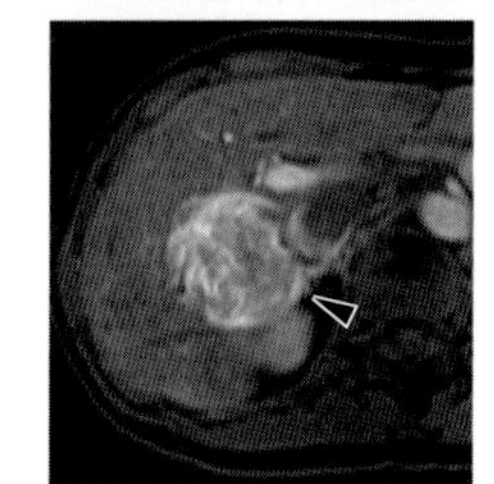

动态增强MR动脉期

50余岁，女性【解说→p.81】

肝血管肉瘤

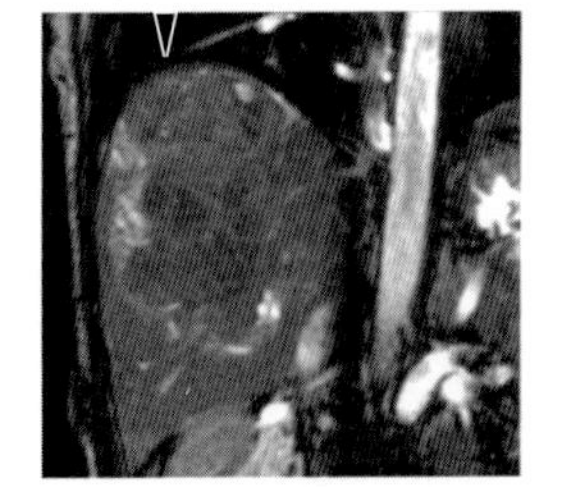

MRI SSFP序列冠状位像

50余岁，女性【解说→p.82】

肝假脂肪瘤

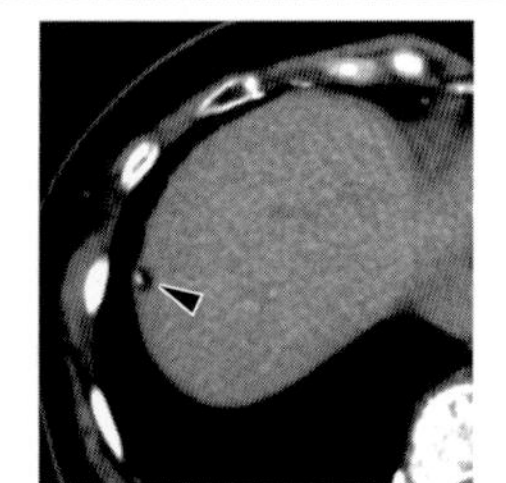

CT平扫

70余岁，女性【解说→p.82】

里德尔叶（Riedel叶）

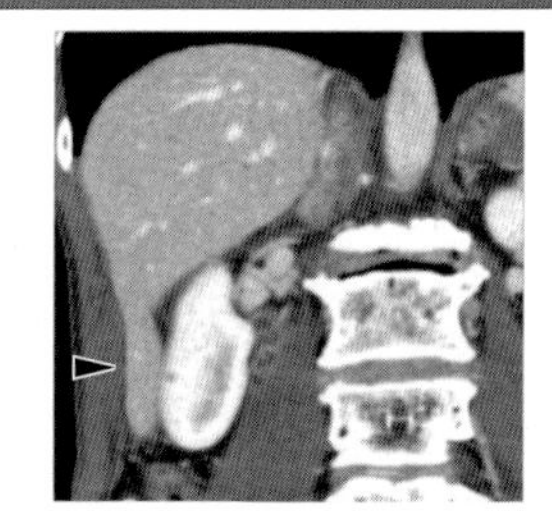

增强CT门静脉期冠状位像

60余岁，男性【解说→p.83】

肝左叶舌状肥大

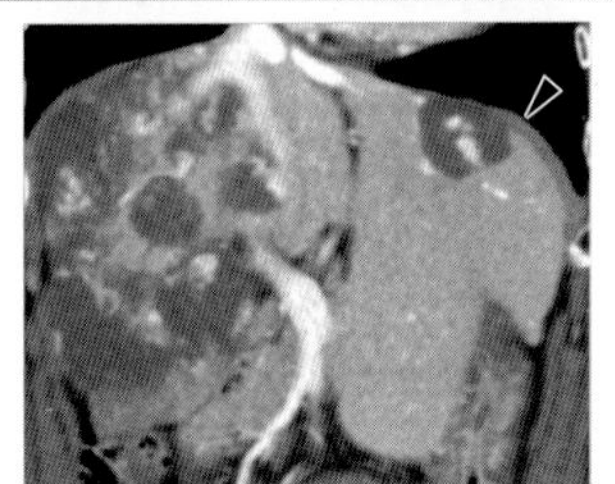

增强CT门静脉期冠状位像

60余岁，女性【解说→p.83】

表现为肝表面外突性病灶的疾病

一、经典肝细胞癌

【影像表现】

从肝S8段向肝外突出的肿块（图：▶）。肿块于动脉早期呈不均匀强化，可见包膜样结构，提示HCC。突出部分肝表面光整，影像上并没有破裂的证据，但伴随严重肝硬化和大量腹水（图：→），需要对CT平扫的腹水密度和和患者生命体征等进行确认。因为患者可能接受急诊介入治疗，有必要同时对肝外供血情况进行评估。

【鉴别要点】

本病例难以通过横断面图像显示肝外突出病灶，有必要运用冠状位、矢状位等重建图像。作者医院腹部动态增强CT追加了冠状位图像重建。

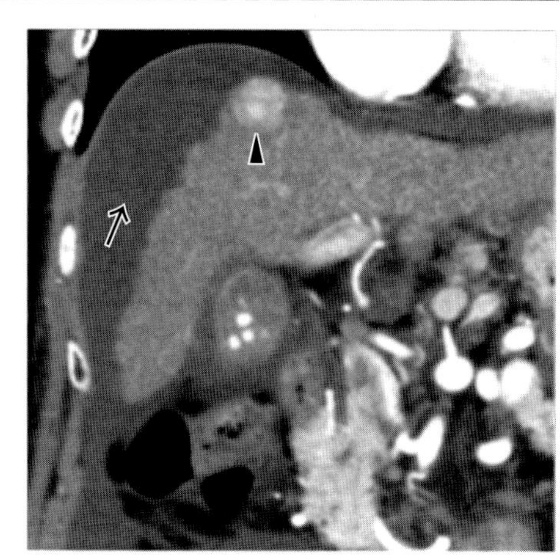

图　增强CT动脉期冠状位像（60余岁，女性）

■参考征象

多发（弥漫性）结节→p.31/肝内胆管扩张→p.42/中心低密度肿块（中央瘢痕）→p.74/分叶状肿块→p.90/含脂肿块→p.110/CT平扫高密度结节→p.136/增强富血供结节→p.162/增强环形强化→p.190/增强楔状早期染色→p.197/增强静脉早期回流→p.204/增强廓清现象→p.216/MRI T_1加权像高信号结节→p.222，223/MRI T_1加权像化学位移成像的信号变化→p.243/EOB造影MRI肝细胞期图像高信号→p.250/EOB造影MRI肝细胞期摄取→p.255

二、脂质沉积的肝细胞癌

【影像表现】

可见从肝左叶外侧段向肝外突出的肿块（图：▶）。肿块于动脉早期呈不均匀强化，可见包膜样结构（图：→），提示HCC。突出部表面光整，影像无明显破裂表现。切除组织后病理学诊断为低分化肝细胞癌。虽然有文献报道低分化肝细胞癌含脂肪概率较低，但在组织学上还是有相当一部分发生肿瘤伴脂肪化，影像上也经常可以观察到肿瘤中有一部分脂肪的情况。同样，需要注意防止乏血供的高分化肝细胞癌的误诊。

【鉴别要点】

与脱分化过程中的高分化肝细胞癌相鉴别，低分化肝细胞癌的恶性结节通常表现为早期不均匀强化，内部表现为不均匀的马赛克结构，增大速度比较快。与血管平滑肌脂肪瘤相鉴别，肝背景状态和粗大的引流静脉可作为参考。

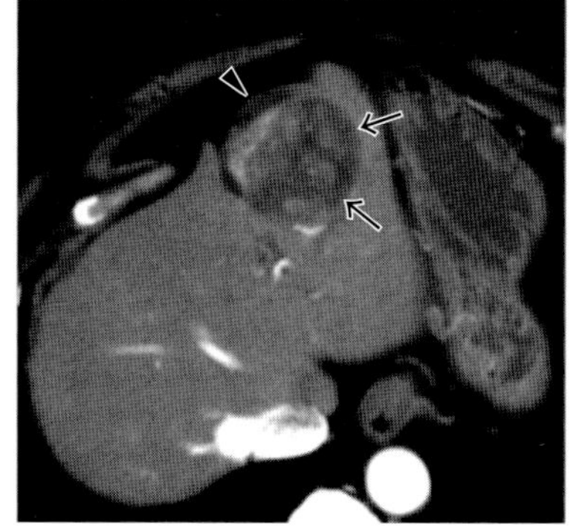

图　增强CT早期像（70余岁，男性）

■参考征象

多发（弥漫性）结节→p.31/肝内胆管扩张→p.42/中心低密度肿块（中央瘢痕）→p.74/分叶状肿块→p.90/含脂肿块→p.110/CT平扫高密度结节→p.136/增强富血供结节→p.162/增强环形强化→p.190/增强楔状早期染色→p.197/增强静脉早期回流→p.204/增强廓清现象→p.216/MRI T_1加权像高信号结节→p.222，223/MRI T_1加权像化学位移成像的信号变化→p.243/EOB造影MRI肝细胞期图像高信号→p.250/EOB造影MRI肝细胞期摄取→p.255

三、肝海绵状血管瘤

【影像表现】

可见突出于左叶外侧段的肿块，内部为点状的强化区域（图：→）。整体延迟增强，符合血管瘤影像表现，随访2年无变化。

肝血管瘤可表现为向肝表面突出的病变，该征象与肿瘤直径、年龄、类固醇治疗等并成为肿瘤破裂的风险因素。与不突出的肝血管瘤相比，要注意随访。

【鉴别要点】

肿瘤本身的表现与不突出的肝血管瘤相同，虽然典型影像诊断并不困难，但对外突性血管瘤的认识很重要。

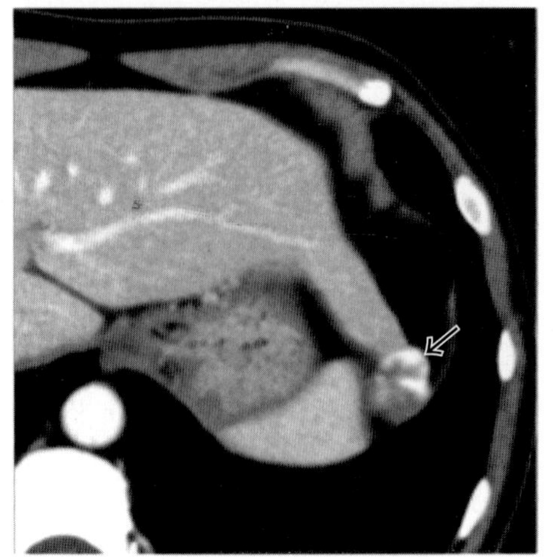

图　增强CT门静脉期（50余岁，男性）

■参考征象

多发（弥漫性）结节→p.32/中心低密度肿块（中央瘢痕）→p.73/分叶状肿块→p.92/钙化肿块→p.104/增强富血供结节→p.167/增强楔状早期强化→p.196/增强延迟强化（血池强化）→p.212/EOB增强MRI肝细胞期摄取→p.259

四、硬化性血管瘤

【影像表现】

硬化性血管瘤可见从肝S5段突出肝外的肿瘤。动脉期（未配图）肿瘤无强化，而平衡期（图：→）则肿块内部浅淡的不均匀强化，与典型的血管瘤增强表现不一致。术后诊断为硬化性血管瘤。

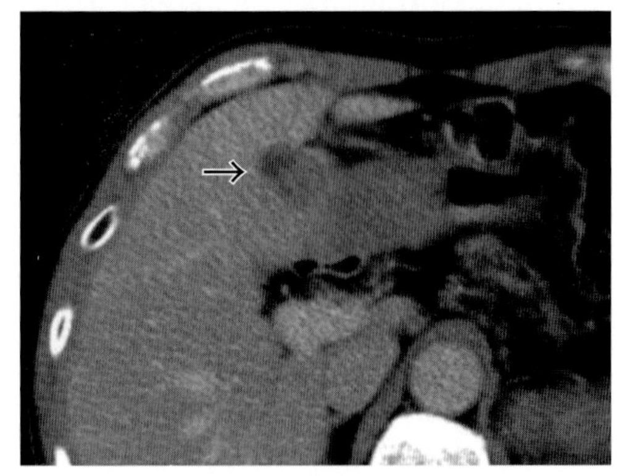

图　增强CT平衡期（60余岁，男性）
（近畿大学　鹤崎正胜医生提供）

■参考征象

肝表面凹陷变形→p.56/中心低密度肿块（中央瘢痕）→p.73/分叶状肿块→p.92/增强富血供结节→p.168/增强延迟强化（血池强化）→p.213

五、局灶性结节性增生（FNH）

【影像表现】

肝右叶与边缘相邻部位可见边界清晰的肿块，内部有粗大血管和明确的中央瘢痕样结构（图：▶）。磁共振Gd-EOB DTPA增强后呈高信号，血管造影显示轮轴样血管影，符合局灶性结节性增生表现。肿瘤向肝外突出，活体标本检查具有较高风险，患者本人意愿直接进行手术切除，术后确认为肝局灶性结节性增生。

【鉴别要点】

肝局灶性结节性增生好发于肝包膜下，偶可见肿块向肝外突出病例。不能因为肿块向肝外突出而否定该症，肿瘤本身的影像表现与不突出者类似。

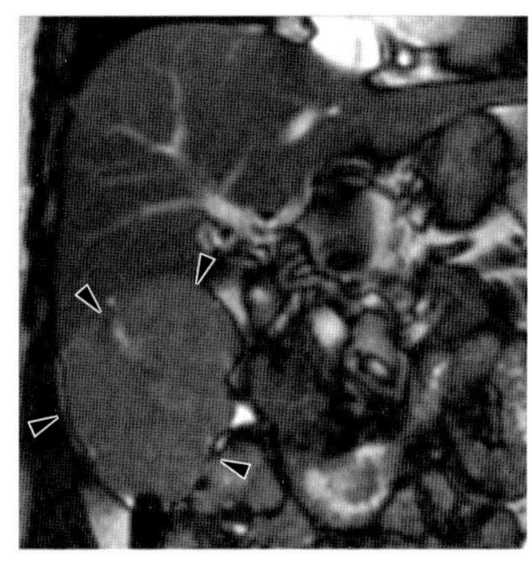

图　MRI SSFP序列冠状位像（40余岁，女性）

■参考征象

中心低密度肿块（中央瘢痕）→p.75/分叶状肿块→p.91/增强富血供结节→p.169/增强早期静脉回流→p.204/增强廓清现象→p.218/EOB增强MRI肝细胞期高信号→p.252/EOB增强MRI肝细胞期摄取→p.256/EOB增强MRI肝细胞期环形强化→p.263

六、肝血管平滑肌脂肪瘤

【影像表现】

肝右叶突出肝外的肿块（图：▶）。早期呈不均匀强化，边界清楚但未见包膜。增强早期下腔静脉显著强化（图：→），提示对比剂反流至肝静脉。化学位移成像没有检测出脂肪成分。在血管造影中，可见明显肿瘤染色和肝静脉、下腔静脉的早期引流。考虑肝局灶性结节性增生和血管平滑肌脂肪瘤等良性肿瘤，但无法排除肝细胞肝癌的可能，最终手术确诊为血管平滑肌脂肪瘤。

【鉴别要点】

肝血管平滑肌脂肪瘤是相对罕见的肝肿瘤，以前被认为是错构瘤，近年来发现该肿瘤具有肿瘤多分化机制的血管周围上皮样细胞（perivascular epithelioid cell, PEC），被更多地称为PEComa（血管周围细胞瘤）。与肾血管平滑肌脂肪瘤相比，含脂肪的发生率较低，需要与肝细胞癌及其他富血供肿瘤相鉴别。肿瘤含有扩张引流静脉，并与肝静脉连续的影像表现对鉴别非常重要。肿块膨胀性生长，一部分向肝外突出，而很多情况下肝细胞癌的膨胀性不如血管平滑肌脂肪瘤明显。

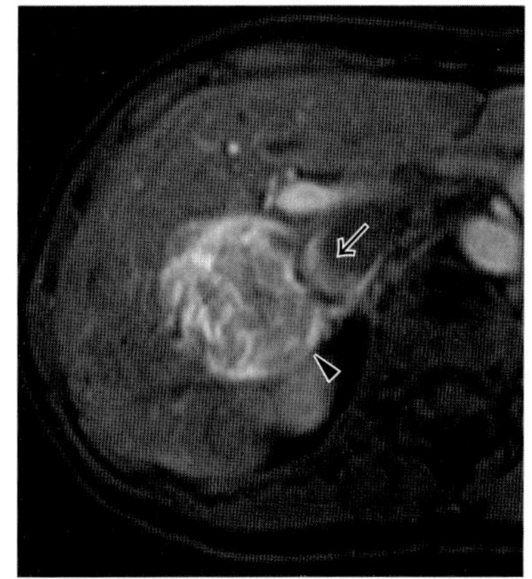

图　动态增强MRI动脉期（50余岁，女性）

■参考征象

含脂肿块→p.114/增强富血供结节→p.166/增强静脉早期回流→p.203/MRI T_1加权像高信号结节→p.224

七、血管肉瘤

【影像表现】

肝右叶内部巨大肿瘤（图：▶），信号不均匀，呈多结节融合型，边缘分叶状。膈肌下肝外突出，邻近处有少量腹水（图：→），边缘轻度强化。左右肝叶多发性病变且增大迅速，考虑血管肉瘤。因判断为不能切除，活体标本检查明确血管肉瘤。

【鉴别要点】

多发性、富血供性血管肉瘤需要与肝细胞癌和血管瘤相鉴别，而乏血供性血管肉瘤需要与上皮样血管内皮瘤相鉴别。迅速增大是该病最重要的影像特征，很容易引起肿瘤破裂和腹腔内出血，影响预后。根据肝外突出部分肝表面是否光整、肿瘤周边是否坏死等征象，可以帮助判断肿瘤是否破裂。

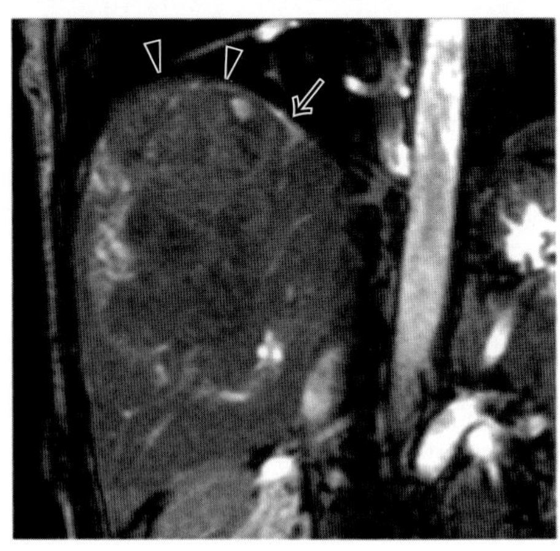

图 MRI SSFP序列冠状位像（50余岁，女性）

■参考征象

多发（弥漫性）结节→p.34/边界不清肿块→p.67/分叶状肿块→p.93/增强富血性结节→p.172

八、肝假脂肪瘤

【影像表现】

肝右叶内见脂肪密度伴部分钙化小结节（图：▶），边缘突出肝外。脂肪和钙化混合存在于肝表面，考虑为肝假脂肪瘤。无腹水、含脂肪结节，不考虑腹腔内肿瘤种植转移。

【鉴别要点】

肝假脂肪瘤是结肠和大网膜的肠脂垂游离，附着于肝表面，影像检查或解剖时偶然发现，也称为Glisson鞘假脂肪瘤。严格地说应当是肝外病变，可以观察到它从肝表面突出的表现。肝右叶周围，但是肝裸区不发生。肝假脂肪瘤与性别（男性多见）、肥胖及腹部既往手术史有关，与腹腔内游离体一样，是一个被纤维性包膜环绕的脂肪团块，随着病程的发展，会出现钙化。肝假脂肪瘤多为孤立性，与肿瘤腹腔内种植转移不同。

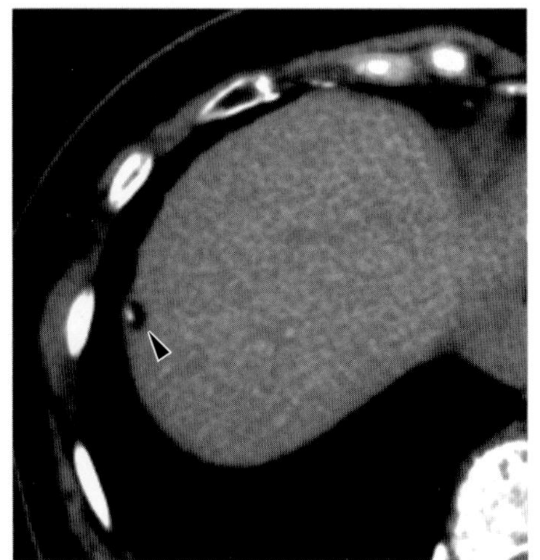

图 CT平扫（70余岁，女性）

■参考征象

钙化肿块→p.106/含脂肿块→p.115/CT平扫高密度结节→p.140/增强乏血供结节→p.184/MRI T_1加权像高信号结节→p.225

九、里德尔叶（Riedel叶）

【影像表现】

与肝边缘相连、性状和密度与肝实质相同的突出部分（图：▶），肝脏与突出部分的交界处呈凹陷状（图：→），依据上述可诊断为里德尔叶。里德尔叶是肝脏右叶的解剖学变异之一，右叶的一部分呈舌状向尾侧突出。形成的原因有先天性和后天性，后天性的原因有胆囊炎、阑尾炎、肾盂肾炎等炎症后粘连。各家报道定义不统一，发病率为1.34%～31%。

【鉴别要点】

由于突出部分显示与肝实质相似的性状和密度，所以里德尔叶本身很少被误认为是肿瘤，但超声检查存在视野不良的情况，有必要引起注意。如果合并肿瘤，则有可能被当作肝表面外突性的肿瘤。有报道提醒右肾和右肾上腺手术时，要注意避免损伤里德尔叶。

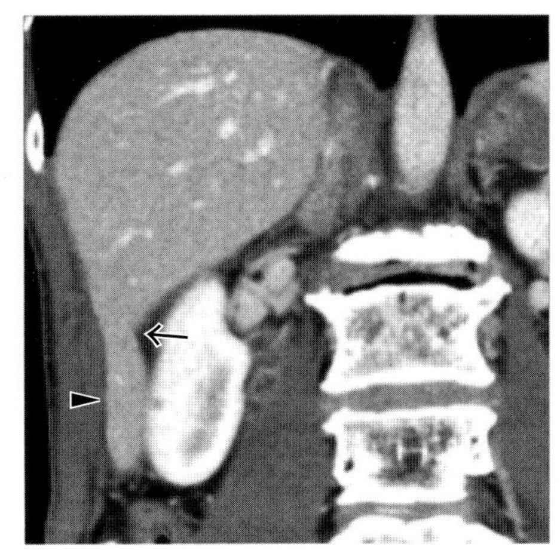

图　增强CT门静脉期冠状位像（60余岁，男性）

■参考征象

局部增生肿大→p.21

十、左叶舌状肿大

【影像表现】

多发性血管瘤病例。肝左叶肥大（图：▶），显示少见的残余肝裂（图：→）和边界清楚的舌状肿大。肿大部分与肝实质的性状和密度相同，诊断为左叶舌状肿大。

【鉴别要点】

肿大突出部分的性状和密度与肝实质同样，左叶舌状肿大一般不会被误诊为肿瘤，如果超声检查时视野不佳，需要加以注意。在超声领域经常报道肝副裂和重复肝裂的分类。如果合并肿瘤，则有可能被当作肝表面外突的肿瘤。

肝分叶异常是先天性的，通常只是部分肝异常，也有16分叶等的文献报道。右叶变异的发生率比左叶高，左叶舌状肿大和左叶外侧段肝副裂也可以是后天性原因引起。

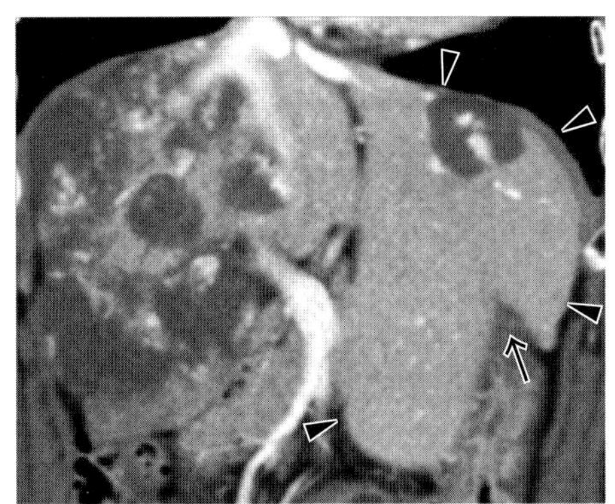

图　增强CT门静脉期冠状位像（60余岁，女性）

■参考征象

局部增生・肿大→p.20

第12章

分叶状肿块

所谓分叶状，是指境界清晰的局限性病灶的边缘形状，既不光滑也不呈锯齿状，而是类似植物叶子的边缘，形成凹凸相间的多个凸起。

形成分叶状的组织，对于实质性病灶可以是实性或坏死部分的局限性凸起，对于囊性病灶可以是多囊性病灶的各个囊性部分。

各种病变形成分叶状的病理学基础不同，原发性和转移性腺癌是由于纤维成分增生、瘢痕形成，牵拉肿瘤部分而形成；胆汁漏则表示胆汁在肝实质中实际累及的范围。分叶状肿块征象的代表性病变，恶性肿瘤有肝内胆管癌、转移性肝癌、混合型肝癌；良性病变有血管瘤胆汁漏、细菌性肝脓肿等。

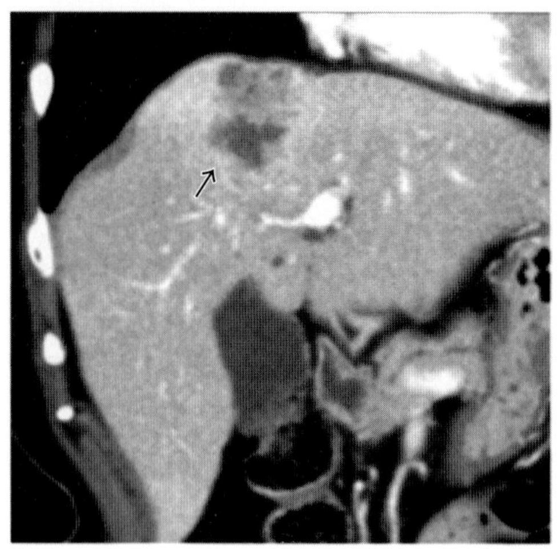

图 典型影像：胆管细胞癌（肝内胆管癌）（→）
增强CT门静脉期

在肝细胞癌中，这种分叶状的形式并不少见，根据《原发性肝癌处理规范》，应尽可能将肿瘤分为结节周围增生型、多结节融合型和浸润型。

病灶边缘部分呈分叶状表现，可见于包括单纯性肝囊肿在内的各种肿瘤及肿瘤样病变，鉴别价值较低。但单纯性肝囊肿和阿米巴性肝脓肿的分叶状表现较少见，可以作为鉴别参考征象。

与肝细胞癌预后直接相关的肝内转移和包膜外侵犯的评估，与治疗方案选择密切相关的细菌性肝脓肿、阿米巴性肝脓肿的鉴别诊断等，均应该有效利用冠状面、矢状面等断面影像，对病变的边缘进行全面观察是必要的。

【须知!】

硬化型肝细胞癌：罕见的肝细胞癌亚型，占手术切除病例0.4%，没有包膜，延迟强化，肝表面凹陷是特征性影像。类似中心瘢痕结构和分叶状结构是其病理特征。

低分化肉瘤：6～10岁好发，不伴随AFP的上升，是预后不良的肿瘤。肿瘤有较强的坏死倾向，常呈多房囊性表现。多囊肝、胆管周围囊肿、胆管性错构瘤等多个囊性病变融合及部分容积效应，也可使病灶呈分叶状。

参考文献

1）Qian LJ，et al. Spectrum of multilocular cystic hepatic lesions：CT and MR imaging findings with pathologic correlation. Radiographics，2013，33：1419-1433.

【鉴别诊断!】

◎转移性肝癌（常规型）（→p.87）
◎胆管细胞癌（肝内胆管癌）（→p.87）
△细胆管细胞癌（→p.88）
◎混合型肝癌（→p.88）
○肉瘤样变肝细胞癌（→p.89）
○硬化型肝细胞癌
▲弥漫性肝细胞癌（→p.89）
▲巨块型肝细胞癌（→p.90）
△经典肝细胞癌（→p.90）
△IPNB/MCN（→p.91）
◎局灶性结节性增生（FHN）（→p.91）
◎肝海绵状血管瘤（→p.92）
○硬化性血管瘤（→p.92）
○血管肉瘤（→p.93）
○婴儿血管瘤·血管内皮细胞瘤（→p.93）
○肝母细胞瘤（→p.94）
▲低分化肉瘤
▲间叶性错构瘤
○胆汁漏（→p.94）
○细菌性肝脓肿（→p.95）
△阿米巴性肝脓肿（→p.95）
△肝棘球蚴病（肝棘球蚴）
△肝内门静脉-肝静脉分流（PV-shunt）（→p.96）
△肝内门静脉瘤（→p.96）

【征象缩略图】

转移性肝癌（大肠癌）

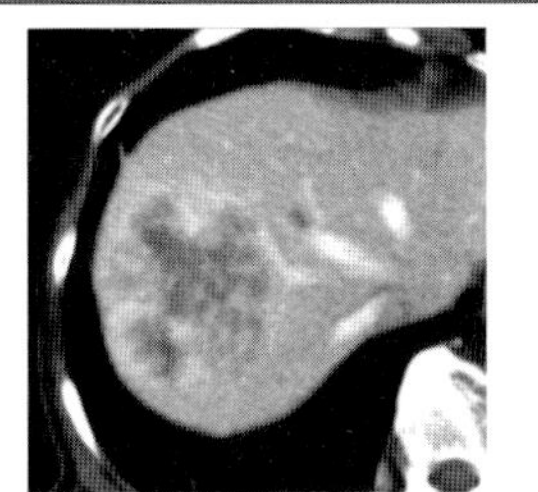

增强CT门静脉期
70余岁，女性【解说→p87】

胆管细胞癌（肝内胆管癌）

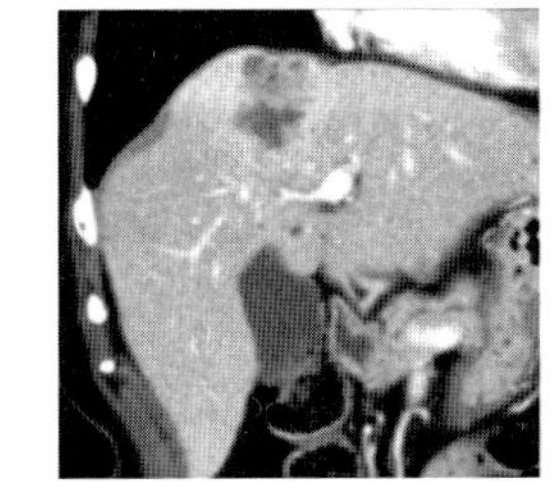

增强CT门静脉期
70余岁，男性【解说→p87】

细胆管细胞癌

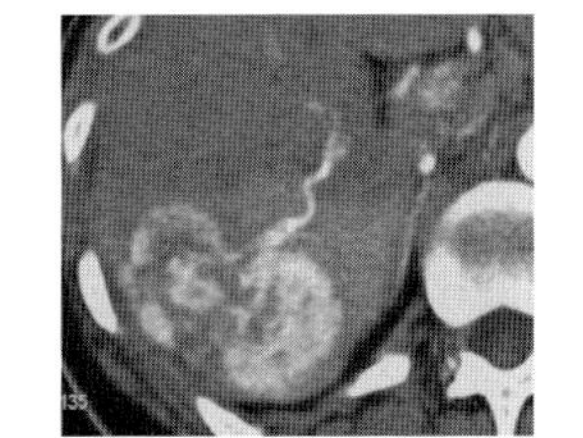

（近畿大学鹤崎正胜先生提供）

增强CT动脉期
40余岁，女性【解说→p88】

混合型肝癌

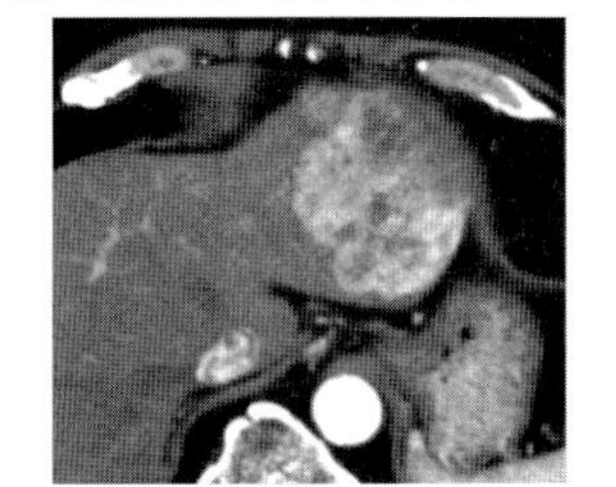

增强CT动脉期
70余岁，男性【解说→p88】

肉瘤样变肝细胞癌

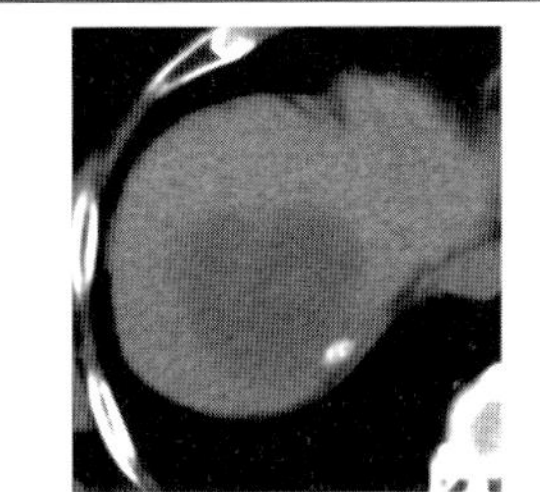

CT平扫
80余岁，男性【解说→p89】

弥漫性肝细胞癌

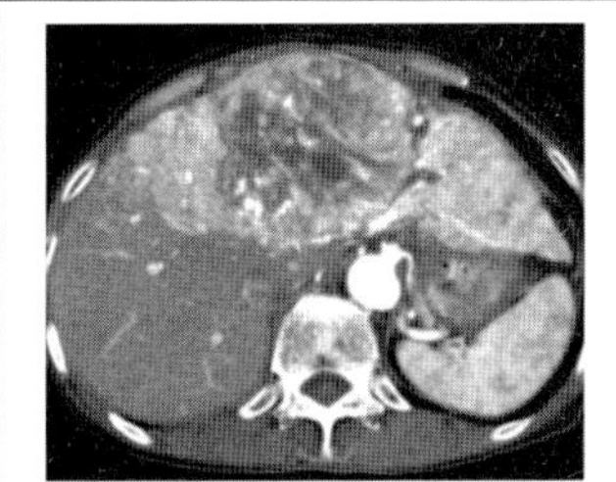

增强CT动脉期
70余岁，男性【解说→p89】

巨块型肝细胞癌

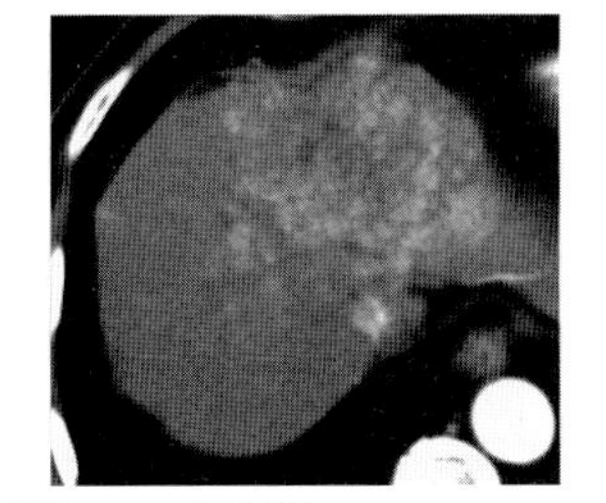

增强CT动脉期
60余岁，男性【解说→p90】

经典肝细胞癌

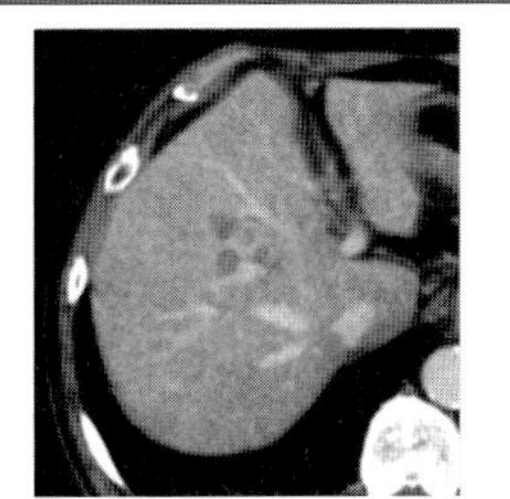

增强CT门静脉期
70余岁，男性【解说→p90】

胆管内乳头状瘤（IPNB）

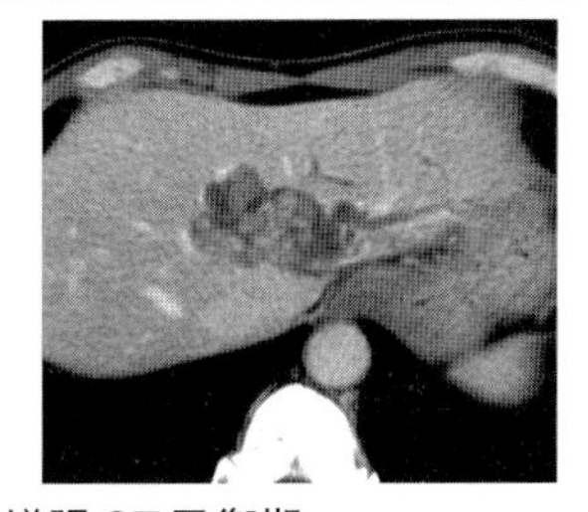

增强CT平衡期
50余岁，男性【解说→p91】

局灶性结节性增生（FHN）

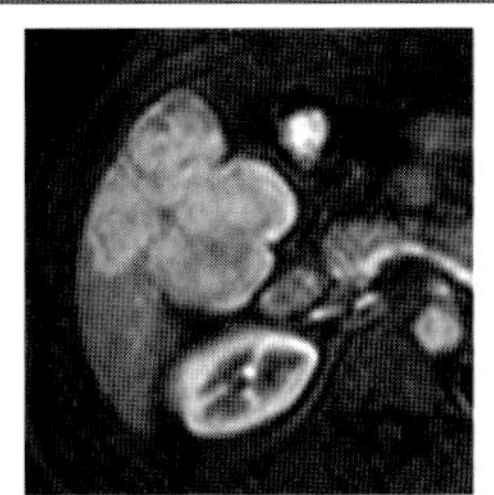

动态增强MR早期像
40余岁，女性【解说→p91】

肝海绵状血管瘤

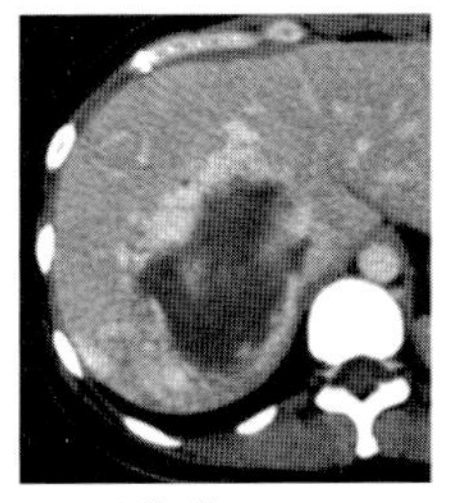

增强CT后期像
30余岁，女性【解说→p92】

硬化性血管瘤

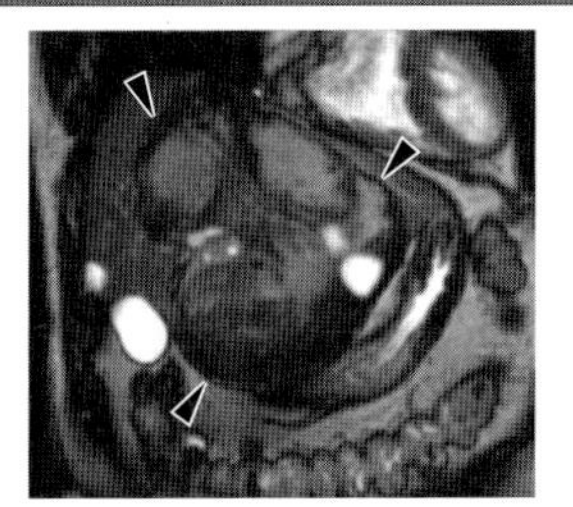

MRI SFP序列冠状位像
60余岁，男性【解说→p92】

血管肉瘤

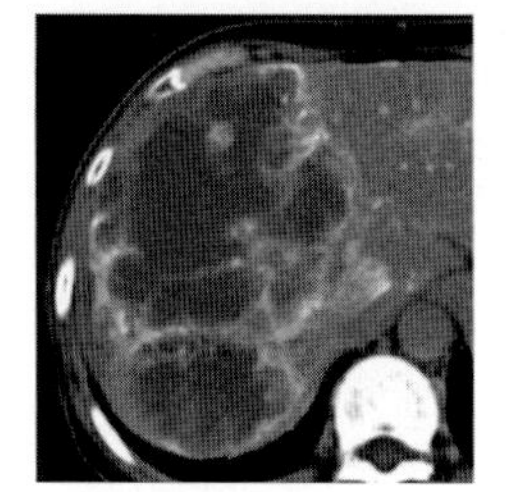

CT肝动脉造影早期相

50余岁，女性【解说→p93】

婴儿血管瘤

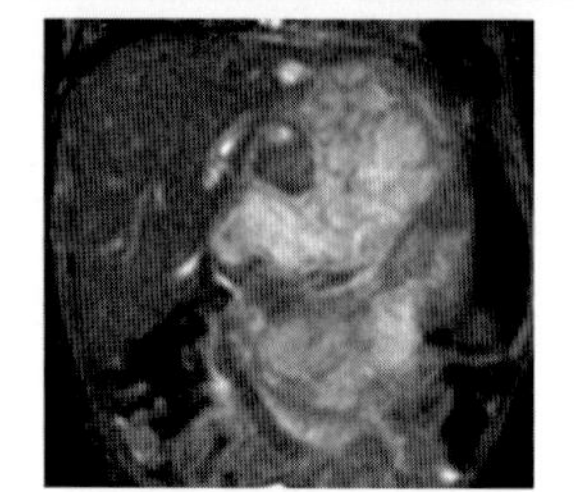

MRI T_2加权冠状位像

0岁，女婴【解说→p93】

肝母细胞瘤

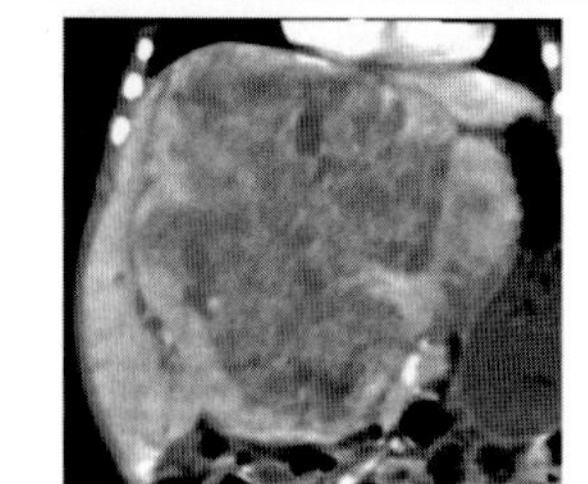

增强CT冠状位像

0岁，女婴【解说→p94】

胆汁漏

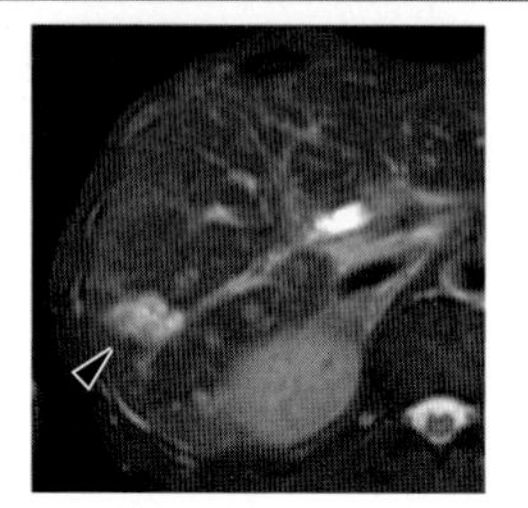

MRI T_2加权像

40余岁，男性【解说→p94】

细菌性肝脓肿

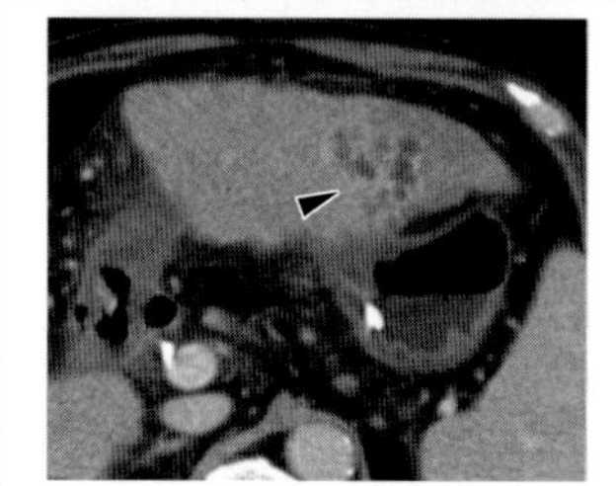

增强CT

70余岁，男性【解说→p95】

阿米巴性肝脓肿

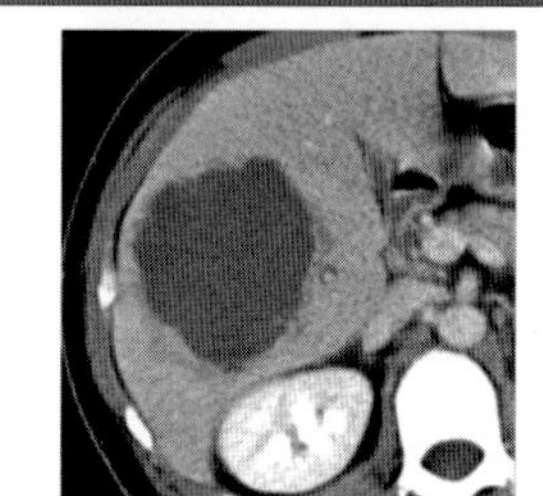

增强CT后期像

70余岁，男性【解说→p95】

肝内门静脉-肝静脉分流(PV-shunt)

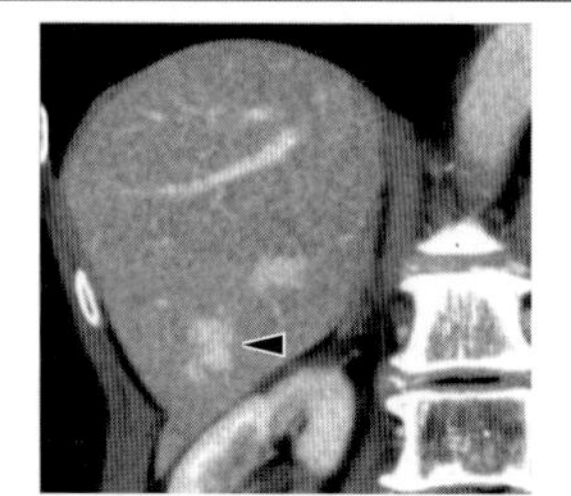

增强CT门静脉期

70余岁，女性【解说→p96】

肝内门静脉瘤

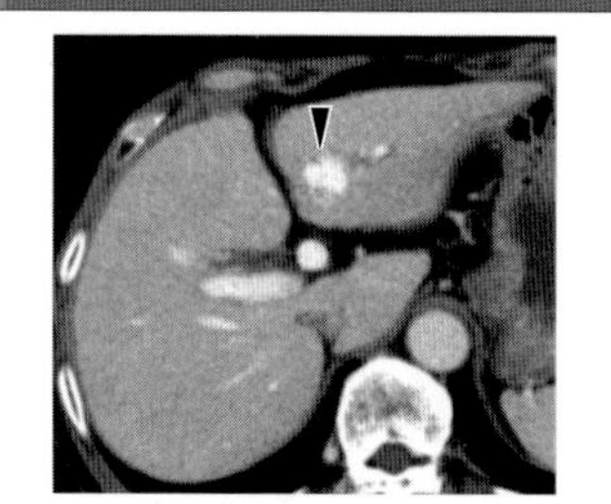

增强CT门静脉期

60余岁，男性【解说→p96】

表现为分叶状肿块的疾病

一、转移性肝癌（大肠癌）

【影像表现】

肝右叶巨大边缘分叶状肿瘤（图：▶）。内部密度不均匀，边缘延迟强化。既往有大肠癌手术史，首先考虑肝转移瘤。

【鉴别要点】

大肠癌肝转移和肝内胆管癌是边缘呈分叶状恶性肿瘤的代表。以乏血供、无包膜、延迟强化、癌脐等为特征，确认既往肿瘤病史和消化系统检查非常重要。文献报道称右叶居多。鉴别诊断：其他腺癌转移、胆管细胞癌、混合型肝癌、细胆管细胞癌及低分化肝细胞癌等。转移性肝癌很难与胆管细胞癌鉴别，多发病变、肿块伴有钙化等情况下，首先考虑大肠癌转移。

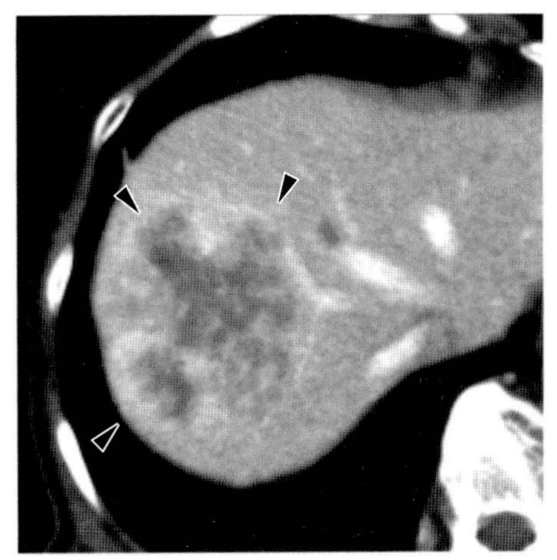

图 增强CT门静脉期（70余岁，女性）

■参考征象

多发结节（弥漫性）→p.35/表面的变形或凹陷→p.52/中心低密度肿块（中央瘢痕）→p.70/含钙化的肿块→p.103/CT平扫高密度结节→p.137/增强乏血供性结节→p.178/增强环形强化→p.189/增强楔状早期染色→p.195/增强延迟强化（血池强化）→p.209/EOB增强MRI肝细胞期摄取→p.258/EOB增强MRI肝细胞期环形强化→p.266

二、胆管细胞癌（肝内胆管癌）

【影像表现】

肝S4～S8边缘分叶状肿块，内部密度不均匀，边缘为主延迟、明显强化（图：▶）。与肿瘤接触的肝表面凹陷（图：→）。既往无恶性肿瘤病史，病灶单发，首先考虑肝内胆管癌。

肝内胆管癌是边缘呈分叶状的恶性肿瘤代表。肿瘤有多数乏血供，有无包膜、延迟强化、瘤内有血管穿行等特征。肿瘤可产生黏液，在T_2加权像表现出显著的高信号，可以作为诊断参考。需要鉴别的疾病有以大肠癌为主的腺癌转移、混合型肝癌、细胆管细胞癌、低分化肝细胞癌等，如肿瘤多发，则很难与大肠癌肝转移进行鉴别。肝内胆管癌淋巴转移的概率高于肝细胞癌，读片时要注意肝门部和邻近大动脉区域的淋巴结。

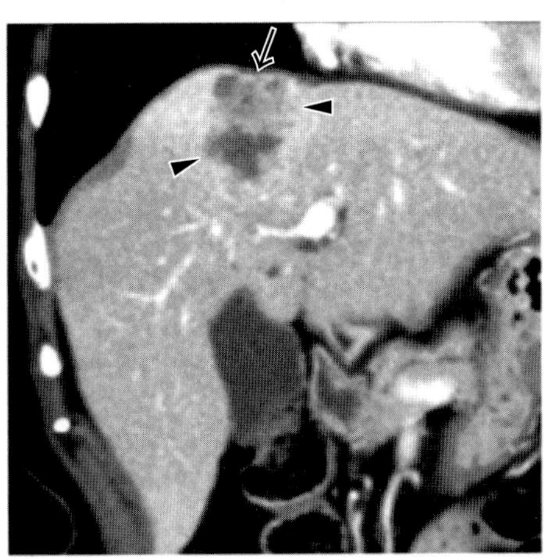

图 增强CT门静脉期（70余岁，男性）

■参考征象

部分萎缩→p.24/肝内胆管扩张→p.42/表面变形或凹陷→p.52/边界不清肿块→p.61/中心低密度肿块（中央瘢痕）→p.71/增强乏血供性结节→p.178/增强环形强化→p.189/增强延迟染色（血池强化）→p.208/EOB增强MRI肝细胞期摄取→p.258

三、细胆管细胞癌

【影像表现】

CT动脉期肝右叶不均匀强化的分叶状肿块（图A：→）。使用MRI SIPO后T_2加权像显示肿块内未吸收SIPO。分叶状肿块的轮廓清晰。

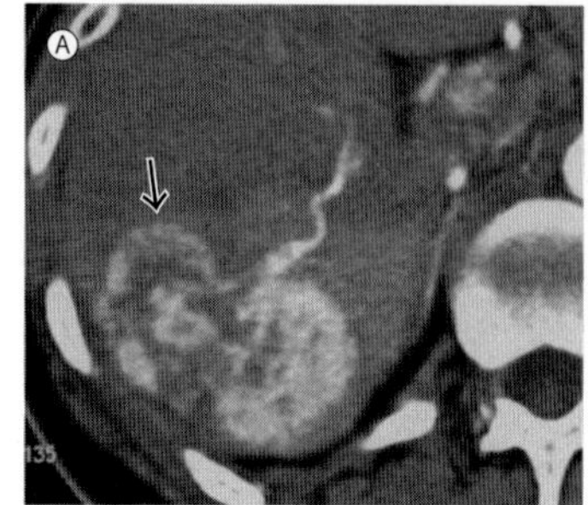
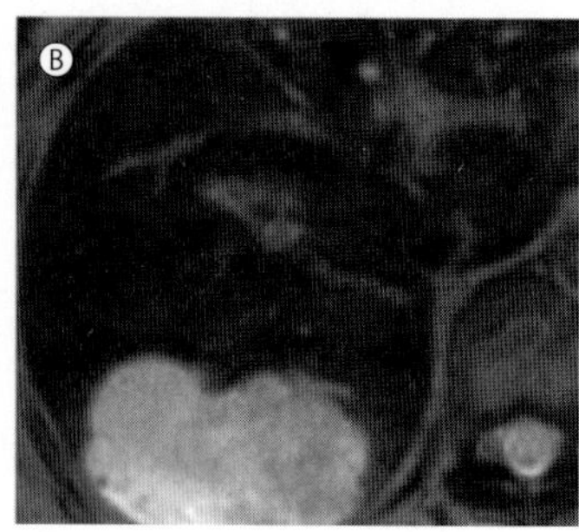

图 A：增强CT动脉期；B：MRI（SIPO）注射后T_2加权像（40余岁，女性）
（近畿大学 鹤崎正胜医生提供）

【鉴别要点】

细胆管细胞癌是一种来源于Hering管或细胆管的罕见肿瘤，虽然疾病的概念正逐步确立，但没有任何病理学上的诊断标准。2010年WHO分类中有一些肝细胞癌含有中间形态肿瘤成分，将其划为伴有肝干细胞的混合型肝癌亚型，其中的细胆管型相当于《原发性肝癌处理规范》中的细胆管细胞癌。该肿瘤呈分叶状，需要与肝内胆管癌、肝细胞癌及富血供肝转移相鉴别，但术前诊断常很困难。

■参考征象

增强富血供性结节→p.164/增强环形强化→p.190/增强延迟染色（血池强化）→p.209

四、混合型肝癌

【影像表现】

肝左外叶边缘分叶状、不均匀轻度早期强化的肿瘤（图：►）。包膜不清楚，边缘似是多个结节融合形成，考虑肝细胞癌、肝内胆管癌、混合型肝癌及富血供性肝转移等肿瘤。手术切除证实为混合型肝癌。

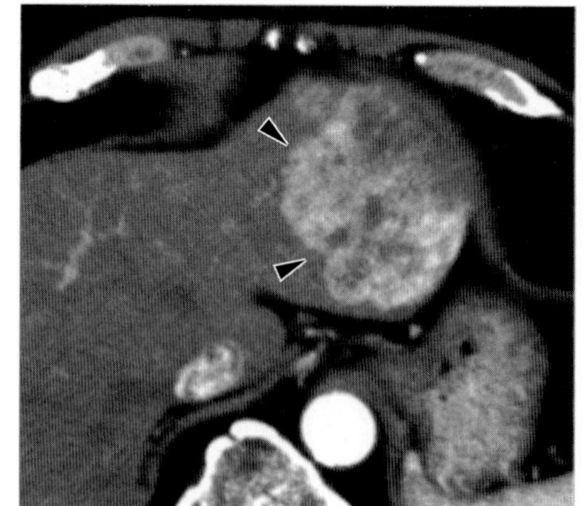

图 增强CT动脉期（70余岁，男性）
（近畿大学 鹤崎正胜医生提供）

【鉴别要点】

混合型肝癌是指在单个肿瘤内混有肝细胞癌成分和肝内胆管癌成分，可呈现出相应肿瘤成分的影像特点。2010年WHO分类中有一些肝细胞癌含有中间形态肿瘤成分，将其划为伴有肝干细胞的混合型肝癌亚型，共有3个亚型。其中细胆管型与《原发性肝癌处理规范》中的细胆管细胞癌相当。从图像上看，需要与肝细胞癌、肝内胆管癌及富血供性肝转移等进行鉴别。虽然部分肿块出现肝癌或肝内胆管癌的典型表现可以提供鉴别诊断信息，但术前诊断通常非常困难。肝内胆管癌部分容易引起淋巴转移，要予以注意。

■参考征象

表面变形或凹陷→p.53/增强富血供结节→p.164/增强延迟强化（血池强化）→p.209

五、肉瘤样变肝细胞癌

【影像表现】

肝右叶边缘分叶状巨大肿块（图：▶）。边缘为主轻度不均匀强化，MRI弥散加权像显示明显高信号。根据肿瘤本身的影像表现考虑肝内胆管癌、混合型肝癌等。之前肿瘤边缘注射的碘油仍然可见，根据既往TACE病史、前片影像表现为典型肝细胞癌，综合考虑为肉瘤样变肝细胞癌。

【鉴别要点】

该肿瘤多呈乏血供，需要与低分化型肝细胞癌、肝内胆管癌、混合型肝癌等相鉴别。既往史和过去的影像对诊断非常重要。可参考的影像表现是，肿瘤的一部分或多发病灶中的其他肿瘤表现出典型肝细胞癌的影像特点。

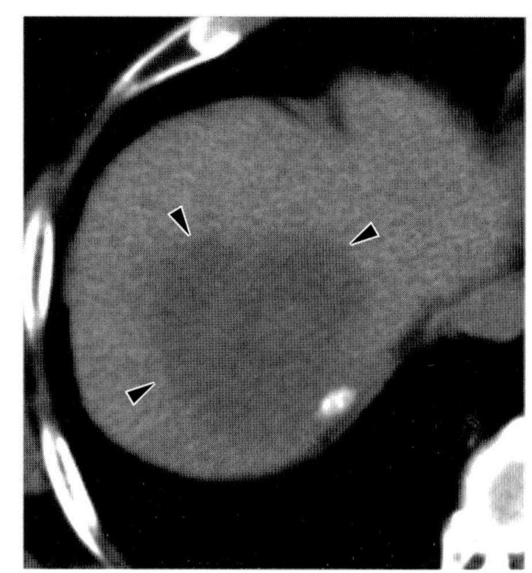

图　CT平扫（80余岁，男性）

■参考征象

增强乏血供结节→p.177

六、弥漫性肝细胞癌

【影像表现】

肝左内叶不均匀强化、内部坏死、边缘包膜样结构形成的肿瘤（图：▶）。整个肝左叶不均匀、早期强化，部分右叶受累及。形成肿块的部分是低分化型和伴肉瘤样变的肝细胞癌，周围部分考虑是被肝细胞癌弥漫性浸润的肝实质。

【鉴别要点】

弥漫性肝癌是全肝实质整体被无数的小结节所代替，肉眼无法区分肝硬化和肝细胞癌。本病不在《原发性肝癌处理规范》基本5种类型之中，是Eggel分类之一。近年来，随着健康体检系统的进步和普及，虽然本病比较罕见，从筛查发现的遗漏病例和高度恶性肿瘤中可以观察到。在影像诊断中，肝全体被肿瘤替换的例子是罕见的，多数病例有程度不等的非癌肝实质残存，边界或边缘可呈分叶状。当肿瘤体积较大或肿瘤高度侵犯脉管时，全肝的血流动力学发生变化，肝细胞癌的典型影像特征可能观察不到，此时可注意增强后期肿瘤廓清现象（washout）或部分肿瘤的肝细胞癌典型特征。

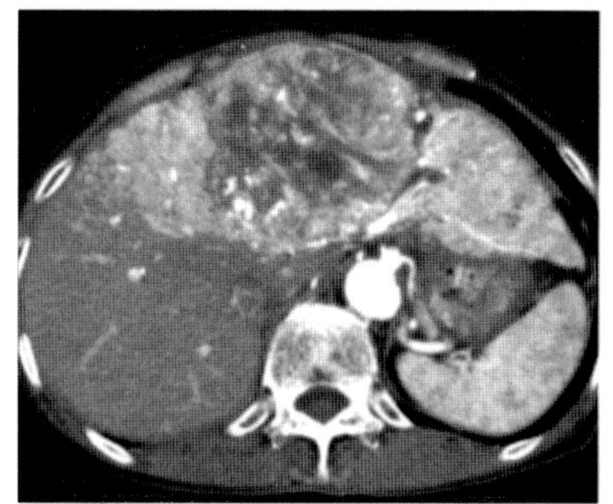

图　增强CT动脉期（70余岁，男性）

■参考征象

弥漫性增生→p.6/部分增生・肿大→p.20/多发（弥漫性）结节→p31/边界不清肿块→p.61/肝实质多发斑片状影（马赛克影）→p.131/CT平扫肝实质低密度→p.152/增强廓清现象→p.217/MRI T_1加权像肝实质低信号→p.238

七、巨块型肝细胞癌

【影像表现】

从肝左叶蔓延到右叶的巨大肿瘤（图：▶）。内部密度不均匀，边缘分叶状，边界不清，可见早期强化（图：→），首先考虑是肝细胞癌。

【鉴别要点】

巨块型肝细胞癌是指肿瘤部分和非肿瘤部分界线不清、形态不规则的大型结节性肝细胞癌。不属于《原发性肝癌处理规范》中基本的5种类型，是Eggel分类之一。和弥漫性一样，浸润边缘部分可呈分叶状。虽然要与胆管细胞癌、混合型肝癌、细胆管细胞癌等相鉴别，但随着肿瘤指标升高、包膜形成、门静脉癌栓等典型表现出现，肝细胞癌的诊断还是比较容易的。

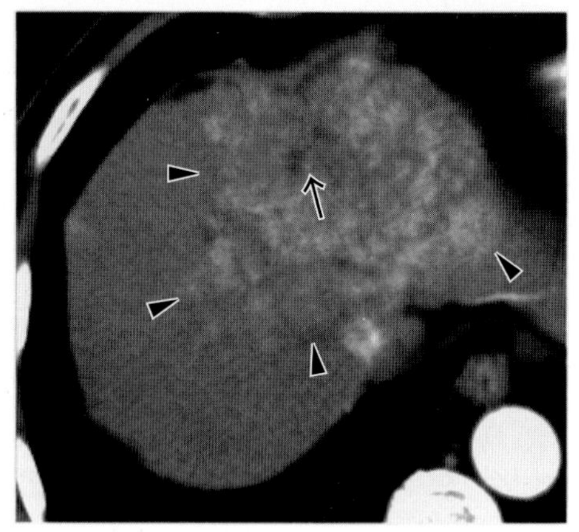

图　增强CT动脉期（60余岁，男性）

八、经典肝细胞癌

【影像表现】

表现为廓清现象的分叶状肿瘤（图：▶）。每个结节都符合经典肝细胞癌表现，首先考虑多结节融合型肝细胞癌。

【鉴别要点】

肝细胞癌边缘呈分叶状并不罕见，《原发性肝癌处理规范》按照中～低分化程度依次为结节型、结节周围增殖型、多结节融合型和浸润型。脉管侵袭、肝内转移的比例依次增加，但限于结节周围增殖型、多结节融合型或浸润型。

肝细胞癌预后直接相关的肝内转移和包膜外转移的判断，应有效利用冠状面、矢状面等断面影像，对病变的边缘进行全方位详细观察。

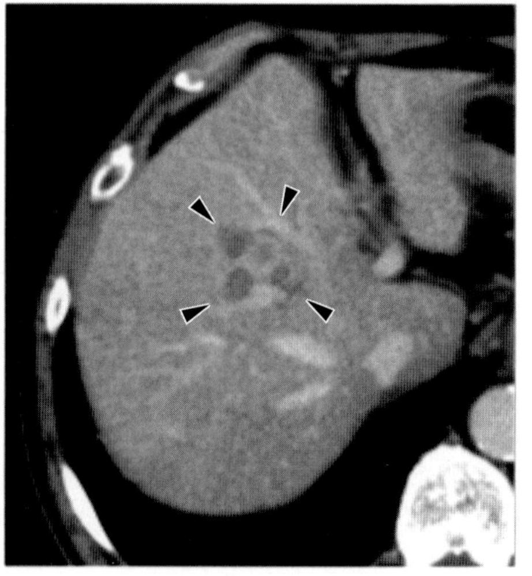

图　增强CT门静脉期（70余岁，男性）

■参考征象

多发（弥漫性）结节→p.31/肝内胆管扩张→p.42/中心低密度肿块（中央瘢痕）→p.74/肝外突出性病变→p.79/含脂肿块→p.110/CT平扫高密度结节→p.136/增强富血供结节→p.162/增强环形强化→p.190/增强楔状早期强化→p.197/增强早期静脉回流→p.204/增强廓清现象→p.216/MRI T_1加权像高信号结节→p.222，223/MRI T_1加权像不同化学位移成像的信号变化→p.243/EOB增强MRI肝细胞期高信号→p.250/EOB增强MRI肝细胞期摄取→p.255

九、胆管内乳头状瘤（IPNB）

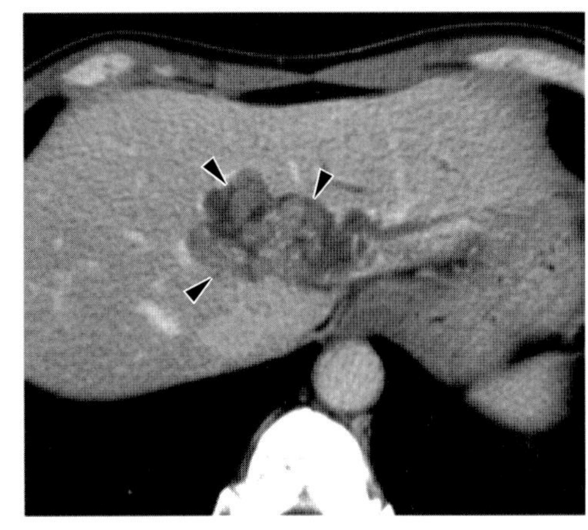

图　增强CT增强后期（50余岁，男性）

【影像表现】

左叶胆管扩张，内部为乳头状、分叶状轻度强化的肿块（图：▶），是胆管内乳头状瘤IPNB（intraductal papillary neoplasm of bile duct，IPNB）的典型影像表现。

【鉴别要点】

向胆管内腔乳头状生长的肿瘤呈分叶状，病变部位的胆管扩张呈囊肿状或分叶状。上皮的异形程度不一，浸润胆管壁或壁外即为浸润癌。与黏液性囊性肿瘤（mucinous cystic neoplasm，MCN）不同，胆管壁上没有卵巢样间质，可以看到囊肿与胆管交通。胆管扩张不明显的病例需要鉴别MCN等囊性肿瘤，胆管内的肿瘤不明显时需要鉴别肝内、肝外胆管癌。鉴别时需要运用冠状位图像、MRCP等，观察肿瘤和胆管的全貌。

■参考征象

多囊性肝棘球蚴病→p.98/增强乏血供结节→p.181

十、局灶性结节性增生（FHN）

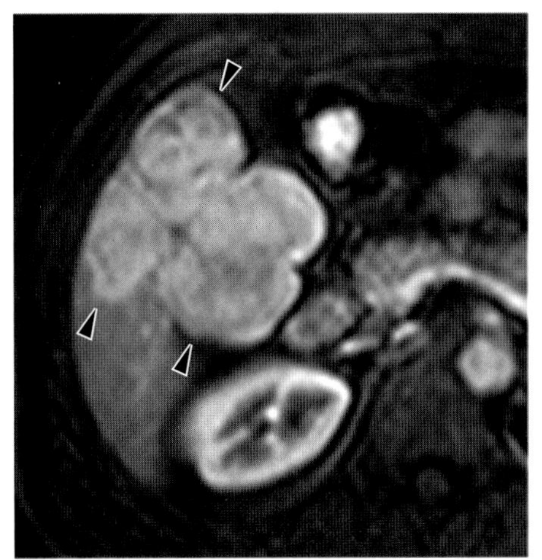

图　动态增强MR早期像（40余岁，女性）

【影像表现】

右叶肝缘部边缘分叶状肿块，内部可见中心瘢痕样结构，境界清晰（图：▶）。Gd-EOB-DTPA增强肝细胞期呈高信号，结合血管造影中车轴样血管表现，诊断为局灶性结节性增生。由于肝外突出型肿块活体标本检查风险高，患者本人希望直接进行手术切除，术后确诊局灶性结节性增生。

【鉴别要点】

局灶性结节性增生常表现为边缘分叶状、境界清晰的大肿块。一般认为不均匀的结节增生和中心瘢痕形成是肿瘤分叶的原因。在鉴别中，首先考虑正常肝发生的肝细胞腺瘤。文献报道Gd-EOB-DTPA增强MRI肝细胞期对鉴别有帮助。酒精性肝硬化病例可发生类似病变，称为类局灶性结节性增生（FNH样病变）。肿块多伴有包膜，与肝细胞癌鉴别有一定的困难。

■参考征象

中心低密度肿块（中央瘢痕）→p.75/肝表面外突病灶→p.81/增强富血供结节→p.169/增强早期静脉回流→p.204/增强廓清现象→p218/EOB增强MRI 肝细胞期高信号→p.252/EOB增强MRI肝细胞期摄取→p.256/EOB增强MRI肝细胞期环形强化→p.263

十一、肝海绵状血管瘤

【影像表现】

肝右叶巨大肿瘤，边缘为主明显强化，呈分叶状（图：▶）。结合MRI T_2加权像呈显著高信号，诊断为海绵状血管瘤。

【鉴别要点】

肝海绵状血管瘤也常表现为分叶状边缘的巨大肿块。如果观察到边缘点状强化和渐进性等典型影像，诊断容易。病灶巨大时，常可见增强延迟期病灶未被完全充填的现象。

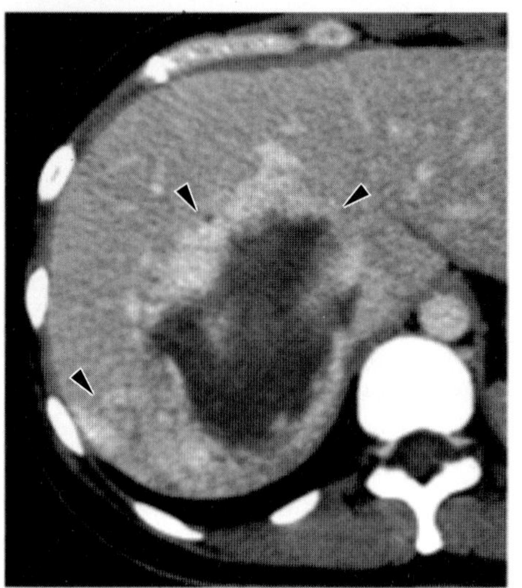

图　增强CT后期像（30余岁，女性）

■参考征象

多发（弥漫性）结节→p.32/中心部低密度肿块（中心瘢痕）→p.73/肝表面外突病灶→p.80/含钙化的肿块→p.104/增强富血供结节→p.167/增强楔状早期强化→p.196/增强延迟强化（含血池强化）→p.212/EOB增强MRI肝细胞期摄取→p.259

十二、硬化性血管瘤

【影像表现】

肝左叶分叶状巨大肿块，边缘呈分叶状（图：▶）。内部不均匀，部分区域呈显著高信号。增强CT显示病灶整体不均匀、轻度强化，随访过程中病灶内信号变化急速。虽考虑硬化性血管瘤，但恶性病变不能完全除外，根据患者本人意愿实施切除手术，术后诊断为硬化性血管瘤。

【鉴别要点】

硬化性血管瘤具有显著的玻璃样变性和纤维化，其增强方式和T_2加权像信号与典型的海绵状血管瘤不同。但相同的是边缘可呈分叶状。有学者认为海绵状血管瘤中退行性变性成分构成了硬化性血管瘤。如果观察到边缘为主的明显点状强化、渐进性强化等典型影像，诊断较容易。但如本病例，病变在随访过程中内部信号整体变化急速，有时与肝转移、胆管细胞癌、血管肉瘤等的鉴别困难。

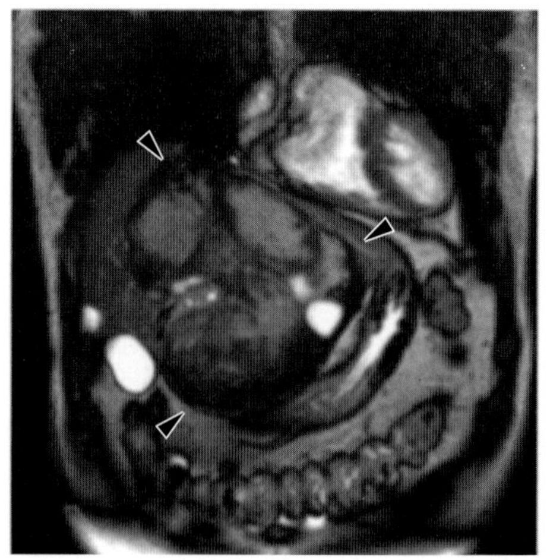

图　MRI SFP序列冠状位像（60余岁，男性）

■参考征象

表面变形或凹陷→p.56/中心低密度肿块（含中央瘢痕）→p.73/肝表面外突病灶→p.80/增强富血供结节→p.168/增强延迟强化（含血池强化）→p.213

十三、血管肉瘤

【影像表现】

肝右叶内不均匀密度巨大肿瘤（图：▶），向左叶进展（图：▶）。呈多结节融合型，边缘呈分叶状，边缘为主的不均匀强化，内部有坏死。周围有少量腹水。边缘为主轻度强化，两叶可见多发病变，并呈急速增长，首先考虑血管肉瘤。肿瘤评估不能手术切除，经活体标本检查确定血管肉瘤。

【鉴别要点】

显示边缘分叶状或多结节融合型的形态。需要鉴别的多发性富血供病变有肝细胞癌和血管瘤，乏血供病变有上皮样血管内皮瘤等。急速增大、恶化是最重要的影像表现。血管肉瘤容易引起肿瘤破裂和腹腔内出血，影响预后。需要结合肝表面不光整及其肿块内坏死的影像，慎重地判断是否有破裂。

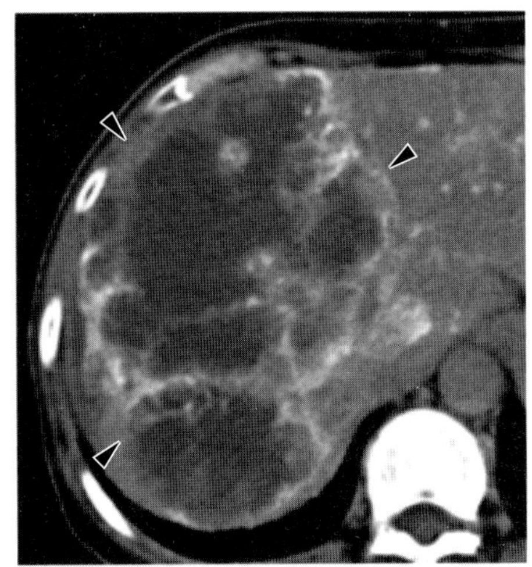

图　CT肝动脉造影早期像（50余岁，女性）

■参考征象

多发（弥漫性）结节→p.34/边界不清肿块→p.67/肝外突出性病变→p.82/增强富血供结节→p.172

十四、婴儿血管瘤

【影像表现】

肝左叶突出肝外的巨大肿瘤（图：▶）。整体呈不均匀高信号，首先考虑婴儿血管瘤，不过与肝母细胞瘤鉴别困难。通过活体标本检查明确诊断为婴儿血管瘤。确诊后，β-blocker治疗，肿瘤明显缩小。

【鉴别要点】

婴儿血管瘤在小儿良性肝肿瘤中发生率最高，出生后6个月以内发病的情况很多。与小儿肝肿瘤最多见的肝母细胞瘤鉴别很重要，婴儿血管瘤常为多发，AFP不升高。组织学上是毛细血管瘤，是可以自然痊愈的肿瘤。

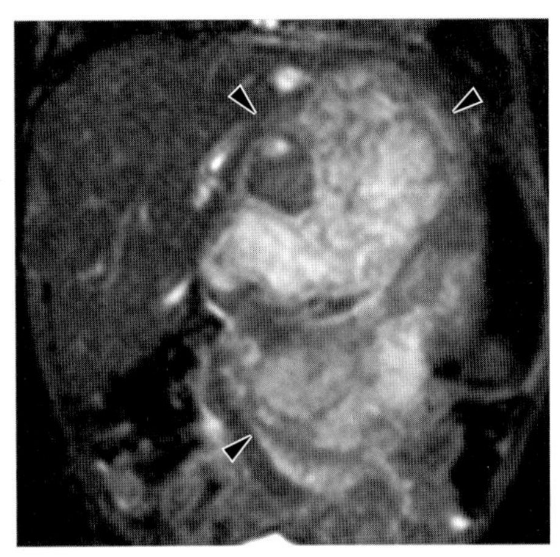

图　MRI T_2加权冠状位像（0岁，女婴）

■参考征象

多发（弥漫性）结节→p.32/含钙化的肿块→p.105/CT平扫高密度结节→p.138/增强富血供结节→p.168/MRI T_1加权像高信号结节→p.227

十五、肝母细胞瘤

【影像表现】

肝右叶巨大低密度肿块（图：▶），内部为可疑坏死的更低密度区域。考虑肝母细胞瘤，活体标本检查明确诊断为肝母细胞瘤。

【鉴别要点】

肝母细胞瘤多呈巨大肿瘤，影像诊断的价值主要是判断肿瘤起源的脏器和进展的范围。要与小儿良性肝肿瘤中频率最高的婴儿血管瘤进行鉴别。婴儿血管瘤常为多发，AFP不上升。

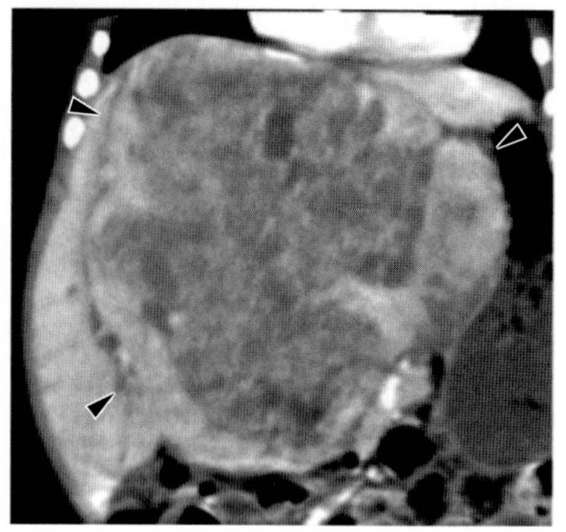

图　增强CT冠状位像（0岁，女婴）

■参考征象

中心部低密度肿块（中心瘢痕）→p.72/含钙化肿块→p.107/增强富血供结节→p.165

十六、胆汁漏

【影像表现】

肝右后叶边缘呈分叶状的高信号肿块（图：▶）。T_1加权图像、弥散加权图像显示高信号。这是肝细胞癌TACE术后产生的胆汁漏。

【鉴别要点】

胆管炎、肝切除、TACE、胆道系统手术等造成胆管损害，胆汁向肝实质漏出而形成。典型表现是因炎症反应形成假包膜，呈球形和椭圆形肿块，也可呈分叶状肿块。在既往史明确的情况下，诊断容易。因肿块内容液体蛋白浓度和黏稠度不同，弥散加权像可以表现为高信号。另外，需要注意T_1加权像的高信号可使强化不明确。有文献报道称胆道成像和Gd-EOB-DTPA增强MRI肝细胞期对确诊有一定价值。

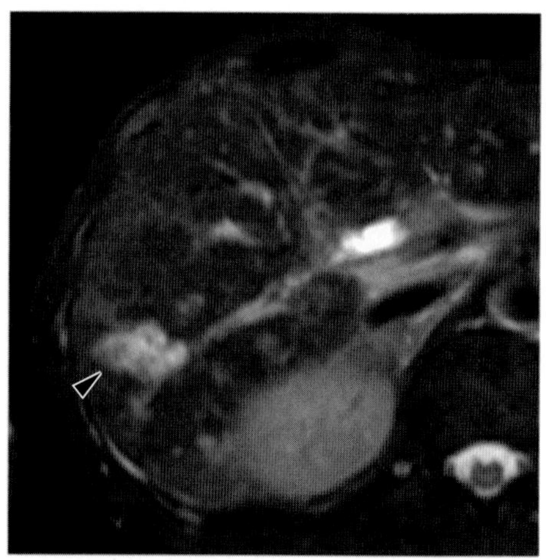

图　MRI T_2加权像（40余岁，男性）

■参考征象

部分萎缩→p.27/肝内胆管扩张→p.43/增强乏血供结节→p.189

十七、细菌性肝脓肿

【影像表现】

肝左叶外侧区多发囊状病变，边缘有强化（图：▶）。两叶有同样的病变，多发病灶且有融合倾向。结合发热、腹痛、炎症反应等临床症状，诊断为细菌性肝脓肿。

【鉴别要点】

细菌性肝脓肿分为单发性和多发性，边缘都可呈现分叶状，多发病灶融合也呈分叶状。与感染性肝囊肿和阿米巴性肝脓肿相鉴别，细菌性肝脓肿厚环形强化形成的双环结构、动脉期病灶周围楔状早期强化等特征，有助于诊断，当然临床资料很重要。

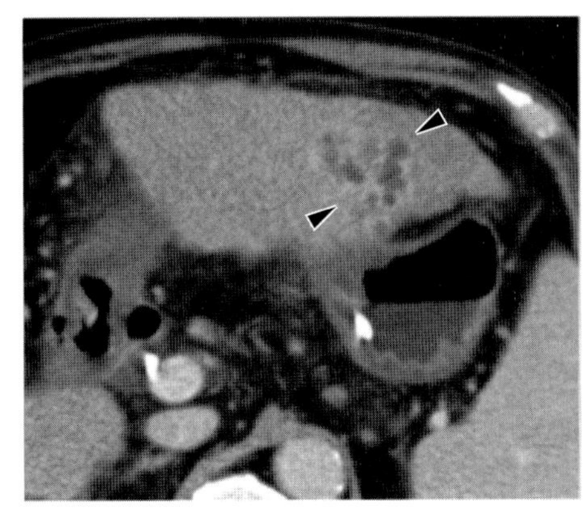

图 增强CT（70余岁，男性）

■参考征象

边界不清肿块→p.65/肝多房囊肿→p.99/肝内积气→p.128/增强乏血供结节→p.184/增强环状强化→p.191/增强楔状早期强化→p.196

十八、阿米巴性肝脓肿

【影像表现】

肝右叶边缘分叶状的巨大肿块（图：▶）。内部为单房、密度略高的液体，伴厚包膜状结构。结合患者HIV阳性、既往阿米巴性肠炎病史等，诊断为阿米巴性肝脓肿。阿米巴性肝脓肿的影像特征是单发性圆形或卵圆形病灶，也有多发性的，边缘的一部分可呈分叶状。

【鉴别要点】

要与感染性肝囊肿和细菌性肝脓肿相鉴别，临床资料很重要。在影像诊断中，要有效地利用冠状位、矢状位重建等对病变边缘进行详细的观察。

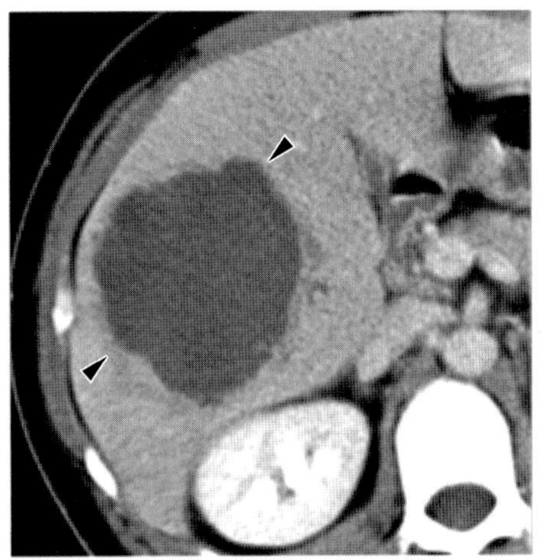

图 增强CT后期像（70余岁，男性）

■参考征象

多发（弥漫性）结节→p.37/边界不清肿块→p.65/增强乏血供结节→p.185/增强环形强化→p.192/增强楔状早期强化→p.196

十九、肝内门-肝静脉瘘（PV-shunt）

【影像表现】

肝右叶边缘分叶状、整体强化的肿块（图：▶）。诊断为肝门静脉与肝静脉直接相通的肝内门-肝静脉瘘（PV-shunt）。

【鉴别要点】

肝静脉囊状扩张并连续性显示不清、不伴发PV-shunt的肝内门静脉瘤的影像表现，与本病鉴别较为困难。在增强后各期相的图像中，有许多疾病的强化方式类似门静脉，动脉期明显强化需要与肝细胞癌等的富血供肿块相鉴别。本病的诊断需要利用各期相图像和冠状位重建像，通过门静脉与肝静脉的连续性确认。

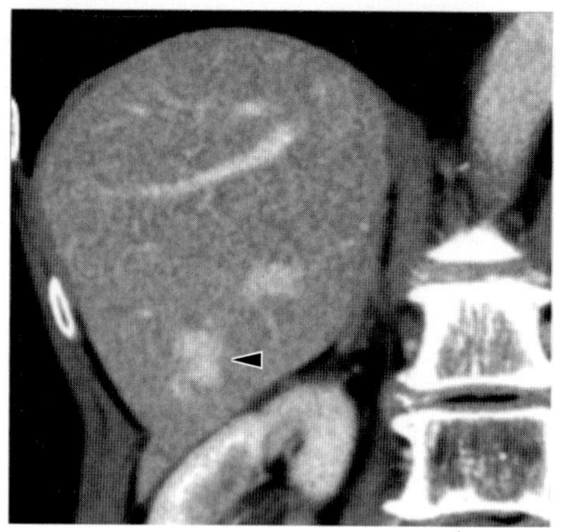

图　增强CT门静脉期（70余岁，女性）

■**参考征象**

增强早期静脉回流→p.205

二十、肝内门静脉瘤

【影像表现】

肝左叶外侧区边缘分叶状的门静脉期高度强化肿块（图：▶），与门静脉相连，诊断为肝内门静脉瘤。

【鉴别要点】

1979年Vine等报道左右门静脉一级分支发生近肝侧局限性扩张。定义并不明确，但肝内最大径超多9mm的门静脉瘤报道已经相当多了。超声检查诊断肝内门静脉瘤不到0.1%，超50%病例伴发PV-shunt。与肝外门静脉瘤不同，破裂极为罕见。动脉期高度强化需与肝细胞癌等富血供肿块相鉴别，根据病变在门静脉期强化最显著、与门静脉连续等特征可明确诊断。

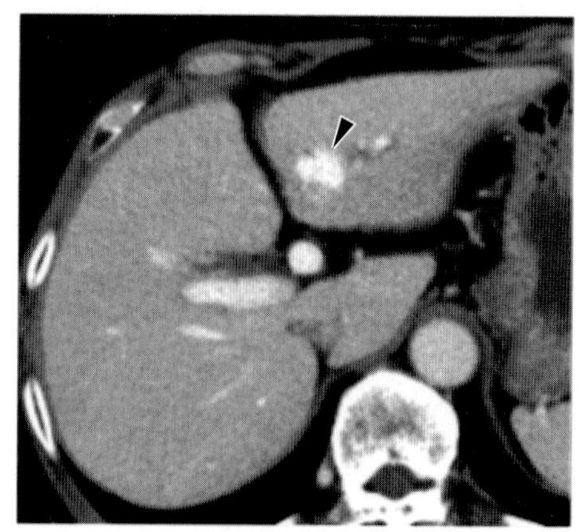

图　增强CT门静脉期（60余岁，男性）

第13章

肝多房囊肿

本征象分为：①肿瘤性真性囊肿；②非肿瘤性真性囊肿；③炎症性或非炎症性假性囊肿；④非囊肿但影像上呈现囊肿样表现的病变。

①肿瘤性真性囊肿：常见疾病包括间叶性错构瘤、胆管内乳头状肿瘤（IPNB）、黏液囊性瘤（MCN）、炎症性肌母细胞瘤（IMT）等。

②非肿瘤性真性囊肿：常见疾病包括多囊性胆管错构瘤（MCBH）、复杂（出血性）囊肿、单纯性囊肿集簇等。

③炎症性或非炎症性假性囊肿：常见疾病包括细菌性脓肿、棘球蚴病、外伤后的血肿、胆汁漏（biloma）等。

④非囊肿但影像上呈现囊肿样表现的病变：包括肝梗死、肝梗死后再生结节等。

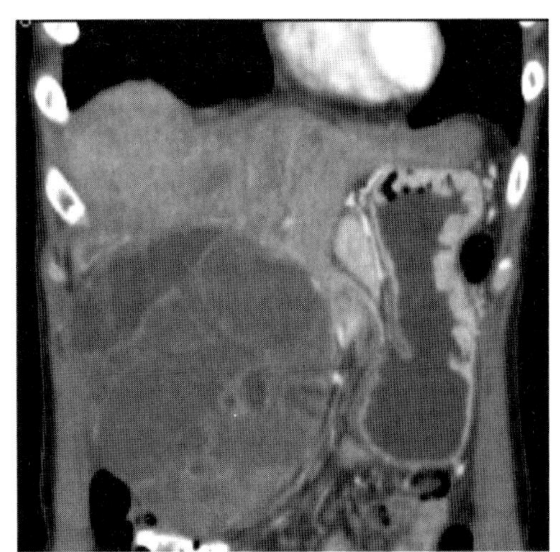

图　典型图像：MCN（80余岁，男性）
增强CT门静脉期冠状面重建

参考文献

1）Qian L，et al．Spectrum of multilocular cystic hepatic lesions：CT and MR imaging findings with pathologic correlation Radiographic，2013，33：1419-1433．

2）Mortele KJ，et al．Cystic focal liver lesions in the adult differential CT and MR imaging features．Radiographics，2001，21：895-910．

【鉴别诊断!】

▲间叶性错构瘤（→p.98）
△IPNB/MCN（→p.98）
△多囊性胆管错构瘤（→p.99）
▲细菌性肝脓肿（→p.99）
△多发肝棘球蚴病（肝棘球蚴病）（→p.100）

【征象缩略图】

IPNB/MCN

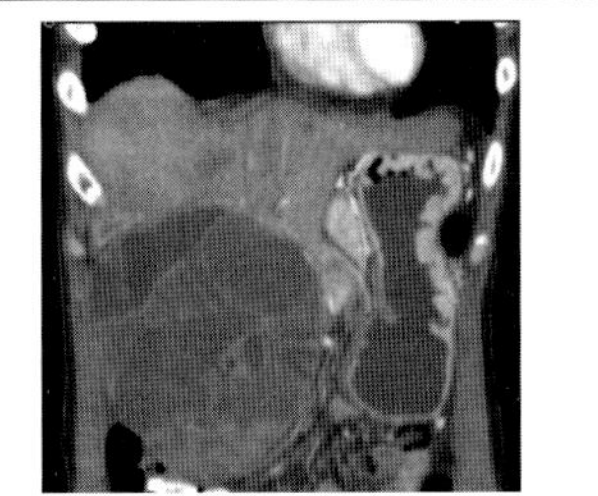

增强CT门静脉期冠状面重建像
80余岁，男性【解说→p.98】

细菌性脓肿

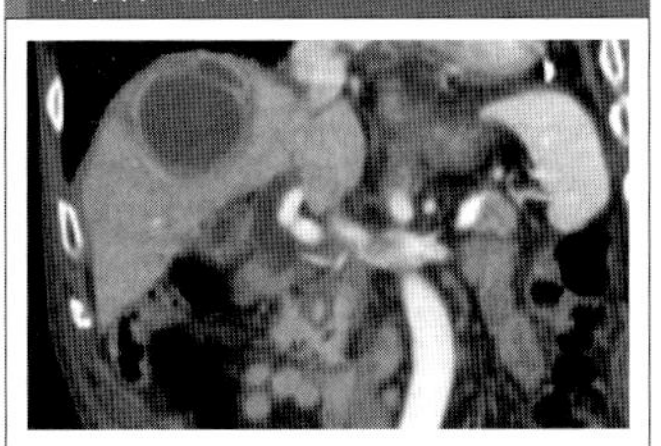

增强CT门静脉期冠状面重建像
80余岁，男性【解说→p.99】

表现为肝脏多房囊肿的疾病

一、间叶性错构瘤

【影像表现】

在儿童肝多发病变中，间叶性错构瘤（mesenchymal hamartoma）仅次于血管内皮瘤。以前被认为是发育异常，最近肿瘤学说被重视。肿瘤由纤维性囊壁和间隔、排列不整的肝细胞和细胆管增生构成。因此，T_1、T_2加权像均为低信号，增强后呈延迟性强化。成人很少发病，但与儿童病例相比更易出现富血供早期强化。

【鉴别要点】

临床和影像最重要的是与未分化胚胎性肿瘤相鉴别。影像表现与间叶性错构瘤类似，但其影像表现实性部分更多、浸润性更强，边界更不光整。

■**参考文献**

1）Anil G，et al．Cystic hepatic mesenchymal hamartoma：the role of radiology in diagnosis and perioperative management．Br J Radiol，2011，84：e91-94．

2）Qian LJ，et al．Spectrum of multilocular cystic hepatic lesions：CT and MR imaging findings with pathologic correlation Radiographics，2013，33：1419-1433．

■**参考征象**

增强乏血供结节→p.183/增强延迟性强化（血池强化）→p.211

二、胆管内乳头状瘤、黏液性囊肿

【影像表现】

虽然都是胆道上皮来源的肿瘤，胆管内乳头状瘤多发生在肝内胆管一级分支以远较粗的胆管，与胆管交通是其特征。肿瘤实体向胆管腔内生长形成隆起病变，继发扩张的胆管形成多房囊性结构。良性的情况（腺瘤），肿瘤本身在影像中通常显示不清楚。黏液性囊肿是肝实质内的囊性肿瘤，与胆管不交通，显示为多房囊性结构，囊壁、间隔内含肿瘤细胞，可强化。S4、S1等中央部分多见。如果恶性程度增高（癌变），实性部位强化趋于明显，肿瘤可浸润到肝实质。

【鉴别要点】

关于胆管内乳头状肿瘤（intraductal papillary neoplasm of the bile duct，IPNB），参照其他（p.91）。黏液性囊性肿瘤（mucinous cystic neoplasm，MCN）几乎发生于女性，具有卵巢样间质的病理特征。

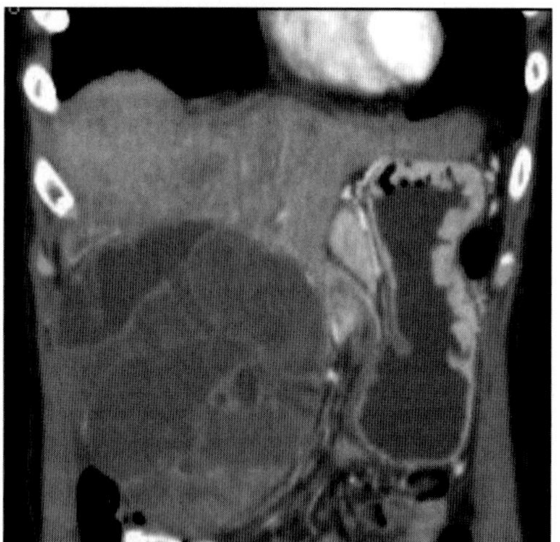

图　增强CT门静脉期冠状位重建像（80余岁，男性）

从S3生长的巨大MCN。可见囊壁、间隔强化，各囊肿内液体的密度值各异

■**参考文献**

1）Qian LJ，et al．Spectrum of multilocular cystic hepatic lesions：CT and MR imaging findings with pathologic correlation．Radiographics，2013，33：1419-1433．

■**参考征象**

分叶状肿块→p.91/增强乏血供结节→p.181

三、多囊性胆管错构瘤

【影像表现】

近肝表面可见小囊肿集簇，由胆管及其附属器、结缔组织构成的发育异常结构，呈蜂窝状外观。囊肿周围轻度强化，囊肿间为正常肝细胞。理论上钆塞酸二钠（普美显）增强MRI肝细胞期可观察到正常肝细胞增强，病变显示更清楚。囊肿与正常胆管间无交通。

【鉴别要点】

基于特征性的发生部位、囊肿大小等表现，鉴别诊断容易。最困难的是细菌性脓肿的早期、棘球蚴病的包虫囊肿在不同时期呈现极为相似的影像，本病基本上是无症状的，临床病史对鉴别诊断有帮助。

肝 脏

■参考文献

1）Zen Y, et al. Multicystic biliary hamartoma: a hitherto undescribed lesion. Hum Pathol, 2006, 37: 339-344.

2）Ryu Y, et al. Multicystic biliary hamartoma: imaging findings in four cases. Abdom Imaging, 2010, 35: 543-547.

■参考征象

增强乏血供结节→p.181/EOB增强MRI肝细胞期摄取→p.259

四、细菌性脓肿

【影像表现】

大肠埃希菌、克雷伯菌、肠球菌、链球菌是代表性的致病菌。致病菌的种类和病变阶段不同，影像表现可有相应变化。早期多发微小脓肿呈集簇分布，表现为蜂窝状改变；此后脓肿融合形成更大的空洞，囊壁和间隔强化呈现多房性结构。此时也称“双靶征”（double target sign），即最中心部分为不强化的脓液，其外为周强化的肉芽组织，最外层水肿的肝实质等三层结构。周围受炎症波及，动静脉瘘现象常见。与后述真菌性脓肿相比，多数脓腔大而单发。囊内容液是脓液，MRI弥散加权像表现为显著的扩散受限，可与浆液性内容液相鉴别。

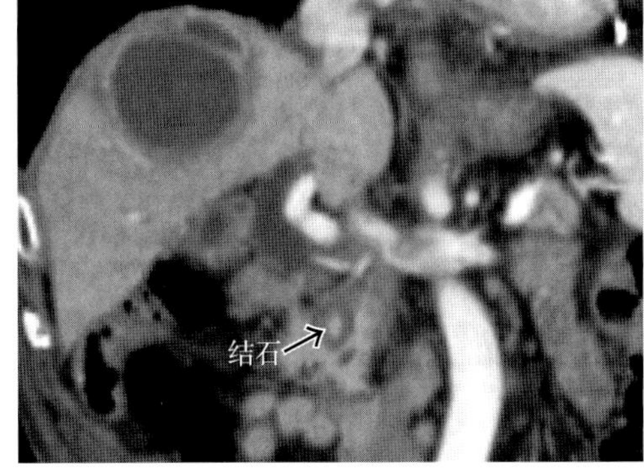

图　增强CT门静脉期冠状面重建像（80余岁，男性）

因为抗生素滥用，致病菌不明。胆总管结石致急性胆道炎合并肝脓肿，呈现脓肿内腔、肉芽肿、水肿性肝实质三层结构

【鉴别要点】

阿米巴脓肿是结肠炎（典型为直肠、升结肠）之后，血行播散，在肝内形成脓肿。影像表现与亚急性期细菌性脓肿相似，对同期扫描范围内的大肠壁是否肥厚的确认很重要。如果怀疑阿米巴性脓肿，需进行血清抗体、粪便检查。性病可以从侧面支持该病，所以出国经历等临床信息也非常重要。真菌性脓肿与细菌性、阿米巴性脓肿不同，以微脓肿广泛多发的形式多见，是机会性感染，脾也容易发生同样病变。需与转移等囊性恶性肿瘤相鉴别，脓肿边缘（壁）的廓清现象（washout）不明显、扩散不受限这两点有助于鉴别。

■参考文献

1）Qian LJ, et al. Spectrum of multilocular cystic hepatic lesions: CT and MR imaging findings with pathologic correlation. Radiographics, 2013, 33: 1419-1433.

2）Mortele KJ, et al. The infected liver: radiologic-pathologic correlation. Radiographics, 2004, 24: 937-955.

3）Park HJ, et al. Differentiating hepatic abscess from malignant mimickers: value of diffusion-weighted imaging with an emphasis on the periphery of the lesion. J Magn Reson Imaging, 2013, 38: 1333-1341.

■参考征象

分界不清的肿块→p.65/分叶状肿块→p.95/肝内积气→p.128/增强乏血供结节→p.184/增强环形强化→p.191/增强楔状早期强化→p.196

五、肝棘球蚴病

【影像表现】

单发或多个大囊肿，典型表现是囊肿内部或周围肝实质内多个子囊形成。最常见于细粒棘球蚴的感染，大囊肿内包含多个子囊。多层棘球绦虫的发病率较少但浸润性更高，在囊肿周围肝实质上形成广泛分布的多个小子囊，初看像恶性肿瘤，浸润性很高。囊内溶液是从囊壁分泌的各种蛋白含量（浓度）不等的浆液性液体，囊壁内层和虫体脱落浮游在囊内，显示为波状层状结构和实性成分（砂或浮膜）。囊壁发生退化、钙化的并不少见。囊壁和间隔以纤维成分或玻璃样物质（hyalin）为主体，有强化，T_2加权像呈现低信号是其特征。囊肿内部出现气体和类脂质提示合并细菌感染或与胆道交通。

【鉴别要点】

肝棘球蚴病分布有地域性，临床信息非常重要。在日本，北海道地区最高发，但在世界范围内高发地区有地中海区域、非洲地区、中东亚地区、澳大利亚和新西兰，有出国经历、居住经历都是值得参考的。

■参考文献

1）Kantarci M，et al. Alveolar echinococcosis：spectrum of findings at crosssectional imaging Radiographics，2012，32：2053-2070.

2）Czermak BV，et al. Echinococcosis of the liver. Abdom Imaging，2008，33：133-143.

■参考征象

增强乏血供结节→p.185

MEMO

第14章
含钙化肿块

骨以外组织的钙化，按病理学分类为营养不良性钙化（dystrophic calcification）和转移性钙化（metastatic calcification）。营养不良性钙化是由于坏死组织内代谢降低、碱化、组织变性等导致碱性磷酸酶活性上升，促进钙盐形成。转移性钙化与高钙血症有关。临床上分为肿瘤性、先天性、发育性、感染性、内分泌代谢毒性、血管性、外伤性、医源性等。

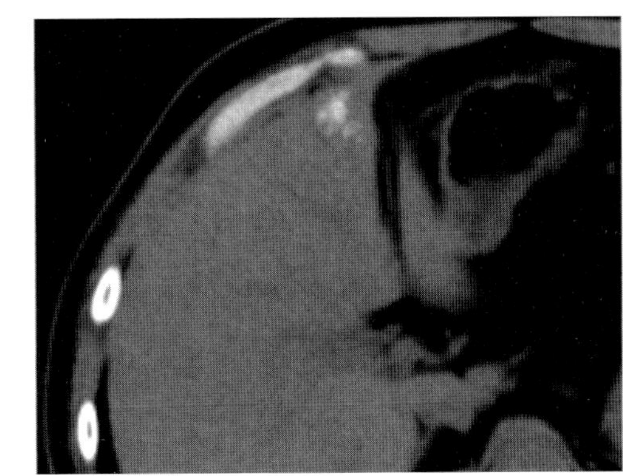

图　典型影像：转移性肝癌（肠癌）
CT平扫

肝肿块内的钙化较少见，但在恶性肿瘤、良性肿瘤、炎性肿块等各种病变中均可观察到。在原发性肿瘤中，纤维板层型肝癌、肝母细胞瘤、肝内胆管癌、上皮样血管内皮瘤等报道很多，钙化是特征表现之一。有文献报道上皮样血管内皮瘤钙化约占30%。肝内胆管癌多伴促结缔组织增生性反应（desmoplastic reaction）。以大肠癌为代表的腺癌肝转移黏液样变常见。大肠癌肝转移伴钙化的比例达33%，肝内胆管癌占3%。除了纤维板层型肝癌以外，肝细胞癌伴钙化的概率很低。转移性肝癌除了大肠癌外，胃癌、乳腺癌、甲状腺髓样癌、卵巢癌、恶性黑色素瘤、胸膜间皮瘤、软骨肉瘤、骨肉瘤、类癌、平滑肌肉瘤、神经母细胞瘤等钙化也有报道。肝结核在活动期表现为非特异低密度区域，慢性期则可见钙化。也有肝外结核看不见钙化的病例，如果有肺结核等的既往史，脾和淋巴结的钙化是有力的根据。

一般认为CT对肝肿瘤钙化的诊断最有效，但肝癌介入治疗后碘油沉积、碘对比剂血管外渗出等，如临床病史了解不充分，影像上需要与钙化相鉴别。虽然钙化在MRI各加权像显示低信号，如果钙化较稀疏，可在T_1加权像中呈高信号。超声波检查以高回声和声影为特征，细小钙化也可不伴声影，需要注意。

【须知!】

肝内胆管腺瘤是好发于肝包膜下的少见良性肿瘤，多数在1cm以下、单发，多数是在手术时偶然发现，也有报道其钙化的病例。

在肝棘球蚴病中，钙化高发；也有报道神经内分泌瘤、结节病伴发钙化。

■参考文献

1）Stoupis C，et al. The Rocky liver radiologic-pathologic correlation of calcified hepatic masses. Radiographics，1998，18：675-685.

2）Dahnert W. Hepatic calcification. Radiology Review Manual 7th edition Lippincott Willams & Wilkins，2011：683.

3）Dahnert W. Calcified liver metastases. Radiology Review Manual 7th edition. Lippincott Williams & Wilkins，2011：745-746.

4）蒲田敏文，ほか：肝内胆管癌・転移性肝腫瘍のCT診断. 消化器科，2008，4：181-185.

【鉴别诊断!】

◎肝细胞癌TACE后的碘油沉积（→p.103）
◎转移性肝癌（一般型）（→p.103）
○肝海绵状血管瘤（→p.104）
○硬化性血管瘤
△肝上皮样血管内皮瘤（→p.104）
▲婴儿血管瘤・血管内皮瘤（→p.105）
△复杂性肝囊肿（→p.105）
○肝肉芽肿（肝结核、结节病）（→p.106）
△肝假脂肪瘤（→p.106）
○多发棘球蚴病（肝）
▲纤维板层型肝细胞癌（→p.107）
▲神经内分泌肿瘤（类癌）
△肝内胆管腺瘤
▲肝母细胞瘤（→p.107）

【征象缩略图】

肝细胞癌TACE后的碘油沉积

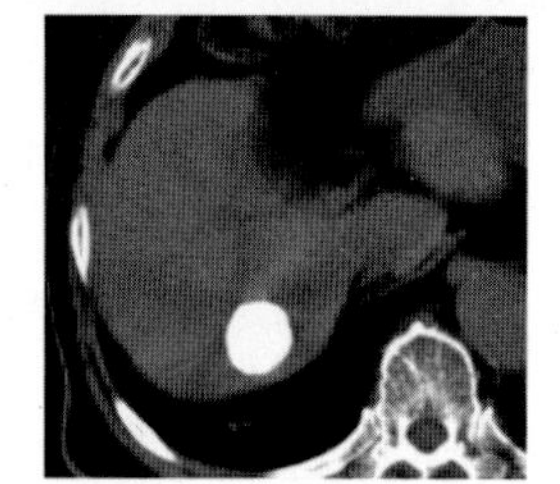

CT平扫
70余岁，男性【解说→p.103】

转移性肝癌（大肠癌）

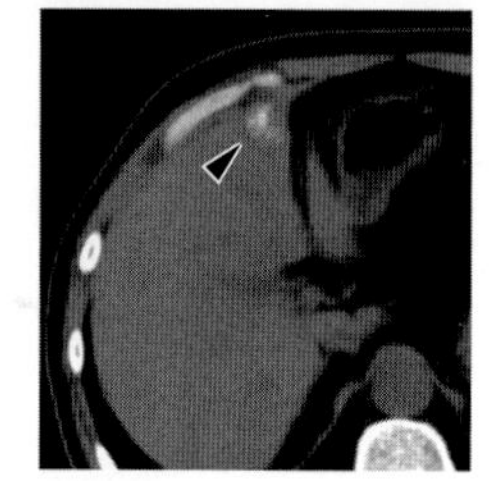

CT平扫
60余岁，男性【解说→p.103】

肝海绵状血管瘤

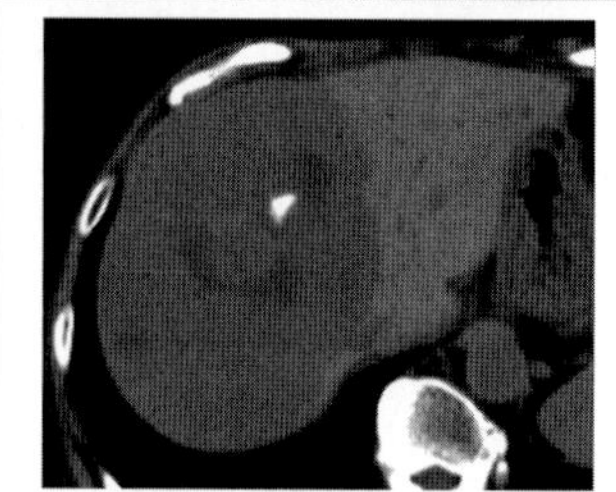

CT平扫
60余岁，女性【解说→p.104】

肝上皮样血管内皮瘤

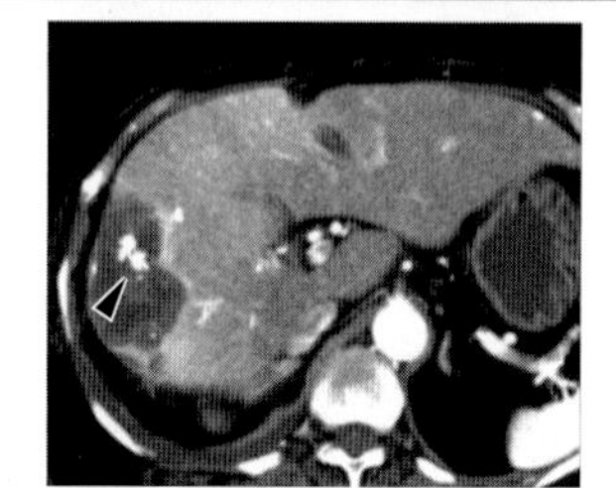

增强CT门静脉期
60余岁，女性【解说→p.104】

婴儿血管瘤（β-blocker治疗后）

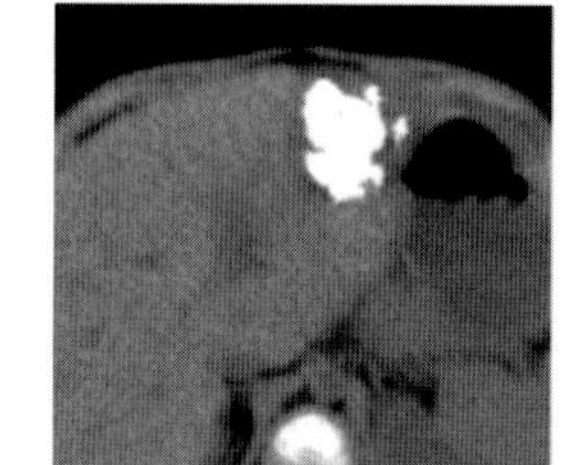

CT平扫
0岁，女婴【解说→p.105】

复杂性肝囊肿

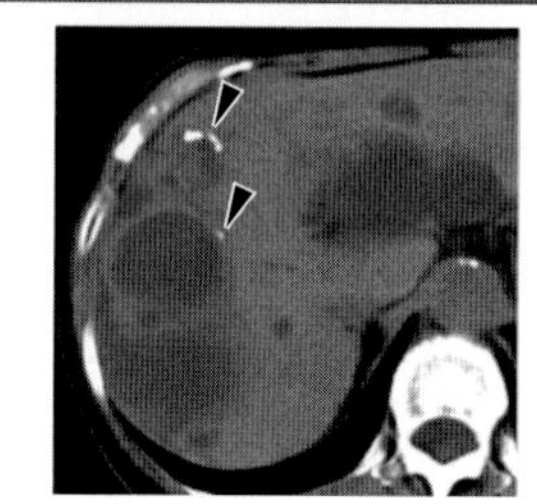

CT平扫
60余岁，女性【解说→p.105】

肝肉芽肿（陈旧性肝结核）

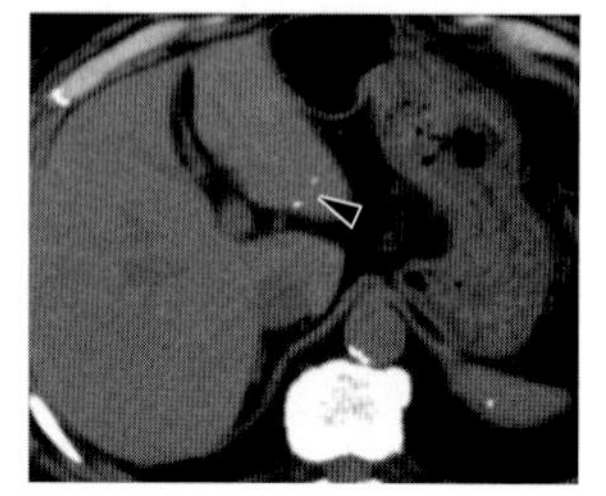

CT平扫
70余岁，男性【解说→p.106】

肝假脂肪瘤

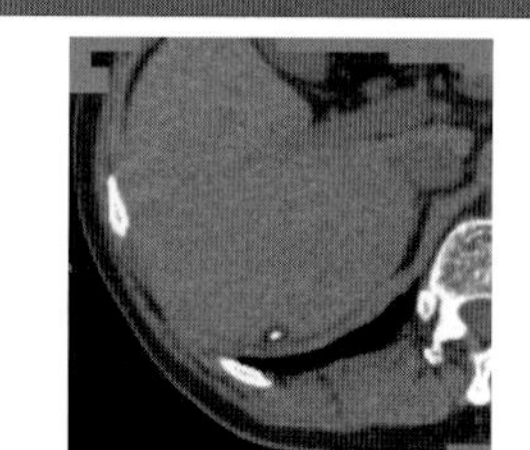

（来自岐阜县综合医疗中心兼松雅之医生提供）
CT平扫
60余岁，男性【解说→p.106】

纤维板层型肝细胞癌

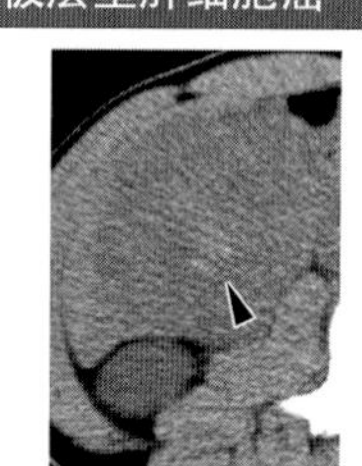

（埼玉医科大学国际医疗中心佐野胜广医生提供）
CT平扫
10余岁，男孩【解说→p.107】

肝母细胞瘤

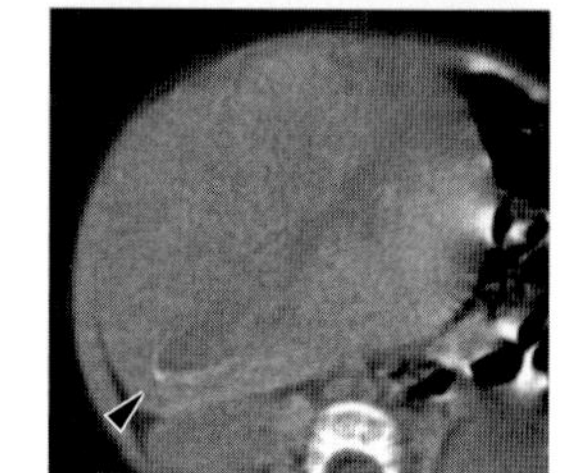

CT平扫
0岁，女婴【解说→p.107】

表现为含钙化肿块的疾病

一、肝细胞癌TACE后的碘油沉积

【影像表现】

肝右后叶区域高密度肿块，周围伴伪影，是经TACE治疗后效果良好的肝细胞癌。临床病史明确，应使用骨窗观察肿块内部结构，发现碘油沉积不良、廓清现象（washout）等肿瘤部分，并与既往影像对比。

【鉴别要点】

TACE后碘油沉积，如临床资料不足，常被当作钙化，周围伴伪影，需与各种各样的钙化肿块相鉴别。

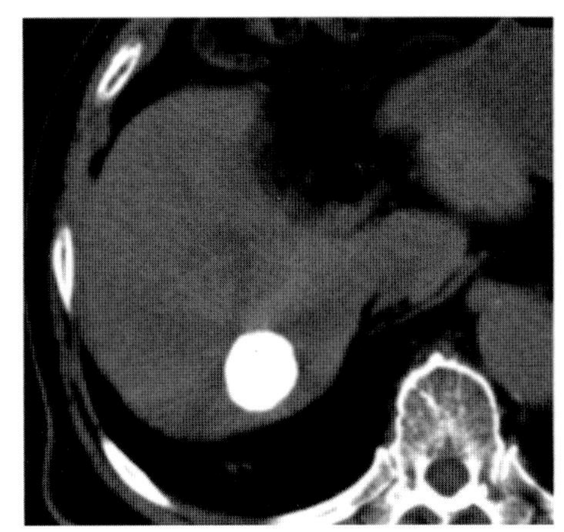

图 CT平扫（70余岁，男性）

■**参考征象**

多发（弥漫性）结节→p.38/CT平扫高密度结节→p.136

二、转移性肝癌（大肠癌）

【影像表现】

肝S4内伴钙化的小肿块（图：▶），肝内其他部位另可见多发、伴或不伴钙化的低密度肿块。结合既往大肠癌手术史和钙化表现，可诊断大肠癌肝转移。多发性转移，可以发生钙化肿块和非钙化肿块混合存在的情况。

【鉴别要点】

转移性肝癌除了大肠癌以外，也可发生于胃癌、乳腺癌、甲状腺髓样癌、卵巢癌、恶性黑色素瘤、胸膜间皮瘤、软骨肉瘤、骨肉瘤、类癌、平滑肌肉瘤、神经母细胞瘤等转移。诊断腺癌肝转移，有时与肝内胆管癌的鉴别很困难。蒲田等报道大肠癌肝转移伴钙化的比例是33%，肝内胆管癌是3%，因此观察肿块内有无钙化是重要的诊断依据。

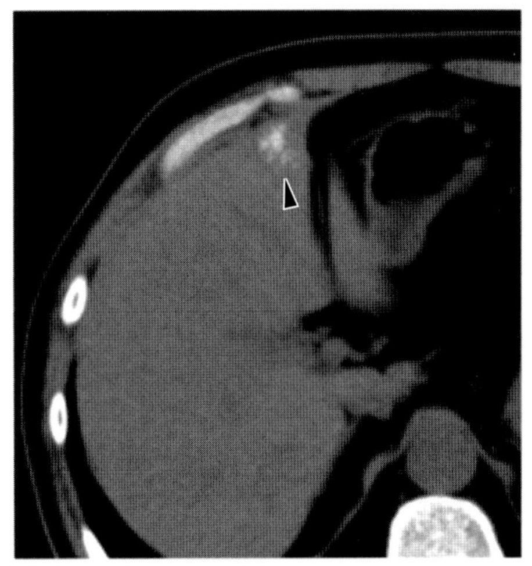

图 CT平扫（60余岁，男性）

■**参考征象**

多发（弥漫性）结节→p.35/表面变形或凹陷→p.52/中心低密度肿块（中央瘢痕）→p.70/分叶状肿块→p.87/CT平扫高密度结节→p.137/增强富血供结节→p.178/增强环形强化→p.189/增强楔状早期强化→p.195/增强延迟强化（血池强化）→p.209/EOB增强MRI肝细胞期摄取→p.258/EOB增强MRI肝细胞期环状强化→p.266

三、肝海绵状血管瘤

【影像表现】

肝右叶可见巨大的低密度肿块（图：▶），边界清晰，边缘呈分叶状，是海绵状血管瘤的影像表现。内部低密度区域为坏死、纤维化、血栓形成，在低密度区域内可见高密度区域（图：→），考虑钙化。在日常的临床工作中，肝海绵状血管瘤伴钙化较常见，其他影像表现与不伴钙化的肝血管瘤相同，了解上述影像表现对诊断有必要。

【鉴别要点】

类似影像表现的疾病有肝上皮样血管内皮瘤和血管肉瘤。肝上皮样血管内皮瘤钙化高发，肿瘤伴钙化可以作为鉴别诊断特点。肝血管肉瘤也有钙化的报道。

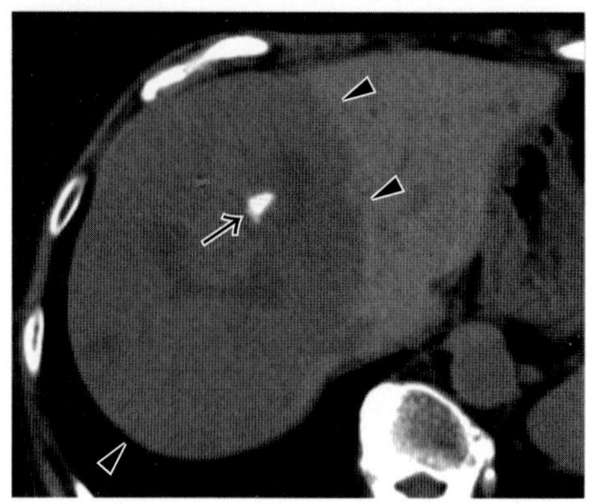

图　CT平扫（60余岁，女性）

■参考征象

多发（弥漫性）结节→p.32/中心区域低密度肿块（中央瘢痕）→p.73/肝外突出性病变→p.80/分叶状肿块→p.92/增强富血供结节→p.167/造影楔状早期强化→p.196/增强延迟性强化（血池强化）→p.212/EOB增强MRI肝细胞期摄入→p.259

四、肝上皮样血管内皮瘤

【影像表现】

CT平扫肝右叶低密度肿块（图：▶），内部散布相对粗大的钙化（图：→）。同样病变在肝两叶多发，各个病灶边界明确，肝表面凹陷、变形提示肝病变为多个病灶融合而成。病灶边缘为主缓慢强化，病灶内部增强各期均呈低强化。结合肿块缓慢增大的病史，首先考虑肝上皮样血管内皮瘤。

【鉴别要点】

类似的影像表现可发生在肝转移、胆管细胞癌、海绵状血管瘤、血管肉瘤等疾病。肝上皮样血管内皮瘤钙化的频度与大肠癌肝转移一样高，缓慢增大、多发性、融合倾向、肝表面凹陷、病灶边缘为主延迟性强化等是重要的鉴别点。

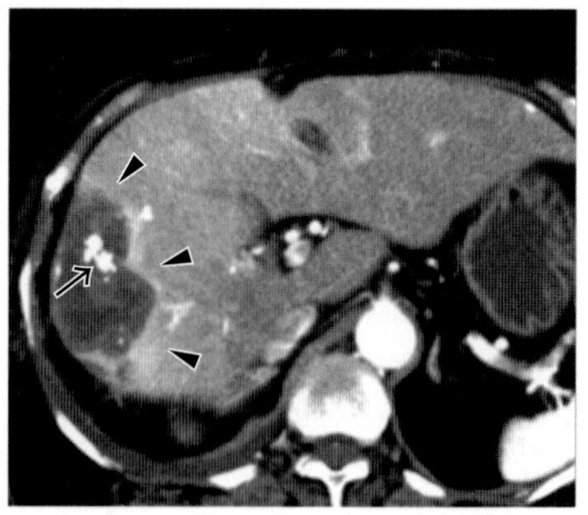

图　增强CT门静脉期（60余岁，女性）

■参考征象

多发（弥漫性）结节→p.37/表面变形或凹陷→p.57/中心区域低密度肿块（中央瘢痕）→p.74/CT平扫高密度结节→p.138/增强延迟性强化（血池强化）→p.211

五、婴儿血管瘤（β-blocker治疗后）

【影像表现】

活体标本检查诊断确定后行β-blocker治疗。治疗后CT显示肝左叶粗大钙化团块（图：▶），与治疗前CT相比病灶体积显著缩小。治疗前CT可见病灶边缘轻微钙化。婴儿血管瘤组织学上是毛细血管瘤，可自然消退。一般将消退或治疗后钙化增多部分视为原肿瘤纤维化和坏死部分。

【鉴别要点】

婴儿血管瘤是小儿良性肝肿瘤中发病率最高的疾病，多发生在出生后6个月以内。与小儿肝肿瘤最常见的肝母细胞瘤的鉴别很重要，婴儿血管瘤多发，AFP不升高。钙化在鉴别中的价值不大。

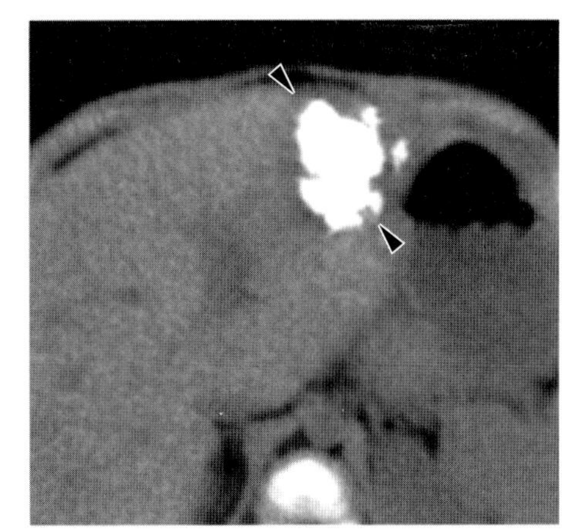

图　CT平扫（0岁，女婴）

■参考征象

多发（弥漫性）结节→p.32/分叶状肿块→p.93/CT平扫高密度结节→p.138/增强富血供结节→p.168/MRI T_1加权像高信号结节→p.227

六、复杂性肝囊肿

【影像表现】

肝两叶多发囊性病变，边缘呈分叶状，内部可见稍高密度区，其中右前叶区病变的边缘有粗大的钙化（图：▶）。本例包括MRI检查在内，仅凭影像学表现与囊性肿瘤鉴别困难。通过影像随访观察，诊断为复杂性肝囊肿。12年随访期间没有显著的变化。

【鉴别要点】

内部伴钙化的分叶状肝囊肿于囊性肿瘤的鉴别，即使借助于MRI、FDG-PET等检查，仅凭图像也是很困难的。考虑到肝囊肿的高发、活体标本检查的风险、病变恶性的可能性等，多选择慎重的随访观察。

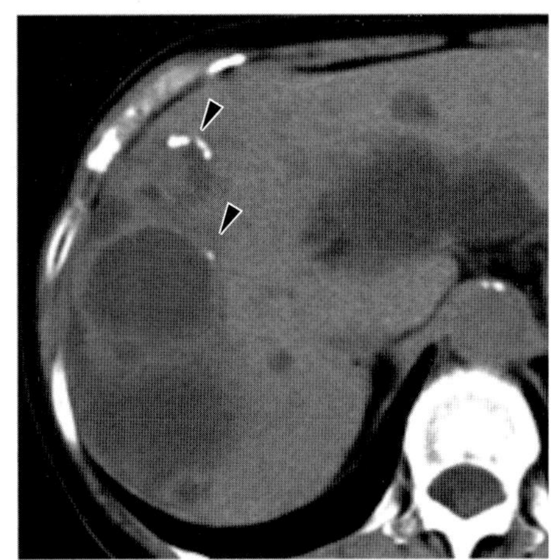

图　CT平扫（60余岁，女性）

七、肝肉芽肿（陈旧性肝结核）

【影像表现】

肺癌分期行腹部CT检查，发现肝多发小钙化病变（图：▶）。周围未见肿块等病变，仅凭肝所见，不能排除结节病、胆管结石、肿瘤钙化等。脾、腹部淋巴结同样有多发钙化。结合患者肺结核既往史，诊断为陈旧性肝结核。随访3年，未见变化。

【鉴别要点】

肝结核活动期可见非特异的低密度区域，慢性期可见钙化。也有无肝外结核病灶的病例，但如果有肺结核等的既往史、脾和淋巴结的钙化成为有力的诊断依据。

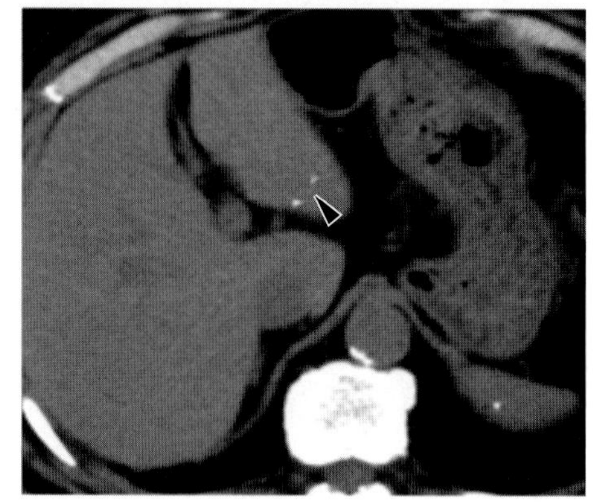

图　CT平扫（70余岁，男性）

■参考征象

多发（弥漫性）结节→p.38/增强乏血供结节→p.186

八、肝假脂肪瘤

【影像表现】

肝右叶边缘含脂肪密度和钙化的小肿块（图：▶）。脂肪和钙化混合存在并位于肝表面，可诊断为肝假脂肪瘤。本病例有脂肪、无腹水，可以排除肿瘤播散转移。

【鉴别要点】

肝假脂肪瘤是由大肠、大网膜的腹膜脂肪垂游离并沉积在肝表面形成的，常在影像检查和解剖时偶然发现，也称为Glisson鞘假脂肪瘤。严格来说，应当是肝外病变，肝右叶周围好发，肝裸区不会发生。与性别（男性好发）、肥胖、腹部手术史等有一定关联。腹腔内游离体同样也是被纤维性包膜包裹形成脂肪性肿块，病变逐渐出现钙化，形成含脂含钙化的肿块，病灶单发，可以与多发的播散肿瘤鉴别。

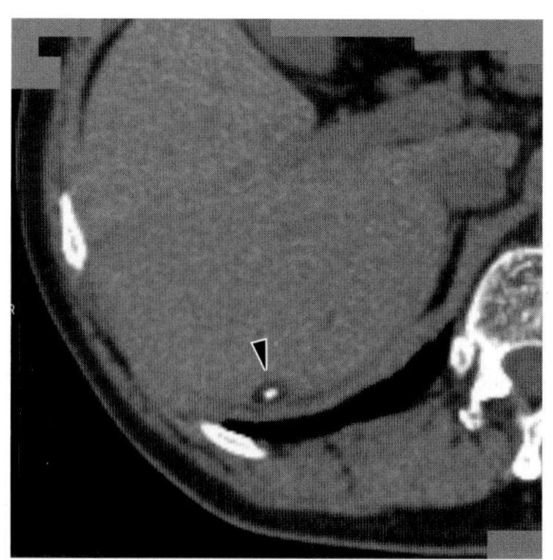

图　CT平扫（60余岁，男性）
（岐阜县综合医疗中心兼松雅之医生提供）

■参考征象

肝外突出性病变→p.82/含脂肿块→p.115/CT平扫高密度结节→p.140/增强乏血供结节→p.184/MRI T_1加权像高信号结节→p.225

九、纤维板层型肝细胞癌

【影像表现】

肝右叶边缘内部不均匀，呈分叶状的肿块。内部见浅淡的高密度部分，怀疑是钙化（图：→）。CT动态增强早期像可见边缘强化。考虑到年龄和肝背景，纤维板层型肝细胞癌的可能较大。

【鉴别要点】

纤维板层型肝细胞癌好发于无肝硬化背景的青年人。欧美白种人的报道据多，占美国肝细胞癌0.9%。日本极其罕见。10～20岁占80%，男女无显著差别，AFP多不升高。文献报道称欧美15%～25%的病例出现钙化，本病需与普通型肝细胞癌（hepatocellular carcinoma，HCC）相鉴别。在日本，青年发病、早期强化、中心瘢痕等，可与FNH相鉴别。预后与普通型肝细胞癌相似，淋巴结转移、远处转移的发生率较高，需引起注意。

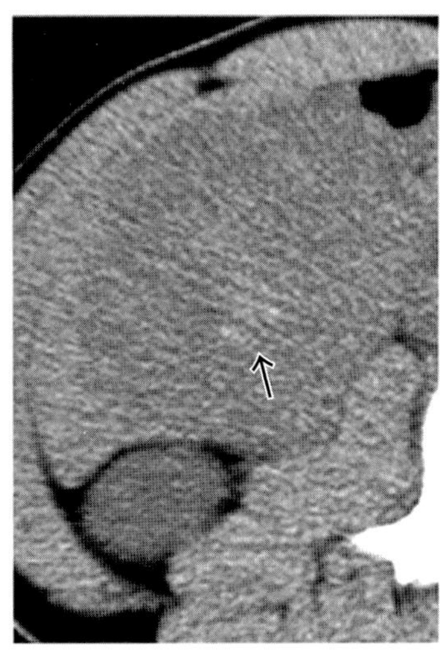

图　CT平扫（10余岁，男孩）
（埼玉医科大学国际医疗中心　佐野胜广医生提供，荒木力.：腹部MRI. 第3版.医学科学，2014：93,图3-33转载）

■参考征象

中心部低密度肿块（中央瘢痕）→p.76

十、肝母细胞瘤

【影像表现】

肝右叶巨大的低密度肿块（图：►），内部有更低密度区，怀疑是肿瘤坏死部分。坏死区边缘可见高密度影（图：→），考虑钙化。

【鉴别要点】

肝母细胞瘤大多表现为巨大肿块，影像诊断的作用主要是评估肿瘤的脏器来源和进展范围。

需与小儿良性肝肿瘤中发生率最高的婴儿血管瘤进行鉴别。婴儿血管瘤常常呈多发性，AFP不升高。钙化的鉴别价值较低。

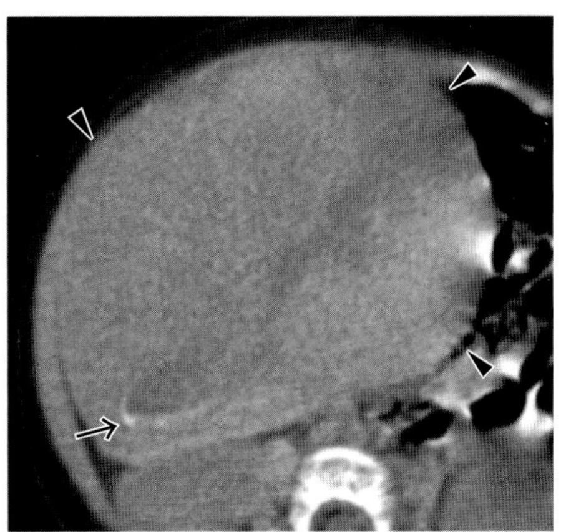

图　CT平扫（0岁，女婴）

■参考征象

中心部低密度肿块（中央瘢痕）→p.72/分叶状肿块→p.94/增强富血供结节→p.165

第15章 含脂肿块

含有脂肪的肝肿块需要考虑多种疾病，根据发病率、肝背景、脂肪含量等进行鉴别，有时比较困难，但对脂肪的仔细分析还是有价值的（参照【技术讲座】）。

在日本，含脂肪肝肿块中高发的有高分化型肝细胞癌，其发生率约50%。对于2cm以下早期乏血供高分化型肝细胞癌，是否含脂肪对诊断是有价值的。但发育不良结节（dysplastic nodule）有可以含脂肪，应采用动态增强检查或EOB增强MRI肝细胞期等多种影像学检查加以鉴别。

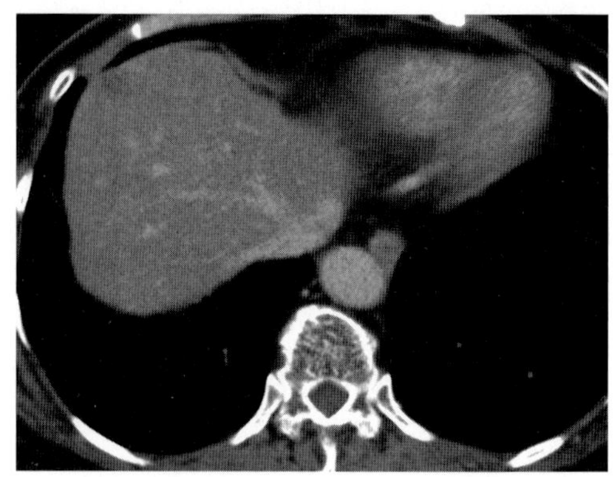

图　典型影像：早期肝细胞癌（60余岁，女性）
增强CT平衡期

肝细胞腺瘤也可含脂肪，虽然在日本发病率不高，CT脂肪检出率约为7%，MRI化学位移成像中的检出率约为30%。血管平滑肌脂肪瘤和骨髓脂肪瘤，如其名是含脂肪肿瘤，但在肝的发病率很低。

来自肝外和周围器官的脂肪性肿块，也需作为鉴别疾病考虑。肝假脂肪瘤是变性的腹膜脂肪被纤维所包裹，夹在肝上缘和横膈之间，影像检查时偶然发现，肿块可见钙化，通过冠状位和矢状位重建像评价其局部表现可以明确诊断。

肝肾上腺残余瘤（adrenal rest tumor of the liver）在肾上腺皮质组织异位肝包膜内（肝实质内），是极其罕见的肝肿块。确诊该病需要明确肾上腺存在于肝外的正常位置，并排除肝内病变与肾上腺有关联，另外也要排除肝转移。该病多数是良性非功能性腺瘤，但也有伴库欣综合征等内分泌异常的病例报道。除了CT和MRI，通过^{131}I-碘化胆固醇肾上腺皮质核素显像的核素浓聚可确定诊断。

【技术讲座】

肝肿块中的脂肪，在CT平扫呈低密度区域（CT值0HU以下的区域）或者MRI的T_1加权像呈现高信号。但因出血也呈现高信号，通过脂肪抑制像可以确认含有脂肪。关于含微量脂肪，MRI梯度回波序列T_1加权的化学位移成像（chemical-shift，in-phase和out-phase），反相位像（out-phase）信号较同相位像（in-phase）有所降低，则可确认含有脂肪。

■参考文献

1）Kutami R，et al．Pathomorphologic study on the mechanism of fatty change in small hepatocellular carcinoma of humans．J Hepatol，2000，33：282-289．

2）Raman SP，et al．Hepatic adenomatosis：spectrum of imaging findings．Abdom Imaging，2013，38（3）：474-481．

【鉴别诊断!】

◎经典肝细胞癌（肝细胞癌脂质沉积）（→p.110）
◎节中节型肝细胞癌（→p.111）
◎早期肝细胞癌（→p.112）
○不典型增生结节（→p.113）
○肝血管平滑肌脂肪瘤（→p.114）
○肝细胞腺瘤（→p.115）
○肝假脂肪瘤（→p.115）
◎斑驳状脂肪肝，局限性脂肪肝（脂肪沉积）（→p.116）
▲静脉循环异常（third inflow）引起的假病变（→p.117）
○肝肾上腺残余瘤（p.118）
○肝骨髓脂肪瘤（→p.118）
△单发棘球蚴病

【征象缩略图】

经典肝细胞癌（肝细胞癌脂质沉积）

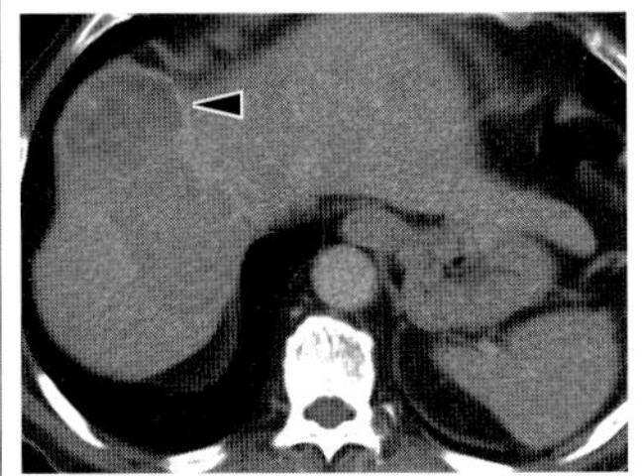

增强CT平衡期

70余岁，男性【解说→p.110】

节中节型肝细胞癌

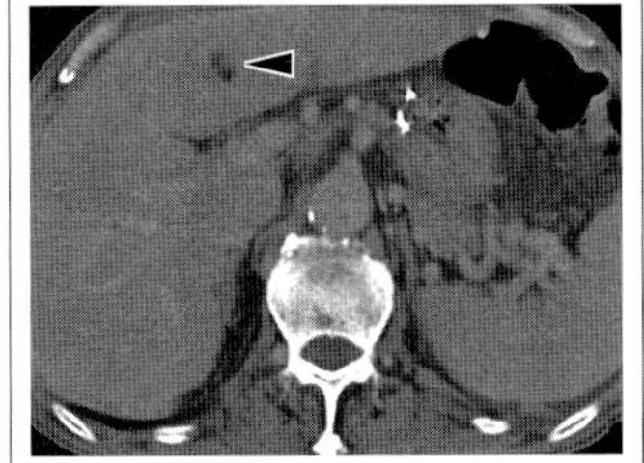

增强CT平衡期

70余岁，男性【解说→p.111】

早期肝细胞癌

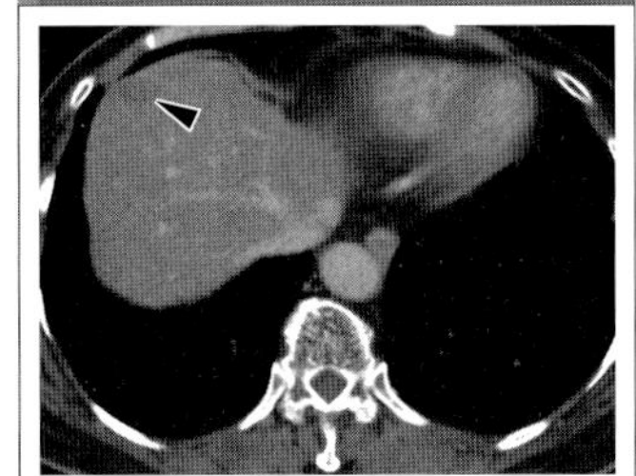

增强CT平衡期

60余岁，女性【解说→p.112】

不典型增生结节

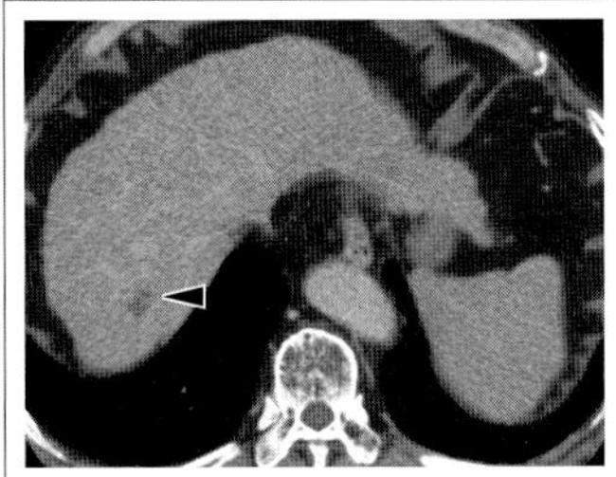

增强CT平衡期

70余岁，女性【解说→p.113】

肝血管平滑肌脂肪瘤

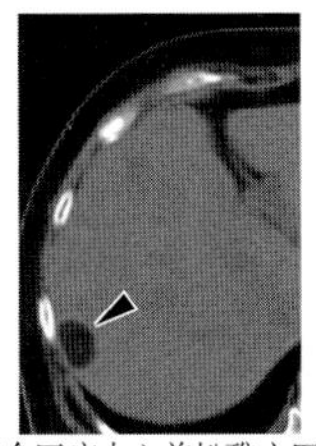

（岐阜县综合医疗中心兼松雅之医生提供）

CT平扫

50余岁，男性【解说→p.114】

肝细胞腺瘤

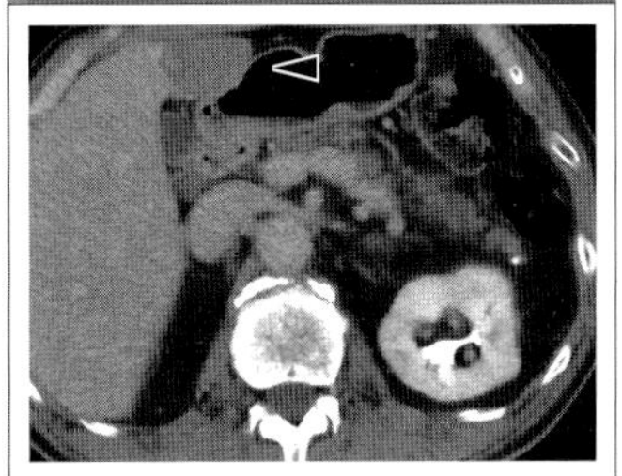

增强CT平衡期

60余岁，男性【解说→p.115】

肝假脂肪瘤

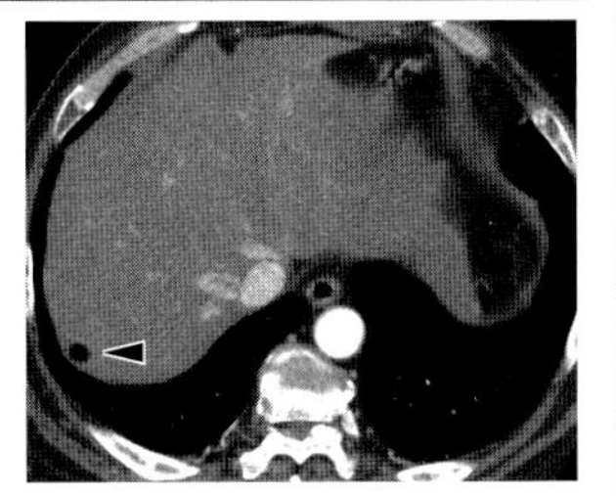

增强CT动脉期

60余岁，男性【解说→p.115】

斑片状脂肪肝，局限性脂肪肝（脂肪沉积）

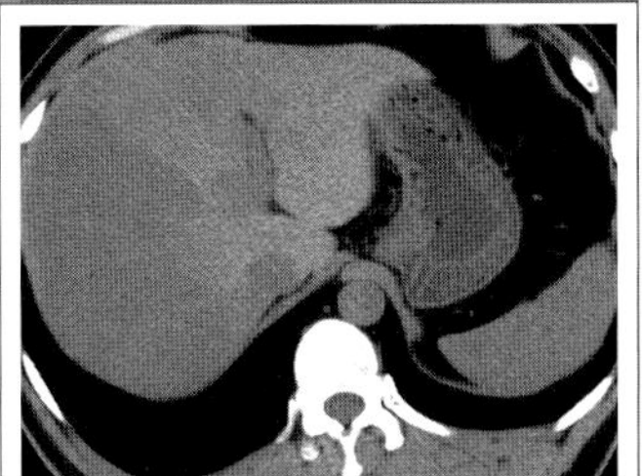

CT平扫

30余岁，男性【解说→p.116】

静脉循环异常（third inflow）引起的假病变

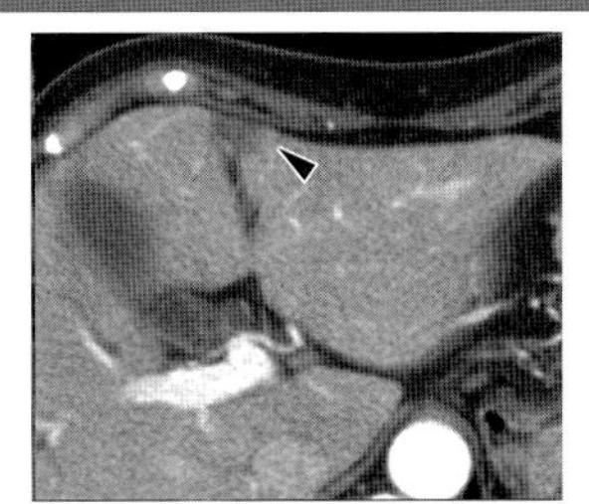

增强CT动脉期

60余岁，女性【解说→p.117】

肝肾上腺残余瘤

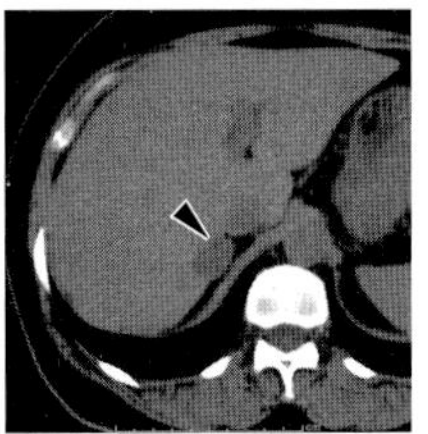

（埼玉医科大学国际医疗中心森阪裕之医生提供）

CT平扫

60余岁，女性【解说→p.118】

表现为含脂肿块的疾病

一、经典肝细胞癌（肝细胞癌脂质沉积）

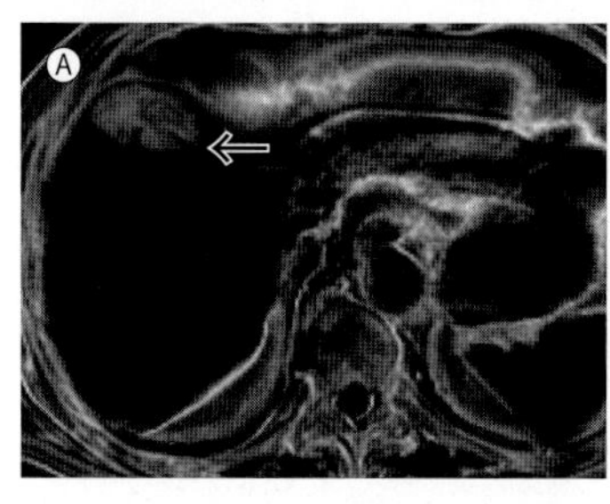
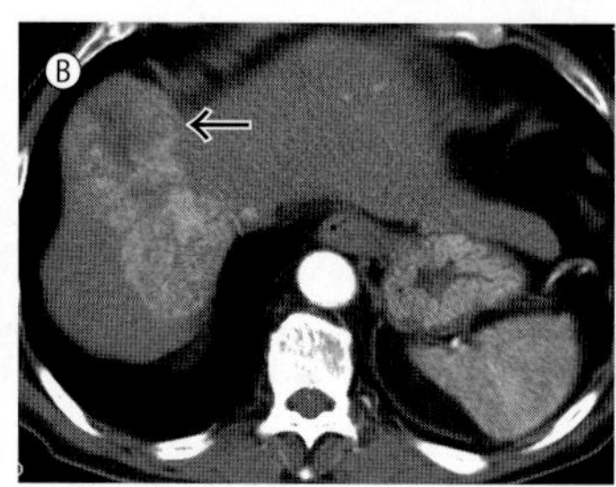
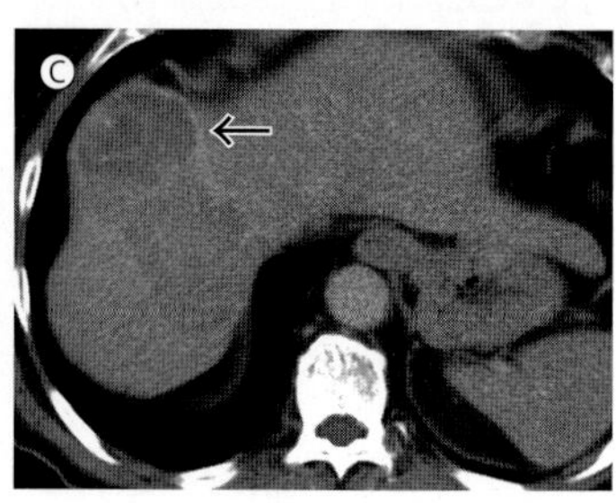

图 A：MRI化学位移成像减影像；B：增强CT动脉期；C：同平衡期（70余岁，男性）
有慢性肝病史。A：病变腹侧部分可见含有脂肪的高信号。B、C：增强CT动脉期，肝右叶前区域有10cm大的动脉期弱强化的富血供肿块，平衡期有增强排空现象。腹侧部分提示含有脂肪的低密度部分。通过手术诊断为中分化肝细胞癌

【影像表现】

经典的肝细胞癌的典型影像表现是动脉期富血供性，肿瘤内马赛克状结构，增强后期对比剂廓清现象（washout）和肿瘤边缘环状强化。在肝细胞癌多阶段发展过程中，因滋养动脉血流变化、分隔形成、对比剂廓清程度、出血、坏死、脂肪化等变化，造成影像表现多种多样，有时难以与其他的肝肿瘤相鉴别。其中，肝细胞癌的脂质沉积（图：→）反映了肿瘤细胞内含脂肪和糖原，透明细胞化的状态。在病理学上，当肿瘤直径为1 ～ 3cm时，发生率约为50%，在最大切面上，脂肪沉积范围有时会占肿瘤的1/2 ～ 2/3。在影像上，脂肪沉积部分的CT值会呈现负值。梯度回波MRI T_1加权的化学位移成像确认信号下降，有诊断价值。如果肿瘤直径超过3cm，其脂肪沉着也会增加。对于肿瘤直径为1 ～ 3cm的经典型肝细胞癌，需要与本章中列举的其他含有脂肪的肿瘤相鉴别。

【鉴别要点】

在CT中可以看到明显的病变内脂肪沉积。一方面，在肝炎病毒和慢性肝损伤等背景的肝没有肝细胞癌发生风险的病例中，动脉富血供肝肿块是主要考虑血管脂肪瘤的诊断。另一方面，在有肝细胞癌发生风险的病例且脂肪沉积微量的情况下，影像上的鉴别并不容易。

■参考征象

多发性（弥漫性）结节→p.31/肝内胆管扩张→p.42/中心部低密度肿块（中央瘢痕）→p.74/肝外突出性病变→p.79/分叶状肿块→p.90/CT平扫高密度结节→p.136/增强富血供结节→p.162/增强环状强化→p.190/增强楔状早期强化→p.197/增强早期静脉回流→p.204/增强廓清现象→p.216/MRI T_1加权像高信号结节→p.222，223/MRI T_1加权像化学位移成像中的信号变化→p.243/EOB增强MRI肝细胞期像高信号→p.250/EOB增强MRI肝细胞期摄取→p.255

【须知!】

通过经典型肝细胞癌动态增强研究，影像表现为动脉期富血供，马赛克结构，平衡期廓清现象，反映包膜的环状强化，以及肝肿块中脂肪沉积等，肝细胞癌诊断较容易。但是，由于很多肝细胞癌呈多阶段性发展，在进展过程中，会发生各种各样的血流变化、内部结构的变化、脂肪沉积程度的变化等，影像诊断需要慎重。

二、节中节型肝细胞癌

【影像表现】

肝细胞癌的发生发展分为多个阶段，从癌前病变的低级别不典型增生结节（low-grade DN）和高级别不典型增生结节（high-grade DN）内部出现去分化的癌性成分，形成所谓的节中节（nodule-in-nodule）表现。典型表现为乏血供结节内部出现动脉期富血供的肝细胞癌结节。

本病例为70余岁丙肝患者，男性，在增强CT动脉期中，在与周围肝实质强化效果相仿的不典型增生结节内部出现脂肪和肝细胞癌典型增强表现（图A：→）。另外，在门静脉期及平衡期中，不典型增生结节（图B：→）相比于周围肝实质弱，强化较弱，反映了结节门静脉血流减低。而肝细胞癌成分，动脉期明显强化但门静脉期廓清，其密度与周围不典型增生结节的密度相等。增强前MRI T_1加权像不典型增生结节呈现高信号，但肝细胞癌含有脂肪时，脂肪在T_1也呈高信号，但T_1加权梯度回波MRI化学位移成像如信号降低则可部分确认。另外，在T_2加权像中，不典型增生结节信号与周围肝实质相仿或稍低，而肝细胞癌则呈高信号。

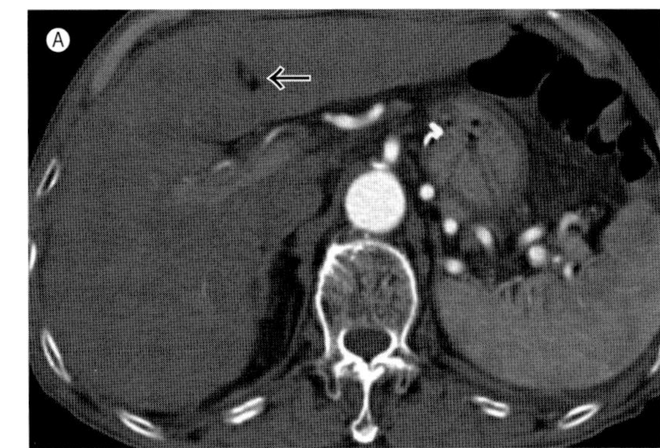

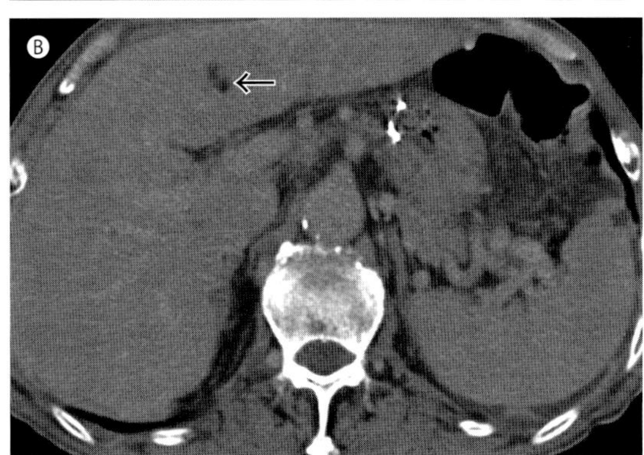

图　A：增强CT动脉期；B：同平衡期（70余岁，男性）

丙型慢性肝炎

【鉴别要点】

在乏血供的不典型增生结节中，增大速度快的结节容易发生富血供化，容易发生去分化而演变为肝细胞癌，因此对乏血供性结节增大速度的评价是鉴别的重点。在经动脉CT造影中，不典型增生结节成分在动脉性门静脉造影（CTAP）呈等密度，在肝动脉造影CT（CTHP）呈低密度。如内部出现肝细胞癌，在CTAP呈低密度，在CTHP多呈高密度。由此，可确定具有治疗价值的含肝细胞癌成分的不典型增生结节。

■参考文献

1）Hyodo T，et al．Hypovascular nodules in patients with chronic liver disease：risk factors for development of hypervascular hepatocellular carcinoma．Radiology，2013，266：480-490．

■参考征象

中心部低密度肿块（中央瘢痕）→p.71/增强富血供结节→p.162/增强廓清现象→p.216/MRI T_1加权像化学位移成像中的信号变化→p.244/EOB增强MRI肝细胞期高信号→p.250

三、早期肝细胞癌

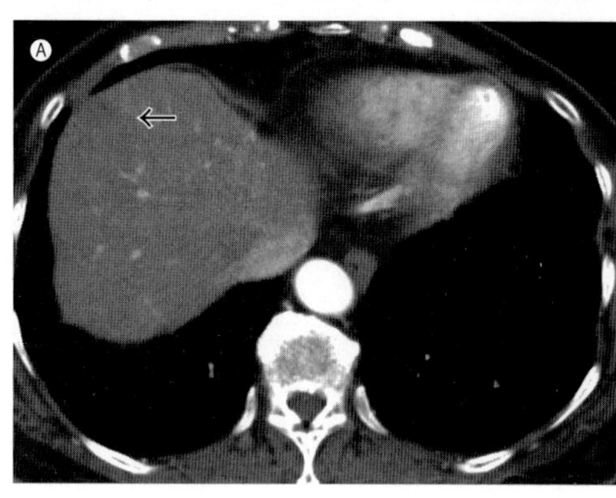

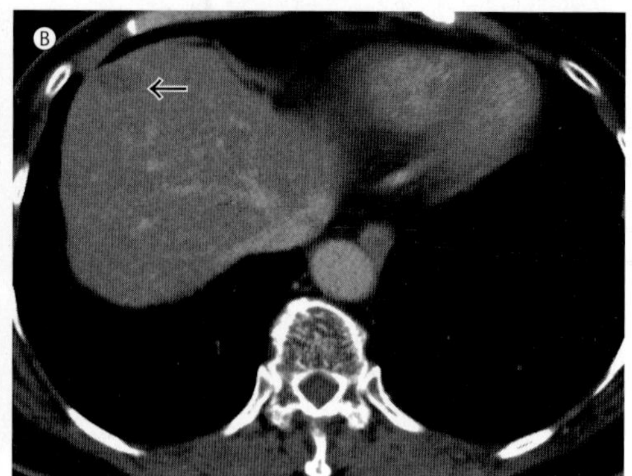

图　A：增强CT动脉期；B：同平衡期（60余岁，女性）
慢性乙型肝炎

【影像表现】

早期肝细胞癌是乏血供高分化型肝细胞癌，一般表现为20mm以下边界不清的肝结节，在肝细胞癌不同发展阶段，结节的门静脉和动脉血供发生变化，呈现出多种多样的影像表现。

本病例是慢性乙型肝炎患者，60余岁，女性。增强CT动脉期和平衡期可在肝S8表面观察到13mm大小的低密度结节（图：→）。MRI T_1加权梯度回波化学位移成像提示肿块内含脂质成分，Gd-EOB-DTPA增强MRI检查肝细胞期显示对比剂摄入不良，考虑早期肝细胞癌。通过手术证实为13mm大小含脂质高分化肝细胞癌，即早期肝细胞癌。

早期肝细胞癌经静脉增强CT和钆增强MRI后，与周围肝实质相比，动脉期肿瘤呈乏血供表现，门静脉期或平衡期可见廓清现象。脂质成分的存在与否，对诊断有所帮助，但CT值显示为负值的结节比较少，化学位移成像中反相位图的信号降低对诊断更有价值。

【鉴别要点】

Gd-EOB-DTPA增强后MRI肝细胞期，病灶是否摄取对比剂使信号降低，这一征象成为诊断的关键。一般来说，不典型增生结节（dysplastic nodule，DN）中去分化的早期肝细胞癌，即乏血供高分化型肝细胞癌，进一步发展为富血供的高分化型肝细胞癌，在这一时期诊断和治疗的病例较多。但高度不典型增生结节（high-grade DN）和早期肝细胞癌鉴别困难，采用CT动脉造影（CT hepatic arteriography，CTHA）、经动脉CT门静脉造影（CT during arterial portography）等有创影像学检查是必要的。

■参考文献

1）Kutami R，et al．Pathomorphologic study on the mechanism of fatty change in small hepatocellular carcinoma of humans．J Hepatol，2000，33：282-289．

【须知!】 早期肝细胞的超声波检查

早期肝细胞癌内细胞脂肪化，超声可捕捉到高回声结节。10～15mm小肝细胞癌的发生率约为40%。

■参考征象

MRI T_1加权像化学位移成像的信号变化→p.243/EOB增强MRI肝细胞期高信号→p.251/EOB增强MRI肝细胞期高信号→p.255

四、不典型增生结节

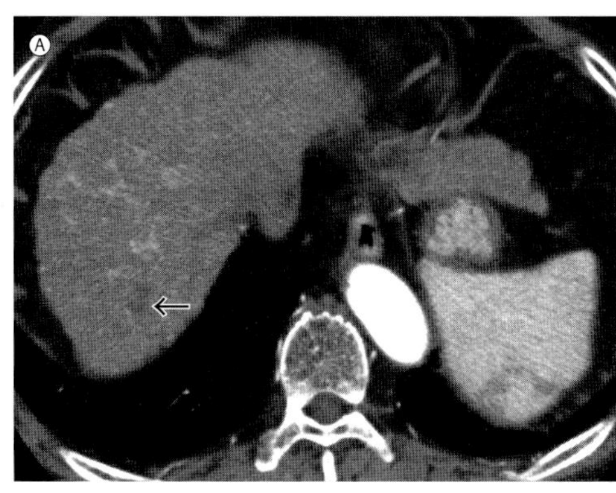

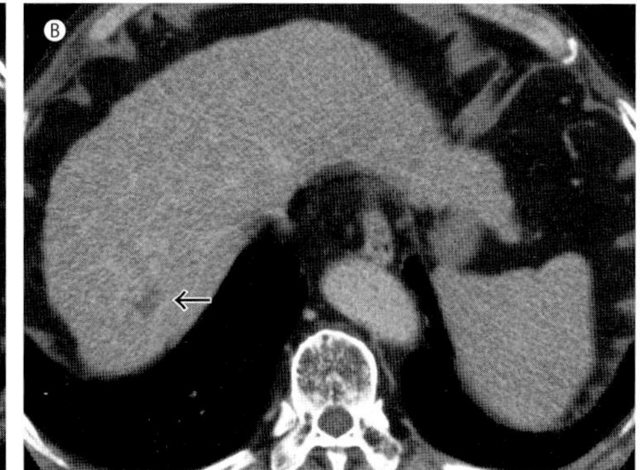

图　A：增强CT动脉期；B：同平衡期（70余岁，女性）
乙型肝炎肝硬化

【影像表现】

肝细胞癌在不同发展阶段中，低级别不典型增生结节（low-grade dysplastic nodule，low-grade DN）和高级别不典型增生结节（high-grade DN）是乏血供结节，属于癌前病变，与早期肝细胞癌影像鉴别很困难。本病例为乙型肝炎肝硬化患者，70余岁，女性。腹部超声检查发现右叶S7有高回声结节，经静脉动态增强CT和MRI检查，动脉期强化效果与周围肝实质大致同等或稍弱（图A：→），门静脉期和平衡期（图B：→）因门静脉血流降低，其强化较周围肝实质弱。因为早期肝细胞癌影像表现有重叠，应注意对静脉动态增强CT、MRI图像的解读。

【鉴别要点】

腹部超声检查可反映肿块内部的脂肪成分，呈现为高回声。据文献报道，Gd-EOB-DTPA增强MRI肝细胞期中，早期肝细胞癌多呈现低信号（95%），而不典型增生结节呈现低信号结节的发生率为33%。也就是说，乏血供结节在Gd-EOB-DTPA增强MRI肝细胞期中不呈现低信号，即有可能是不典型增生结节。

■参考文献

1）Kim MJ，et al．Correlation between the echogenicity of dysplastic nodules and their histopathologically determined fat content．J Ultrasound Med，2003，22：327-334．

2）Sano K，et al．Imaging study of early hepatocellular carcinoma usefulness of gadoxetic acid-enhanced MR imaging．Radiology，2011，261：834-844．

3）Ohama H，et al．Images of sonazoid-enhanced ultrasonography in multistep hepatocarcinogenesis：comparison with Gd-EOB-DTPA-enhanced MRI．J Gastroenterol，2014，49（6）：1081-1093．

【须知!】 可疑不典型增生结节影像表现：动脉期呈乏血供，Gd-EOB-DTPA增强MRI肝细胞期不呈低信号（等~高信号）结节。

■参考征象

多发性（弥漫性）结节→p.36/增强乏血供结节→p.180/MRI T_1加权像高信号结节→p.223/MRI T_1加权像化学位移成像信号变化→p.244/MRI T_2加权像低信号结节→p.246/EOB增强MRI肝细胞期高信号→p.251/EOB增强MRI肝细胞期摄取→p.256/EOB增强MRI肝细胞期环形强化→p.264

五、肝血管平滑肌脂肪瘤

【影像表现】

肝血管平滑肌脂肪瘤（图A～C：→）是平滑肌、血管、脂肪三种成分混合存在的良性肿瘤。中年女性好发，多呈现单发富血供肿块。有些病例难以与含脂质成分的肝细胞癌相鉴别。虽然通过CT、MRI检测出脂肪，但各种成分构成比例不同，在影像上可有多种多样的表现。

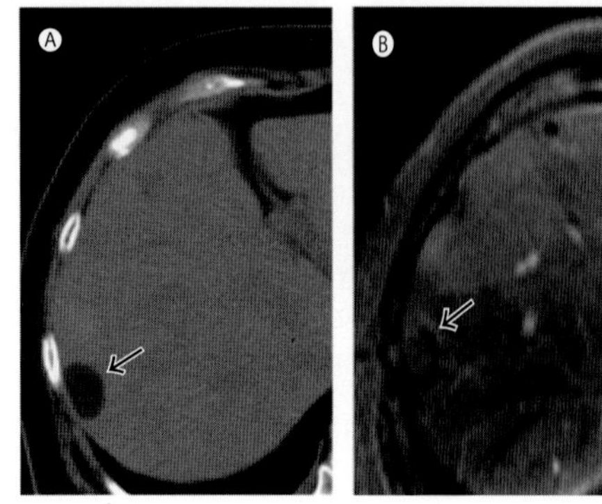

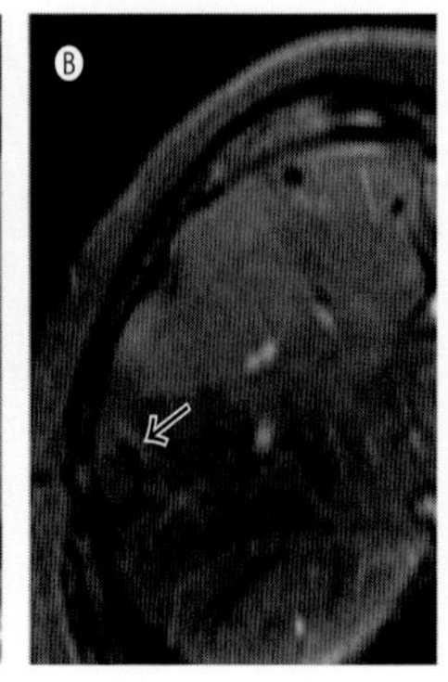

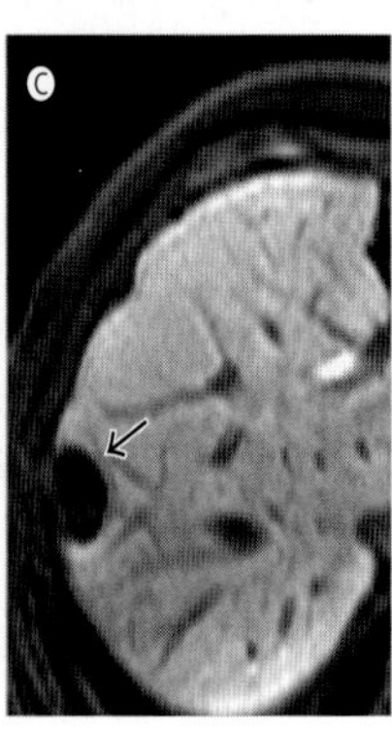

图　A：CT平扫；B：EOB增强MRI动脉期；C：同肝细胞期（50余岁，男性）

（岐阜县综合医疗中心兼松雅之医生提供）

【鉴别要点】

CT可以明确判别病变内的脂肪沉积，在没有病毒性肝炎、慢性肝损伤等肝细胞癌高风险因素的病例中，动脉期富血供肝肿瘤主要考虑血管平滑肌脂肪瘤。在有肝细胞癌发生风险且脂肪沉积微量的病例中，与乏脂肪的肝血管平滑肌脂肪瘤在影像上鉴别困难。动态增强CT、MRI如能确认早期静脉回流，可以与肝细胞癌相鉴别。

■参考文献

1）Anysz-Grodzicka A，et al．Angiomyolipoma of the liver：analysis of typical features and pitfalls based on own experience and literature．Clin Imaging，2013，37（2）：320-326.

2）Jeon TY，et al．Assessment of triple-phase CT findings for the differentiation offat-deficient hepatic angiomyolipoma fromhepatocellular carcinoma innon-cirrhotic liver．Eur J Radiol，2010，73：601-606.

■参考征象

肝外突出性病变→p.81/增强富血供结节→p.166/增强早期静脉回流→p.203/MRI T_1加权像高信号结节→p.224

【须知！】 肝细胞腺瘤的亚型和特征

亚型	肝细胞核因子1α（HNF-1α）失活型	炎症型	β-catenin变不典型增生
影像特征	脂质成分存在	T_2高信号，环礁征（atoll sign）	淡淡的中心瘢痕，环礁征（atoll sign）
强化程度	中等强化	显著强化、持续强化	中等强化、廓清现象（washout）
发病率、其他	35%～50%	40%～55%，血清淀粉样物质A（SAA）阳性，C反应蛋白（CRP）阳性，与饮酒有关	15%～18%，与HCC相鉴别，恶变，EOB摄取（OATP发现）。谷氨酰胺合成酶（GS）阳性 MRI显示5cm以上的瘢痕和高度强化的情况，切除/随访观察

（由参考文献1改编）

■参考文献

1）van Aalten SM，et al．Hepatocellular adenomas：correlation of MR imaging findings with pathologic subtype classification．Radiology，2011，261：172-181.

【须知！】

腔静脉周围脂肪（juxtacaval fat）和肝内网膜包裹（intrahepatic omental packing）

腔静脉周围脂肪：在肝静脉流入下腔静脉水平，有时在下腔静脉周围发现脂肪组织，看起来像含脂肪的肝肿瘤。

肝内网膜包裹：肝切除术后，大网的脂肪陷入手术缺损部分，是手术时为了止血包扎。

六、肝细胞腺瘤

【影像表现】

病例为60余岁，男性，无肝病既往史。CT平扫显示低密度，MRI显示肿块内含有脂质成分。增强CT动脉期S4可见3cm大小弱而不均强化的肿块，门静脉期和平衡期与背景肝实质低相比较，呈密度改变（图：→）。未见出血和肝内门静脉血流异常。未能排除肝细胞癌，手术诊断为肝细胞腺瘤。

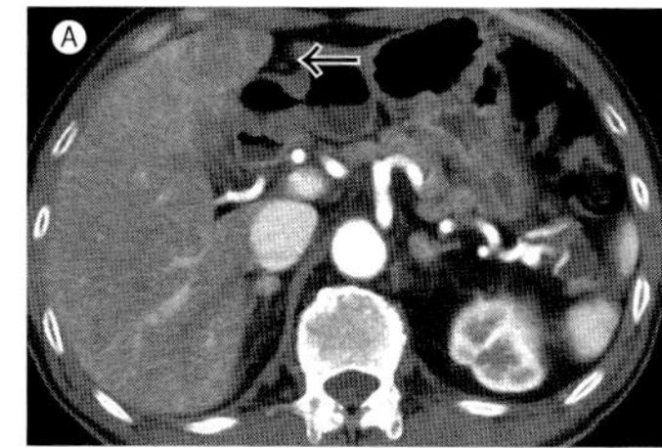

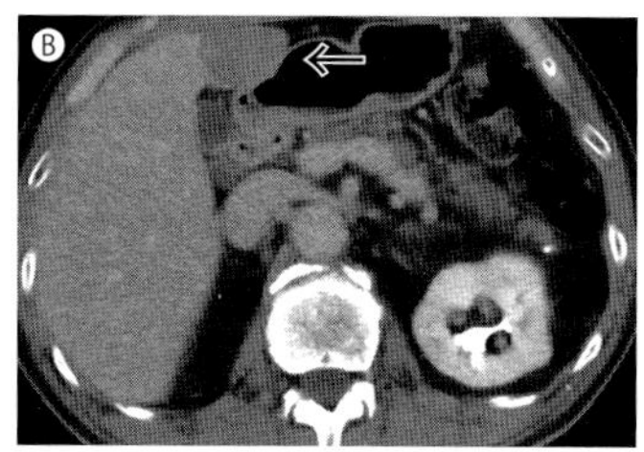

图　A：增强CT动脉期；B：同平衡期（60余岁，男性）

肝细胞腺瘤多发生于无肝硬化背景的年轻女性中，是一种罕见的良性肿瘤，与口服避孕药、激素治疗后、糖尿病、糖原贮积病、肝内门静脉血流等异常有关。但在日本，肝细胞腺瘤的发生与口服避孕药的关联性较低。

【鉴别要点】

年轻女性非肝硬化背景下发生的富血供肝肿瘤，鉴别诊断需要考虑局灶性结节性增生（focal nodular hyperplasia，FNH）、血管平滑肌脂肪瘤、纤维板层型肝癌等。使用SPIO和EOB等肝特异性对比剂，有些病例摄取而有些病例不摄取，鉴别价值不大。本肿瘤多伴脂质和出血，与门静脉缺损和闭塞、PV-shunt等肝内门静脉血流异常有关。如观察到上述影像征象，结合年轻女性非肝硬化背景的富血供肝肿瘤，可以考虑肝细胞腺瘤。

■参考征象

中心部低密度肿块（中央瘢痕）→p.76/CT平扫高密度结节→p.139/增强富血供结节→p.171/MRI T_1加权像高信号结节→p.224/EOB增强在MRI肝细胞期摄取→p.257/EOB增强在MRI肝细胞期环形强化→p.265

七、肝假脂肪瘤

【影像表现】

病例为60余岁，男性，增强CT检查发现S7包膜下1cm左右的脂肪性肿块（图：→）。横断面图像显示肿块位于肝内，但在不同的层面，病灶可以在肝内，或者位于肝表面和横膈之间。肝假脂肪瘤（pseudolipoma）是罕见的肝良性肿瘤样病变，是游离的大肠脂肪垂沉积于肝表面而形成的。肿块多位于右侧肝包膜正下方，孤立性、纤维性包膜较厚，内部有变性、坏死、玻璃样变、钙化的2cm以下脂肪性肿块。

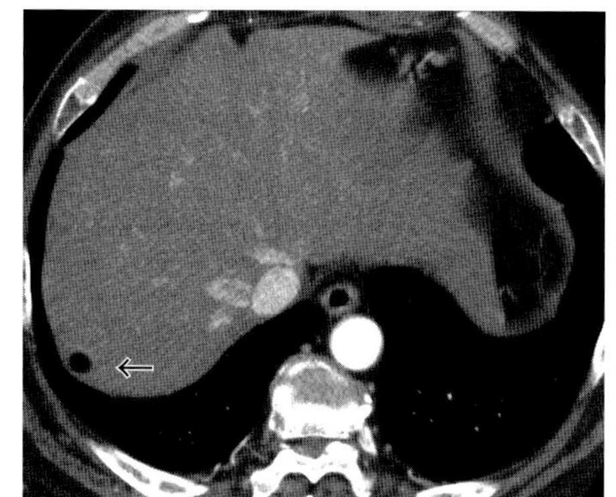

图　增强CT动脉期（60余岁，男性）

【鉴别要点】

明确的脂肪性肿块，需要鉴别诊断的疾病有恶性畸胎瘤、脂肪肉瘤的转移灶和播种灶，后两者有原发灶，并且存在肿瘤实性成分，是鉴别要点。肝脏假脂肪瘤与血管平滑肌脂肪瘤、腔静脉周围脂肪（juxtacaval fat）和肝内网膜包裹（intrahepatic omental packing）等良性病变的鉴别有时也很困难，各断面的影像观察很重要，关键是肝假脂肪瘤的局限性病变在肝外。

■参考征象

肝外突出性病变→p.82/含钙化肿块→p.106/CT平扫高密度结节→p.140/增强乏血供结节→p.184/MRI T_1加权像高信号结节→p.225

八、斑片状脂肪肝，局灶性脂肪肝（脂肪沉积）

【影像表现】

病例为30余岁男性，糖尿病治疗中。CT平扫显示肝右叶中心密度在40HU以下，提示为肝实质内脂肪沉积，肝左叶正常肝实质呈相对稍高密度，是斑片状脂肪肝的影像表现。

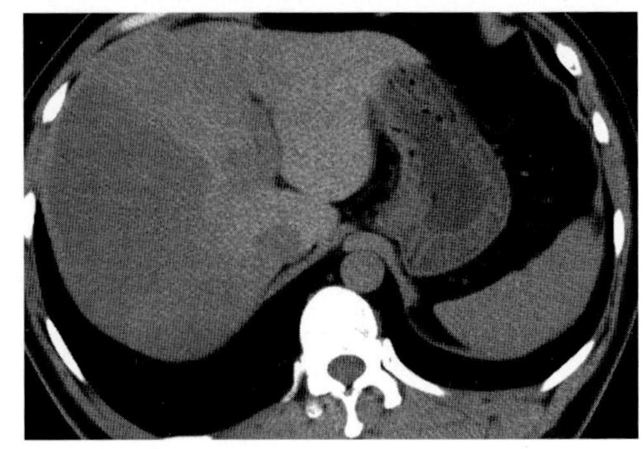

图　CT平扫（30余岁，男性）

全肝细胞30%以上脂肪化称为脂肪肝。肝均匀脂肪沉积的病例很少，区域性脂肪沉积称为区域性脂肪肝，不均匀地图状脂肪沉积称为斑片状脂肪肝，脂肪肝有时需要与肝肿瘤相鉴别。CT平扫中，脂肪沉积部位肝实质的CT值在40HU以下。MRI梯度回波T_1加权的化学位移成像，通过反相位图像信号下降，可以比CT更敏感地发现局限性、区域性或地图状的脂肪沉积。除了静脉回流异常（third inflow）流入部以外，肝其他部位的脂肪沉积均可表现为斑片状脂肪肝。

【鉴别要点】

呈结节状、肿块样脂肪沉积的脂肪肝或局限性脂肪肝，会被误诊为肝转移瘤或肝细胞癌，特别需要与含脂肪肝肿块的疾病（肝细胞癌、肝腺瘤、血管脂肪瘤、骨髓脂肪瘤等）相鉴别，结合增强CT和增强MRI的影像表现很重要，Gd-EOB-DTPA增强MRI肝细胞期，局限性脂肪肝可摄取对比剂，这也有助于诊断。

■参考征象

边界不清的肿块→p.62/肝实质的多发斑片状影（马赛克影）→p.131/CT平扫肝实质低密度→p.151/MRI T_1加权像肝实质高信号→p.232/MRI T_1加权像化学位移成像的信号变化→p.242/EOB增强MRI肝细胞期摄取→p.260

【须知!】 静脉回流异常（third inflow）和胰-幽门-十二指肠静脉（pancreatico-pyloro-duodenal vein）

静脉回流异常（third inflow）是指来自肝动脉和门静脉以外的血流（异位静脉回流），幽门-十二指肠静脉最初被报道为胃右静脉反流，CTAP中S2、S3、S4背侧的门静脉血流缺损区的原因之一，是门静脉阻塞时侧支循环（门静脉海绵样变性）的一部分。

（岐阜县综合医疗中心　兼松雅之医生提供）

九、静脉循环异常（third inflow）引起的假病变

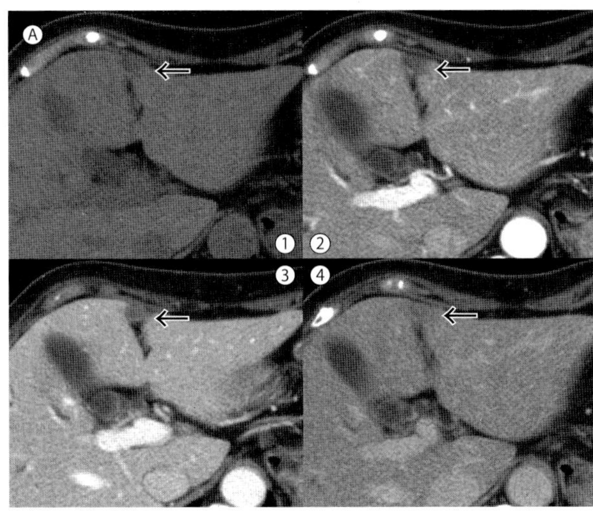

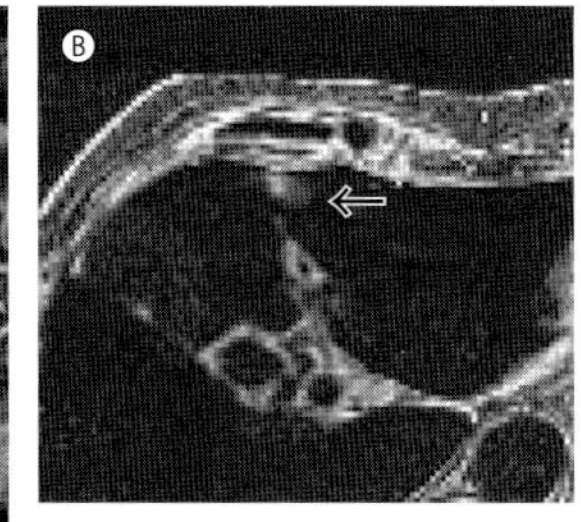

图　A：①增强CT，②增强CT动脉期，③同门静脉期，④同平衡期；B：化学位移成像MR减影图（60余岁，女性）

【影像表现】

病例为60余岁女性。脐旁静脉（inferior vein of Sappey）相关的S4肝镰状韧带附着部附近，可见脂肪密度肿块，MRI T_1加权梯度回波的化学位移成像的减影像上，呈现为高信号。在增强CT中门静脉期和平衡期，病灶轻微强化。

直接流入肝的血管主要是肝动脉和门静脉。除此之外，还存在贯穿肝包膜直接回流到肝窦的血管，通过这些血管回流的血液中，激素浓度（胰岛素等）和营养成分浓度与门静脉血不同，会引起不均匀脂肪沉积。这些局限性脂肪沉积，或者低脂肪化引起的假病变，需要与肝肿瘤相鉴别。

假病变因流入血管不同而有不同表现，可通过其特征性的部位进行鉴别。形成非门静脉性静脉回流的胰-幽门-十二指肠静脉（pancreatico-pylori-duodenal vein）常见于肝S4背侧、S2、S3背侧；胆囊静脉见于S4、S5的胆囊床附近；形成体静脉反流的附脐静脉（inferior veins of Sappey）在S4肝镰状韧带附着部附近，表现为血流假病变、脂肪化或低脂肪化区域。

【鉴别要点】

胃切除、胰头十二指肠切除后等，胃右静脉的血流会发生功能性改变，出现肝脂肪沉积，注意不要误诊为肝转移。肝硬化病例中，因静脉循环异常而产生的肝细胞增生，需要与交界病变和乏血供肝细胞癌进行鉴别，但这部分增生组织Gd-EOB-DTPA增强MRI的肝细胞期有对比剂摄取，可与肝细胞癌相鉴别。

■参考征象

边界不清肿块→p.62

十、肝肾上腺残余瘤

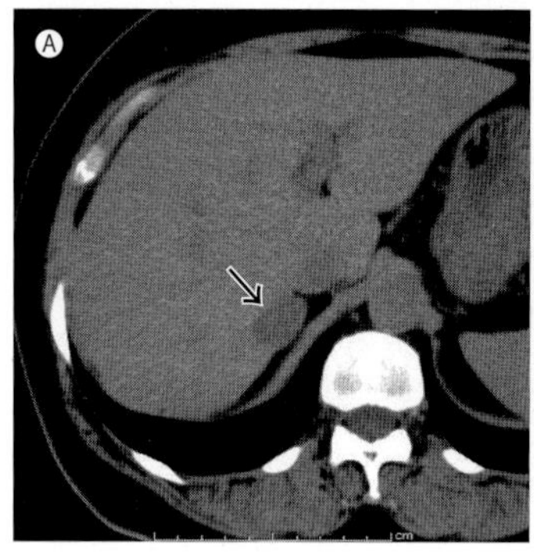
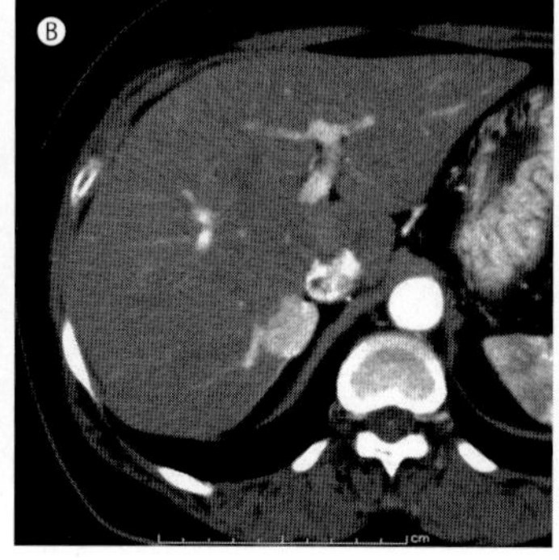
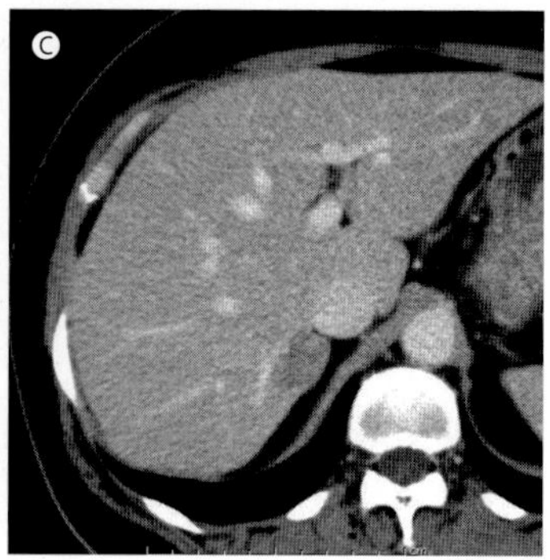

图　A：CT平扫；B：增强CT动脉期；C：同平衡期（60余岁，女性）
（埼玉医科大学国际医疗中心森阪裕之医生提供）

【影像表现】

该病例在2006年被诊断为肝肿瘤。之后随访观察，病灶形状和大小无变化。肝肾上腺残余瘤（adrenal rest tumor of the liver）是肾上腺组织（皮质）在肝包膜内（肝实质内）的异位存在，多为良性非功能性腺瘤，是罕见的肝肿瘤。肝右叶S6包膜正下方富含脂肪和富血供肿块。多数肿块内有明确的脂肪组织，CT平扫呈现为脂肪密度。增强早期强化明显，但平衡期由于周围肝实质的增强逐渐明显，反而呈明确的低密度影。在富含脂肪的典型病例，非脂肪抑制T_1及T_2加权像中呈现高信号。脂肪含量较少的病例，可以通过MRI梯度回波T_1加权化学位移成像判断是否存在脂肪，有助于鉴别。确诊时需要明确右肾上腺存在并位于肝外肾旁的正常位置，肝病灶与肾上腺没有联系。

【鉴别要点】

鉴别诊断有含脂肪的转移性肝肿瘤、播散灶、慢性肝病背景下含脂肪的肝细胞癌等，可以根据病变部位进行鉴别。可以使用^{131}I-碘化胆固醇肾上腺皮质核素显像进行确认，诊断肝肾上腺残余瘤。

■参考征象

增强富血供结节→p.172/MRI T_1加权像高信号结节→p.226

十一、肝骨髓脂肪瘤

【影像表现】

骨髓脂肪瘤是由类似骨髓的造血组织和脂肪组织混合形成的罕见肿瘤。肝骨髓脂肪瘤是由肾上腺组织异位、肝细胞发育异常等形成。多数表现为肝右叶包膜下含有脂肪肿块，边界清楚，部分具有包膜。有文献报道称肿瘤内出血和钙化，MRI可检测出脂肪，呈现出多种多样的信号变化。

■参考文献

1）Savoye-Collet C，et al．MR imaging of hepatic myelolipoma．AJR Am J Roentgenol，2000，174（2）：574-575．

■参考征象

MRI T_1加权像高信号结节→p.225

第16章 门静脉周围晕征

CT平扫显示沿肝Glisson鞘分布的低密度区，增强CT表现与胆管扩张不同，显示为沿门静脉周围带状低密度区，称为门静脉周围晕征（halo sign）。需要注意的是CT平扫较增强显示更明显。MRI T_2加权像显示为门静脉周围高信号带，称为门静脉周围异常高信号（periportal abnormal intensity）。

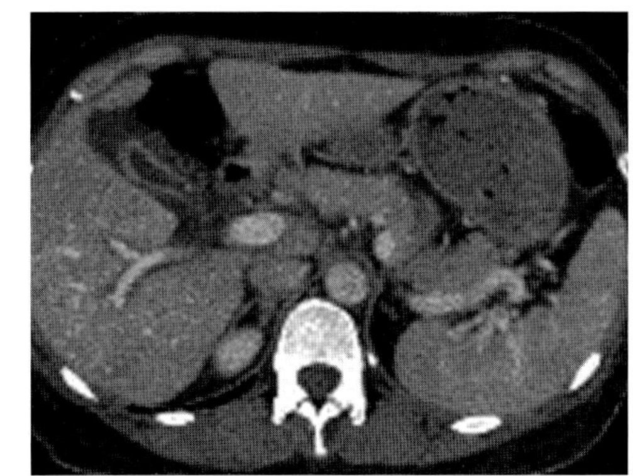

图 典型影像：重症肝炎
增强CT早期

组织学上，该征象反映了门静脉区域肿瘤浸润、炎症性改变、淋巴水肿、出血等病理状态。肿瘤浸润虽然较少见，但有向肝性淋巴转移，特别是原发灶为胃癌（低分化腺癌）和胰胆管系恶性肿瘤，CT显示为起自肝门部沿Glisson鞘分布的低密度区，T_2加权像呈现高信号区。作为肝转移的特殊类型，弥漫性肝窦内转移（diffuse intrasinusoidal metastasis）可以有类似改变，原发灶也通常是胃低分化腺癌、乳腺癌和肺癌等小细胞癌。在影像上，肝内部结构不规则，呈密度不均的弥漫性肝大。

炎症可见于急性肝炎及重症肝炎，门静脉区域细胞受炎症累及、肿胀，表现为门静脉周围晕征。继发的影像表现肝大和萎缩、脂肪沉积和肝细胞坏死引起的肝实质低密度。临床上也需要与其他表现为门静脉周围晕征的疾病相鉴别。

在肝损伤方面，胆汁、血液、淋巴液等脉管外漏出并沿着Glisson鞘分布，1992年文献报道称为门静脉周围轨迹征（periportal tracking），与门静脉周围晕征［（periportal collar（halo）sign）］同义。

1987年Wechsler等报道了门静脉周围晕征见于肝移植后急性排斥反应的病例。在病理组织学上，门静脉周围晕征源于淋巴细胞增生或Glisson区域淋巴细胞浸润。

■参考文献

1）Patrick LE，et al. Pediatric blunt abdominal trauma：periportal tracking at CT. Radiology，1992，183：689-691.

2）Wechsler RJ，et al. The periportal collar：a CT sign of liver transplant rejection. Radiology，1987，165(1)：57-60.

【鉴别诊断!】

◎重症肝炎，急性肝炎（→p.121）

◎淤血肝（充血性心力衰竭）（→p.121）

◎胆管炎（→p.122）

○肝损伤（→p.123）

▲移植肝（→p.122）

▲癌性淋巴管病（→p.123）

△弥漫性肝窦内肝转移（→p.124）

△日本血吸虫病（→p.124）

【征象缩略图】

重症肝炎，急性肝炎

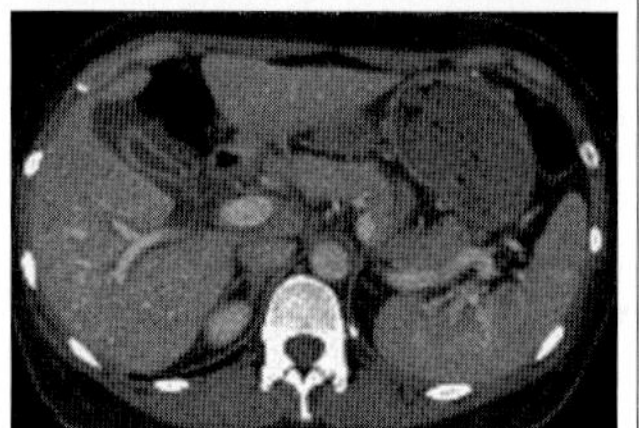

增强CT早期

50余岁，女性【解说→p.121】

淤血肝（由下腔静脉肿瘤引起）

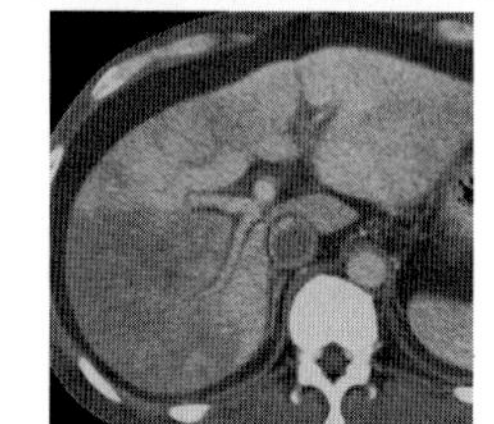

（岐阜县综合医疗中心 兼松雅之医生提供）

增强CT

40余岁，男性【解说→p.121】

胆管炎

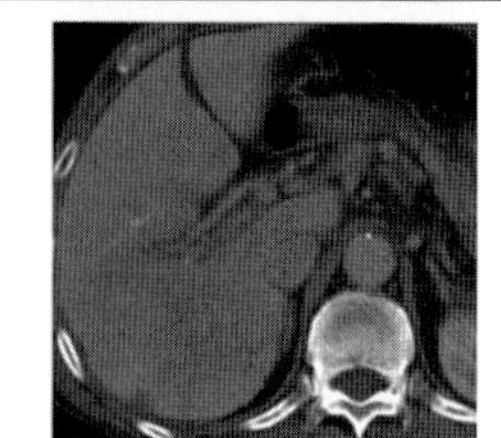

（岐阜县综合医疗中心 兼松雅之医生提供）

增强CT平衡期

80余岁，男性【解说→p.122】

肝损伤

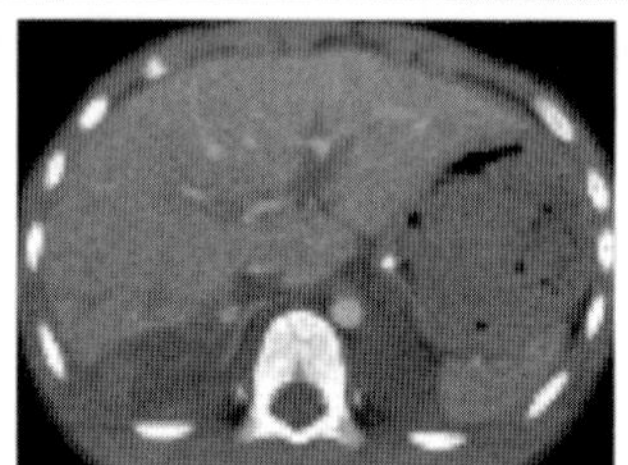

增强CT早期

8岁，男孩【解说→p.123】

移植肝

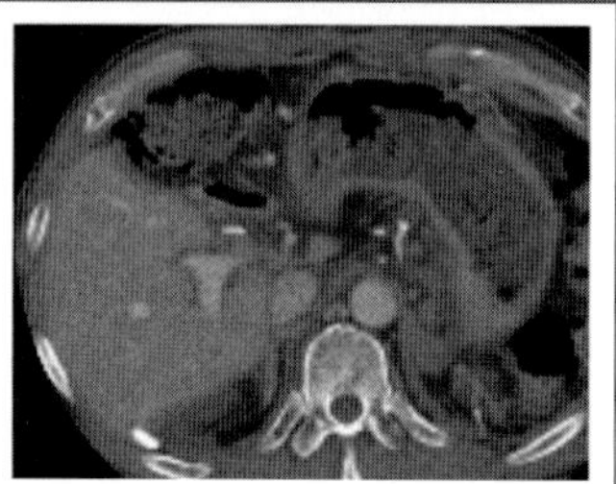

增强CT

50余岁，男性【解说→p.122】

癌性淋巴管病

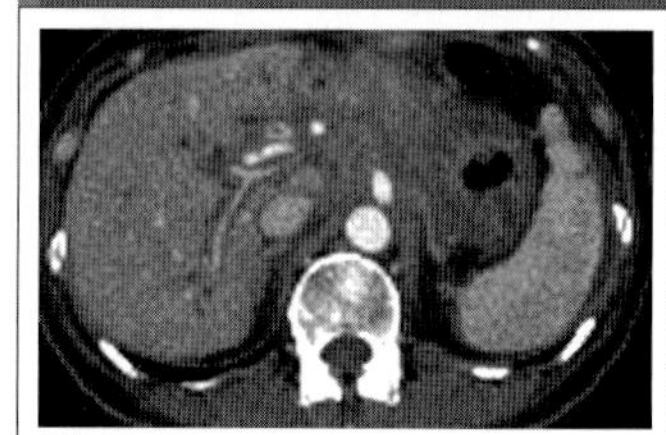

增强CT

60余岁，女性【解说→p.123】

弥漫性肝窦内肝转移

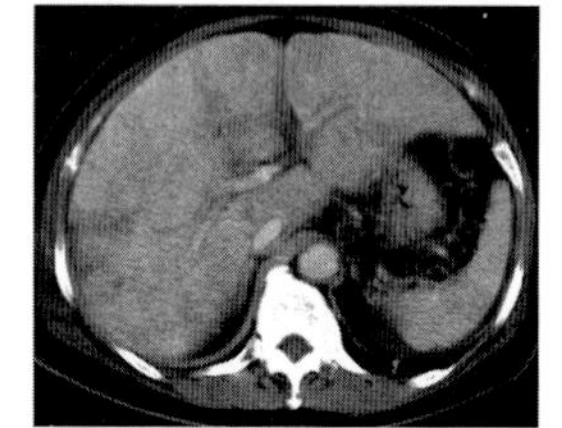

（NTT东日本关东医院 赤羽正章医生提供）

增强CT

70余岁，女性【解说→p.124】

日本血吸虫病

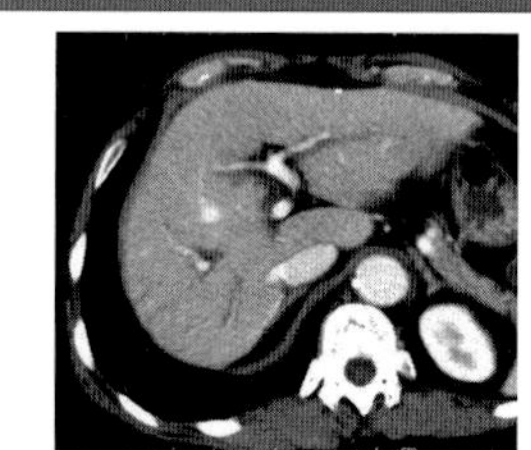

（埼玉医科大学国际医疗中心 森阪裕之医生提供）

增强CT

70余岁，男性【解说→p.124】

表现为门静脉周围晕征的疾病

一、重症肝炎，急性肝炎

【影像表现】

重症肝炎患者，50余岁，女性。CT增强早期，肝大，肝实质密度值降低，强化不均匀。门静脉周围和胆囊周围有低密度区域[periportal collar（halo）sign]（图A、B：→）。在MRI表现为Glisson区域T_1加权像低信号，T_2加呈现高信号（periportal abnormal intensity，PAI）。

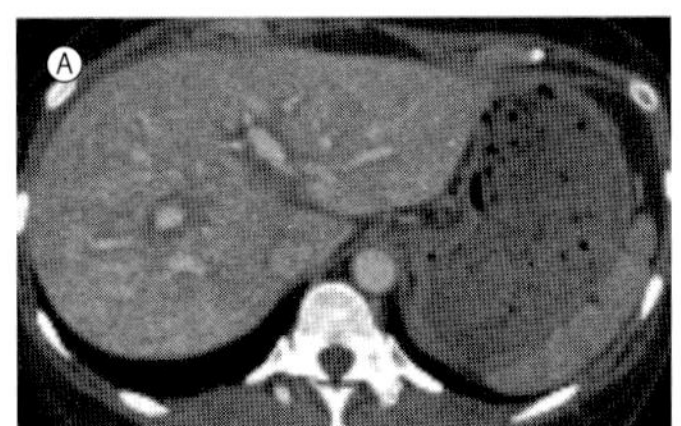
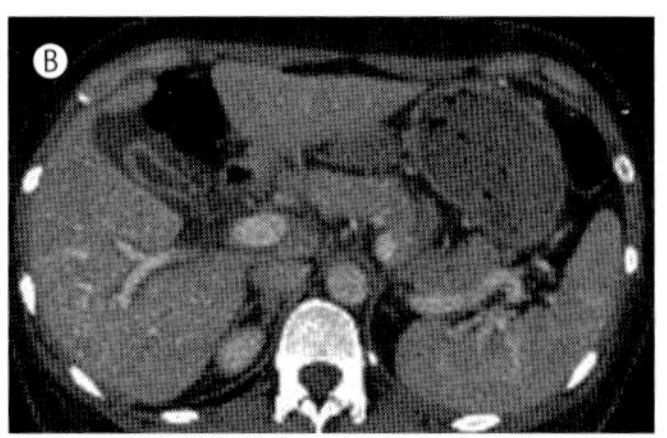

图 A：增强CT早期头侧；B：同一患者足侧（50余岁，女性），重症肝炎

从重症肝炎中恢复的病例中，可见不同程度肝萎缩和变形，反映了不同程度的再生结节和坏死后瘢痕组织增生，被称为马铃薯肝。瘢痕部分在CT平扫呈低密度，MRI的T_1加权像呈低信号，T_2加权像呈高信号。

【鉴别要点】

急性肝炎在病理上表现为肝细胞变性坏死和再生，以及门静脉区域炎症细胞浸润。重症肝炎是急性肝炎的特殊类型，在病理组织学上，表现为广泛的肝细胞坏死、脱落、水肿及出血。影像可反映这种广泛的肝细胞坏死，CT平扫呈广泛地图状和斑片状低密度，也可见门静脉周围晕征，增强CT可见AP-shunt，反映了门静脉区域炎症改变。

门静脉周围晕征可见于肝硬化、原发性硬化性胆管炎（PSC）、恶性肿瘤浸润Glisson鞘区域（淋巴管癌）、弥漫性肝窦内肝转移（diffuse intrasinusoidall metastasis）、肝移植后的排异反应等，虽然是非特异性的影像表现，但结合急性肝炎和重症肝炎继发影像表现，如肝动脉扩张、脾大、水肿性胆囊壁肥厚等，影像可以鉴别。

■参考征象

弥漫性肥大→p.4/弥漫性萎缩→p.13/部分萎缩→p.26/CT平扫肝实质的低密度→p.151/MRI T_1加权像肝实质低信号→p.237

二、淤血肝

【影像表现】

本病例由于肿瘤导致下腔静脉梗阻（图A、B：→）而产生肝淤血，可见门静脉周围晕征（图A、B：▶）。

产生淤血的原因有淤血性心力衰竭（主要是右心衰竭导致肝静脉流出障碍，引起的肝静脉压上升），或肿瘤浸润导致肝静脉流出障碍（继发性布加综合征）。在前者中，右心功能不全导致下腔静脉和肝静脉扩张、肝大，增强CT显示对比剂向下腔静脉和肝静脉逆流。增强CT动脉期、门静脉期反映出肝脏顺行性血流障碍，表现为肝实质不均匀增强，但平衡期肝密度值均匀，并可显示血管周围水肿的门静脉周围晕征。

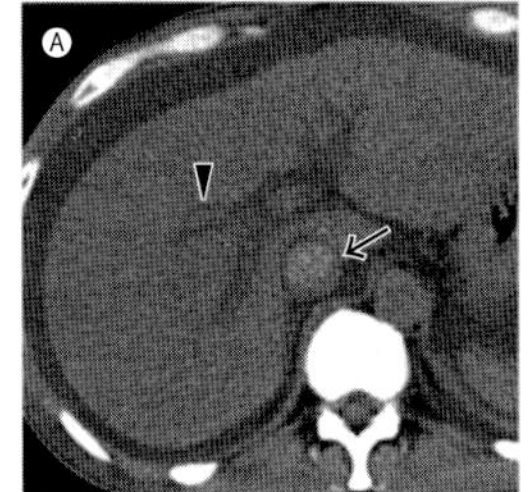
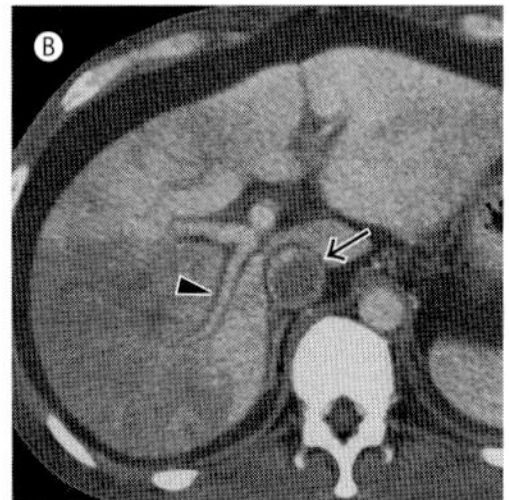

图 A：CT平扫；B：增强CT（40余岁，男性）
（岐阜县综合医疗中心 兼松雅之医生提供）

【鉴别要点】

淤血性心力衰竭，主要是右心衰竭，下腔静脉和肝静脉扩张，增强CT显示对比剂向下腔静脉和肝静脉逆流，这是与门静脉周围晕征的其他疾病的鉴别要点。另外，通过检查下腔静脉内或肝部下腔静脉周围后腹膜肿瘤，寻找引起血管狭窄的原因，达到诊断和鉴别诊断。

■参考文献

1）Takeda H，et al．Computed tomography findings in acute decompensated heart failure：periportal collar sign and lymphedema in the hepatoduodenal ligament and retroperitoneal space．Springerplus Jun21，2015，4：286．

■参考征象

弥漫性肿大→p.5/肝实质的多发斑片状像（马赛克影）→p.133/MRI T_1加权像肝实质低信号→p.237

三、胆管炎

【影像表现】

80余岁男性病例，可疑胆管炎病例，增强CT平衡期可见门静脉周围晕征（图A、B：→）和肝实质的不均匀强化区域。

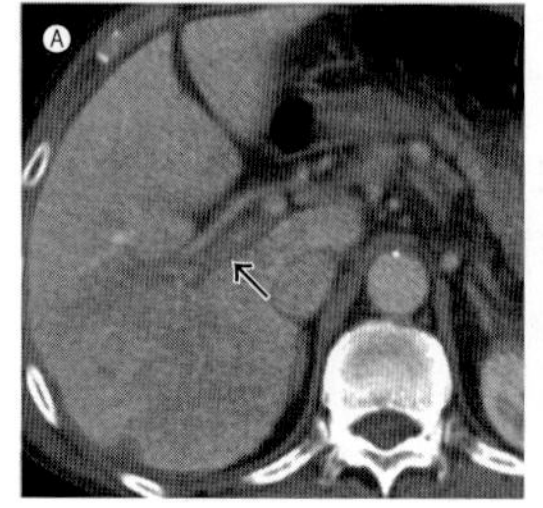

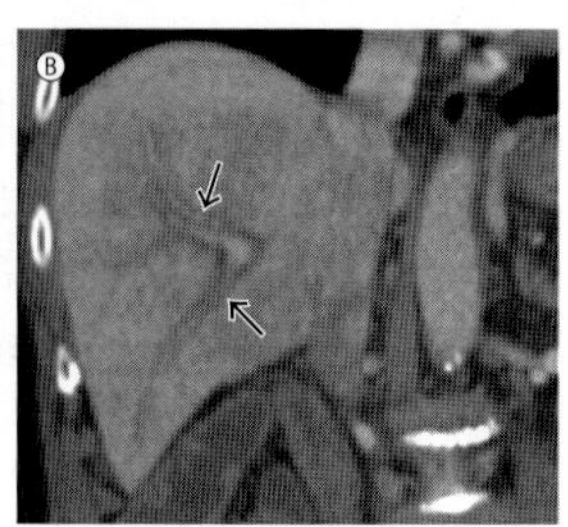

图　A：增强CT平衡期；B：同一患者冠状面（80余岁，男性）
（岐阜县综合医疗中心　兼松雅之医生提供）

急性胆管炎是由胆道系统结石和肿瘤性病变等引起胆管狭窄、梗阻而导致的胆汁淤积，胆汁中细菌繁殖形成感染性疾病。急性胆管炎多通过Charcot三联征（腹痛、发热、黄疸）和血液检查结果等临床表现来进行诊断。影像表现，多可见胆管扩张，即使轻微胆管扩张，如炎症累及Glisson区域，也可产生门静脉周围晕征。另外，增强CT动脉期可显示地图状、斑片状不均匀强化，这是由胆管炎引起门静脉狭窄，门静脉血流减低，肝动脉血流代偿性增加引起。但该征象对胆管炎无特异性，只要炎症和肿瘤浸润Glisson区域均可出现，影像诊断需要其他信息。

【鉴别要点】

胆管炎引起胆汁排泄严重障碍，演变成化脓性胆管炎的情况下，也可发生肝脓肿。胆道系恶性肿瘤浸润间质引起门静脉周围晕征，如伴肝内转移则需要与前述情况慎重相鉴别。胆管炎需与原发性硬化性胆管炎、IgG4相关胆管炎相鉴别，其中PSC可见枯枝征，IgG4相关胆管炎可见其他内脏器官影像表现。上述基于影像的鉴别有时比较困难，需要结合临床表现、血液检查结果进行综合诊断。

■参考征象

胆管炎伴有的肝实质病变：表面变形或凹陷→p.55/CT平扫肝实质的低密度→p.156/增强楔状早期强化→p.198
原发性硬化性胆管炎，IgG4相关胆管炎：「见《胆胰脾影像诊断图谱》」

四、移植肝

【影像表现】

本病例为活体肝移植后第7天的50余岁男性。增强CT可见移植后肝右叶门静脉（门静脉主干～肝内门静脉）周围水肿导致的低密度区域，可见门静脉周围晕征（图：→）。

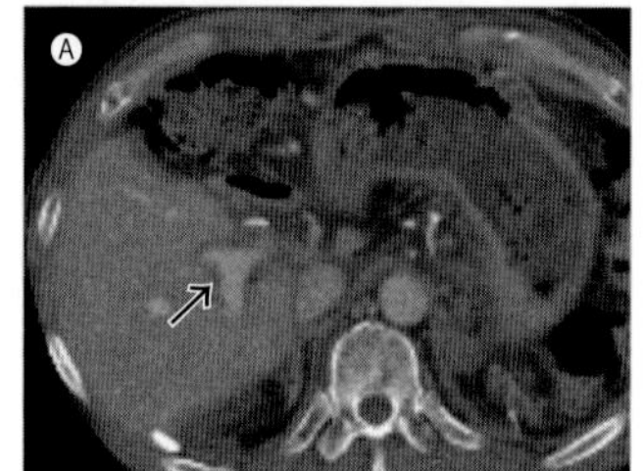

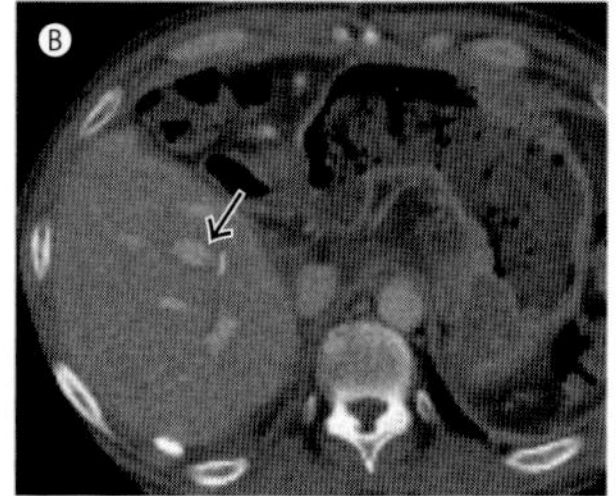

图　A：增强CT头侧；B：同一患者尾侧（50余岁，男性）
活体肝移植后第7天

从肝移植第1周开始1～2个月后发生急性排斥反应，在病理组织学上，移植肝的淋巴细胞增殖并浸润Glisson区域，增强CT和MRI显示门静脉周围晕征，即是对这种病理变化的反映。

【鉴别要点】

作为肝移植后的并发症，吻合口脉管闭塞和狭窄，在增强CT上显示为强化不良和淤血、胆管扩张等。肝静脉回流障碍引起淤血和静脉高压，出现门静脉周围晕征。对于急性排斥反应与淋巴水肿的影像鉴别，有必要评价肝静脉等脉管是否存在问题。

五、肝损伤

【影像表现】

病例是因交通外伤引起的多发脏器损伤的8岁男孩。增强CT早期像显示肝右后叶区域和尾状叶增强不良和血管外渗出（图A：→），考虑肝实质挫伤。门静脉左支周围有低密度区域，考虑为门静脉周围晕征（图B：▶）。

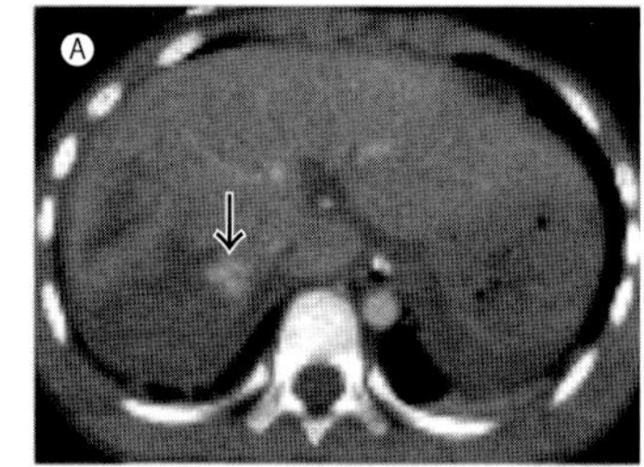

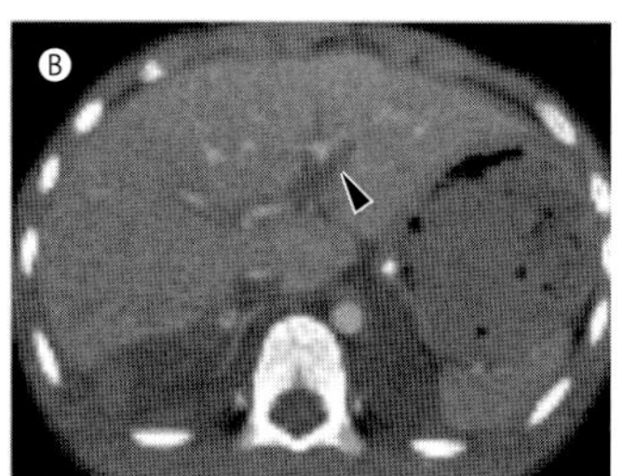

图　A：增强CT早期像头侧，B：同一患者尾侧（8岁，男孩）
多发脏器损伤

在肝损伤患者中，胆汁、血液、淋巴液脉管外漏并沿着Glisson鞘分布，形成门静脉周围晕征。但是在肝损伤中，只显示门静脉周围晕征的情况并不多，日本外伤学会肝损伤分类的各种程度损伤中，同时也伴有上述影像表现。

既往小儿腹部钝性外伤病例中，CT显示22%的病例可见门静脉周围晕征，反映病理上的出血和淋巴水肿。

【鉴别要点】

肝损伤在CT平扫中，表现为极淡的低密度区域，如伴血肿，显示为高密度区域。CT检查时上肢抬举困难的情况下，会出现较多伪影，因伪影干扰难以诊断的情况也有发生。增强CT中，损伤部位的强化效果不良，可见对比剂血管外漏出、假性动脉瘤、肝动脉-门静脉瘘、肝动脉-肝静脉瘘等情况。

■参考文献

1）Patrick LE，et al．Pediatric blunt abdominal trauma：periportal tracking at CT．Radiology，1992，183：689-691.

■参考征象

表面变形或凹陷→p.58/边界不清肿块→p.64/CT平扫肝实质的高密度→p.145/CT平扫肝实质的低密度→p.155

六、癌性淋巴管病

【影像表现】

病例为60余岁女性。胃癌术后，从残胃到十二指肠，壁肥厚强化，诊断胃癌复发。门静脉主干～门静脉右支一级分支周围可见低密度区域（图：→），考虑淋巴管癌（lymphangitic carcinomatosis）。在腹腔动脉、肠系膜上动脉、腹主动脉周围淋巴结肿大，肝左叶外侧区可见转移。

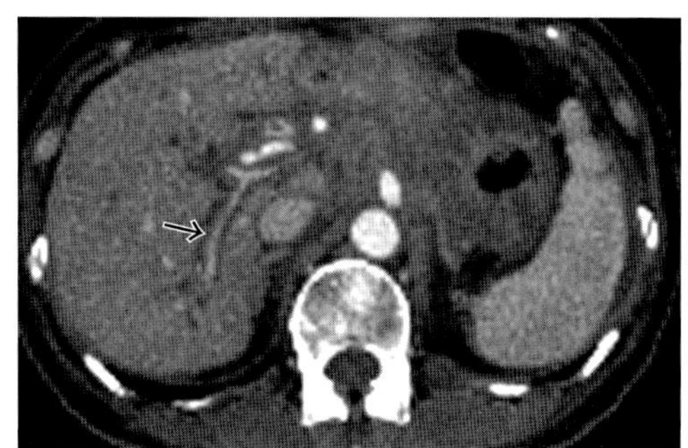

图　增强CT（60余岁，女性）

【鉴别要点】

肝淋巴转移较少见，原发灶多为胃癌（特别是低分化腺癌）和胰胆管系统恶性肿瘤。CT显示肝门部沿Glisson鞘蔓延的低密度区域，T_2加权MR像显示高信号的门静脉周围晕征，以及反映原发肿瘤组织类型的、沿Glisson鞘走行的肿瘤强化。

鉴别疾病有恶性淋巴瘤肝浸润和急性肝炎。结合原发灶、腹水、腹腔动脉及腹主动脉区域肿瘤浸润、软组织病变等，有助于鉴别诊断。

七、弥漫性肝窦内肝转移

【影像表现】

乳腺癌术后，肝转移。增强CT显示肝两叶内低密度的肝转移灶。沿Glisson鞘分布的低密度区域，是反映弥漫性肝窦内肝转移的门静脉周围晕征（图：→）。

在影像上，肝实质呈不规则、不均匀密度，可见门静脉周围晕征，肿瘤生长取代了肝细胞，造成弥漫性肝大。

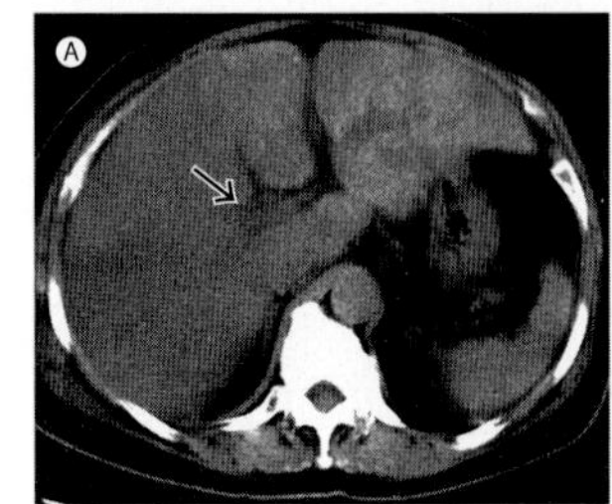

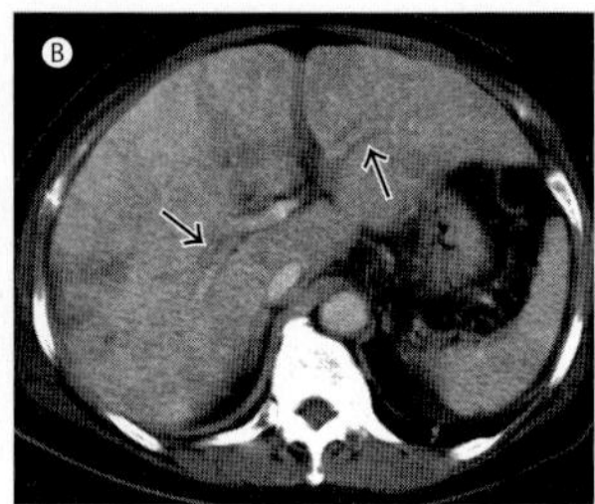

图　A：CT平扫；B：增强CT（70余岁，女性）
“第8章肝表面变形或凹陷”
相同病例（NTT东日本关东医院　赤羽正章医生提供）

【鉴别要点】

作为肝转移的特殊类型，肿瘤弥漫性转移到肝窦（肝窦内播散）被称为弥漫性窦内肝转移（diffuse intrasinusoidal metastasis），原发灶多为胃低分化腺癌、乳腺癌和肺癌等小细胞癌。恶性淋巴瘤的肝浸润、未分化癌、恶性黑色素瘤等也有报道。本病需要与急性肝炎、恶性淋巴瘤、白血病、弥漫型肝细胞癌等相鉴别。在影像上，原发灶和其他转移灶的存在，可以作为考虑本病的鉴别要点。

■参考征象

弥漫性肿大→p.6/边界不清的肿块→p.64/CT平扫肝实质的低密度→p.157/MRI T_1加权像肝实质的低信号→p.238

八、日本血吸虫病

【影像表现】

CT平扫显示肝实质内线状、龟甲状、网格状钙化（图A：→）。也可见肝包膜钙化和肝边缘凹陷表现。增强CT显示沿肝实质的间隔状钙化部分有强化，间隔增厚（图B：→）。MRI上，间隔结构和钙化在T_1加权图像中呈线状低信号，在T_2加权图像中呈高信号，但检出率不高。

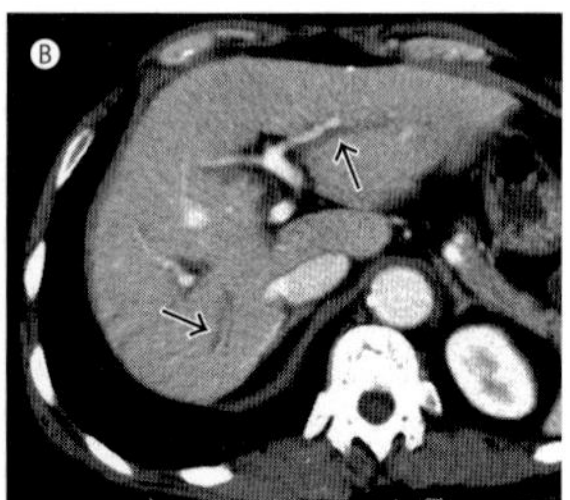

图　A：CT平扫；B：增强CT（70余岁，男性）
乙状结肠癌术前CT检查
（埼玉医科大学国际医疗中心森阪裕之医生提供）

【鉴别要点】

日本血吸虫病，由于其宿主宫贻贝灭绝，基本上没有新发感染，但有慢性感染和海外旅行时感染的病例。从病理学看，急性期虫卵栓塞肝内门静脉分支末梢，在其周围形成脓肿和肉芽肿。慢性期营养性不良性钙化的虫卵周围形成厚纤维性间隔，间隔沿Glisson鞘走行，形成增厚的网格状结构。另外，也有不少人发现含有钙化虫卵的增厚肝包膜。

CT上肝内不规则、弥漫性高密度区域的鉴别诊断，需要考虑肝细胞癌碘油栓塞后和胶质二氧化钍使用后表现。

■参考文献

1）Cheung H，et al. The imaging diagnosis of hepatic schistosomiasis japonicum sequelae. Clin Radiol，1996，51：51-55.

■参考征象

表面变形或凹陷→p.57

第17章 肝内积气

肝内积气的病变，包括：肠管坏死和非闭塞性肠系膜缺血（non-occlusive mesenteric ischemia，NOMI）造成的肝边缘细小树枝状的门静脉内气体；以肝门部中心区为主的胆道气肿；以及本章概要提到的肝脓肿、肝梗死、治疗后导致的肝实质积气3种情况。肝实质积气，是肝实质-间质破坏继发感染和坏死的结果。影像上观察到肝内气体影，很多情况下需要紧急处理，准确诊断和病因判断非常重要。CT检查对肝内气体影诊断和原因分析均有价值。

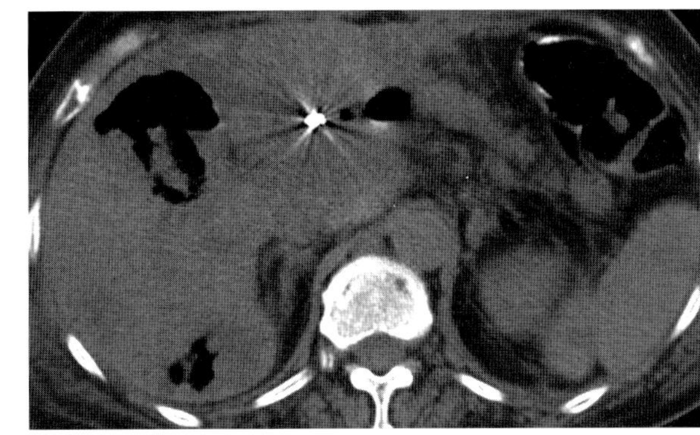

图 典型影像：肝梗死
CT平扫

肝细胞癌的射频消融术（radiofrequency ablation，RFA）已普及应用。虽然RFA后严重并发症的发生率较低（2%～3%），如肝梗死（1.8%）、肝脓肿（1.7%）、术后出血（1%）等。由于高热损伤肝动脉和门静脉的血管内皮细胞，导致肝动脉栓塞、门静脉血栓等，引起肝梗死。这种情况下，树枝状门静脉内气体与胆道感染合并引起肝脓肿，其中65%左右的病例可见气体影。

关于细菌性肝脓肿的原因，在有糖尿病基础疾病的病例中，经门静脉和胆道的厌氧菌梭菌属（*Clostridium*属）和需氧性菌克雷伯菌属（*Klebsiella pneumonia*）、大肠埃希菌（*E.coli*）等感染，引起的含气脓肿的病例很多。此外，急性胆囊炎直接波及肝，大肠癌肝浸润，周围脏器的炎症直接波及肝，形成肝脓肿，肝损伤继发感染，不能切除的胰胆管系统恶性肿瘤和肝肿瘤，经血管治疗和消融治疗后继发感染等。

肝梗死是局部肝缺血引起的灶状肝细胞坏死。肝受到肝动脉和门静脉［1：（2～3）］的双重供血，以胆管周围毛细血管丛为代表，肝具有丰富的侧支循环，很少发生梗死。但合并感染时会出现气体影。近年来，肝移植后侧支循环不良的并发症被重视。平扫和增强CT中，大多数肝梗死显示为楔形低密度区域，如果增强CT显示肝动脉闭塞、门静脉闭塞或狭窄，则诊断明确。

■参考文献

1）Kim YS，et al．Hepatic infarction after radiofrequency ablation of hepatocellular carcinoma with an internally cooled electrode．J Vasc Interv Radiol，2007，18：1126-1133．

2）Lee HL，et al．Clinical significance and mechanism of gas formation of pyogenic liver abscess due to Klebsiella pneumoniae．J Clin Micobiol，2004，42：2783-2785．

3）Giovine S，et al．Retrospective study of 23 cases of hepatic infarction：CT findings and pathological correlations．Radiol Med，2006，111：11-21．

【鉴别诊断!】

◎肝肿瘤消融治疗后（→p.127）
◎细菌性肝脓肿（→p.128）
▲肝梗死（→p.127）

【征象缩略图】

肝肿瘤消融治疗后

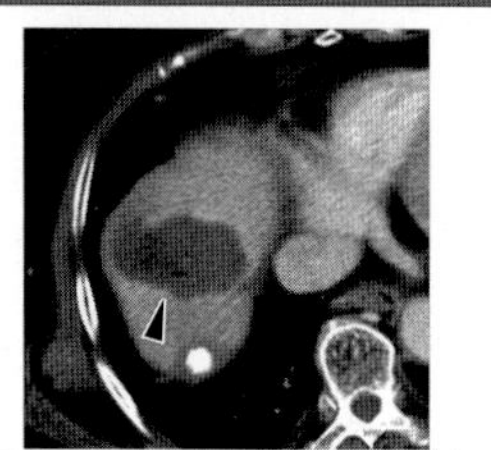

（大阪大学 大西裕满医生提供）

增强CT门静脉期

80余岁，女性【解说→p.127】

细菌性肝脓肿

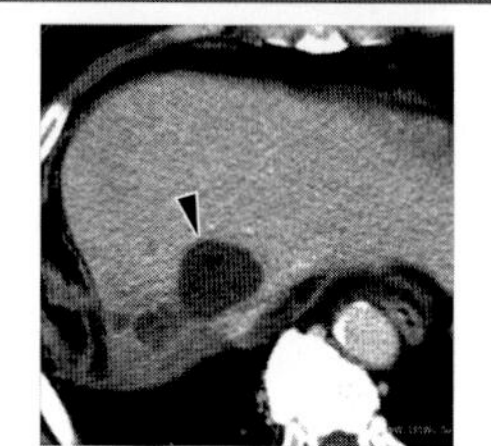

（大阪大学 大西裕满医生提供）

增强CT门静脉期

80余岁，男性【解说→p.128】

肝梗死

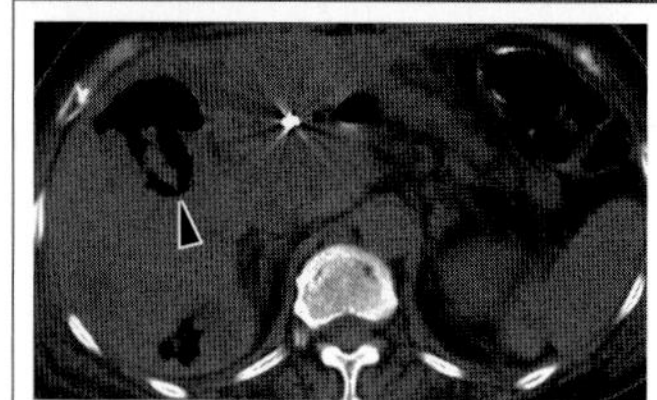

CT平扫

70余岁，女性【解说→p.127】

表现为肝内积气的疾病

一、肝肿瘤消融治疗后

【影像表现】

平扫及增强CT显示射频消融（RFA）后靶部位和安全范围（safety margin）的周围肝实质内低密度区域（图：→）。通常RFA产生肿瘤内温度可达60～80℃，高热的作用下肝动脉及门静脉的血管内皮细胞受损，肝动脉闭塞和门静脉血栓形成，引起肝梗死。这种情况下，树枝状门静脉积气合并经胆道的感染，容易导致肝脓肿，其中65%病例可见气体影。

【鉴别要点】

对于射频消融后的肝实质，CT呈现为低密度区域（根据时期的不同，也可呈现高密度区域），脓肿形成伴积气与RFA后肝梗死区门静脉积气，两者的区分比较困难。RFA引起的肝梗死少见，但之后会在此基础上并发肝脓肿和肝衰竭，需要注意。

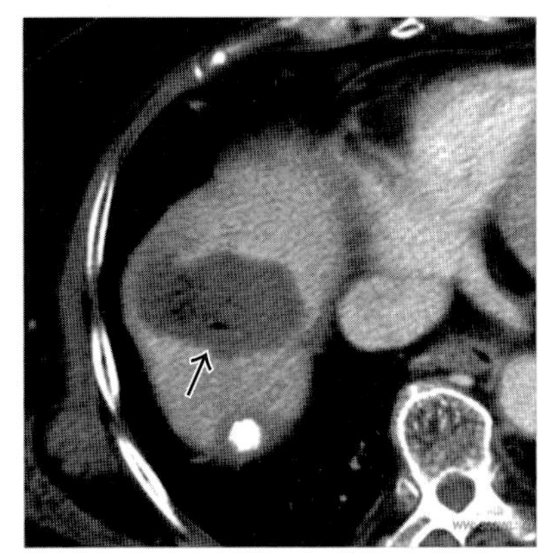

图 增强CT门静脉期（80余岁，女性）
肝内的射频消融后的区域显示低密度（→），其内部可见气体影
（大阪大学 大西裕满医生提供）

■参考文献

1）Kim YS，et al．Hepatic infarction after radiofrequency ablation of hepatocellular carcinoma with an internally cooled electrode．J Vasc interv Radiol，2007，18（9）：1126-1133.

■参考征象

CT平扫高密度结节→p.137/MRI T_1加权像高信号结节→p.222

二、肝梗死

【影像表现】

平扫和增强CT大多呈低密度楔形病灶，如怀疑肝梗死，能确认肝动脉的是否通畅、门静脉有无闭塞和狭窄，对诊断有较大的帮助。

【鉴别要点】

通过影像可确认肝动脉闭塞和门静脉高度狭窄和闭塞等情况。梗死部位可见气体影（图：▶），需要与肝脓肿相鉴别，但两者合并存在的状态也很多。另外，因休克导致门静脉血流下降，该状态下行肝动脉栓塞术也可造成肝梗死。

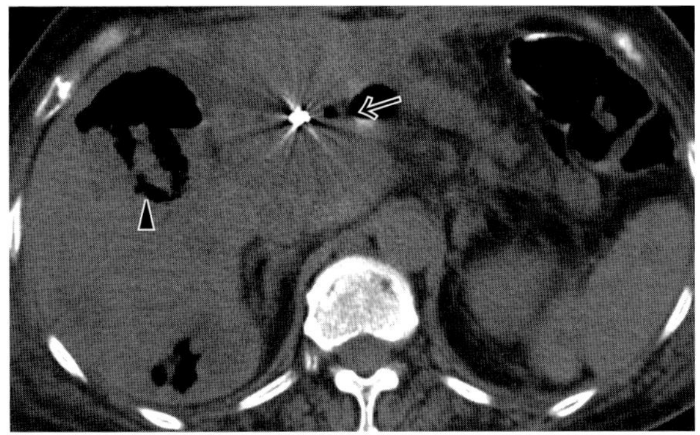

图 CT平扫（70余岁，女性）
胰腺癌，在切除胰头十二指肠后的胰液漏、肝总动脉假性动脉瘤破裂、肝总动脉金属弹簧圈栓塞术后的腹腔内出血。术后第2天开始肝转氨酶的显著升高，腹痛，休克状态，行CT平扫。CT平扫见梗死部分的肝实质低密度区域，在其内部有气体影（气体），也伴脓肿形成。对腹腔内出血进行急诊血管造影时，发现门静脉主干狭窄，肝总动脉栓塞后，可见肝内动脉与胃左动脉、右下膈肌动脉的侧支循环。→是肝总动脉的金属弹簧圈

■参考征象

部分萎缩→p.27/表面变形或凹陷→p.53/CT平扫肝实质的低密度→p.156/MRI T_1加权像肝实质的低信号→p.239

三、细菌性肝脓肿

【影像表现】

本病的典型影像表现是：CT平扫显示边界不清的含气低密度区，增期CT早期病变中心（脓肿腔）呈低密度区，边缘（脓肿壁）轻微强化，周围肝实质（水肿）呈低密度区，形成双靶征（double target sign）。由于门静脉炎症性闭塞，动脉期有时可见早期肝窦强化引起的楔状增强区域。在CT增强延迟期，脓肿腔仍呈密度，脓肿壁和肝实质的水肿部分呈环状高密度。

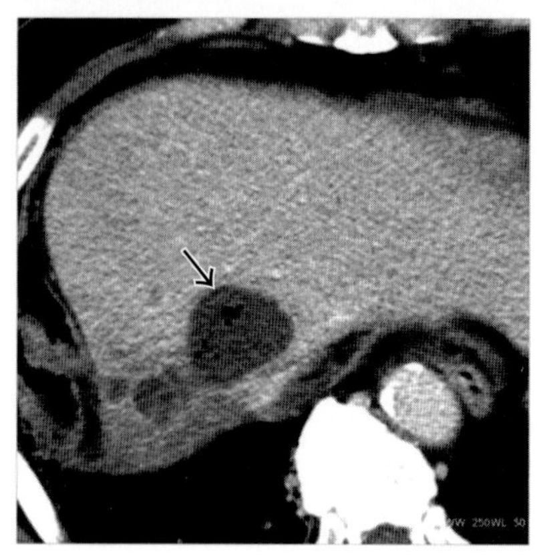

图　增强CT门静脉期（80余岁，男性）

肝细胞癌术后以及TAE后，肝脓肿。在肝右叶观察到与水同密度（→）的肿块影，其内部可见气体影

【鉴别要点】

如呈现上述典型影像表现，肝脓肿的诊断比较容易。病灶周边的新生血管在CT平扫上呈低密度，而增强后与肝实质呈同样程度的强化，乍一看，增强CT中的低吸收区明显缩小，因此不同时期不同程度的肝脓肿，其影像表现也是各种各样的。脓肿形成初期和治疗后的影像表现，有时会像实性肿块一样。脓肿腔出现气体多见于克雷伯菌（Klebsiella）感染，发生率为15%～30%。增强早期，门静脉炎症性闭塞引起动脉早期肝窦强化形成楔状增强区域，在肝脓肿中的发生率为60%～70%，但缺乏特征性。胰腺癌肝转移灶，大多伴有AP-shunt，单纯依靠影像鉴别有困难。与单发性相比，多发性肝脓肿多继发于胆道感染，需要与转移性肝肿瘤相鉴别。MRI弥散加权像肝脓肿的ADC值比肝肿瘤要低，有鉴别价值。但肝脓肿不同时期，ADC值也会相应变化，如果患者有既往肿瘤病史，与转移性肿瘤的鉴别仍然很困难，需要结合临床症状和血液检查等信息。

■参考征象

边界不清肿块→p.65/分叶状肿块→p.95/肝多房性囊肿→p.99/增强乏血供结节→p.184/增强环形强化→p.191/增强楔形早期强化→p.196

第18章

肝实质多发斑片状影（马赛克影）

在影像上，肝实质有时呈现多发斑片状或马赛克状表现，原因可能是肝实质内不均匀的脂肪沉积、淀粉样沉积、间质水肿、淤血、炎症、纤维化、血肿、肿瘤细胞存在等。

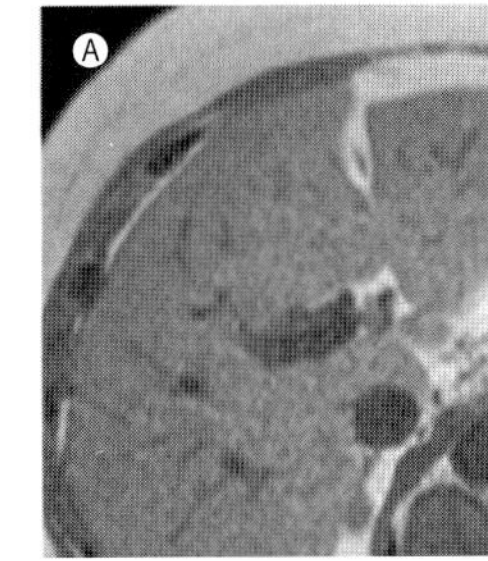
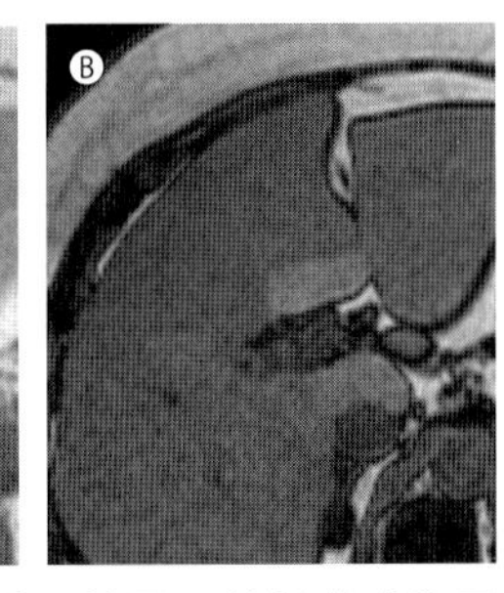

典型图像：弥漫性脂肪肝的局限性低脂肪化区域（20余岁，男性）

A：T_1加权同相位GRE图像；B：同一患者反相位GRE图像

■参考文献

1）Hamer OW，et al．Imaging features of perivascular fatty infiltration of the liver：initial observations．Radiology，2005，237：159-169．

2）Matsui O，et al．Focal sparing of segment IV in fatty livers shown by sonography and CT：correlation with aberrant gastric venous drainage．AJR Am J Roentgenol，1995，164：1137-1140．

【鉴别诊断!】

◎斑片状脂肪肝，局限性脂肪肝（脂肪沉积）（→p.131）

◎局限性低脂化区域（→p.131）

◎弥漫性肝细胞癌（→p.131）

○弥漫性肝窦内肝转移

△巨大的肝海绵状血管瘤～血管瘤病（→p.132）

△肝窦阻塞综合征（VOD，SOS，blue liver）（→p.132）

△奥斯勒-韦伯-朗迪病（遗传性出血性毛细管扩张症）（仅征象缩略图）

△肝淀粉样变性（仅征象缩略图）

▲淤血肝（→p.133）

▲布加综合征（→p.133）

▲脂肪肝～Nash（→p.133）

【征象缩略图】

斑片状脂肪肝，局限性脂肪肝

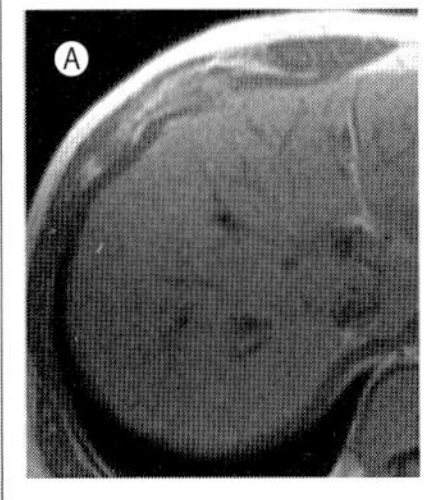
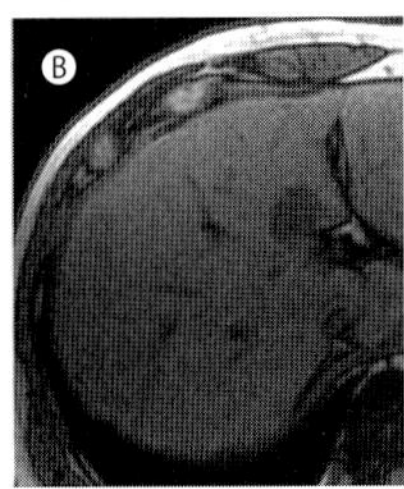

A：T_1加权同相位像

B：同反相位像

60余岁，男性

【解说→p.131】

弥漫性脂肪肝，局限性低脂肪化区域

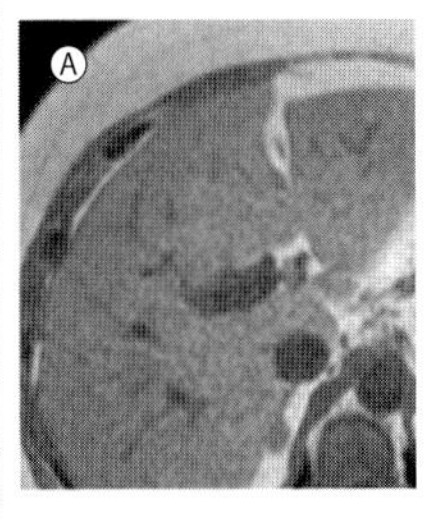
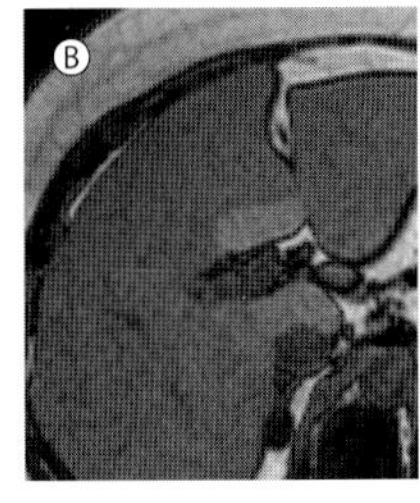

A：T_1加权同相位像

B：同反相位像

20余岁，男性

【解说→p.131】

弥漫性肝细胞癌

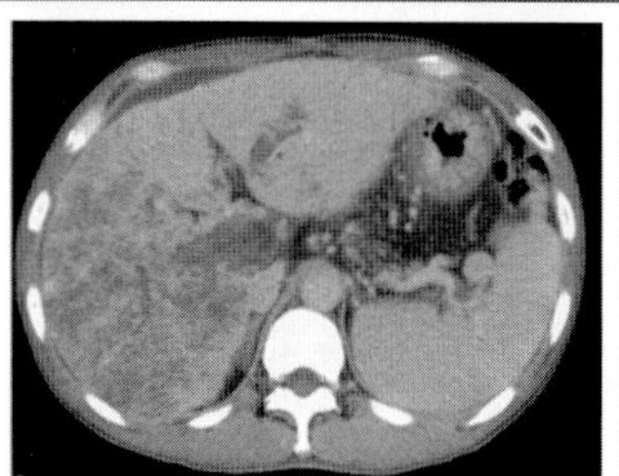

增强CT平衡期
50余岁，男性【解说→p.131】

巨大肝海绵状血管瘤

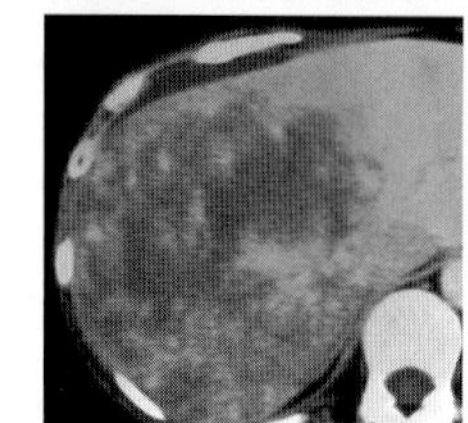

（近畿大学村上卓道医生提供）
增强CT平衡期
60余岁，男性【解说→p.132】

血管瘤病

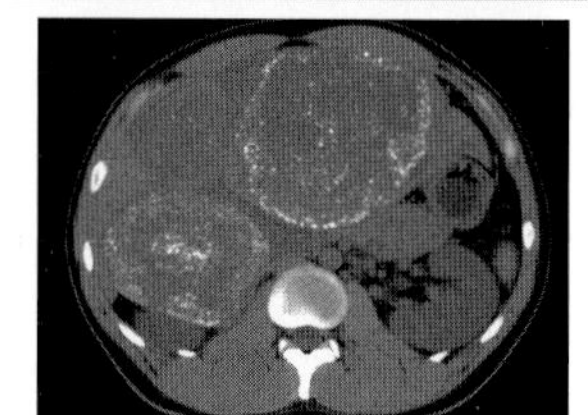

（岐阜县综合医疗中心　兼松雅之医生提供）
CT平扫
20余岁，男性【解说→p.132】

肝窦阻塞综合征（VOD，SOS，blue liver）

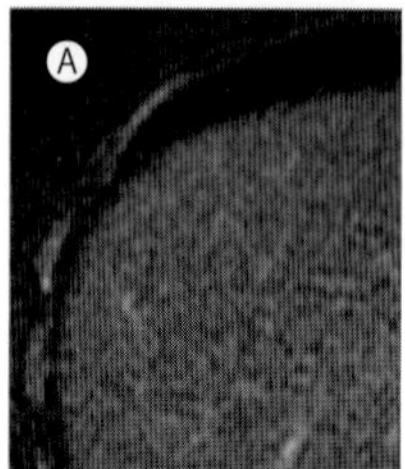

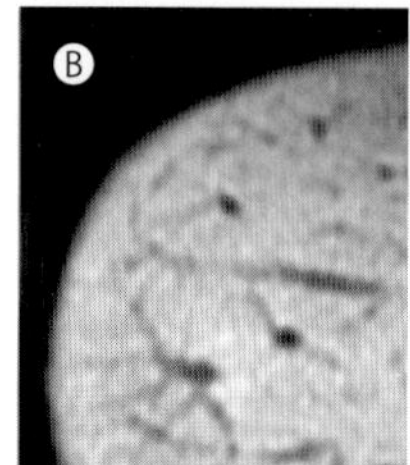

（埼玉医科大学国际治疗中心
佐野胜广医生提供）
A：T_2加权像
B：增强MRI肝细胞期
40余岁，女性
【解说→p.132】

奥斯勒-韦伯-朗迪病

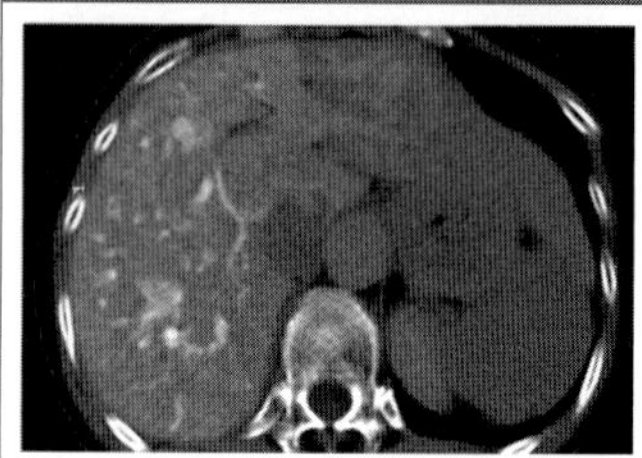

CTHA
60余岁，女性

淀粉样变性

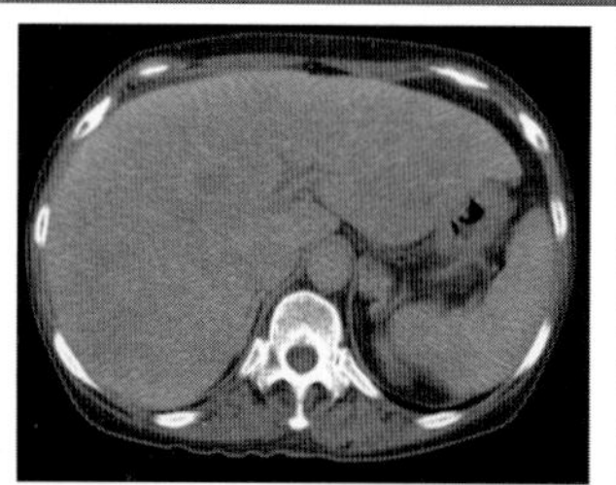

CT平扫
60余岁，女性

淤血肝

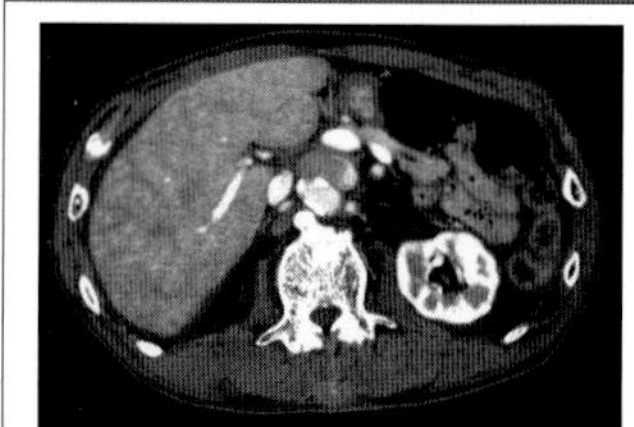

（岐阜县综合医疗中心　兼松雅之医生提供）
增强CT门静脉期
60余岁，男性【解说→p.133】

布加综合征

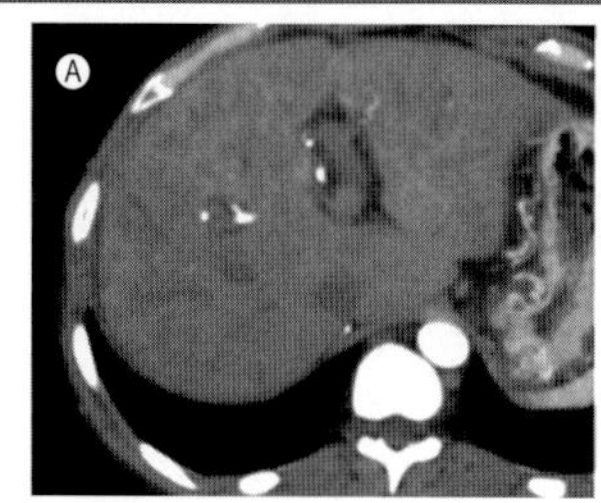

A：动态增强CT动脉期；B：同门静脉期
40余岁，男性【解说→p.133】

脂肪肝～NASH

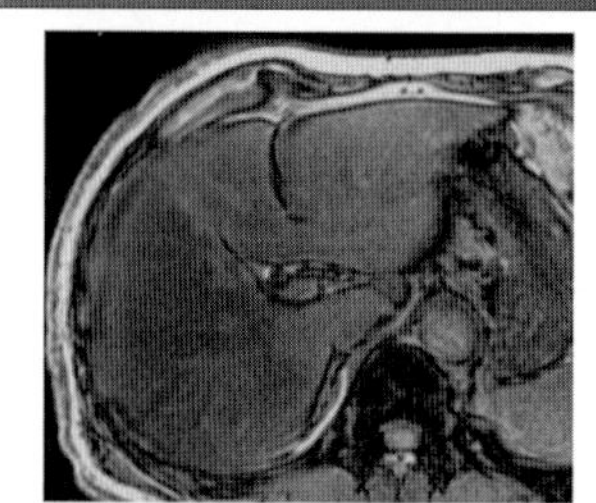

T_1加权反相位像
30余岁，男性【解说→p.133】

表现为肝实质多发斑片状影（马赛克影）的疾病

一、斑片状脂肪肝，局限性脂肪肝（脂肪沉积）

【影像表现】

MRI T_1 加权梯度回波化学位移成像，与同相位图像比较，反相位图像显示局限于S4背侧的低信号区域（图：→），符合局限性脂肪肝的影像表现。

【鉴别要点】

脂肪肝有区域性分布的区域性脂肪肝和不均匀地图状分布的斑片状脂肪肝。而局限于肝某个部分的脂肪沉积，称局限性脂肪肝。常见于胰-幽门-十二指肠静脉回流区域和附脐静脉（inferior veins of Sappey）流入区域。有时也会在门静脉和肝静脉周围脂肪沉积（perivascular fatty infiltration）。与弥漫性脂肪肝的诊断相同，如果能够证明脂肪的存在，诊断容易。但需要与肝细胞癌、血管平滑肌肌脂肪瘤等含脂肝结节相鉴别。

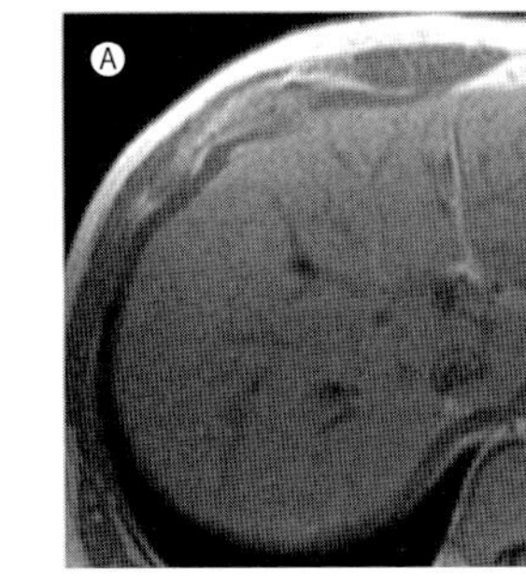

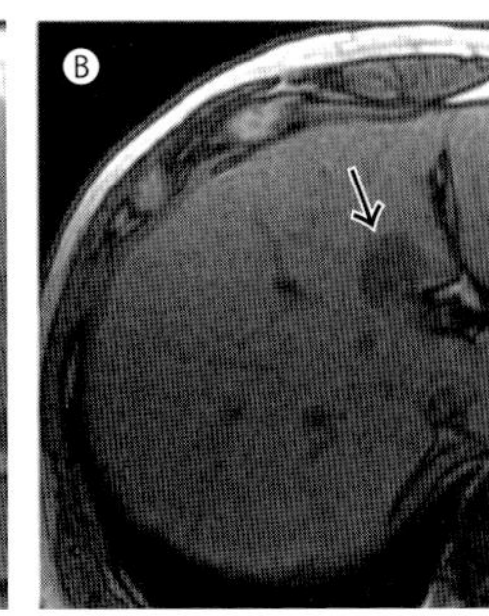

图 A: T_1 加权同相位像；B：同反相位像（60余岁，男性）

■参考征象

边界不清肿块→p.62/含脂肿块→p.116/CT平扫肝实质的低密度→p.151/MRI T_1 加权像肝实质高信号→p.232/MRI T_1 加权化学位移成像的信号变化→p.242/EOB增强MRI肝细胞期的摄取→p.260

二、局限性低脂肪化区域

【影像表现】

MRI T_1 加权梯度回波化学位移成像，与同相位图像比较，反相位图像显示肝实质信号整体下降，而S4背侧信号未见下降，符合局限性低脂肪化区域影像表现。

【鉴别要点】

局限性低脂肪化区域可发生在S4背侧、胆囊周围、S4镰状韧带附着处、左叶外侧区背侧等部位。肝动脉、门静脉以外的向肝性血流是产生局限性低脂肪化区的原因。了解病变的特征性发生部位，利用增强影像直接显示胰-幽门-十二指肠静脉、胆囊静脉、附脐静脉等，鉴别比较容易。

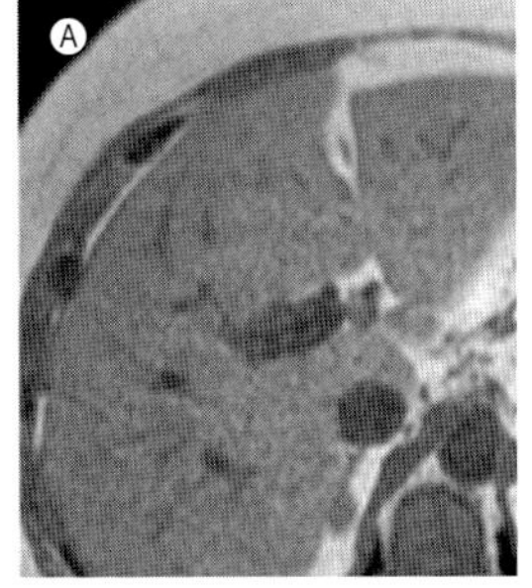

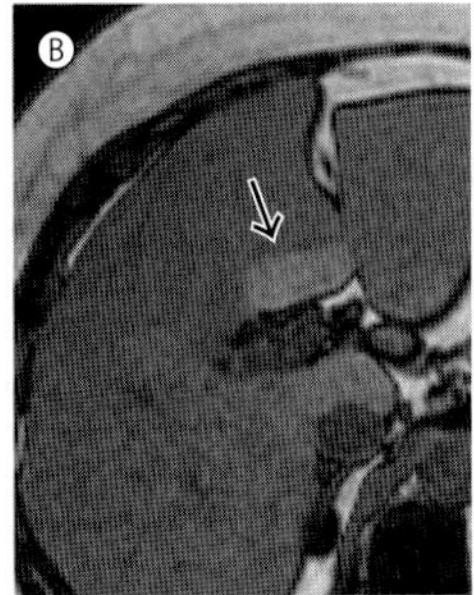

图 A: T_1 加权同相位像；B：同反相位像（20余岁，男性）

■参考征象

CT平扫高密度结节→p.141/CT平扫肝实质高密度→p.144/EOB增强MRI肝细胞期的摄取→p.260

三、弥漫性肝细胞癌

【影像表现】

肝右叶整体呈边界不清的肿块（图：→），伴门静脉癌栓（图：▶）。

【鉴别要点】

肝整体被无数小癌结节代替，肉眼难以与肝硬化区别。肿瘤对脉管的浸润性较强，淋巴结转移的发生率也较高。从动脉期到平衡期，大多数病例可见不均匀强化。

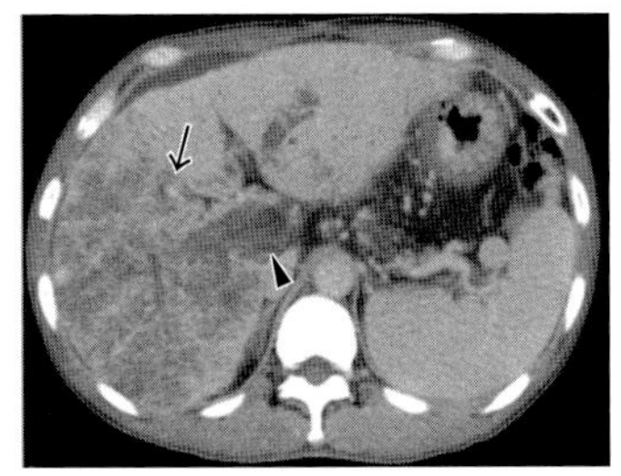

图 增强CT平衡期（50余岁，男性）

■参考征象

弥漫性增生→p.6/部分增生→p.20/多发（弥漫性）结节→p.31/边界不清肿块→p.61/分叶状肿块→p.89/CT平扫肝实质低密度→p.152/增强廓清现象→p.217/MRI T_1 加权像肝实质低信号→p.238

四、巨大的肝海绵状血管瘤～血管瘤病

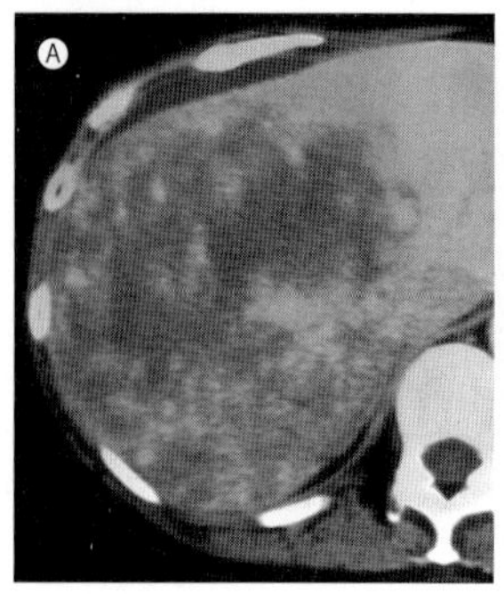
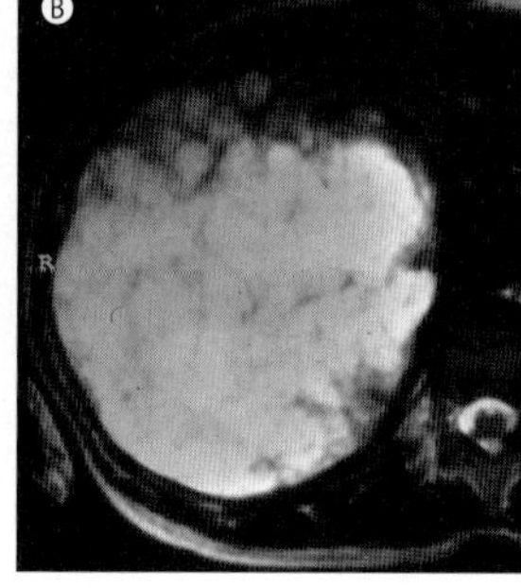

图　病例1巨大肝血管瘤

A：增强CT平衡期；B：T_2加权像（60余岁，男性）（近畿大学村上卓道医生提供）

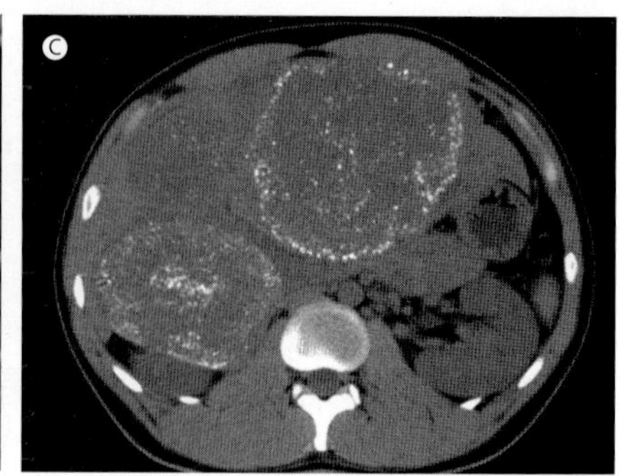

图　病例2多发性血管瘤病

C：CT平扫（20余岁，男性）（岐阜县综合医疗中心兼松雅之医生提供）

【影像表现】

病例1显示肿块占据了整个肝右叶，平衡期对比剂逐渐充填病灶。T_2加权像显示显著高信号，符合巨大血管瘤影像表现。

病例2为多发性肝血管瘤病。肝两叶巨大肿块，伴无数毫米级大小的钙化。

【鉴别要点】

巨大肝血管瘤会发生血栓化、玻璃化、纤维性瘢痕化、钙化、变性等。但通常肿瘤的一部分存在血管瘤的典型影像表现，细致地观察影像表现对明确诊断很重要。

■**参考征象**

弥漫性增生→p.10/部分增生→p.19/CT平扫肝实质低密度→p.154/增强延迟性强化（血池）→p.212

五、肝窦阻塞综合征（VOD，SOS，blue liver）

【影像表现】

T_2加权像肝S7边缘可见稍高信号影（图：→）。肝细胞期显示边界不清的稍低信号影。

【鉴别要点】

化疗造成以肝窦内皮损伤为主的肝损害，代表性药物是奥沙利铂（Oxaliplatin）。组织学上表现为肝窦扩张，如果病变弥漫，称为“蓝肝”（blue liver）。

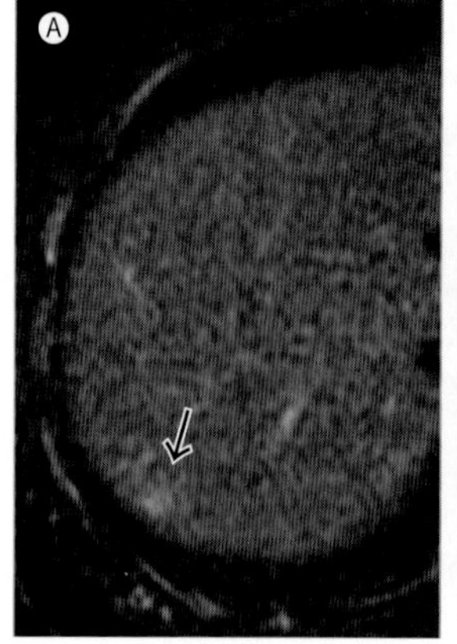
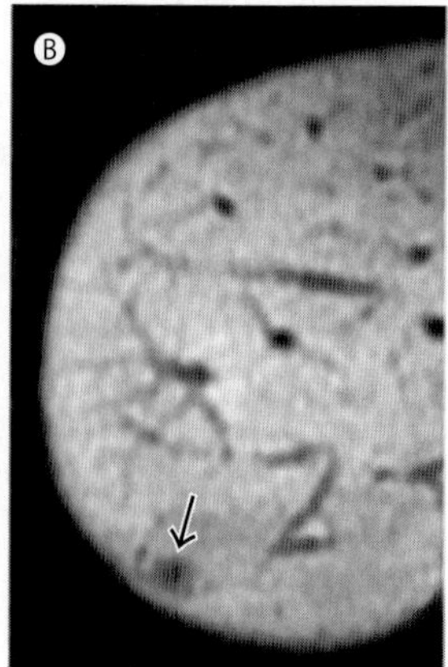

图　A：T_2加权像；B：增强MRI肝细胞期（40余岁，女性）

（埼玉医科大学国际治疗中心　佐野胜广医生提供）

■**参考征象**

弥漫性增生→p.8

六、淤血肝

【影像表现】

淤血性心力衰竭患者的增强CT图像，肝右叶可见以末梢为优势的多发斑片状、网格状的不均匀强化。

【鉴别要点】

由于肝血流异常，肝淤血可呈槟榔肝（nutmeg liver）表现。肝静脉发生淤血时，从门静脉流入的对比剂难以均匀地扩散到肝窦，其结果是在动脉期和门静脉期呈现末梢优势的多发斑状、网格状的强化。强化差的部分反映了门静脉血流低下、缺血、水肿区域。增强平衡期肝实质强化变均匀。淤血性心力衰竭也可引起下腔静脉扩张、末梢肝实质优势强化、门静脉周围晕征、平衡期肝实质强化趋于均匀等影像表现，可以与脂肪肝、肝硬化症、弥漫性肝细胞癌等相鉴别。

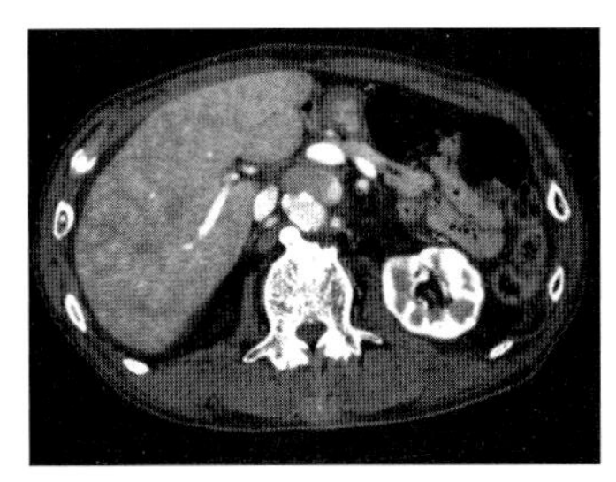

图　增强CT门静脉期（60余岁，男性）
（岐阜县综合医疗中心　兼松雅之医生提供）

■参考征象

弥漫性增生→p.5门静脉周围晕征→p.121/MRI T_1加权像肝实质低信号→p.237

七、布加综合征

【影像表现】

动态增强CT显示肝实质斑片状强化。下腔静脉主干狭窄，奇静脉系统（图：→）作为侧支循环扩张。

【鉴别要点】

发现肝静脉主干部和下腔静脉主干闭塞和狭窄。因此，产生淤血肝。

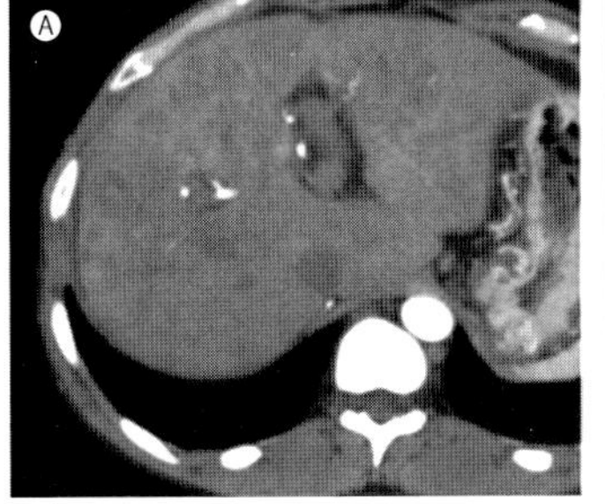

图　A：动态增强CT动脉期；B：同门静脉期（40余岁，男性）

■参考征象

弥漫性增生→p.7/部分增生、肿大→p.19

八、脂肪肝～非酒精性脂肪肝（NASH）

【影像表现】

MRI T_1加权梯度回波化学位移成像，在反相位像中，整个肝右叶与同相位像（未提供图例）相比，信号下降，符合区域性脂肪肝。肝活体标本检查诊断为NASH。

【鉴别要点】

本病例脂肪沉着呈区域性形态，诊断很容易，如呈结节状或多发病灶时，需要与肝转移相鉴别。重要的是用MRI化学位移法显示脂肪成分，但有时也会与含脂肪肿瘤混淆。

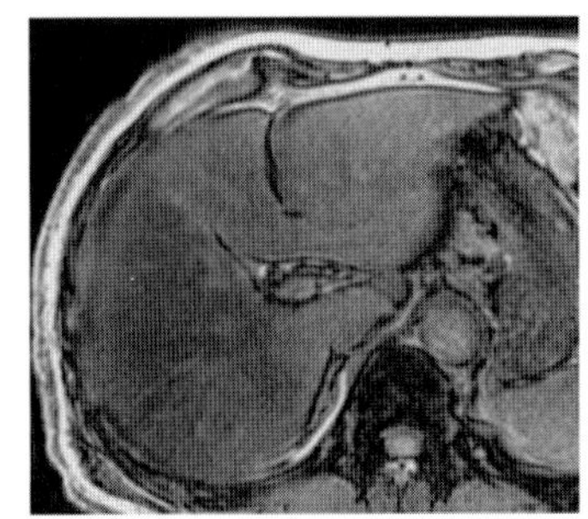

图　T_1加权反相位像（30余岁，男性）

■参考征象

CT平扫肝实质低密度→p.151/MRI T_1加权像肝实质高信号→p.232/MRI T_1加权像化学位移成像信号变化→p.242

第19章

CT平扫高密度结节

CT平扫高密度结节是指“CT平扫下与周围肝实质相比呈现高密度的结节性病变”，作为鉴别诊断，本章也包括结节样变化（假病变）。

CT平扫高密度结节，包括在CT中呈高密度的物质（如碘化油和钙化、铁、铜结合蛋白等）结节性异常沉积、血肿、伴血肿的肿瘤。肝细胞癌伴出血与射频消融术（radiofrequency ablation，RFA）后凝固坏死的肝细胞癌亦呈高密度（图A：→）。威尔逊病因铜等金属沉积而出现弥漫性高密度结节（第20章“CT平扫肝实质高密度”p.146参照威尔逊病”）。含铁的再生结节（含铁小结）呈高密度。肝结节性病变中可能出现钙化的疾病，如上皮样血管内皮瘤、转移性肝肿瘤（大肠癌、乳腺癌、卵巢癌、胃等的转移）、胆管细胞癌、混合型肝癌、纤维板层型肝细胞癌、肝母细胞瘤、硬化性血管瘤、肉芽肿（结核、棘球蚴病等）等（图B）。

CT平扫显示高密度假病变，有脂肪肝的局限性肝岛，周围肝组织密度减低，反衬正常肝组织呈高密度。那么高度脂肪肝通常表现为低密度的囊肿、血管瘤及其他肿瘤显示为相对高密度。在肝硬化病例中，纤维间隔分隔的再生结节显示相对高密度。

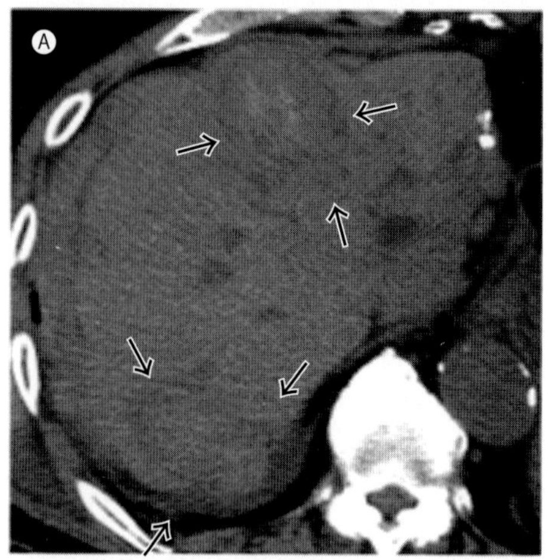

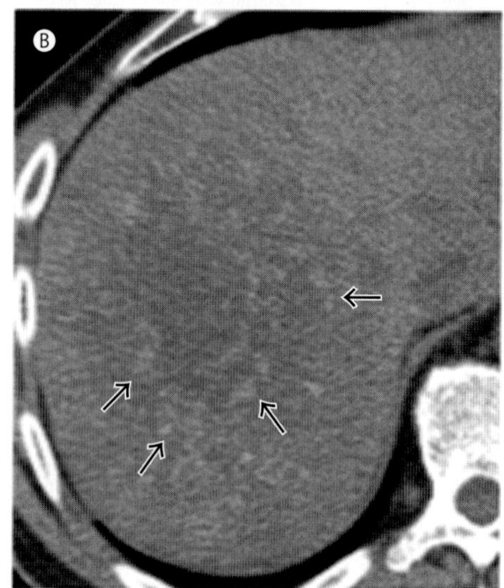

图　典型图像A：肝细胞肝癌RFA后凝固坏死；B：转移性肝肿瘤（大肠癌）

■参考文献

1）Casillas VJ，et al. Imaging of nontraumatic hemorrhagic hepatic lesions. Radiographics，2000，20：367-378.

2）Christophoros S，et al. The Rocky liver：radiologic-pathologic correlation of calcified hepatic masses. Radiographics，1998，18：675-685.

【鉴别诊断!】

◎钙化性肉芽肿
△经典肝细胞癌（→p.136）
◎肝细胞癌TACE后碘油沉积（→p.136）
◎肝肿瘤消融治疗后（→p.137）
▲转移性肝肿瘤（伴钙化）（→p.137）
▲小儿血管瘤、血管内皮瘤（→p.138）
△上皮样血管内皮瘤（→p.138）
△转移性肝癌（富血供）（→p.139）
△肝细胞腺瘤（→p.139）
△肝假脂肪瘤（→p.140）
○肝再生结节（肝硬化）（→p.140）
△威尔逊病（→参照p.146）
○门静脉血栓症（→p.141）
○局限性低脂肪化区（→p.141）

【征象缩略图】

肝细胞癌

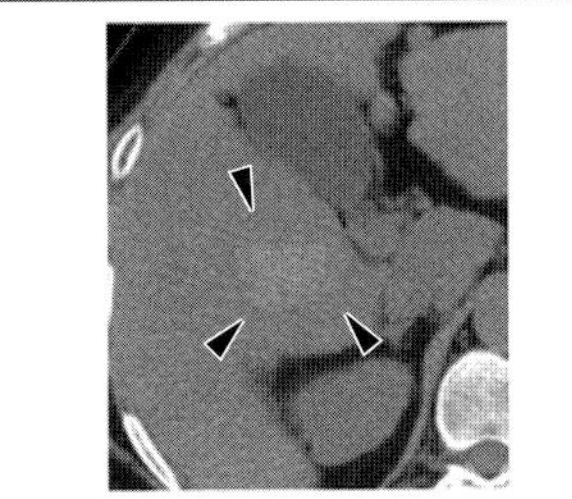

CT平扫
70余岁，女性【解说→p.136】

肝细胞癌TACE后碘油沉积

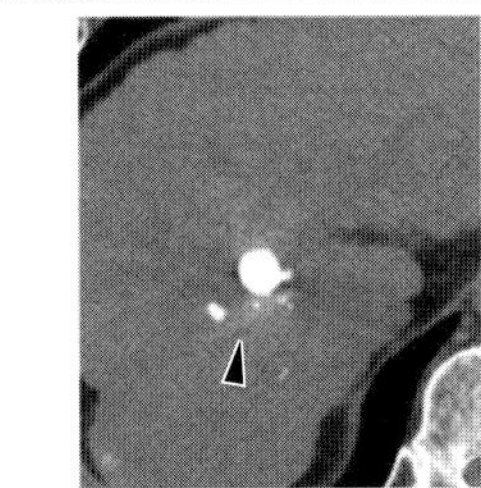

CT平扫
60余岁，男性【解说→p.136】

肝肿瘤消融治疗后

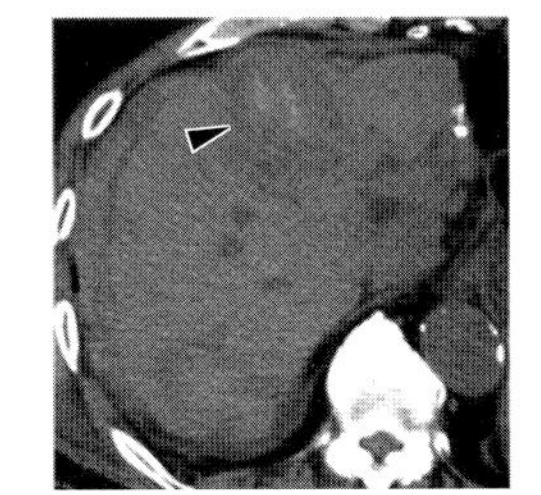

CT平扫
80余岁，男性【解说→p.137】

含钙化的转移性肝肿瘤

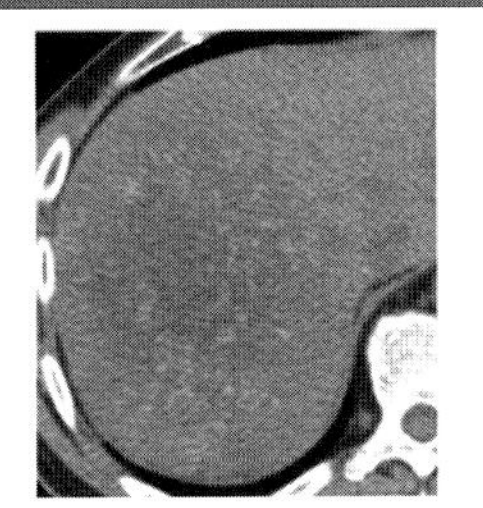

CT平扫
60余岁，男性【解说→p.137】

小儿血管瘤、血管内皮瘤

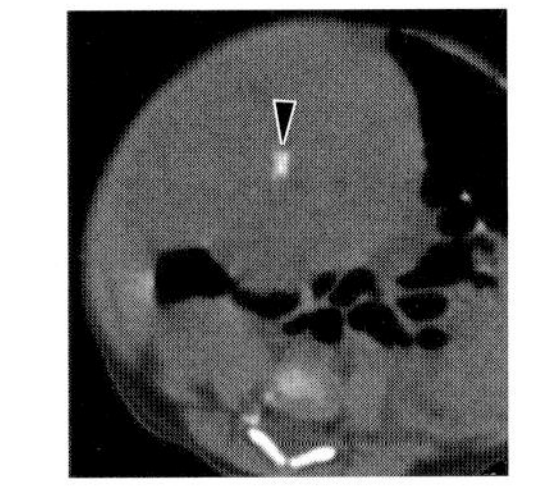

CT平扫
0岁，男婴【解说→p.138】

上皮样血管内皮瘤

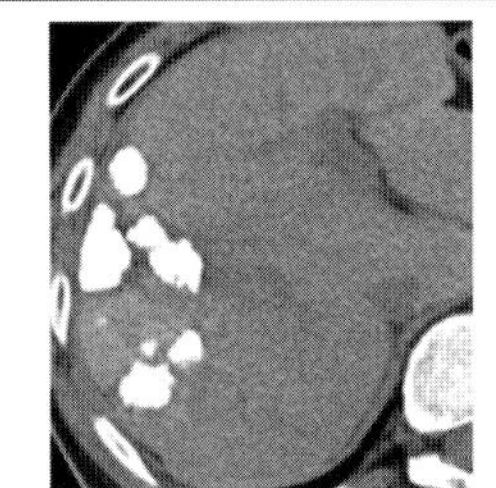

CT平扫
60余岁，男性【解说→p.138】

转移性肝癌（富血供）

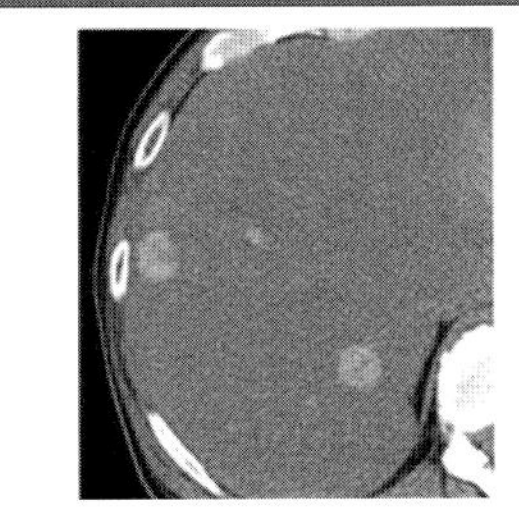

CT平扫
60余岁，男性【解说→p.139】

肝细胞腺瘤

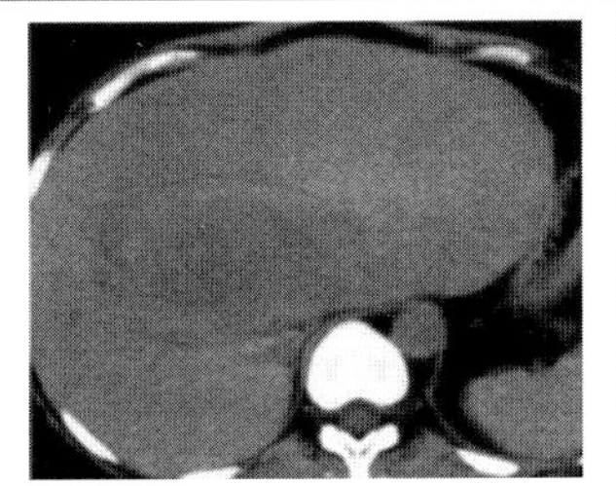

CT平扫
20余岁，女性【解说→p.139】

肝假脂肪瘤

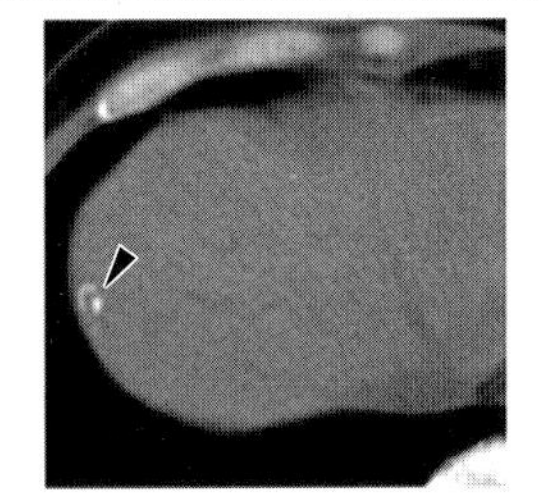

CT平扫
50余岁，女性【解说→p.140】

再生结节（肝硬化的含铁小结）

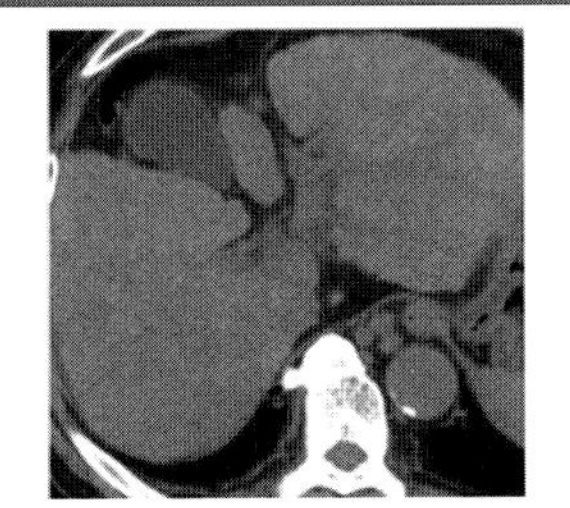

CT平扫
60余岁，男性【解说→p.140】

门静脉血栓症

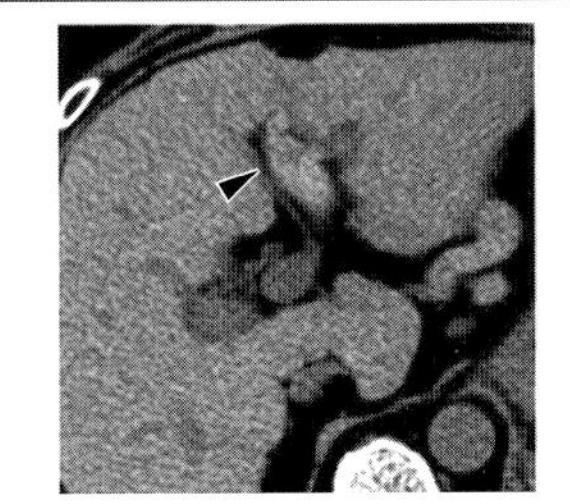

CT平扫
60余岁，女性【解说→p.141】

局限性低脂肪化区

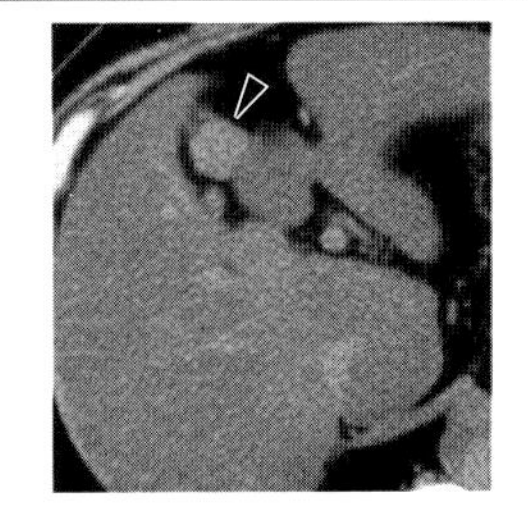

CT平扫
50余岁，男性【解说→p.141】

一、肝细胞癌

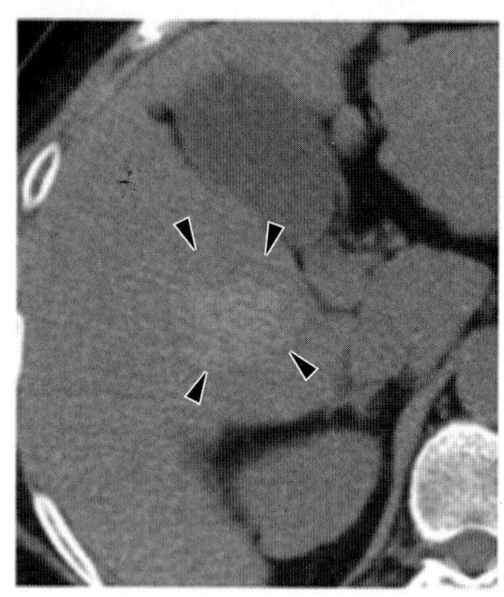
图　CT平扫（70余岁，女性）

【影像表现】

肝S6比周边肝实质相对高密度（图：▶）的肿块。

【鉴别要点】

肝细胞癌通常比周围肝实质密度低，如伴有铜的过量沉积、肿瘤内出血和钙化时，可比周围肝实质密度高。当病灶周围肝因脂肪沉积密度减低时，肝细胞癌会呈相对高密度。纤维板层癌是极其罕见的肝细胞癌的特殊类型，多伴有中心瘢痕，常有钙化。

■参考文献

1）Casillas VJ，et al．Imaging of nontraumatic hemorrhagic hepatic lesions．Radiographics，2000，20：367-378．

2）Kitagawa K，et al．Hepatocellular carcinomas with excessive copper accumulation：CT and MR findings．Radiology，1991，180：623-628．

3）日本肝癌研究会编集：原発性肝癌取扱い規約．2015年7月（第6版）．金原出版，2015．

■参考征象

多发（弥漫性）结节→p.31/肝内胆管扩张→p.42/中心低密度肿块（中央瘢痕）→p.74/肝外突出性病变→p.79/分叶状肿块→p.90/含脂肿块→p.110/增强富血供结节→p.162/增强环形强化→p.190/早期楔形强化→p.197/增强早期静脉回流→p.204/增强廓清现象→p.216/MRI T_1加权像高信号结节→p.222，223/MRI T_1加权化学位移成像的信号变化→p.243/EOB增强MRI肝细胞期高信号→p.250/EOB增强肝细胞期摄取→p.255

二、肝细胞癌TACE后碘油沉积

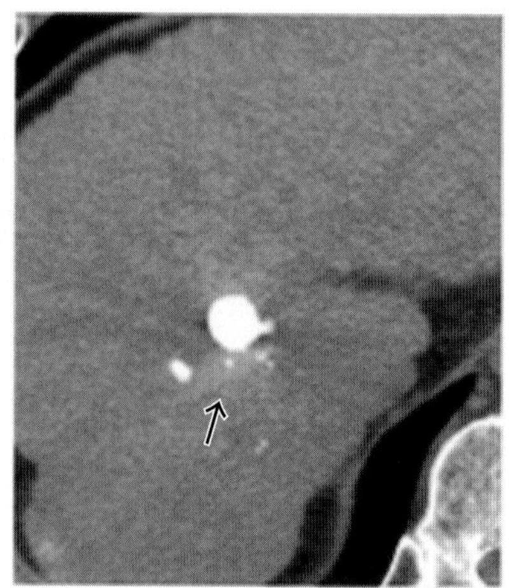
图　CT平扫（60余岁，男性）
HCC的碘油TACE之后

【影像表现】

肝S1明显的高密度结节（图：→）。

【鉴别要点】

碘油CT是指碘油TACE后行CT平扫，用于评价栓塞区域和治疗效果。肝细胞癌栓塞区域碘油沉积呈现高密度。坏死区域的碘油沉积可达1个月以上，正常和非坏死肝组织的碘油沉积在1个月左右消失。

■参考文献

1）松井 修，ほか．肝癌内Lipiodol集積及び停滞機序について Lipiodol单独動注例における検討．日本医学放射線学会雑誌，1987，47：1395-1404．

■参考征象

多发（弥漫性）结节→p.38/含钙化肿块→p.103

【须知!】 肝动脉栓塞化疗（TACE）

经导管肝动脉栓塞化疗（transcatheter arterial chemoembolization，TACE）是广泛应用的肝细胞癌治疗方法。TACE的一般适应证包括两叶多发肝细胞癌、肝功能不全、高龄、并存基础疾病等，不适合手术或其他局部治疗，富血供肝细胞癌并门静脉主干及一级分支无闭塞的病例。选择肿瘤滋养动脉，经微导管注射栓塞物质。碘油TACE使用油性对比剂碘化硅油脂肪酸乙酯（吡咯醇）和抗癌剂的混合物，以及多孔性明胶粒（凝胶部分）进行动脉栓塞；药物洗脱微球（drug-eluting bead）-TACE使用含有抗癌剂的球状栓塞物质进行动脉栓塞。

三、肝肿瘤消融治疗后

【影像表现】

肝S4及S6可见稍高密度（图：▶）肿块。

【鉴别要点】

射频消融术的一般适应证是肿瘤数目在3个以下、直径在3cm以下、无明显血管浸润、无肝外病变的肝细胞癌。CT平扫中，与周边肝实质相比，消融区域肝表现为各种各样的CT密度，肿瘤凝固坏死呈稍高密度，偶尔出现的肿瘤内出血也呈现高密度。

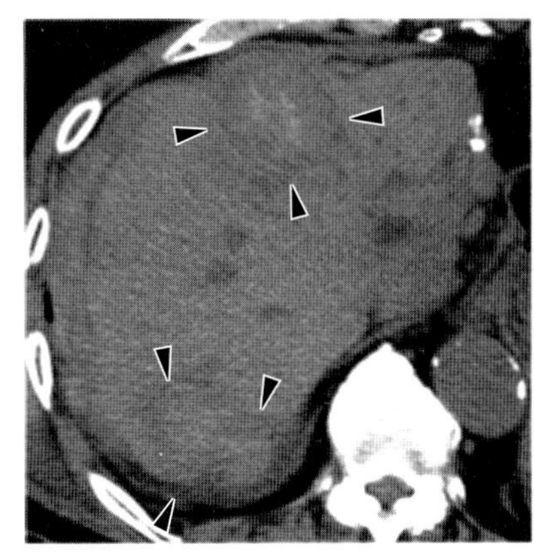

图　平扫CT（80余岁，男性）
HCC，RFA后的凝固坏死

■参考文献

1）Dromain C，et al．Hepatic tumors treated with percutaneous radio-frequency ablation：CT and MR imaging follow-up．Radiology，2002，223：255-262．
2）Livraghi T，et al．Treatment of focal liver tumors with percutaneous radio-frequency ablation：complications encountered in a multicenter study．Radiology，2003，226：441-451．

■参考征象

肝内积气→p.127/MRI T_1加权像高信号结节→p.222

【须知!】 射频消融术

射频消融术（radiofrequency ablation，RFA）是利用穿刺电极的交流电和组织阻抗引起的焦耳热和诱导加温，在不使活体组织蛋白炭化的前提下，使癌组织凝固坏死的一种治疗方法。

四、含钙化的转移性肝肿瘤

【影像表现】

肝右叶巨大肿块（图：▶），大部分呈低密度，但内部可见不规则稍高密度影（图：→）

【鉴别要点】

转移性肝肿瘤多来自胃和大肠等消化系统肿瘤经门静脉转移。伴有钙化的转移性肝癌，原发肿瘤中最多见的是大肠癌等黏液性腺癌。此外，甲状腺癌（髓样癌）、肺癌、乳腺癌、卵巢癌等转移瘤也可发生钙化。钙化可呈点状、粒状、不规则形等各种形态。转移灶化疗后凝固坏死部分也会出现钙化。鉴别的疾病有海绵状血管瘤、肉芽肿、陈旧性血肿等。

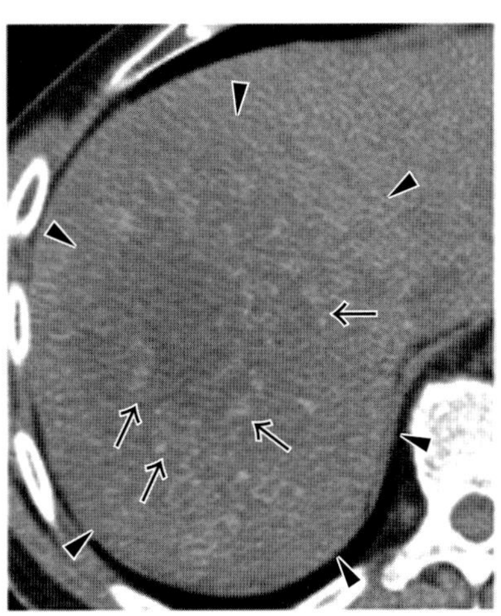

图　CT平扫（60余岁，男性）
大肠癌转移

■参考文献

1）Stoupis C．et al．The Rocky liver：radiologic-pathologic correlation of calcified hepatic masses．Radiographics，1998，18：675-685．

■参考征象

多发（弥漫性）结节→p.35/表面变形或凹陷→p.52/中心部低密度肿块（中央瘢痕）→p.70/分叶状肿块→p.87/含钙化肿块→p.103/增强乏血供结节→p.178/增强环形强化→p.189/增强楔形早期强化→p.195/增强延迟强化（血池）→p.209/EOB增强MRI肝细胞期摄取→p.258/EOB增强MRI肝细胞期的环形增强→p.266

五、小儿血管瘤、血管内皮瘤

【影像表现】

肝S5可见较周边肝实质密度略低的肿块（图：▶）。内部有钙化（图：→）。

【鉴别要点】

小儿血管瘤、血管内皮瘤是小儿良性肝肿瘤中发病率最高的疾病。临床症状取决于血管瘤的数量和大小，出生后6个月以内，多以肝大、腹部肿块伴黄疸、淤血性心力衰竭、凝血异常的血小板减少性紫癜（卡萨巴赫-梅里特综合征）等就诊发现。严重的并发症有心力衰竭、肝功能衰竭和肿瘤破裂等。肿瘤的边界很清楚，中心部可有不同比例的出血、纤维化、坏死和钙化等。由于本病患者大多自愈，对于无症状患者，随访观察是基本的治疗方案。CT平扫密度基本与血管瘤相同，比周围肝实质密度低，但肿瘤内出血、纤维化、坏死和钙化等，CT平扫可表现为各种各样密度值。小儿恶性肿瘤肝母细胞瘤、神经母细胞瘤肝转移有时也会伴钙化，需鉴别诊断。

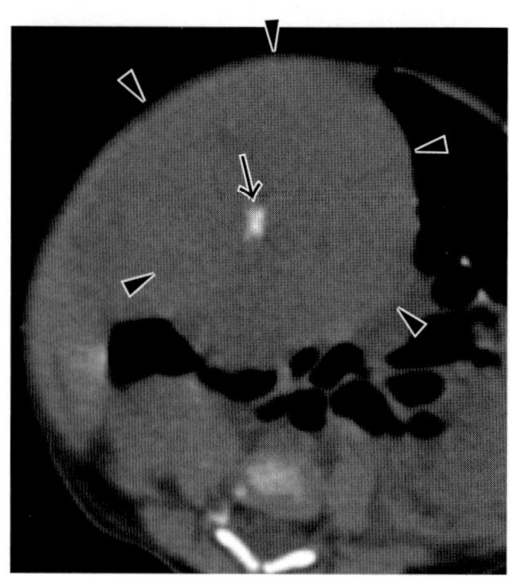

图　CT平扫（0岁，男婴）
婴儿血管瘤

■参考征象

多发（弥漫性）结节→p.32/分叶状肿块→p.93/含钙肿块→p.105/增强富血供结节→p.168/MRI T_1加权像高信号结节→p.227

六、上皮样血管内皮瘤

【影像表现】

肝右叶包膜下有融合倾向的钙化结节（图：→）。

【鉴别要点】

肝上皮样血管内皮瘤是少见的、低度恶性、血管内皮细胞来源的肿瘤。上皮样血管内皮瘤多见于成年女性，可表现为肝、肺、淋巴结、骨、脾等多发病变。肝脏上皮样血管内皮瘤好发于肝包膜下，其特征性表现是具有融合倾向的多发性肝肿块。长期随访可见肿瘤内出现钙化、肝表面形成瘢痕。组织学上由具有丰富纤维性间质的树状细胞和上皮样细胞组成，肿瘤的一部分有血管样结构。肝肿瘤细胞多浸润肝窦、门静脉和静脉。CT平扫显示肝包膜下单发或多发结节。长期随访可见结节融合倾向，并且内部出现多发钙化。

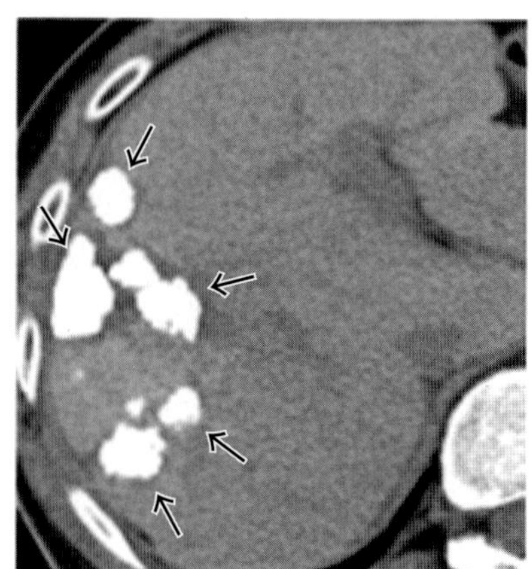

图　平扫CT（60余岁，男性）

■参考文献

1）中山善晴，ほか：肝良性腫瘍および腫瘍類似病変の画像診断．肝血管腫および血管腫類似病変．画像診断，2005，25：259-268.

■参考征象

多发（弥漫性）结节→p.37/表面变形或凹陷→p.57/中心部低密度（中央瘢痕）→p.74/含钙化肿块→p.104/增强延迟性强化（血池）→p.211

七、转移性肝癌（富血供）

【影像表现】

S8、S7高密度结节（图：→），黑色素瘤肝转移伴出血。

【鉴别要点】

肝细胞癌是富血供肿瘤，容易破裂或肿瘤内出血。肝细胞腺瘤也常伴有出血。转移性肝肿瘤中，肺癌、肾细胞癌、黑色素瘤、类癌肝转移容易出血。胰腺癌、胃癌、乳腺癌、前列腺癌、睾丸肿瘤、胆囊癌、鼻咽癌、绒毛膜癌、淋巴瘤等肿瘤肝转移也有出血的报道。

图　CT平扫（60余岁，男性）

■参考文献

1）Casillas VJ，et al．Imaging of nontraumatic hemorrhagic hepatic lesions．Radiographics，2000，20：367-378.

■参考征象

多发（弥漫性）结节→p.34/中心部低密度肿块（中央瘢痕）→p.70/增强富血供结节→p.165/增强楔状早期强化→p.195/增强早期静脉回流→p.203/MRI T_1加权像高信号结节→p.229

八、肝细胞腺瘤

【影像表现】

肝外侧区巨大肿块（图：►）。内部呈低密度～高密度（图：→）混杂不均匀密度。

【鉴别要点】

肝细胞腺瘤是良性的肝肿瘤，多发于使用口服避孕药的年轻女性。近年来基因学上分为HNF-1α失活型、炎症型、β-连环蛋白（β-catenin）活化型、未分类型4种类型，其中β-catenin活化型容易癌变。因为肝细胞腺瘤容易引起肿瘤内出血和破裂，CT平扫见肿块内高密度、腹腔内出血或肝包膜下血肿形成，应考虑本病。

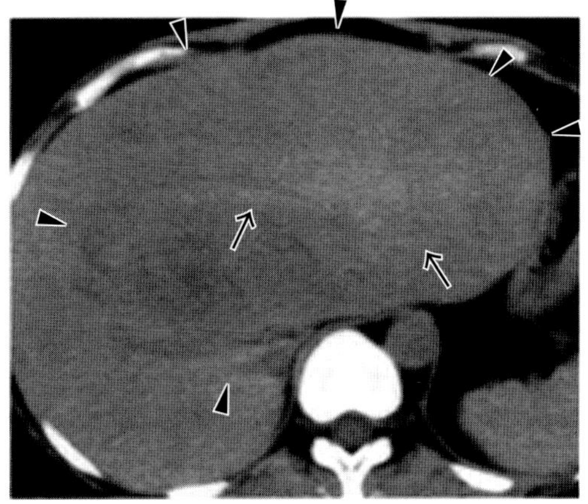

图　CT平扫（20余岁，女性）

■参考文献

1）Casillas VJ，et al．Imaging of nontraumatic hemorrhagic hepatic lesions．Radiographics，2000，20：367-378.

2）Bioulac-sage P，et al．Subtype classification of hepatocellular adenoma．Dig Surg，2010，27：39-45.

3）米田憲秀，ほか：肝良性腫瘍および類似病変の病理・画像診断 update．肝細胞腺腫とFNH-like nodule．画像診断，2015，35：197-206.

■参考征象

中心部低密度肿块（中央瘢痕）→p.76/含脂肿块→p.115/增强富血供结节→p.171/MRI T_1加权像高信号结节→p.224/EOB增强MR肝细胞期摄取→p.257/EOB增强MRI肝细胞期环形增强→p.265

九、肝假脂肪瘤

【影像表现】

肝表面伴钙化结节（图：→）。

【鉴别要点】

肝假脂肪瘤是大肠或大网膜的腹膜垂脱落后沉积在肝表面。与腹腔内游离体产生的原因相同，脂肪瘤被纤维包裹，内部坏死、玻璃化和钙化。通过CT判断肝外来源结节很重要，使用重建影像等来判断病变的主要位置很关键。

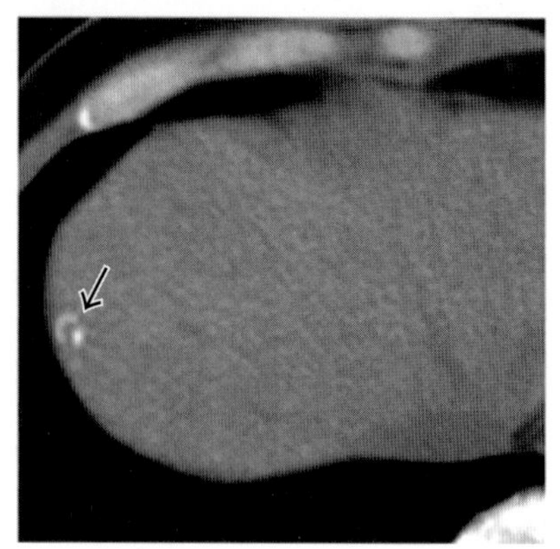

图　CT平扫（50余岁，女性）

■参考征象

肝外突出性病变→p.82/含钙化肿块→p.106/含脂肿块→p.115/增强乏血供结节→p.184/MRI T_1加权像高信号结节→p.225

十、肝的再生结节（肝硬化的含铁小结）

【影像表现】

整个肝呈结节状高密度。

【鉴别要点】

肝硬化是慢性炎症中肝细胞坏死和再生的终末表现，在其形成过程中会引起弥漫性肝纤维化。肝硬化是由境界清楚的纤维性间隔和再生结节构成的。

再生结节内伴随铁沉积，称为含铁小结（siderotic nodule）。CT平扫因纤维性间隔和再生结节而呈不均匀密度，含铁再生结节显示为高密度。在肝硬化的静脉回流异常区域，有时会发现局限性肝增生，这些部位由于肝纤维化形成较少，局限性肝增生显示为比周围肝相对高的密度。

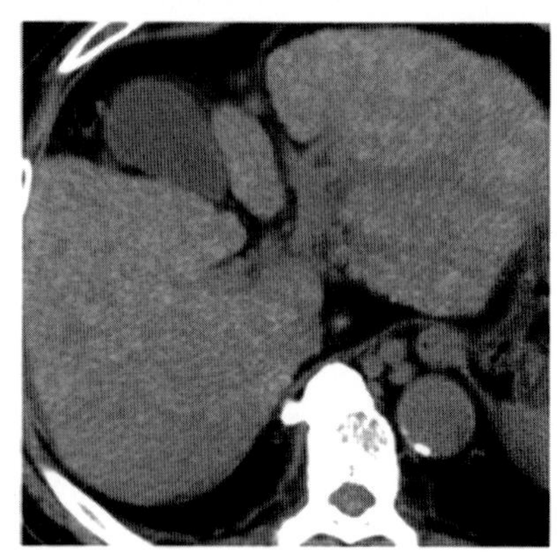

图　CT平扫（60余岁，男性）

■参考文献

1）Murakami T，et al．CT and MRI of siderotic regenerating nodules in hepatic cirrhosis．J Comput Assist Tomogr，1992，16：578-582.

■参考征象

肝的再生结节：MRI T_1加权像高信号结节→p.228/EOB增强MRI肝细胞期高信号→p.252/EOB造增强MRI肝细胞期摄取→p.256/EOB增强MRI肝细胞期环形增强→p.264

肝硬化：弥漫性萎缩→p.13/部分增生→p.18/部分萎缩→p.24/表面变形或凹陷→p.55/CT平扫肝实质的低密度→p.153/增强楔状早期强化→p.199

十一、门静脉血栓症

【影像表现】

门静脉左支垂直部高密度影（图：→）。

【鉴别要点】

门静脉血栓可发生于门静脉高压症、凝血异常、胰腺炎和小儿脐炎等炎症性疾病等。急性血栓病例可发生休克、DIC、肝衰竭等严重并发症而致死。慢性病例门静脉周围侧支循环路径建立，引起门静脉海绵样变（cavernous transformation），代偿门静脉血流。CT平扫中新鲜血栓呈高密度。在增强CT中，门静脉周围的门静脉海绵状变化可清楚显示。慢性期门静脉萎陷，血栓密度降低。发生在肝门部附近门静脉主干的血栓病例，可见肝边缘区域萎缩而肝门部肿大（peripheral atrophy and central hypertropy）。

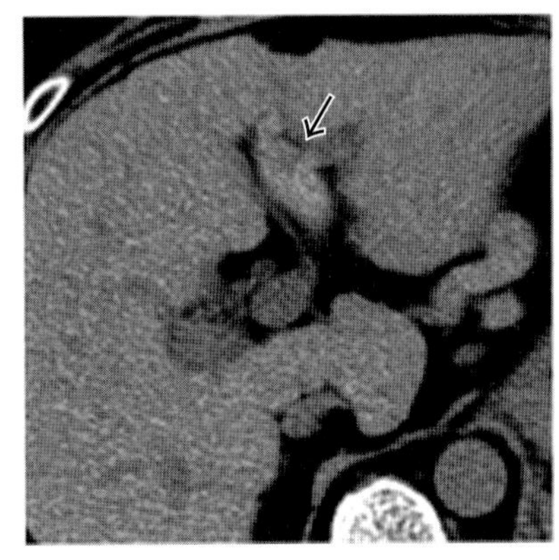

图　CT平扫（60余岁，女性）

■**参考文献**

1）Terayama N. et al. Partial nodular transformation of the liver with portal vein thrombosis. A report of two autopsy cases. J Clin Gastroenterol, 1995, 20: 71-76.

■**参考征象**

门静脉血行异常→p.49/增强楔状早期强化→p.197/MRI T_1加权像高信号结节→p.228

十二、局限性低脂肪化区

【影像表现】

肝S5结节状高密度（图：▶）。背景肝实质呈低密度，考虑脂肪肝。

【鉴别要点】

背景肝实质重度脂肪沉积的情况下，在胆囊床、S4背侧、尾状叶、S2背侧等部位可见局限性低脂肪化区域。这些区域是不与门静脉主干合流而直接入肝的静脉血经常流入的部位。third inflow流入区域与周围肝实质在血液的营养成分和激素浓度等方面存在差异，可产生局限性非脂肪肝（或者局限性脂肪肝）。肝硬化病例中，third inflow流入部可能会发生肝细胞增生。在增强CT/MRI动脉期，因为第三血流比门静脉更早流入肝脏的原因，肝脏增生结节可以表现为早期强化。与肝细胞癌相鉴别，它没有廓清现象。在Gd-EOB-DTPA增强MRI的肝细胞期，病灶与周围肝实质信号相等，在弥散加权像、脂肪抑制T_2加权像中也呈等信号。

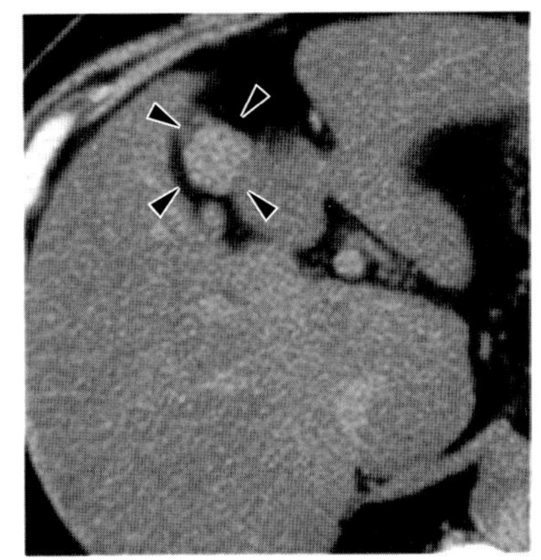

图　CT平扫（50余岁，男性）

■**参考文献**

1）小林 聡 ほか：肝良性腫瘍および類似病変の病理・画像診断 update．肝偽病変．画像診断，2015，35：230-240．

■**参考征象**

边界不清肿块→p.63/肝实质的多发斑片状影（马赛克影）→p.131/CT平扫高密度结节→p.141/CT平扫肝实质高密度→p.144/EOB增强MRI肝细胞期摄取→p.260

第20章

CT平扫肝实质的高密度

正常的肝实质的CT值为55～65HU，比脾高约10HU，也比肌肉和血管CT值高。肝实质CT密度增高，是因为高原子序号的元素或高分子化合物在肝的异常沉积。如果脉管系统的CT值减低，那正常肝实质就呈相对高密度。另外，如果周围肝实质密度减低，正常肝实质也可以呈相对高密度。

肝实质密度异常增高的情况有高原子序号元素（铁、金、铜、碘等金属）和高分子化合物沉积（异常沉积症）。临床较多见的情况是铁沉积［长期输血致血色素沉积（图A）等］。还有碘沉积［长期使用抗心律失常药阿米奥达龙（安卡龙）］、钆沉积（MRI检查后）等。此外，肝动脉（化疗）栓塞术后碘油沉积、金制剂沉积（类风湿关节炎的治疗等）和曾用于X线血管造影的二氧化钍制剂沉积等，也可呈现肝实质高密度。进展期肝硬化，经常发生含铁再生结节沉积，CT表现为不均匀高密度。

重度贫血患者的血管密度下降，肝实质与血管的对比度增高，正常肝实质呈相对高密度（图B：重度贫血）。重度脂肪肝患者，尽管局限性非脂肪沉积区是正常肝实质密度，但看起来却呈相对高密度。肝损伤和肝肿瘤破裂时，肝内血肿呈现高密度。

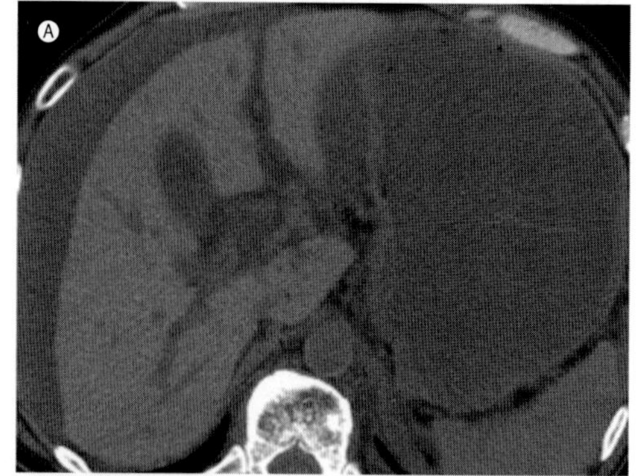

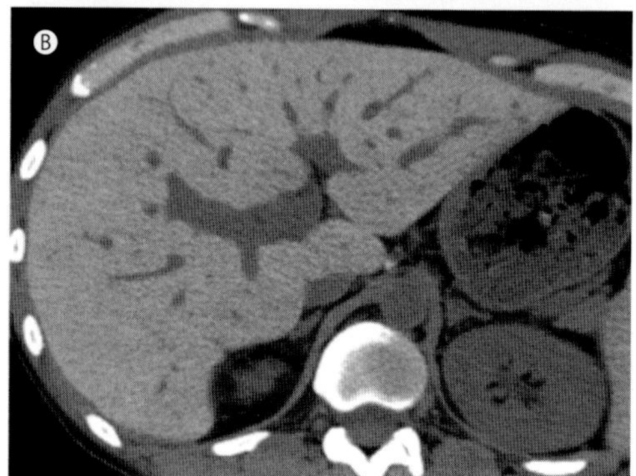

图 A典型像：血色素沉积；B典型像：重度贫血

■参考文献

1）Boll DT，et al．Diffuse liver disease：strategies for hepatic CT and MR imaging．Radiographics，2009，29：1591-1614．

2）村上卓道，ほか：肝胆膵における画像診断の新展開．肝疾患に対する新展開びまん性肝疾患　びまん性肝疾患におけるCT/MRIの役割．肝・胆・膵，2007，55：607-617．

3）山下康行：肝胆膵の画像診断．学研メディカル秀潤社，2010．

【鉴别诊断!】

▲肝硬化（仅征象缩略图，参照→p.140）
◎铁过载症（含铁血黄素沉着症）（→p.144）
▲局限性低脂肪化区域（→p.144）
○糖原贮积病（→p.145）
▲肝损伤（→p.145）
◎胺碘酮肝（→p.146）
○威尔逊病（→p.146）
▲肝淀粉样变性
▲重度贫血（→p.147）

【征象缩略图】

肝硬化（含铁小结）

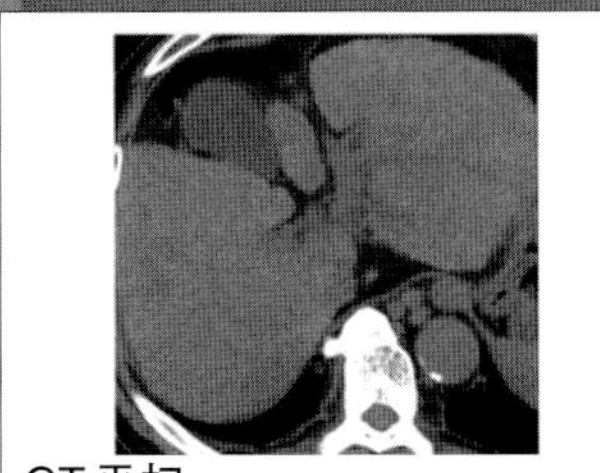

CT平扫
60余岁，男性【解说→参照→p.140】

铁过载症（含铁血黄素沉着症）

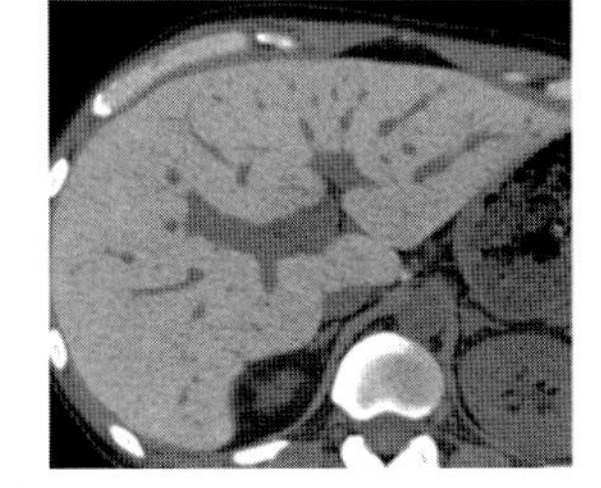

CT平扫
30余岁，男性【解说→p.144】

局限性低脂肪化区域

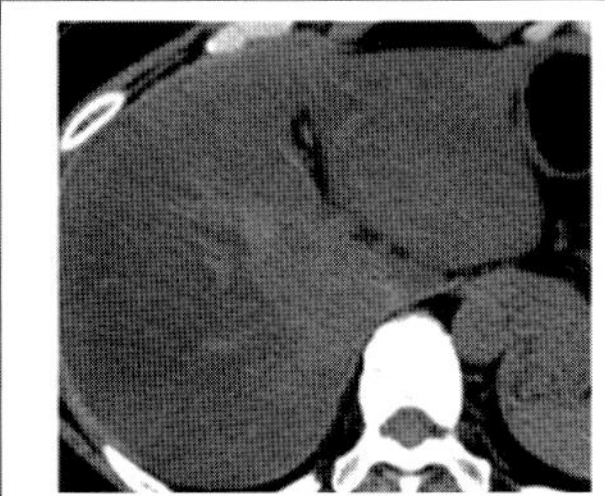

CT平扫
40余岁，女性【解说→p.144】

糖原贮积病

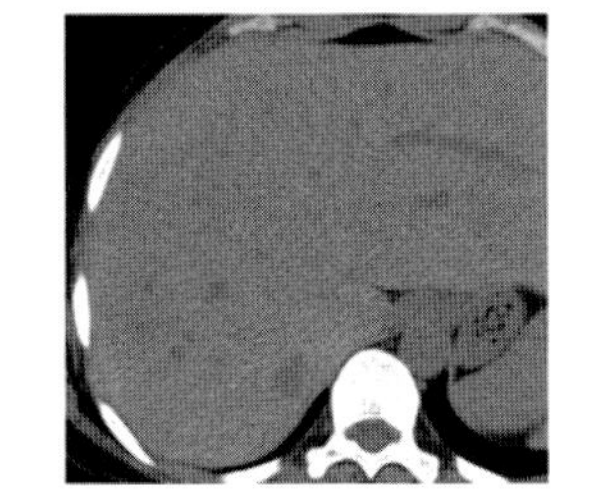

CT平扫
60余岁，女性【解说→p.145】

肝损伤

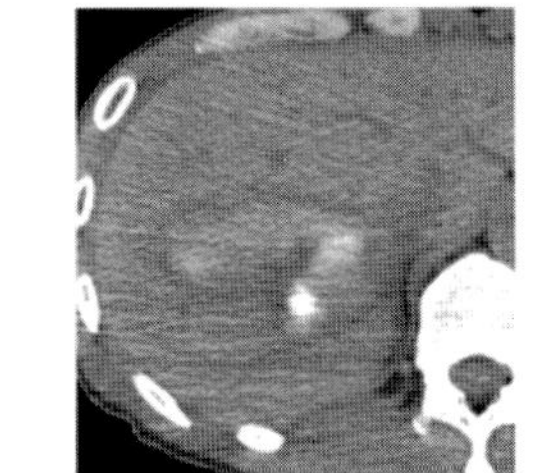

CT平扫
40余岁，男性【解说→p.145】

胺碘酮肝

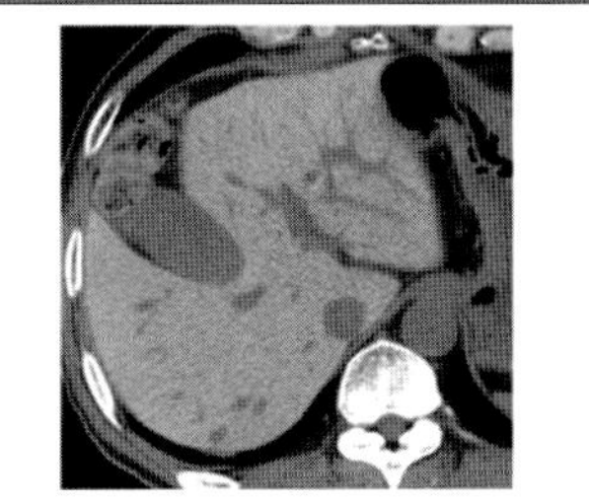

CT平扫
60余岁，男性【解说→p.146】

威尔逊病

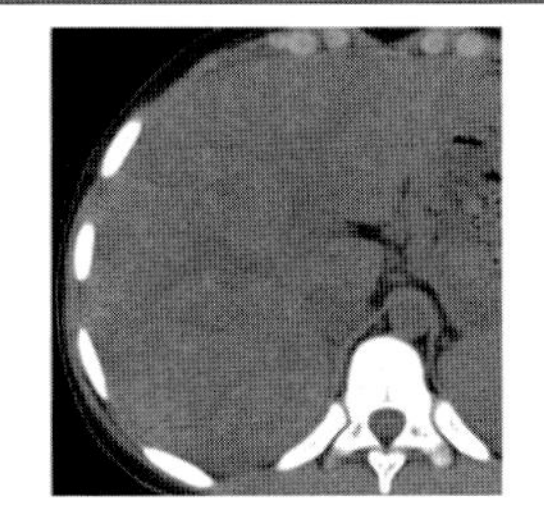

CT平扫
10岁，女孩【解说→p.146】

重度贫血

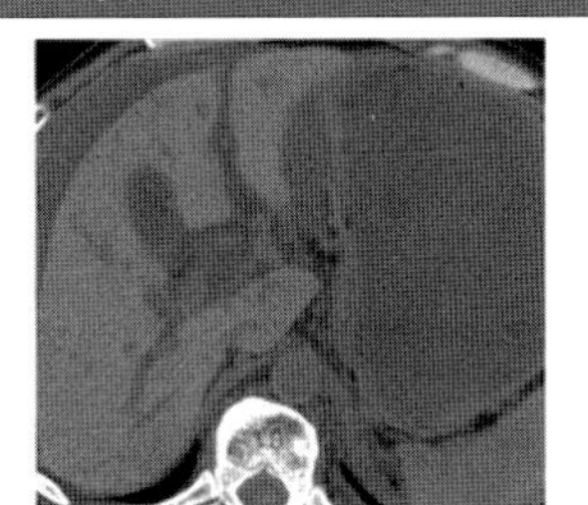

CT平扫
50余岁，男性【解说→p.147】

表现为CT平扫肝实质呈高密度的疾病

一、铁过载症（含铁血黄素沉着症）

【影像表现】

弥漫性肝实质密度增高。

【鉴别要点】

铁代谢相关染色体变异破坏体内铁代谢调节机制，过度铁吸收，造成各脏器铁质沉积。肝铁过载症，CT平扫因为铁剂的高密度，致使肝呈弥漫型高密度。典型的铁过载症，肝CT密度可超过100HU。然而，肝的CT密度受到铁沉积和脂肪沉积程度的影像，可以呈现为正常CT密度。本病的磁共振表现，MRI T_2加权像、GRE序列（长回波时间）上，肝实质和其他铁沉积脏器呈低信号。MRI化学位移成像可以鉴别铁沉积和脂肪沉积。MRI T_2* map可以对铁沉积进行量化测定，与血清铁蛋白测定有良好的相关性。

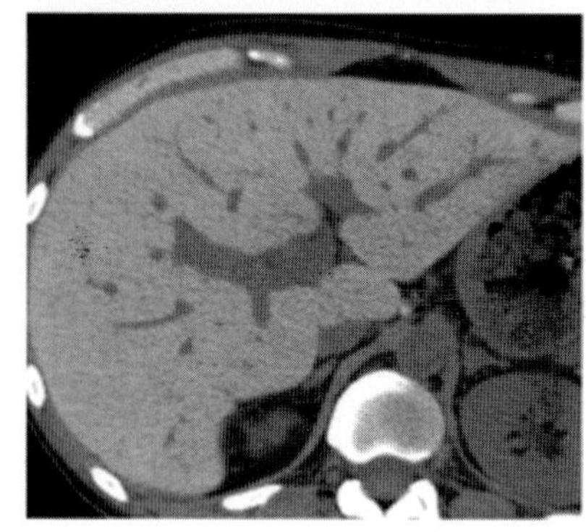

图　CT平扫（30余岁，男性）

■参考文献

1）Hankins JS, et al. R2* magnetic resonance imaging of the liver in patients with iron overload. Blood, 2009, 113: 4853-4855.

■参考征象

MRI T_1加权像 肝实质低信号→p.236

二、局限性低脂肪化区域

【影像表现】

肝实质弥漫性密度减低，S4背侧、S1周围肝实质呈相对高密度（图：▶）。

【鉴别要点】

脂质代谢异常，肝内脂肪滴蓄积造成脂肪肝。肝内脂肪沉积的分布形式多种多样，弥漫型脂肪肝、区域性脂肪肝、斑片状脂肪肝或多中心性脂肪肝、血管周围脂肪沉着、包膜下脂肪沉着（腹膜透析时通过透析管注射胰岛素造成）等。

全肝重度脂肪沉积的背景下，可以显示局限性低脂肪化的区域，主要发生在third inflow流入区、AP-shunt区和肝肿瘤周围。third inflow是不经过门静脉主干，直接引流入肝静脉的统称。主要有胆囊床（胆囊静脉）、S4背侧、S1、S2和S3的背侧、S4镰状韧带附着部位等。AP-shunt可在造影图像观察到肝动脉血直接流入门静脉系统，常见局限性楔形动脉早期强化。肝肿瘤周围的肝实质，由于常接收来自肿瘤的引流血液，或者肿瘤压迫周围的肝静脉和门静脉，而局部肝实质以动脉优势供血。基于上述原因，肿瘤周围肝实质相比于其他肝组织，动脉血和门静脉血不平衡，局部血液的成分（营养或激素等）与其他肝不同，形成局限性低脂肪化区。CT平扫，局限性低脂肪化区相比较周围低密度肝组织，呈相对高密度。其CT值与正常肝组织相同。Third flow流入区域的局限性低脂肪化或重度脂肪肝的病例很常见，如果发生在其他部位的局限性或者结节状高信号影，需要观察有无合并肿瘤，局部是否存在异常血流等现象，还要注意判断是病灶还是假象。

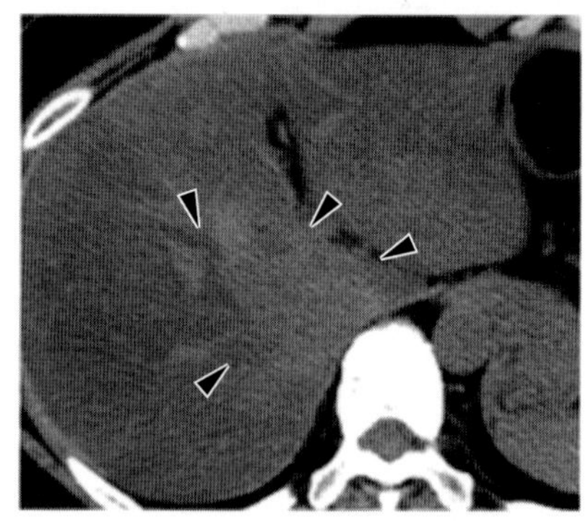

图　CT平扫（40余岁，女性）

■参考文献

1）小林 聡ほか：肝良性腫瘍および類似病変の病理・画像診断update. 肝偽病変. 画像診断，2015, 35: 230-240.

2）Hamer OW, et al. Fatty liver: imaging patterns and pitfalls. Radiographics, 2006, 26: 1637-1653.

■参考征象

境界不清肿瘤→p.63/肝实质多发斑片状影（马赛克影）→p.131/平扫CT高密度结节→p.141/EOB造影MRI肝细胞期摄取→p.260

三、糖原贮积病

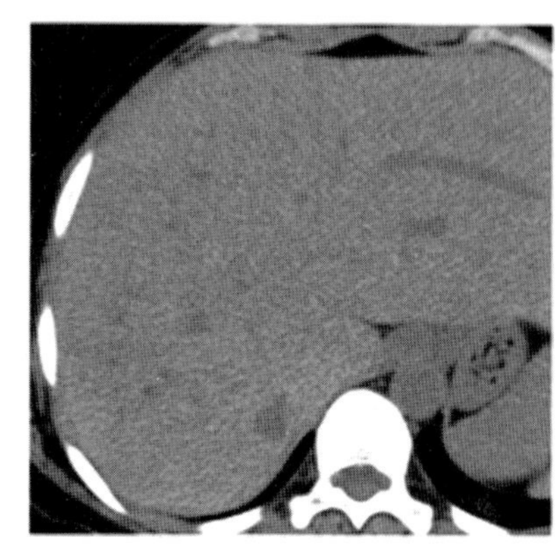
图　CT平扫（60余岁，女性）

【影像表现】

肝大并弥漫性肝实质密度轻度增高。

【鉴别要点】

糖原贮积病是先天性糖代谢异常疾病之一。是由葡萄糖代谢路径中的酶缺乏或转运异常造成，分为Ⅰ～Ⅷ型、O型等。以肝脏病变为主的类型成为肝型糖原贮积病，常伴肝大。日本的肝型糖原贮积病中Ⅰ型、Ⅵ型和Ⅲ型的发生率较高。Ⅰ型（糖原贮积病Ⅰa型）常合并肝细胞腺瘤、肝细胞癌等；Ⅲ型（糖原贮积病Ⅲ型）发展到成人期时常伴肝硬化和脾大，也容易继发肝细胞癌；Ⅵ型（糖原贮积病Ⅵ型）表现为幼儿期肝大，但青春期后可消退。

CT平扫肝实质因葡萄糖蓄积成为高密度，但肝型糖原贮积病常伴脂质代谢异常，同样可出现因肝脂肪沉积造成密度减低。

超声检查50%以上病例回升增强，与肥胖患者（脂肪肝）表现相同。当患者肝超声呈高回声、CT平扫呈高密度，需要考虑糖原贮积病的可能。如MRI化学位移成像能排除脂肪沉积，糖原贮积病的诊断就比较明确。

■参考文献

1）大西裕満：肝胆膵の画像診断 CT．MRI を中心に 肝臓 びまん性肝疾患 糖原病 画像診断 別冊，2010：256-257.

2）Pozzato C，et al. Usefullness of chemical-shift MRI in discriminating increased liver echogenicity in glycogenosis. Dig Liver Dis，2007，39：1018-1023.

■参考征象

弥漫性肥大→p.9/平扫CT肝实质低密度→p.152

四、肝损伤

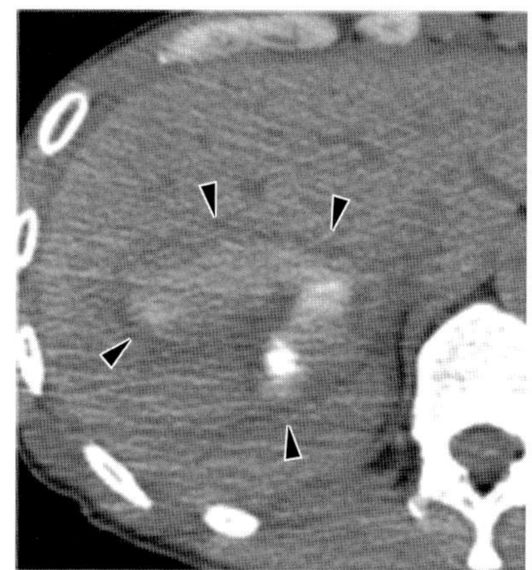
图　CT平扫（40余岁，男性）

【影像表现】

肝右后叶区血肿，CT显示为高密度（图：▶）。

【鉴别要点】

肝和脾都是腹部外伤中容易损伤的腹部器官。日本外科学会2008年肝损伤分类如下：肝包膜无损伤，包膜下血肿（Ⅰ型）；肝包膜破裂，肝浅表损伤（深度不足3cm，Ⅱ型）；肝深部损伤（深度超过3cm，Ⅲ型）。肝实质损伤造成肝细胞破碎、坏死；脉管损伤造成血肿；胆管损伤造成胆汁漏。血肿增大表明损伤加重、病情恶化，有些病例损伤初期肝包膜尚完整，但可向肝包膜破裂的Ⅱ型或者Ⅲ型转化。平扫CT上破碎和坏死组织呈稍低密度影，血肿则呈高密度。如果怀疑肝损伤，动态CT增强检查非常必要，可以判断是否存在血管损伤血液外漏或假性动脉瘤形成。单凭平扫CT容易遗漏肝损伤病灶，诊断还需结合损伤机制和实验室检查，但增强CT是必需的。

■参考文献

1）日本外傷学会臓器損傷分類委員会：日本外傷学会臓器損傷分類，2008.（http：//www．jast-hp．org/archive/sonsyoubunruilist．pdf）

■参考征象

表面变形凹陷→p.58/境界不清楚的肿瘤→p.64/门静脉周围晕征→p.123/平扫CT肝实质低密度→p.155

肝脏

五、胺碘酮肝

【影像表现】

弥漫性的肝实质性高密度。

【鉴别要点】

抗心律失常药乙胺碘酰酮（amiodarone），是含碘的抗心律失常药，用于治疗抵抗性的致死性室性心律失常。由于苯并呋喃衍生物是脂溶性的，主要蓄积在脂肪组织，也可蓄积在肺、胰、肝、心、肾等处。如果蓄积在肝，CT平扫显示肝实质呈高密度。有报道称肝的密度值与血中乙胺碘酰酮浓度有关，但肝的密度值与肝损伤的程度没有关联。胺碘酮蓄积在肝细胞的线粒体中，可阻碍β氧化，诱发非酒精性脂肪肝炎（NASH）（药物性NASH）。在这种情况下，肝实质的密度值取决于由脂肪沉积引起的低密度和胺碘酮沉积引起的高密度之间的平衡，可呈现各种各样的密度值。

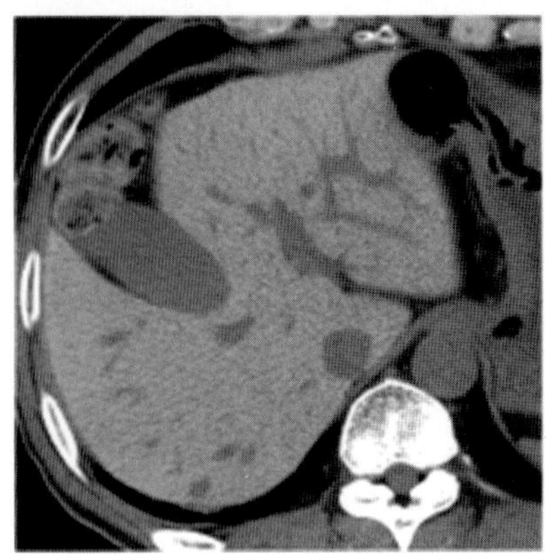

图　CT平扫（60余岁，男性）

■参考文献

1）小川恭弘，ほか：非アルコール性脂肪性肝炎（NASH）．薬物性NASH．Pharma Medica，2005，23：41-44.

六、威尔逊病

【影像表现】

整个肝呈结节状高密度。

【鉴别要点】

威尔逊病是先天性铜代谢异常疾病，在肝、脑、角膜、肾等全身组织中铜的过剩蓄积。在肝中可以看到铜的过剩蓄积、脂肪沉积、核糖原的出现，以及肝细胞的炎症和再生、纤维化、萎缩等。另外，血浆铜蓝蛋白（ceruloplasmin）等铜结合蛋白低下也阻碍了铁代谢，造成贫血和肝、中枢神经铁过载。在CT平扫中，由于肝的密度受到铜和铁等金属蓄积、脂肪沉积的影响，再加上急性肝炎或慢性肝炎、肝硬化等，肝密度极其多样化。儿童出现急性肝炎或慢性肝炎～肝硬化表现，需结合临床数据（低铜蓝蛋白血症，24小时蓄尿引起的尿铜排泄），进行鉴别诊断。

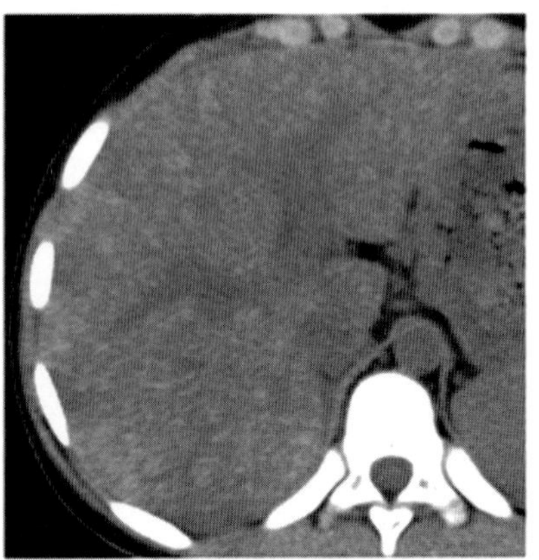

图　CT平扫（10岁，女孩）

■参考文献

1）林　久男，ほか：ウイルソン病とその薬物治療．薬学雑誌，2004，124：711-724.

■参考征象

弥漫性增生→p.9/弥漫性萎缩→p.15/MRI T_1加权像肝实质高信号→p.233

七、重度贫血

【影像表现】

由于脉管密度减低，肝实质呈相对高密度。

【鉴别要点】

贫血是指末梢血中血红蛋白浓度下降到基准值以下的状态，成年男性低于13g/dl，成年女性低于12g/dl的情况定义为贫血。众所周知，血液中血红蛋白与CT值呈线性正相关，血液中血红蛋白减少时血液的X射线透过性会增强，因此脉管显示出比正常低的密度。例如，心脏，心肌和心室间隔与心腔内的血液比，显示为相对高密度；肝的肝实质相对于门静脉和肝静脉呈高密度。本例需与铁、乙胺碘酰酮等异常沉着症的肝实质高密度相鉴别，通过肝实质或血管内的CT值测量可以容易地实现。另外，正常血液及肝的CT值为40～50 HU、55～65 HU。

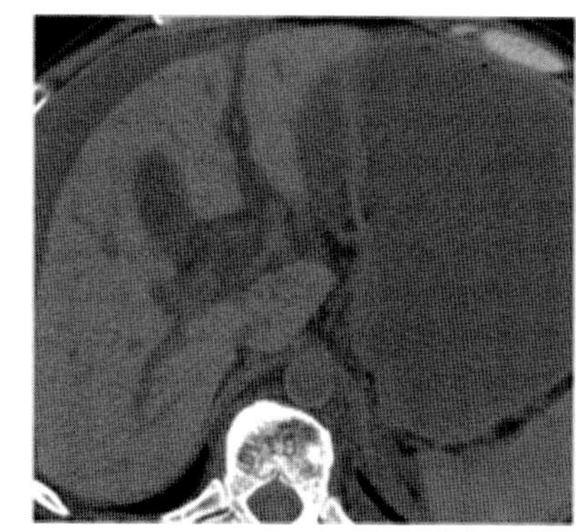

图　CT平扫（50余岁，男性）

■**参考文献**

1）佐藤洋一，ほか：CTを用いた貧血診断の可能性. 日本医学放射線学会雑誌，2004，64：394-397.

第21章

CT平扫肝实质低密度

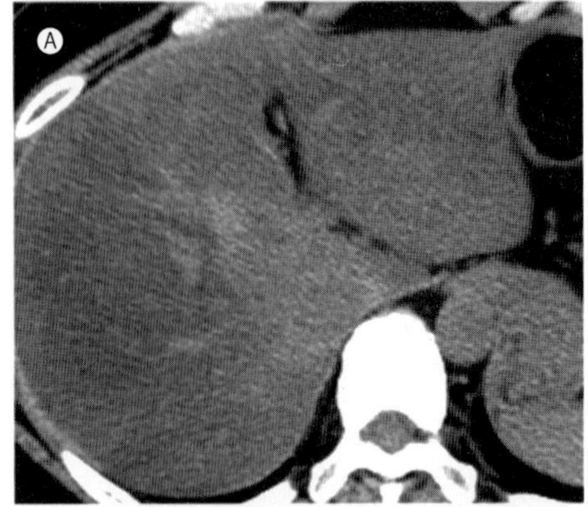

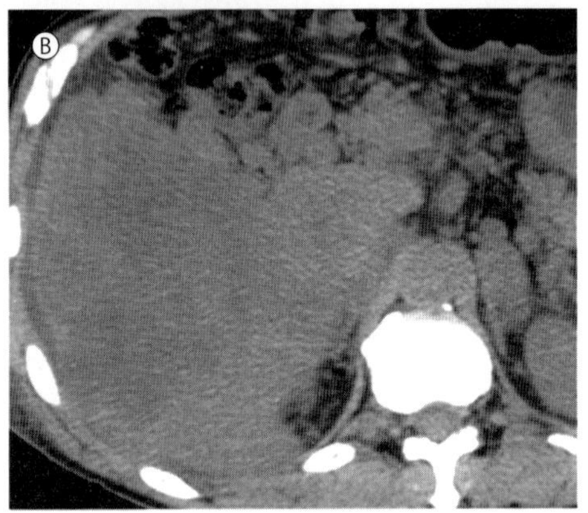

图 A典型图：斑片状脂肪肝
B典型图：弥漫性肝细胞癌

正常肝实质的CT密度值为55～65HU，如密度减低，需要考虑异常沉积、炎症性疾病或肿瘤性疾病。

在肝的异常沉积中，脂肪沉积发生频度最高。正常情况下，门静脉和肝静脉等脉管的密度低于肝实质，但在重度脂肪肝病例，肝实质密度显著降低，造成肝实质-脉管对比度下降或者逆转。

在（third inflow）流入区域，特别是在胆管旁静脉系统（parabiliary venous system）和上腹部系统（epigastric system）流入区域，会出现局限性脂肪肝（focal fatty liver）。作为先天铜代谢异常疾病的威尔逊病，常伴脂质代谢异常。肝实质因脂肪沉积而显示低密度。在肝淀粉样变中，由于淀粉样物质沉积，肝实质呈弥漫性低密度。由于上述异常沉积，在肝实质显示低密度值的病例中，如并存肝肿瘤性病变，需要注意肝-肿瘤对比度与正常情况不同。多数肝肿瘤性病变CT表现为低密度，如有脂肪肝存在，病变可呈等密度或高密度。

炎症性疾病，如急性肝炎、放射线肝炎和胆管炎，其肝实质呈低密度，反映肝细胞的肿大和坏死、炎症细胞浸润等。炎症后高度纤维灶导致纤维增生、炎症细胞浸润、细胆管增生，肝实质显示为低密度。

肿瘤性疾病有淋巴瘤等血液性疾病肝浸润、弥漫性肝细胞癌、弥漫性肝转移。这些疾病并不形成明确的结节，而是肿瘤细胞生长替换肝细胞，或肿瘤细胞在肝窦中浸润，引起肝细胞索的萎缩和肝细胞的消失，表现为肝实质弥漫性低密度。

■参考文献

1）Boll DT, et al. Diffuse liver disease: strategies for hepatic CT and MR imaging. Radiographics, 2009, 29: 1591-1614.

2）村上 卓，ほか：肝胆膵における画像診断の新展開. 肝疾患に対する新展開びまん性肝疾患びまん性肝疾患におけるCT/MRIの役割. 肝・胆・膵, 2007, 55: 607-617.

【鉴别诊断!】

◎脂肪肝，局限性脂肪肝（→p.151）
◎急性肝炎，重症肝炎（→p.151）
◎弥漫性肝细胞癌、浸润型肝细胞癌（→p.152）
○糖原贮积病（→p.152）
▲恶性淋巴瘤（→p.153）
▲团块状纤维化、肝硬化（→p.153）
△巨大肝海绵状血管瘤～血管瘤病（→p.154）
▲HELLP综合征（→p.154）
○放射线肝炎（→p.155）
○肝损伤（→p.155）
△肝梗死（→p.156）
▲胆管炎的肝实质病变（→p.156）
△肝紫癜（→p.157）
○弥漫性肝窦内肝转移（→p.157）
△威尔逊病
△肝淀粉样变（→p.158）
▲假性肝硬化（pseudocirrhosis）（→p.158）

【征象缩略图】

脂肪肝，局限性脂肪肝

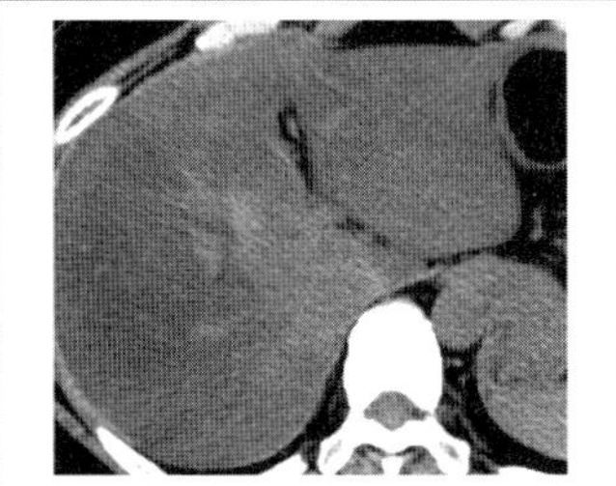

CT平扫

40余岁，女性【解说→p.151】

急性肝炎，重症肝炎

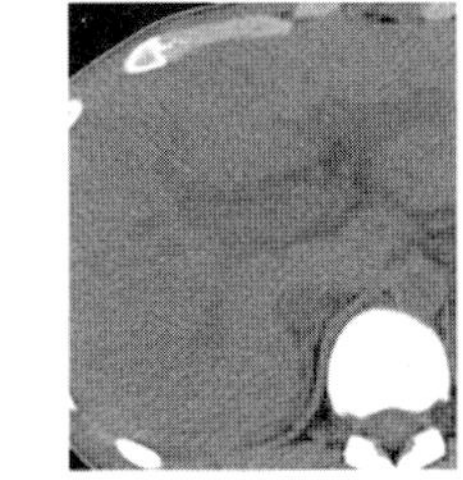

CT平扫

20余岁，男性【解说→p.151】

弥漫性肝细胞癌和浸润型肝细胞癌

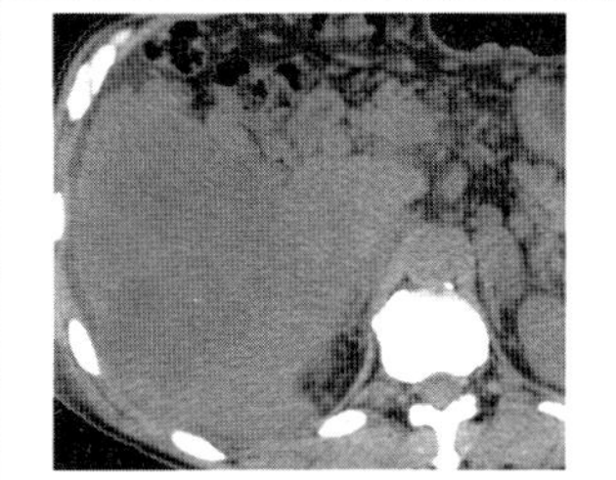

CT平扫

50余岁，男性【解说→p.152】

糖原贮积病

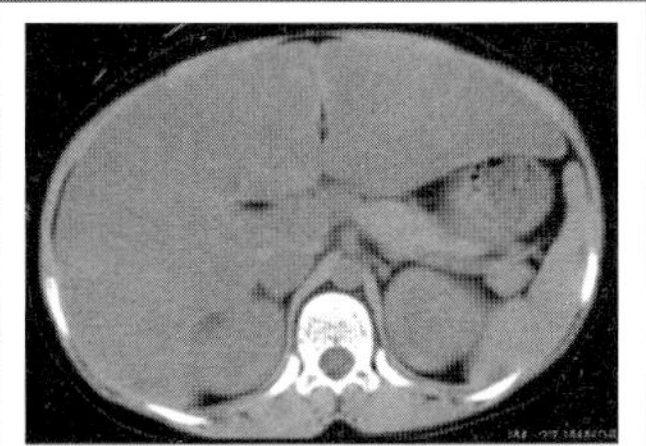

（帝京大学 近藤浩史医生提供）

CT平扫

10余岁，女孩【解说→p.152】

恶性淋巴瘤

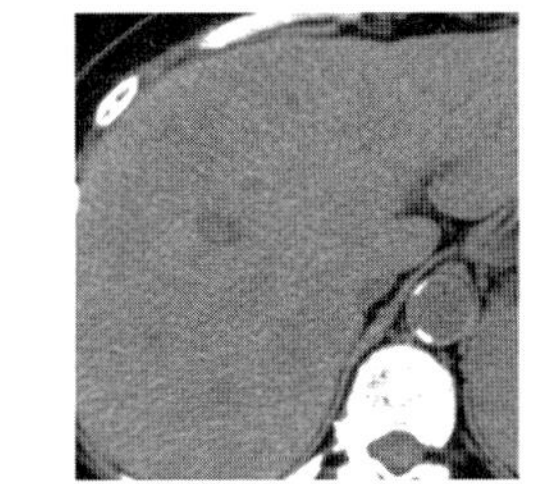

CT平扫

80余岁，女性【解说→p.153】

团块状纤维化・肝硬化

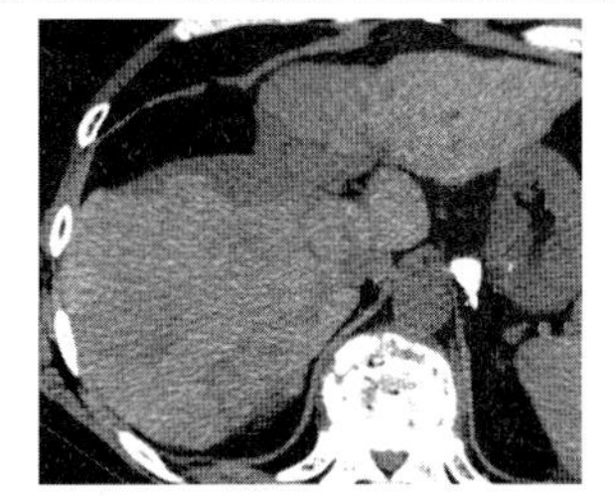

CT平扫

30余岁，女性【解说→p.153】

巨大肝海绵状血管瘤

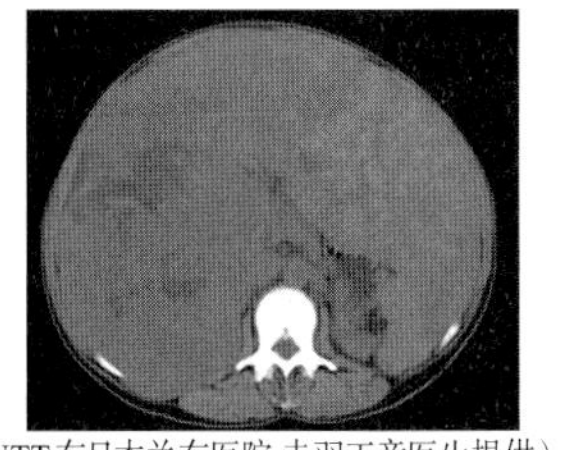

（NTT东日本关东医院 赤羽正章医生提供）

CT平扫

40余岁，女性【解说→p.154】

HELLP综合征

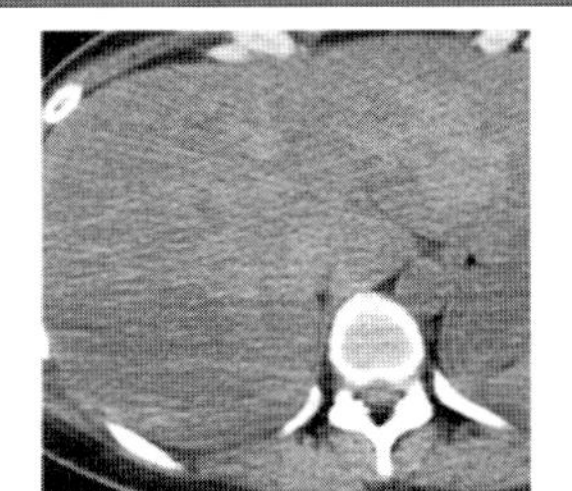

CT平扫

30余岁，女性【解说→p.154】

放射性肝炎

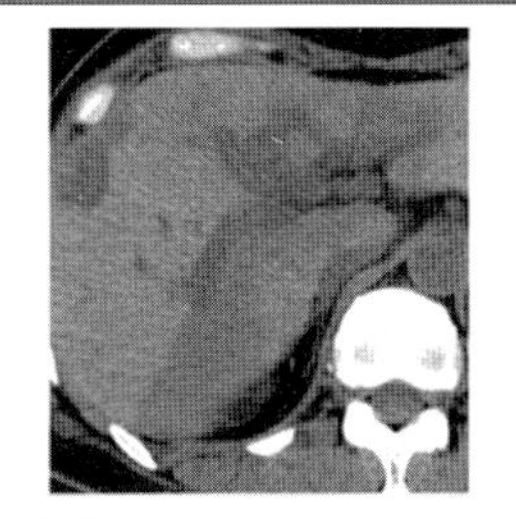

CT平扫

50余岁，女性【解说→p.155】

肝损伤

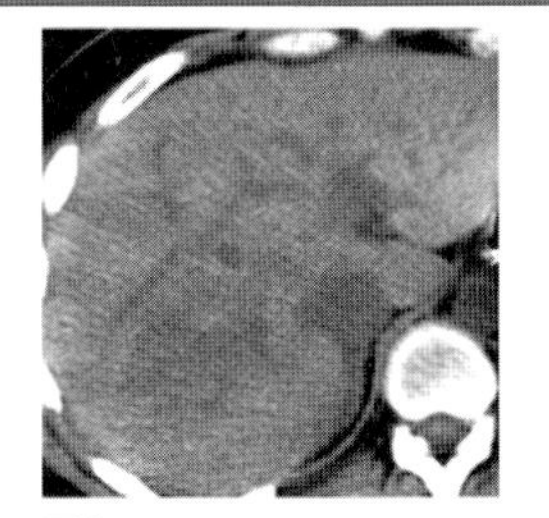

CT平扫

20余岁，女性【解说→p.155】

肝梗死

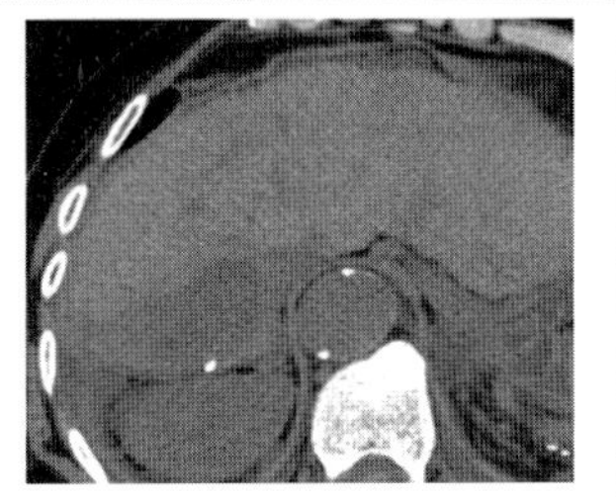

CT平扫

80余岁，女性【解说→p.156】

胆管炎伴肝实质病变

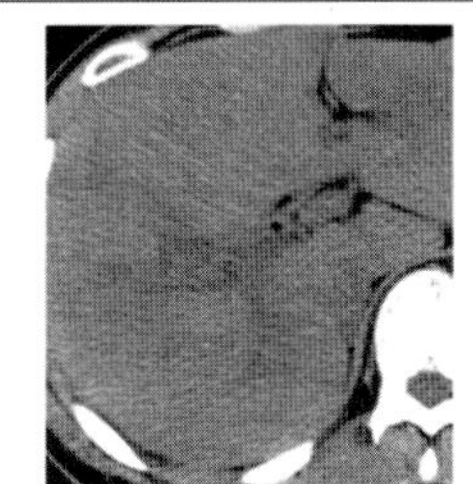

CT平扫

50余岁，男性【解说→p.156】

肝紫癜（peliosis hepatis）

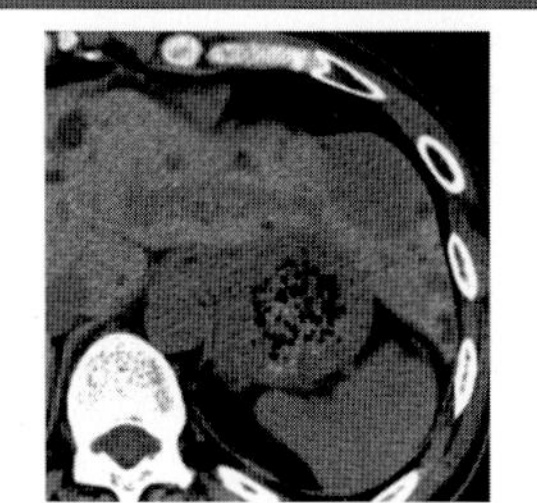

CT 平扫

40余岁，男性【解说→p.157】

弥漫性肝窦肝转移

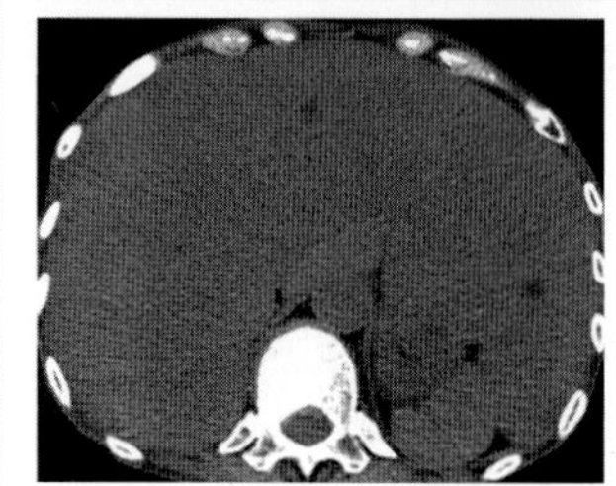

CT 平扫

60余岁，女性【解说→p.157】

肝淀粉样变

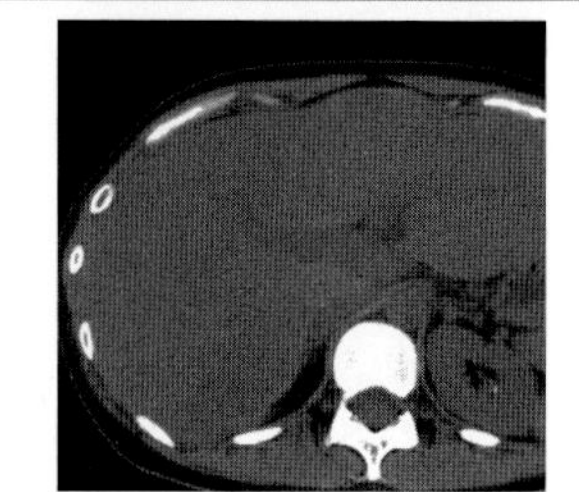

CT 平扫

40余岁，女性【解说→p.158】

假性肝硬化（pseudocirrhosis）

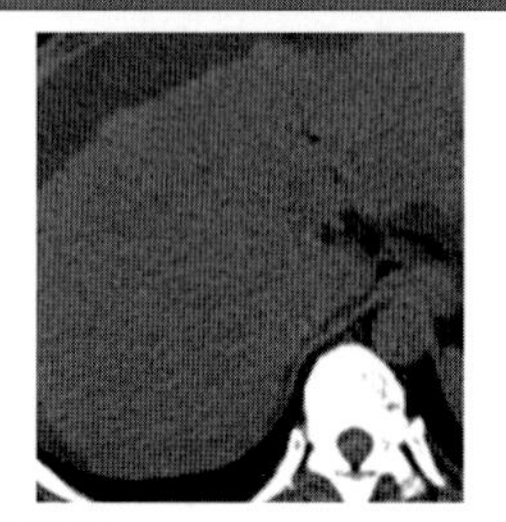

CT 平扫

40岁，女性【解说→p.158】

表现为CT平扫肝实质低密度的疾病

一、脂肪肝，局限性脂肪肝

【影像表现】

肝实质呈斑片状低密度。

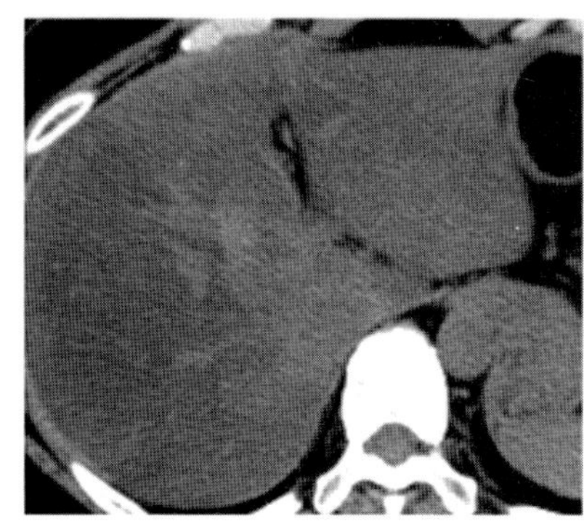

图 CT平扫（40余岁，女性）

【鉴别要点】

肝细胞增生呈富营养状态，伴中性脂肪蓄积的疾病称为脂肪肝。其病因除了过度饮酒外，还包括肥胖、糖尿病在内的生活方式疾病，药物及中心静脉营养，包括进食障碍在内的极度营养不良、消化系统疾病术后等。脂肪肝进展过程包括肝细胞变性坏死，肝被炎症细胞浸润，纤维化加重，最终发展成肝硬化。CT平扫显示肝实质密度下降，如脂肪肝进展，则可出现肝-脉管对比度消失，重度脂肪肝则出现反转。肝实质密度下降，使各种肝肿瘤与肝实质的对比度改变，检测灵敏度随之下降。肿瘤本身看起来可呈相对高密度，或出现肿瘤周围局限性非脂肪肝等非典型影像，要引起注意。

S4背侧和S4镰状韧带周围的肝实质可产生局限性脂肪肝（focal fatty liver），这与third inflow流入区域一致，由于流入血液成分（激素浓度和营养等）与其他肝实质不同，造成局限性脂肪肝。另外，在胰岛素瘤（胰内分泌肿瘤）肝转移病例，可见与肿瘤周围肝实质引流区域一致的局限性脂肪肝。CT平扫中，局限性脂肪肝比周围肝实质密度低。在超声中，反映脂肪沉积的是高回声。通过MRI化学位移成像及反相位技术能确定脂肪肝诊断。

■参考文献

1）Hamer OW，et al．Fatty liver：imaging patterns and pitfallsl．Radiographics，2006，26：1637-1653．

■参考征象

脂肪肝：肝实质的多发斑片状像（马赛克影）→p.133/MRI T_1加权像肝实质高信号→p.232/MRI T_1加权像化学位移成像的信号变化→p.242

局限性脂肪肝：边界不清肿块→p.62/含脂肿块→p.116/肝实质的多发斑片状影（モザイク像）→p.131/MRI T_1加权像肝实质高信号→p.232/MRI T_1加权像化学位移成像的信号变化→p.242/EOB增强MRI肝细胞期摄取→p.260

二、急性肝炎，重症肝炎

【影像表现】

肝实质呈弥漫性稍低密度，有门静脉周围晕征（图：→）。

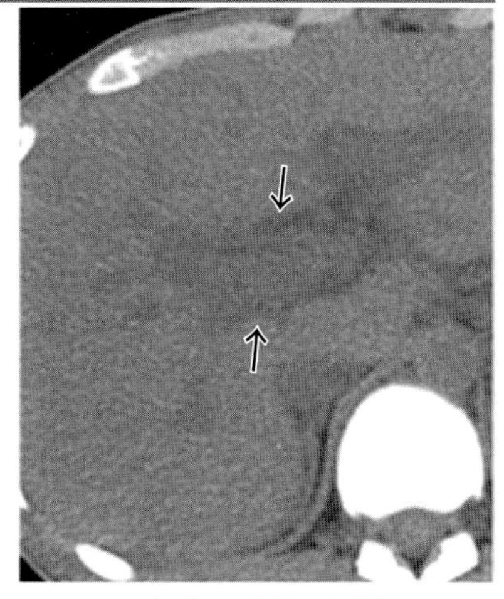

图 CT平扫（20余岁，男性）

【鉴别要点】

急性肝炎是病毒、乙醇、药剂、自身免疫等各种因素引起的肝细胞功能衰竭、坏死伴炎症细胞浸润的炎症性病变。急性肝炎平扫CT表现是肝大与肝实质密度不均。门静脉周围出现低密度区域（门静脉周围晕征），这反映了门静脉周围间质炎症细胞浸润、水肿。在急性肝炎中，肝细胞大范围坏死，引起局部或弥漫性肝细胞的溶解消失，肝实质的密度值显著下降。

■参考征象

弥漫性增生→p.4/弥漫性萎缩→p.13/部分萎缩→p.26/门静脉周围晕征→p.121/MRI T_1加权像肝实质低信号→p.237

三、弥漫性肝细胞癌与浸润型肝细胞癌

【影像表现】

肝右后叶边界不规则的低密度区域（图：▶）。

【鉴别要点】

在日本《原发性肝癌处理规范》（第6版）中，肝细胞癌大体分类为弥漫性肝细胞癌（肝整体被无数小的癌结节置换，在肉眼上难以区别于肝硬化）和浸润型肝细胞癌（呈黄白色，肉眼可以明确地与周围肝组织区分，但因浸润性生长，与正常肝实质分界是模糊不清的。组织学上多为经肝窦增殖的低分化癌，或者硬化型癌）。肿瘤浸润脉管、肿瘤栓塞、远处转移情况多发，成为极其严重的肝细胞癌。在CT平扫中，肝实质被肿瘤置换，表现为不均匀低密度或边界不清的低密度。临床上多以短期出现黄疸、全身乏力、腹水等为首发症状，与肝坏死（缺血性假小叶坏死）鉴别常有困难。如果已经存在脉管浸润的肝细胞癌，则需要考虑弥漫性肝转移。

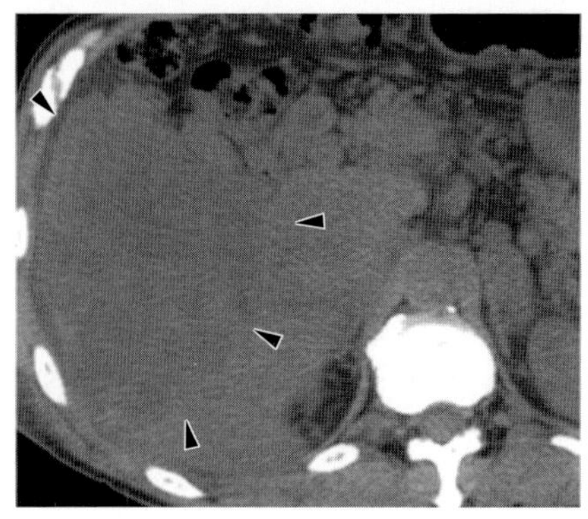

图　CT平扫（50余岁，男性）

■**参考文献**

1）Reynolds AR，et al. Infiltrative hepatocellular carcinoma：what radiologists need to know. Radiographics，2015，35：371-386.

■**参考征象**

弥漫性增生→p.6/部分肥增生→p.20/多发（弥漫性）结节→p.31/边界不清肿块→p.61/分叶状肿块→p.89/肝实质的多发斑片状影（马赛克影）→p.131/廓清现象（washout）增强→p.217/MRI T_1加权像肝实质低信号→p.238

四、糖原贮积病

【影像表现】

肝大伴肝实质弥漫性低密度。

【鉴别要点】

由于肝内糖原蓄积，肝型糖原贮积病CT平扫肝实质呈高密度。但实际上，多数肝型糖原贮积病伴脂质代谢异常和肝实质脂肪沉积。因此，肝的密度是由糖原和脂肪沉积的比例决定的。

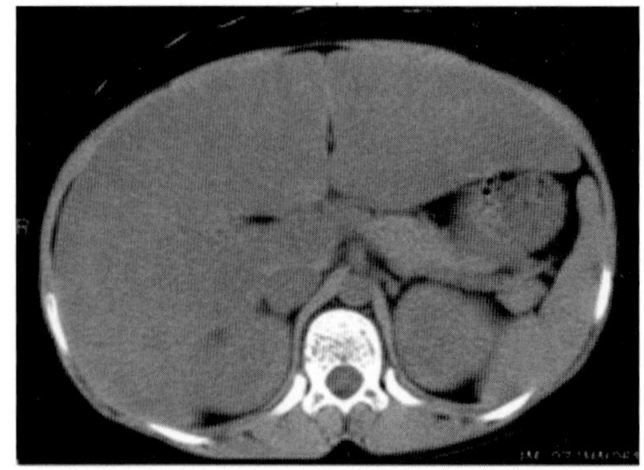

图　CT平扫（10余岁，女孩）

（帝京大学　近藤浩史医生提供）

■**参考征象**

弥漫性增生→p.9/CT平扫肝实质高密度→p.145

五、恶性淋巴瘤

【影像表现】

肝实质呈弥漫性低密度伴门静脉周围晕征（图：→）。

【鉴别要点】

肝原发恶性淋巴瘤很少见，但继发性淋巴瘤肝浸润的发病率较高。淋巴瘤肝内病变在CT平扫中显示为结节型、弥漫型、镜下型（肝窦浸润型）等，病变部分密度比正常肝实质低。弥漫型及镜下型不形成明确的肿块，容易漏诊。通过随访判断有无肝大和肝密度变化很重要。肿瘤浸润门静脉区，可见门静脉区扩大、密度减低（门静脉周围晕征）。结节型淋巴瘤，可见结节与Glisson鞘贯通表现。

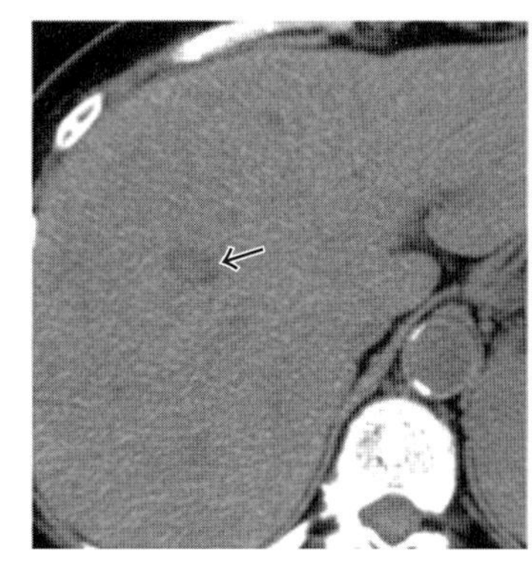

图　CT平扫（80余岁，女性）

■参考文献

1）Tomasian A，et al．Hematologic malignancies of the liver：spectrum of disease．Radiographics，2015，35：71-86．

■参考征象

弥漫性增生→p.5/多发（弥漫性）结节→p.35/边界不清肿块→p.66/增强乏血供结节→p.179

六、团块状纤维化，肝硬化

【影像表现】

S4 ～ S8肝中静脉回流区域的肝实质呈低密度伴萎缩。

【鉴别要点】

团块状纤维化（confluent fibrosis）在肝硬化发展过程中常见，表现为向肝边缘扩展的楔形纤维化病灶，在肝中静脉回流区的发生率较高。在CT平扫中，病灶多伴肝边缘凹陷，团块状纤维化表现为局限性瘢痕，瘢痕内炎症细胞浸润、纤维性间质和细胆管增生，显示为不均匀低密度，需要与肿瘤性病变相鉴别。增强CT中，内部纤维化病变呈浅淡的延迟强化。病灶内部网状结构和肝细胞功能残存，MRI超顺磁性氧化铁（SPIO）和Gd-EOB-DTPA造影，可见病灶有对比剂摄取现象。

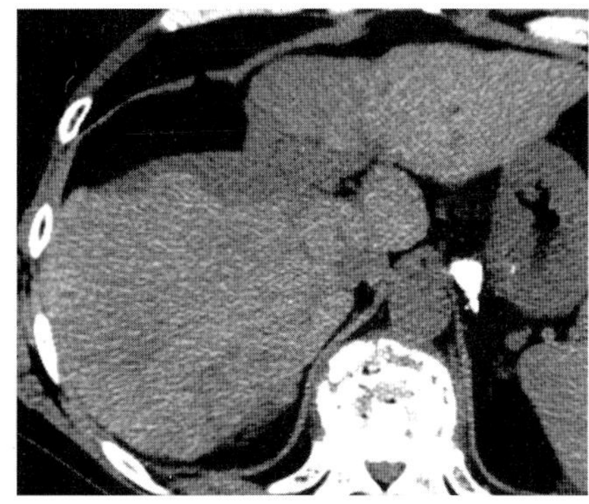

图　CT平扫（30余岁，女性）

■参考文献

1）Ohtomo K．et al．Confluent hepatic fibrosis in advanced cirrhosis appearance at CT．Radiology，1993，188：31-35．

2）Ozaki K，et al．Confluent hepatic fibrosis in liver cirrhosis：possible relation with middle hepatic venous drainage．Jpn J Radiol，2013，31：530-537．

■参考征象

块状纤维化灶：部分萎缩→p.25/表面变形或凹陷→p.54/边界清肿块→p.66/增强楔状早期强化→p.199/增强延迟性强化（血池）→p.210/MRI T_2加权像低信号结节→p.246/EOB增强MRI肝细胞期摄取→p.258

肝硬化：弥漫性萎缩→p.13/部分增生→p.18/部分萎缩→p.24/表面变形或凹陷→p.55/CT平扫高密度结节→p.140增强楔状早期强化→p.199

七、巨大肝海绵状血管瘤～血管瘤病

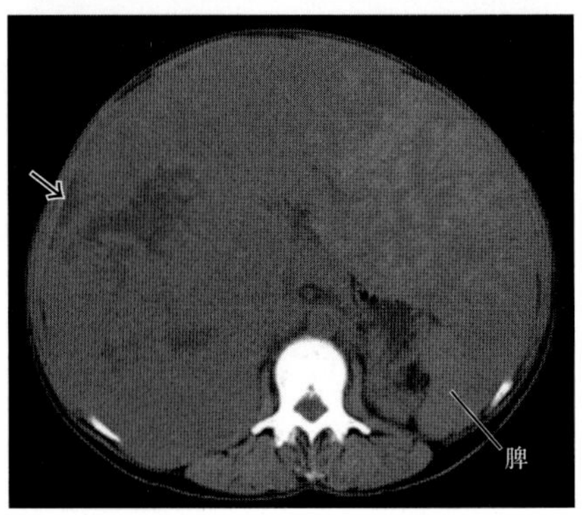

图　CT平扫（40余岁，女性）

（NTT东日本关东医院赤羽正章医生提供）

【影像表现】

肝大，肝右叶巨大低密度肿块（图：→）。密度与血管相仿，肿块中心部伴囊样低密度区。左叶可见多发低密度结节。

【鉴别要点】

肝血管瘤是肝内发病率最高的良性肝肿瘤。巨大肝血管瘤没有明确的定义，但超过4～5cm，大多被认为是巨大肝血管瘤。巨大肝血管瘤的影像表现与通常的血管瘤相仿，CT平扫显示为与血管同等的低密度，动态增强特征是肿块边缘早期强化，门静脉期和平衡期强化向肿块中央逐渐扩展。此外，内部钙化和玻璃化、囊变等变性的发生率也很高。通常，肝血管瘤无须治疗，但肿瘤超过10cm破裂的危险性增高，仔细随访观察很重要。如肿瘤出血可使血管瘤急速增大，出现腹部受压和腹痛等症状，因肿块内血小板消耗而引起DIC（弥散性血管内凝血）（卡萨巴赫-梅里特综合征），这种情况下，应进行外科切除、肝动脉栓塞术或放射线治疗等。

肝血管瘤通常单发，约10%是多发。如在肝内发现无数血管瘤，称为多发性肝血管瘤病。

■参考文献

1）日本医学放射線学会および日本放射線科専門医会・医会共同編集：肝海綿状血管腫の画像診断ガイドライン2007年度版，2007.

■参考征象

弥漫性增生→p.10/部分增生→p.19/肝实质的多发斑片状影（马赛克影）→p.132/增强延迟性强化（血池）→p.212

八、HELLP综合征（溶血性贫血、肝酶升高和低血小板水平）

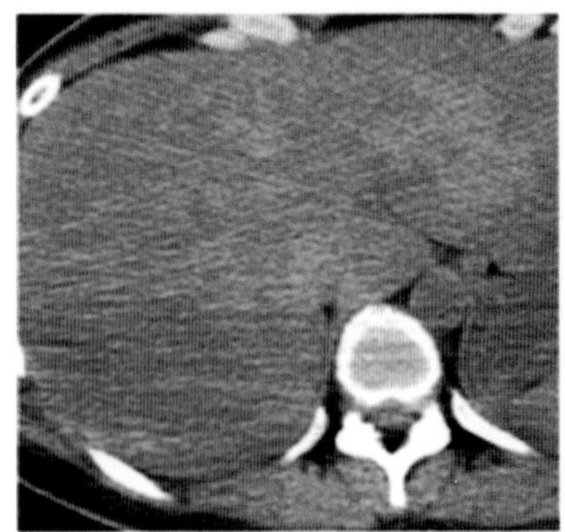

图　CT平扫（30余岁，女性）

【影像表现】

妊娠中毒症患者，肝实质呈地图状低密度表现。

【鉴别要点】

HELLP综合征是妊娠后期或分娩期的严重中毒症，表现为溶血性贫血（hemolytic anemia）、肝酶上升（elevated liver enayme）和血小板减少（low plate levels）三大主要症状。由于血管痉挛，造成肝局限性梗死、包膜下血肿和肝内血肿。梗死区域在CT平扫中显示为区域性低密度影。也有正常肝实质和梗死区域混合存在，呈地图状表现，如并发血肿，可出现局部高密度影。因为有特征性的病史，诊断并不困难，但因为病死率高，需要迅速诊断和治疗。

■参考文献

1）Nunes JO，et al. Abdominal imaging features of HELLP syndrome：a 10-year retrospective review. AJR Am J Roentgenol，2005，185：1205-1210.

九、放射性肝炎

【影像表现】

肝门部转移癌定位放射治疗后，在肝右后叶出现边界清晰的线状低密度区（图：→）。

【鉴别要点】

肝是对放射线敏感的器官，肝硬化的肝耐受辐射剂量进一步降低。放射线照射后的急性期（2～6周），由于纤维组织的增生，肝小叶水平产生中心静脉及小叶下静脉的静脉闭塞性疾病（局限性，veno-occlusive disease，VOD），淤血引起肝窦扩张，伴小叶中心区域肝细胞萎缩。慢性期（6个月以后）肝细胞再生，但小叶结构常排列紊乱。与非照射区域的肝实质相比，放射线照射后的肝实质纤维化和肝窦扩张，CT平扫表现为低密度。Gd-EOB-DTPA增强MRI可反映了肝细胞功能降低，肝细胞期呈低信号。

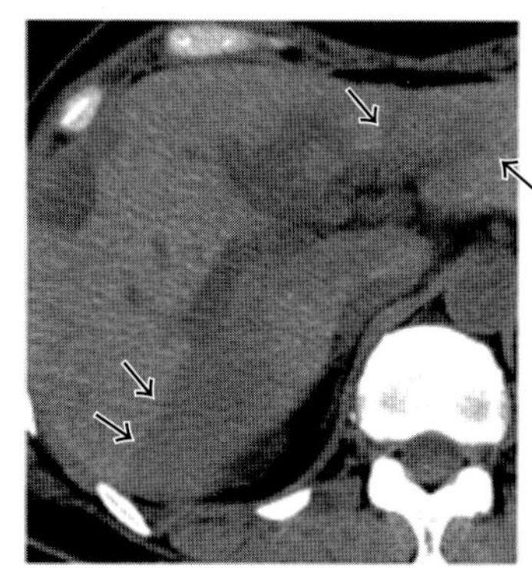

图　CT平扫（50余岁，女性）

■参考文献

1）古田 寿，ほか. 放射線照射後の画像診断. 正常臓器の照射後変化 再発との鑑別を含めて腹部臓器. 画像診断，2014，34：1045-1054.

■参考征象

部分萎缩→p.26/表面变形或凹陷→p.54/MRI T_1加权像肝实质低信号→p.239

十、肝损伤

【影像表现】

高能量外伤后CT检查，肝右后叶边界不清低密度区域。

【鉴别要点】

根据日本外伤学会2008年肝损伤分类，将肝损伤分为肝包膜无损伤、包膜下血肿（Ⅰ型）和肝包膜破裂、浅层损伤（创伤深度不足3cm，Ⅱ型）、深层损伤（创伤深度为3cm以上，Ⅲ型）。肝实质损伤是肝细胞的挫伤、坏死，伴脉管损伤导致的血肿，胆管损伤导致的胆汁漏。在CT平扫上，与周边肝实质相比，挫伤坏死的区域呈稍低密度，血肿部分呈高密度，有时高密度和低密度并存。

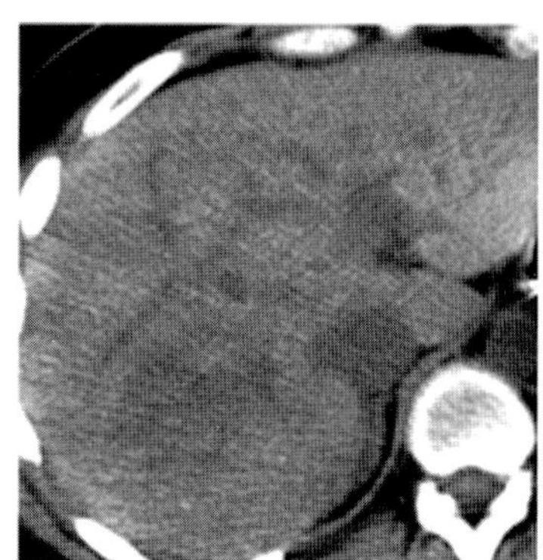

图　CT平扫（20余岁，女性）

■参考文献

1）井戸口 孝：Trauma Radiology入門—外傷の画像診断とIVR—. 腹部外傷. 画像診断，2013，33：1562-1576.

2）日本外傷学会臓器損傷分類委員会：日本外傷学会臓器損傷分類2008.（http：//wwwjast-hporg/archive/sonsyoubunruilistpdf）

■参考征象

表面变形或凹陷→p.58/边界不清肿块→p.64/门静脉周围征→p.123/CT平扫肝实质高吸收→p.145

十一、肝梗死

【影像表现】

右肝后区域切除后，右前上背侧亚段低密度区域（图：▶）。

【鉴别要点】

肝受到肝动脉和门静脉双重供血，且具有丰富的侧支循环路径，与其他脏器相比，梗死较少。肝外科手术时，局部循环血流下降，导致肝梗死发生。HELLP综合征是妊娠后期的严重中毒症，由于血管痉挛引起肝梗死（参照p.154）。在肝硬化患者，如果静脉破裂出血导致休克，肝再生结节发生梗死（缺血性假小叶坏死）。Zahn等报道，如果发生严重的门静脉血流障碍，仅靠肝动脉无法弥补，会引起肝细胞萎缩和肝窦扩张（也称Zahn's pseudoinfarction，或简称为Zahn梗死）。梗死区域在CT平扫显示为局限性低密度。缺血性假小叶坏死可显示为结节状低密度集簇。梗死区域增强CT中通常没有强化，但Zahn梗死可发生延迟强化。

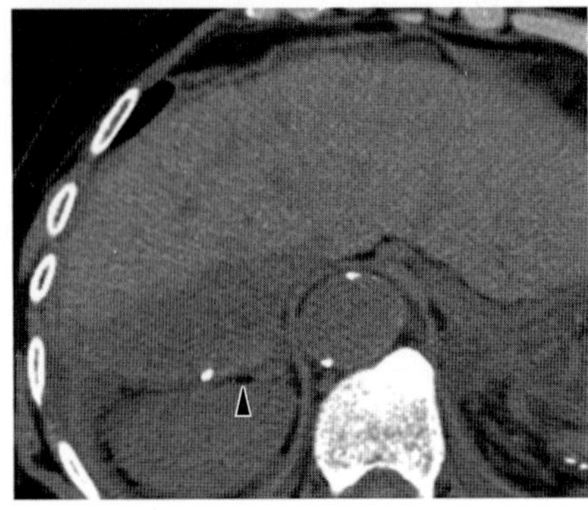

图　CT平扫（80余岁，女性）

■参考文献

1）Kim T，et al．Infarcted regenerative nodules in cirrhosis：CT and MR imaging findings with pathologic correlation．AJR Am J Roentgenol，2000，175：1121-1125．

2）Torabi M，et al．CT of nonneoplastic hepatic vascular and perfusion disorders．Radiographics，2008，28：1967-1982．

■参考征象

部分萎缩→p.27/表面变形或凹陷→p.53/肝内积气→p.127/MRI T_1加权像肝实质低信号→p.239

十二、胆管炎伴肝实质病变

【影像表现】

肝右叶不均匀低密度区，伴门静脉周围晕征。

【鉴别要点】

胆管炎是由于胆管狭窄、闭塞导致胆汁淤塞，胆道内细菌增殖而发病。肝内门静脉分支因门静脉区域炎症细胞浸润而变窄。CT平扫与急性肝炎一样，表现为门静脉周围的低密度区（periportal collar）和肝实质密度不均匀降低。动态增强CT的早期像，可见以门静脉区域为中心斑片状早期强化，考虑是炎症细胞浸润和门静脉血流下降，导致肝动脉血流补偿性增加。

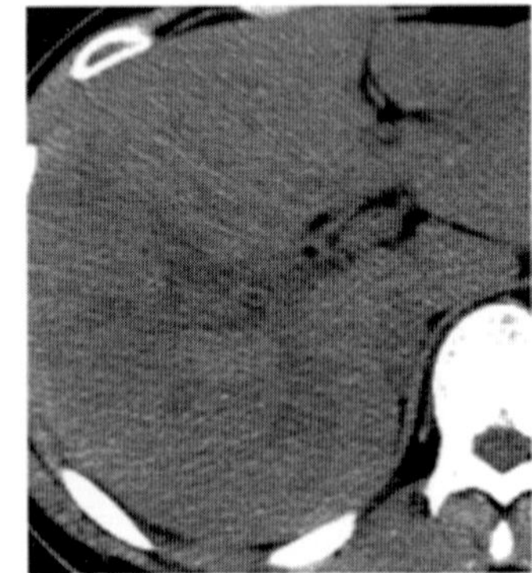

图　CT平扫（50余岁，男性）

■参考文献

1）Arai K，et al．Dynamic CT of acute cholangitis：early inhomogeneous enhancement of the liver．AJR Am J Roentgenol，2003，181：115-118．

2）Gabata T，et al．Dynamic CT of hepatic abscesses：significance of transient segmental enhancement．AJR Am J Roentgenol，2001，176：675-679．

■参考征象

表面变形或凹陷→p.55/门静脉周围晕征→p.122/增强楔形早期强化→p.198

十三、肝紫癜

【影像表现】

肝外侧区可见与血液同等程度的低吸密度区（图：▶）。肝两叶多发明显低密度结节是囊肿或胆管错构瘤。

【鉴别要点】

肝紫癜（peliosis hepatis）的本质是肝实质内血液潴留腔（peliotic腔）。病理学上分为肝细胞坏死导致的实质型（parenchymal type）和血管壁脆弱性导致的静脉扩张型（phleboectatic type）。血液潴留腔与肝窦有交通，血液在腔内流动。本病的病因还不清楚，文献报道可与全身消耗性疾病（恶性肿瘤、结核等）、药物（类固醇激素、抗癌药、聚氯乙烯、砷、钍氧化物）、感染（特别是AIDS）、移植术后和血液病等并发。CT平扫，根据血液潴留腔的形态可有各种各样的表现，弥漫性或多发性，腔的大小也从显微镜型到肉眼可见大小不等。肝紫癜的本质是血液潴留腔，因此显示出与血液相同的密度值，因血液潴留腔和肝窦有交通，增强CT显示有对比剂灌注。较大的肝紫癜结节强化与海绵状血管瘤相同。

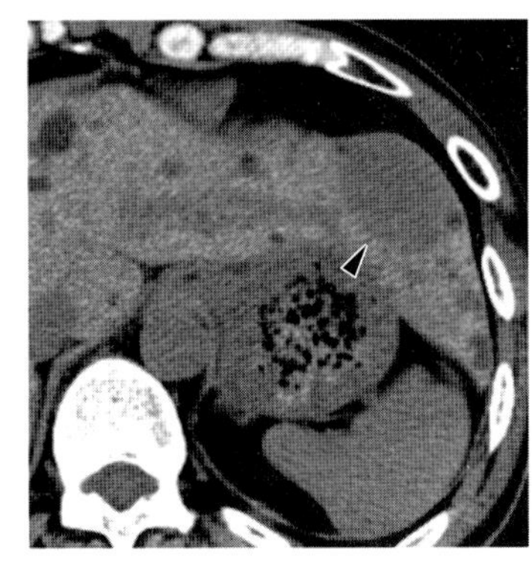

图　CT平扫（40余岁，男性）

■参考文献

1）Iannaccone R，et al. Peliosis hepatis：spectrum of imaging findings. AJR Am J Roentgenol，2006，187：W43-52.

■参考征象

边界不清肿块→p.67

十四、弥漫性肝窦内肝转移

【影像表现】

肝大，肝实质弥漫性低密度。

【鉴别要点】

弥漫性肝窦肝转移是指肝内不形成明确结节，肝窦内充满肿瘤细胞的转移形式，肉眼看不到肿块，因此也称为镜下型肝转移。与乳腺癌、肺小细胞癌、胃印戒细胞癌、低分化腺癌及血液病（淋巴瘤和淋巴增殖性疾病、白血病、骨髓瘤）等肿瘤常见的转移方式不同，弥漫性肝窦肝转移是一种表现为肝浸润的转移。在CT平扫中，肝实质表现为不均匀低密度，大多病例同时伴有肝大。无肿瘤结节形成，影像检出困难，会引起误诊，需要引起注意。对于有恶性疾病既往史或移植后的患者，观察到肝大且密度不均匀，有必要鉴别本病。

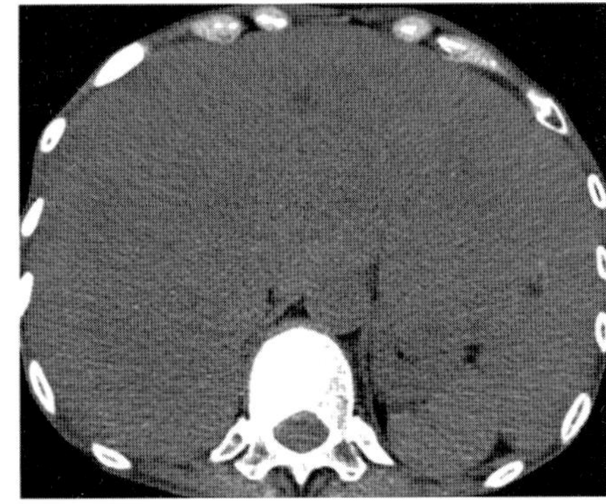

图　CT平扫（60余岁，女性）

■参考文献

1）小坂 一，ほか：転移性肝癌のすべて診断と治療方法の選択．転移性肝癌の病理所見と予後．外科治療，2005，92：133-138.

2）Tomasian A，et al. Hematologic malignancies of the liver：spectrum of disease. Radiographics，2015，35：71-86.

■参考征象

弥漫性增生→p.6/边界不清肿块→p.64/门静脉周围晕征→p.124/MRI T_1加权像肝实质低信号→p.238

十五、肝淀粉样变

【影像表现】

肝大，肝实质弥漫性低密度。

【鉴别要点】

淀粉样变是淀粉样蛋白沉积在受累器官细胞外引起器官功能障碍的疾病，可以分成全身性淀粉样蛋白沉积和特定器官或组织局限性淀粉样蛋白沉积。肝淀粉样蛋白沉积在脏器中仅次于脾、肾，列第三位，淀粉样蛋白沉积在Disse腔和血管壁。经皮肝活体标本检查有出血风险，属于禁忌证。CT平扫显示弥漫性肝大，对应淀粉样蛋白沉积，可显示为地图状或块状的低密度区域。以肝镰状韧带为顶点的三角形肝大（图：▶）是其特征。

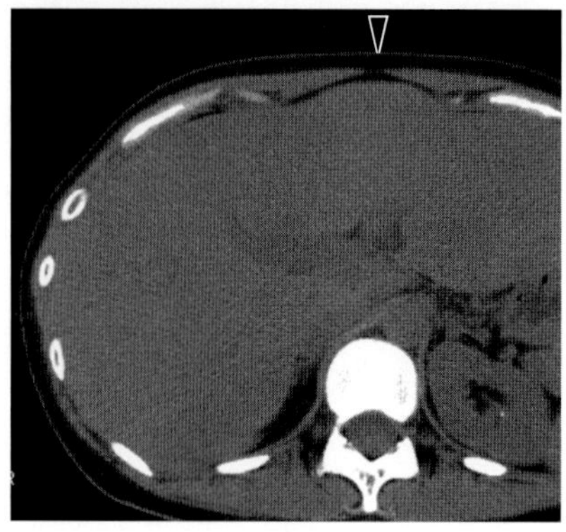

图　CT平扫（40余岁，女性）

■参考文献

1）大田　信，ほか：アミロイトﾞーシスの画像診断update．腹部CT・MRI．画像診断，2012，32：1153-1162．

■参考征象

弥漫性肿大→p.8/MRI T_1加权像肝实质高信号→p.233

十六、假性肝硬化

【影像表现】

乳腺癌患者，肝实质呈弥漫性低密度，肝表面粗糙。

【鉴别要点】

与肝硬化类似的肝形态表现的病变有乳腺癌、食管癌、小细胞癌、甲状腺癌、胰腺癌等肝转移、弥漫性肝转移、肝结节病、淤血肝、特发性门静脉高压症等。尤其是乳腺癌，化疗后出现肝硬化表现较为常见，但其原因不明。据推测是转移性肝肿瘤缩小引起的瘢痕收缩、肝转移瘤本身的变化或药物性肝损害等原因所致。假性肝硬化（Pseudocirrhosis）也会引起门静脉高压症和侧支静脉瘤扩张。CT平扫同肝硬化表现，表现为肝表面凹凸改变，以及肝实质纤维性化、瘢痕化引起的肝实质整体密度不均匀。

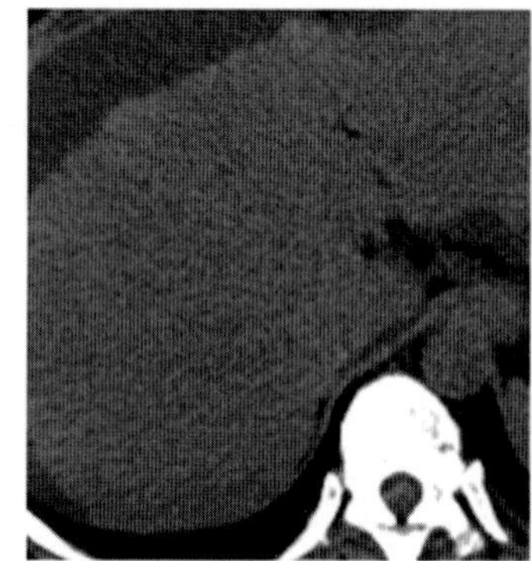

图　CT平扫（40岁，女性）

■参考文献

1）Young S，et al．CT of the liver in patients with metastatic breast carcinoma treated by chemotherapy：findings simulating cirrhosis．AJR Am J Roentgenol，1994，163：1385-1388．

2）Jha P，et al．Radiologic mimics of cirrhosis．AJR American Journal of Roentgenology，2010，194：993-999．

■参考征象

弥漫性萎缩→p.14/表面变形或凹陷→p.56

第22章
增强富血供结节

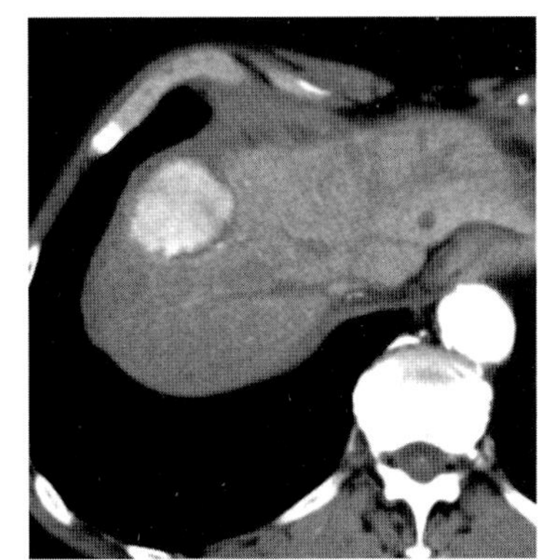

图 典型影像：典型肝细胞癌
增强CT动脉期

肝脏的影像检查以超声、CT（computed tomography）、MRI（magnetic resonance imaging）为主。掌握肿瘤的血流动力学对鉴别诊断很重要，使用普通对比剂。在CT平扫的基础上，加扫肝动脉优势期（以下称动脉期）、门静脉期和平衡期3期。病变在动脉期密度或信号相对高于周围肝实质即为富血供病变。

在肝背景有重度脂肪沉积等情况下，仅根据增强影像评价血流会出现错误，需要事先掌握CT平扫时肝实质的性状。富血供病变中实性肿瘤占大部分。

在临床实践中，鉴别诊断的顺序因肝背景因素不同而不同，同样需要包括年龄和性别在内的临床信息。

成年人有慢性肝病背景时，恶性肿瘤首先考虑经典肝细胞癌。影像显示门静脉期～平衡期存在廓清现象（washout）和包膜样强化，可以诊断为典型肝细胞癌。对于乏血供的癌前病变（不典型增生结节～早期肝细胞癌），需要仔细查找肿块内部有无富血供病灶（hypervascular foci）。其他原发性肝癌、细胆管细胞癌和混合型肝癌有时难以与肝细胞癌相鉴别。

肝背景正常的患者，首先需要排除转移性肝癌，特别是胰腺内分泌肿瘤、消化道类癌、肾细胞癌等富血供原发性肿瘤。与良性病变如局灶性增生结节、肝细胞腺瘤等鉴别也很重要，患者年龄、性别、服药史（避孕药等）等对诊断有所帮助。与上述疾病鉴别，Gd-EOB-DTPA增强MRI可以发挥作用。小儿的富血供肝肿瘤中，年龄和AFP有鉴别价值。血管瘤虽然也显示为不典型的结节性增强，但结合病程和MRI影像表现可以诊断。肝血管平滑肌脂肪瘤含有巨泡型脂肪（macro脂肪），肝后区域肾上腺附近可以发生肾上腺残余瘤，这些特征性影像表现具有较高的诊断价值。炎性假瘤和假淋巴瘤很难只凭影像进行鉴别。

【鉴别诊断!】

〈恶性～低恶性度肿瘤〉

◎经典肝细胞癌（→p.162）
◎节中节型肝细胞癌（→p.162）
○假腺管型肝细胞癌（→p.163）
△硬化型肝细胞癌（→p.163）
▲混合型肝癌（→p.164）
○细胆管细胞癌（→p.164）
◎转移性肝肿瘤（富血供）（→p.165）
◎肝母细胞瘤（→p.165）
◎未分化肉瘤（→p.166）
○肝血管平滑肌脂肪瘤（→p.166）
▲上皮样血管内皮瘤
○肝类癌（→p.167）

〈良性病变〉

◎肝海绵状血管瘤（→p.167）
○非典型肝血管瘤（硬化、变性）（→p.168）
▲巨大的肝海绵状血管瘤（仅题图）
◎婴儿血管瘤（→p.168）
◎局灶性结节性增生（FNH）（→p.169）
◎FNH以外的肝增生结节（FNH-LIKE lesion）（→p.170）
○肝炎性假瘤（→p.170）
○假淋巴瘤（→p.171）
▲肝细胞腺瘤（→p.171）
○血管肉瘤（→p.172）
△肝肾上腺残余瘤（→p.172）
▲门静脉瘤（仅题图）
▲血流假病变（AP-shunt，PV-shunt）（仅题图）

【征象缩略图】

经典肝细胞癌

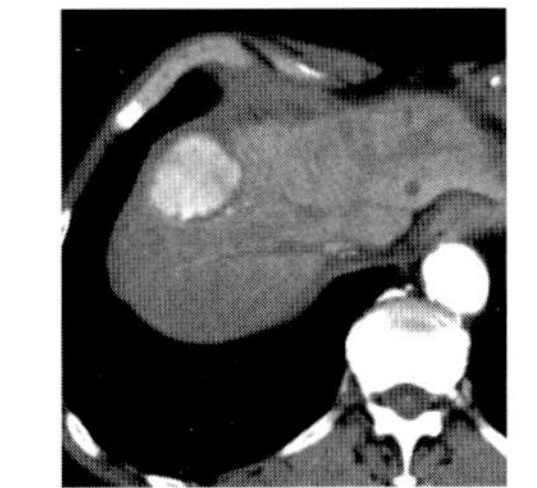

增期CT动脉期
60余岁，男性【解说→p.162】

【征象缩略图】

节中节型肝细胞癌

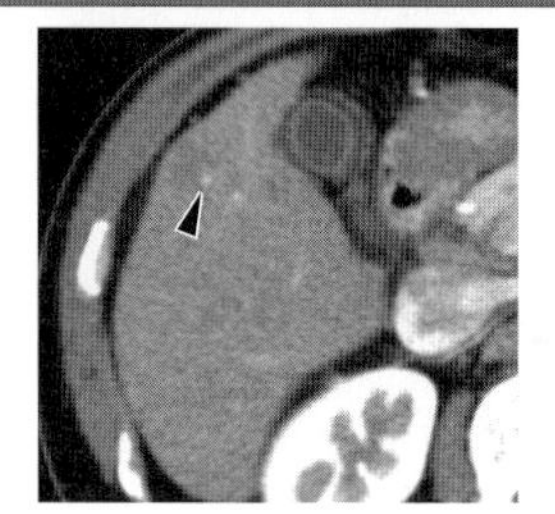

增强CT
50余岁，男性【解说→p.162】

假腺管型肝细胞癌

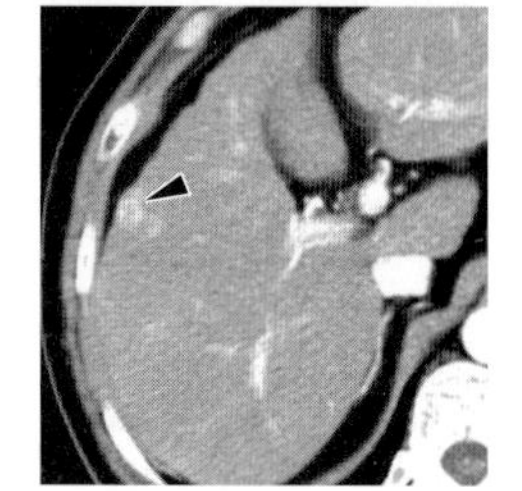

增强CT动脉期
70余岁，女性【解说→p.163】

硬化型肝细胞癌

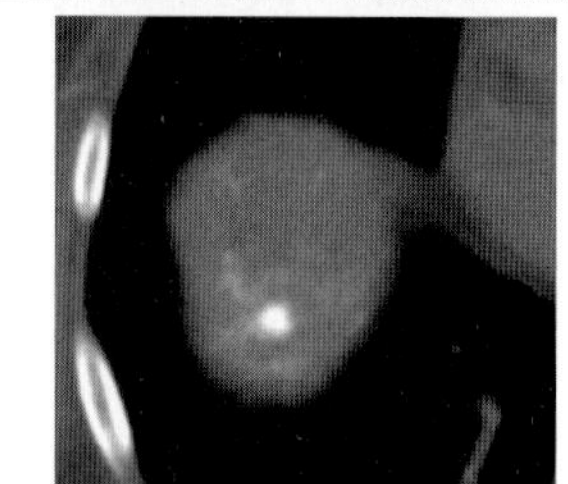

增强CT动脉期
60余岁，男性【解说→p.163】

混合型肝癌

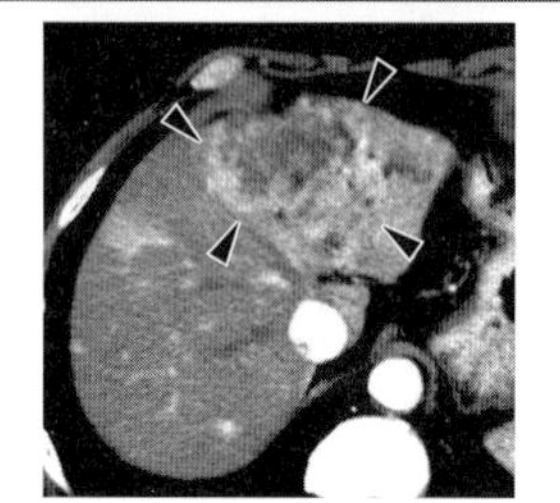

增强CT
80余岁，男性【解说→p.164】

细胆管细胞癌

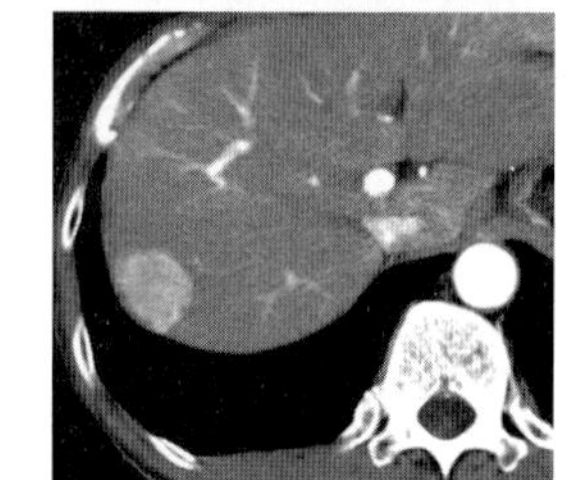

增强CT
60余岁，女性【解说→p.164】

转移性肝肿瘤（富血供）

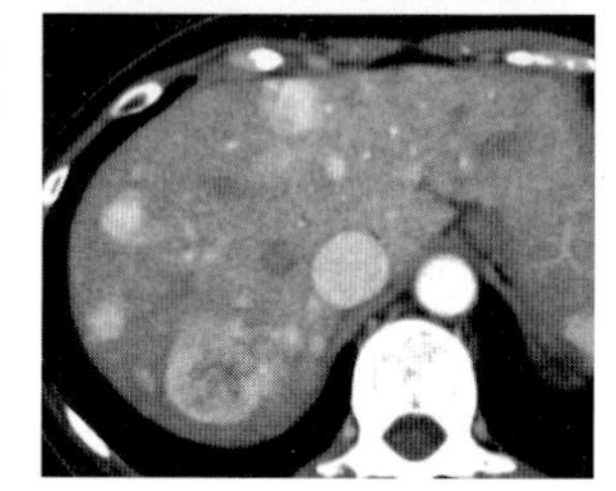

增强CT
70余岁，男性【解说→p.165】

肝母细胞瘤

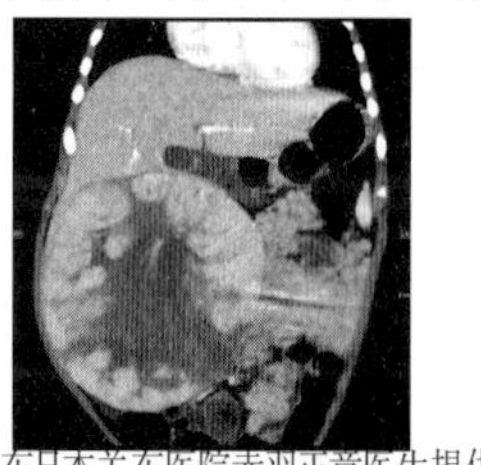

（NTT东日本关东医院赤羽正章医生提供）
增强CT门静脉期冠状位像
1岁，男孩【解说→p.165】

未分化肉瘤

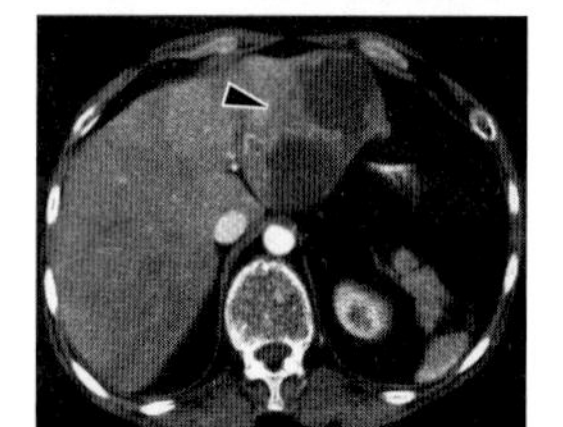

（NTT东日本关东医院赤羽正章医生提供）
增强CT动脉期
30岁，男性【解说→p.166】

肝血管平滑肌脂肪瘤

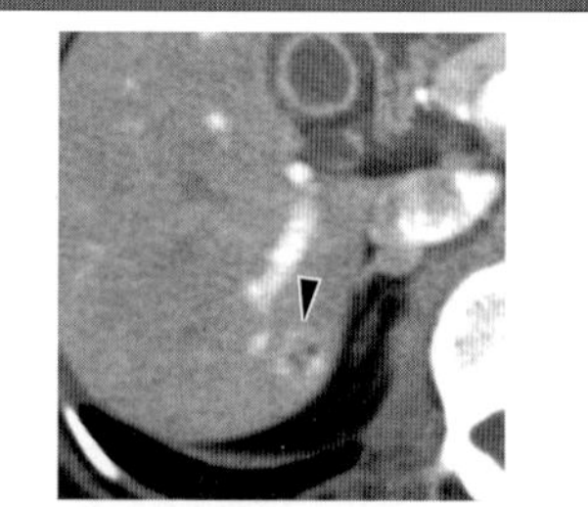

增强CT动脉期
40余岁，女性【解说→p.166】

肝类癌

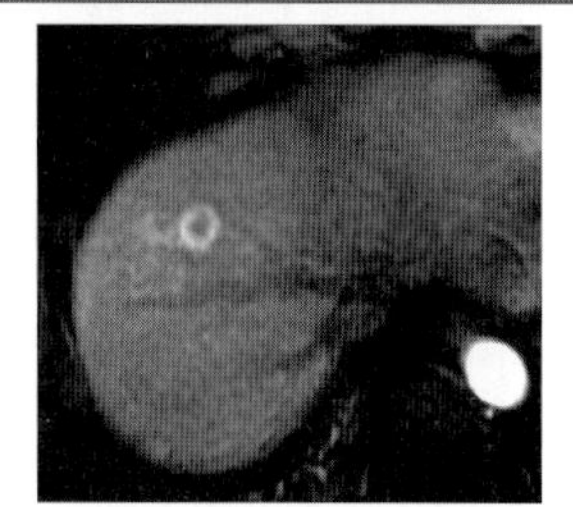

增强MRI动脉期
40余岁，男性【解说→p.167】

肝海绵状血管瘤

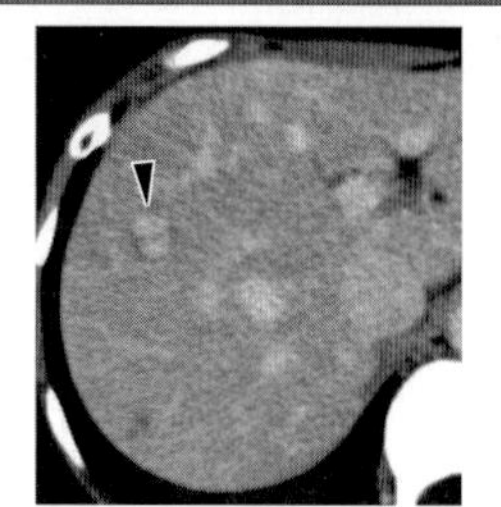

增强CT门静脉期
40余岁，女性【解说→p.167】

非典型肝血管瘤

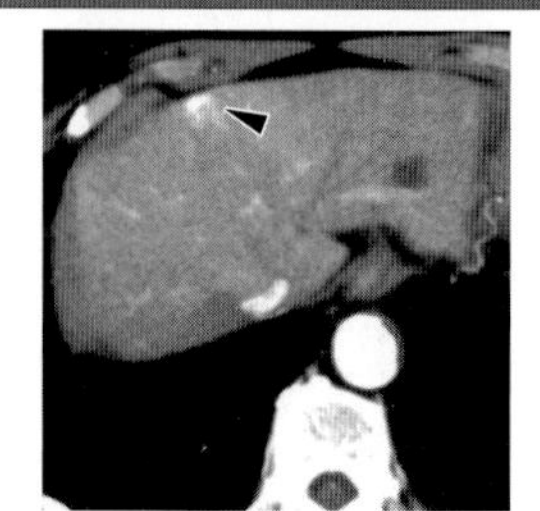

增强CT动脉期
60余岁，男性【解说→p.168】

巨大肝海绵状血管瘤

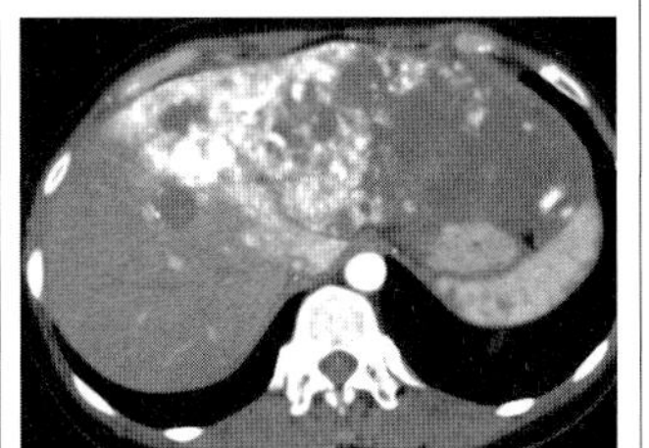

增强CT动脉期

50余岁，女性

婴儿血管瘤

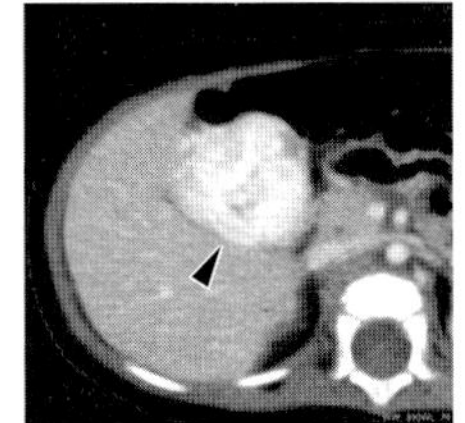

（大阪大学大西裕满医生提供）

增强CT动脉期

7个月，女婴【解说→p.168】

局灶性结节性增生（FNH）

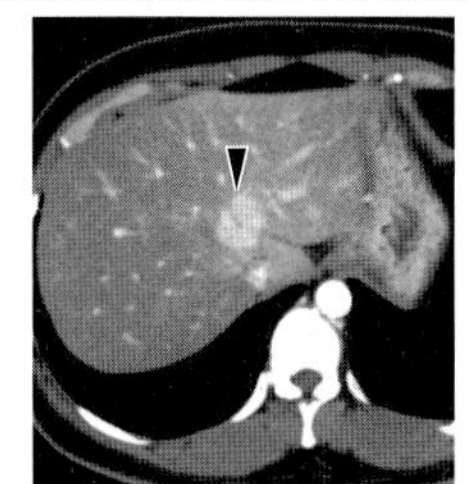

增强CT动脉期

40余岁，女性【解说→p.169】

非FNH肝增生性结节（FNH-like lesion）

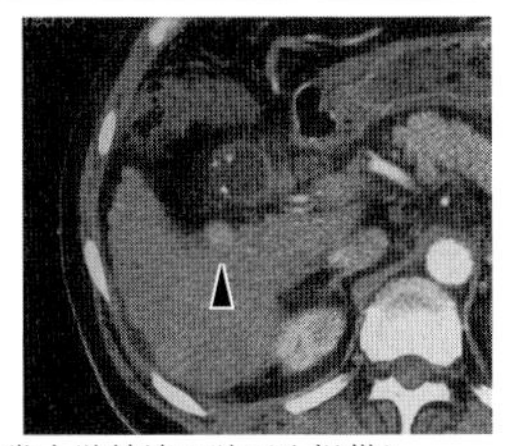

（近畿大学鹤崎正胜医生提供）

增强CT动脉期

50余岁，男性【解说→p.170】

肝炎性假瘤

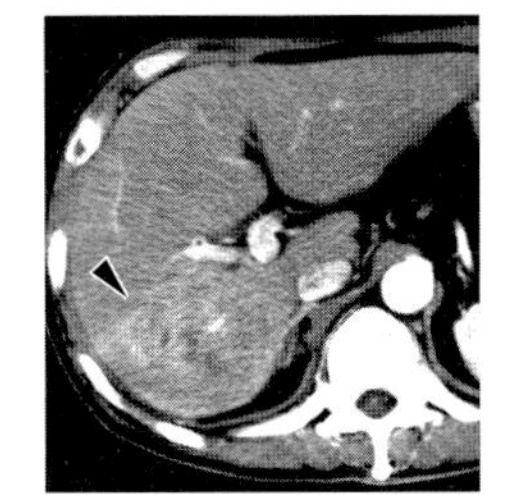

增强CT动脉期

50余岁，男性【解说→p.170】

假淋巴瘤

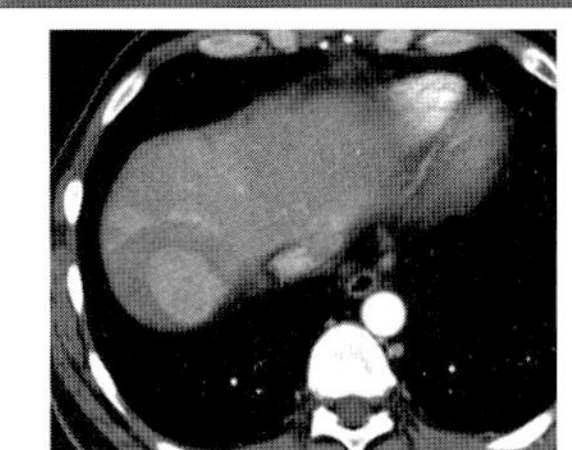

（近畿大学鹤崎正胜医生提供）

增强CT动脉期

40余岁，男性【解说→p.171】

肝细胞腺瘤（inflammatory subtype）

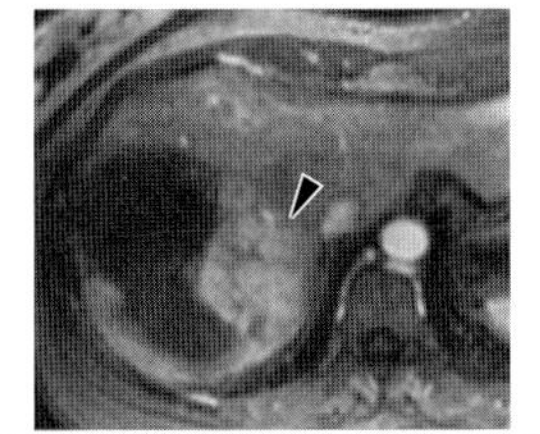

（日本大学放射线科原留弘树医生提供）

动态增强MRI动脉期

30余岁，女性【解说→p.171】

血管肉瘤

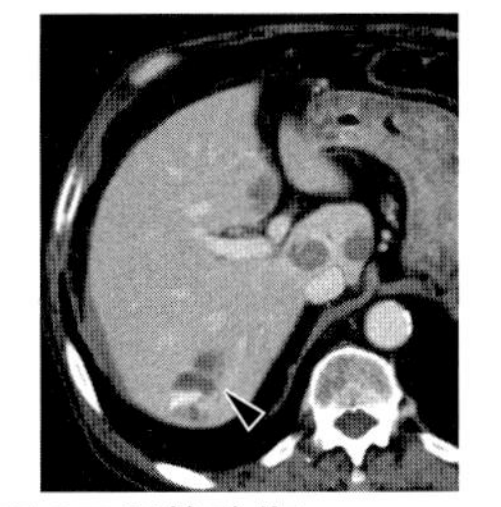

增强CT门静脉期

60余岁，男性【解说→p.172】

肝肾上腺残余瘤

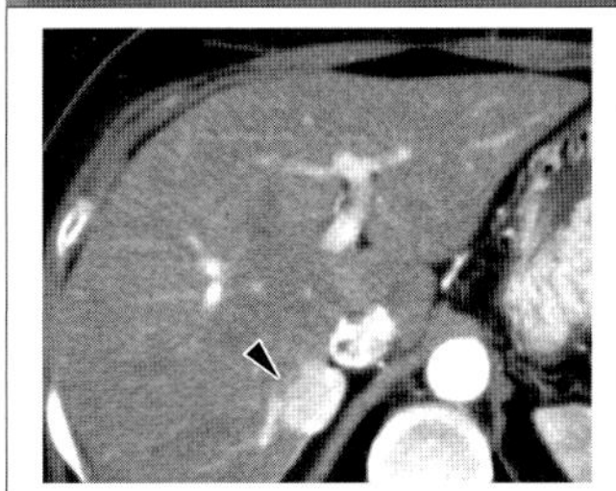

增强CT动脉期

50余岁，女性【解说→p.172】

门静脉瘤

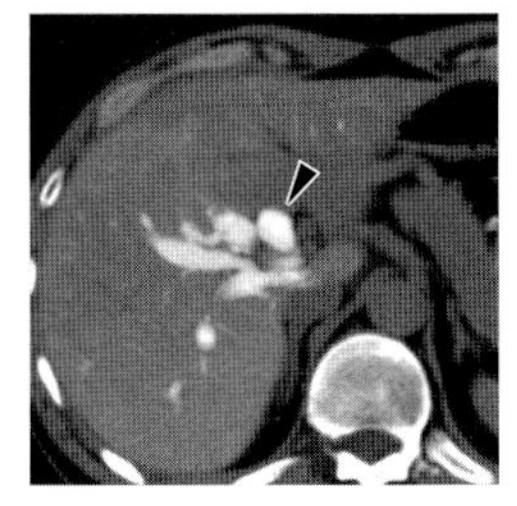

增强CT动脉期

50余岁，男性

肝动脉-门静脉瘘（AP-shunt）

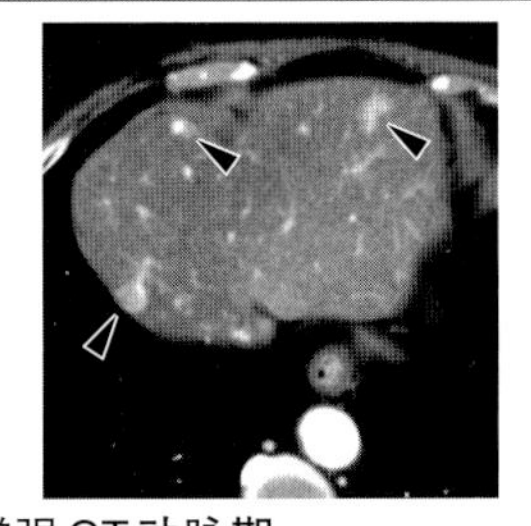

增强CT动脉期

50余岁，男性

门静脉-腔静脉瘘（PV-shunt）

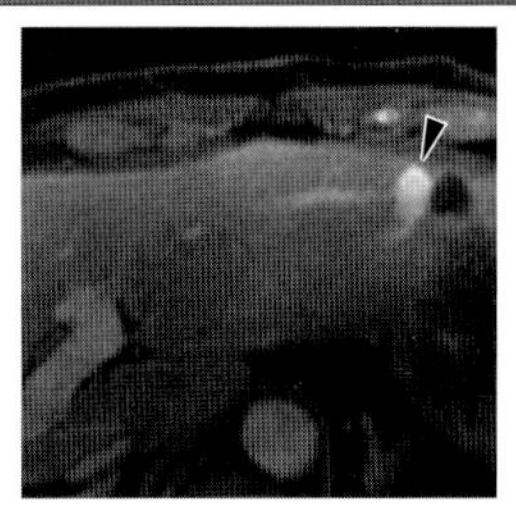

增强MRI

60余岁，男性

表现为增强富血供结节的疾病

一、经典肝细胞癌

【影像表现】

进展期的肝细胞癌无门静脉血流，仅肝动脉血流滋养。增强CT动脉期可见肿瘤较周围肝实质明显高强化（arterial phase hyper-enhancement）（图A：→），从门静脉期到延迟期可见较周围肝实质相对的低密度（信号）（廓清现象washout）。另外，由于肿瘤边缘具有纤维性的肿瘤包膜（纤维性假包膜），表现为延迟强化（纤维假囊）（图B：→）。

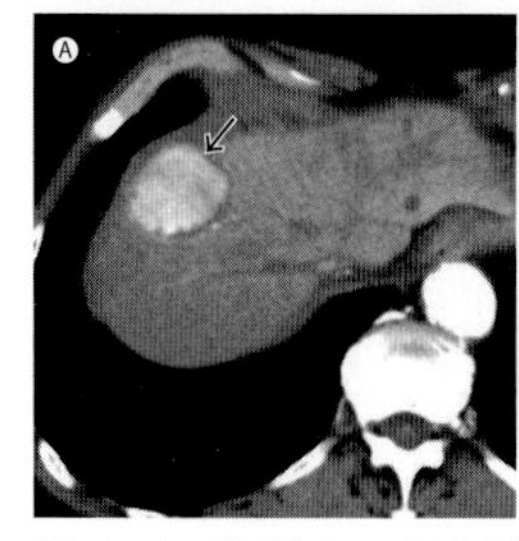

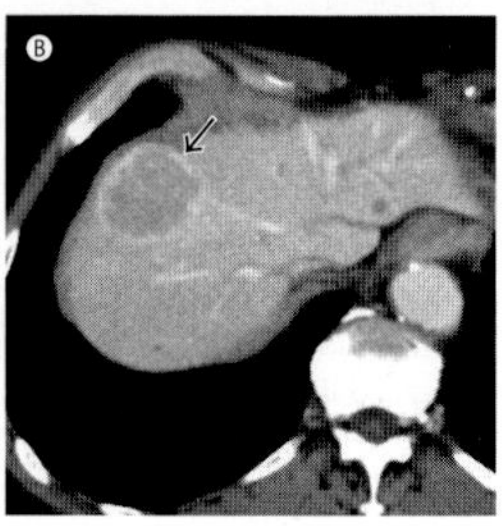

图　A：增强CT动脉期；B：同门静脉期（60余岁，男性）

【鉴别要点】

具备上述典型影像表现的肝细胞癌统称为经典肝细胞癌，与肉眼边界不清、动脉血流不增加的癌前病变或早期肝细胞癌区分。有无包膜外浸润、门静脉和肝静脉浸润的影像学评价，对于治疗方案的选择和预后推断非常重要。

■参考征象

多发（弥漫性）结节→p.31/肝内胆管扩张→p.42/中心低密度肿块（中央瘢痕）→p.74/肝外突出性病变→p.79/分叶状肿块→p.90/含肪肿块→p.110/CT平扫高密度结节→p.136/增强环形强化→p.190/增强楔形早期强化→p.197/增强早期静脉回流→p.204/增强廓清现象→p.216/MRI T_1加权像高信号结节→p.222，223/MRI T_1加权像化学位移的信号变化→p.243/EOB增强MRI肝细胞期高信号→p.250/EOB增强MRI肝细胞相期摄取→p.255

二、节中节型肝细胞癌（nodule-in-nodule type）

【影像表现】

在肝癌的多阶段癌变过程中，从癌前病变到早期肝细胞癌阶段，动脉血流不增加。结节中的部分去分化演变为进展期肝癌时，仅该部分显示相对的动脉血流增加，在低～等密度的结节中呈现点状强化区域（图：→），该征象称为节中节肝癌形成（节中节表现）。

【鉴别要点】

无动脉血流增加的早期肝细胞癌，多数不进行积极的治疗。如果其内部显示动脉血流，是肝癌进展的标志，是重要的表现。

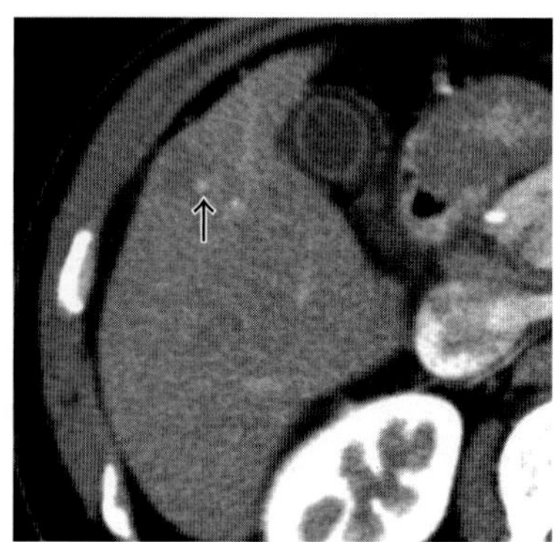

图　增强CT（50余岁，男性）

■参考文献

1）Kojiro M. Nodule-in-nodule appearance in hepatocellular carcinoma its significance as a morphologic marker of dedifferentiation. Intervirology, 2004, 47: 179-183.

■参考征象

中心部低密度肿块（中央瘢痕）→p.71/含肪肿块→p.111/增强廓清现象→p.216/MRI T_1加权像随期相改变的信号变化→p.244/EOB增强MRI肝细胞期高信号→p.250

三、假腺管型肝细胞癌

【影像表现】

在肝前区增强CT动脉期显示强化结节（图：→）。

【鉴别要点】

类似肝细胞的肿瘤细胞形成腺腔样结构的病理学表现称为假腺管结构，内腔可见胆汁（没有黏液）。很多肝细胞癌中存在假腺管结构，这种含有丰富假腺管结构的肝癌称为假腺管型肝细胞癌。关于假腺管结构的程度标准，还没有明确的记载。

在病理诊断上，需要与高分化胆管细胞癌、细胆管细胞癌、腺癌转移等相鉴别。本瘤多数是中分化型肝细胞癌，影像表现与典型肝细胞癌类似，但T_2加权像信号比通常要高，是其特征之一。

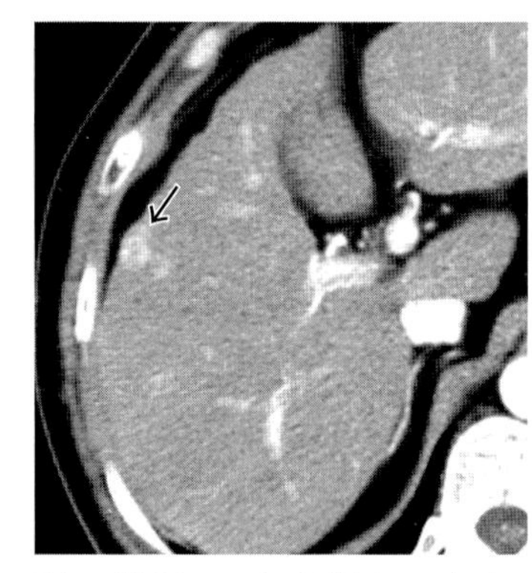

图　增强CT动脉期（70余岁，女性）

四、硬化型肝细胞癌

【影像表现】

增强CT动脉期可见高强化结节（图：→），其影像表现类似于经典肝细胞癌。

【鉴别要点】

在组织学上，可见成熟肝细胞癌的癌巢周围被高度纤维化包围。肿瘤50%以上有此表现称为硬化型肝细胞癌。癌巢呈粗条索状实性结节，相当于中～低分化肝细胞癌。肿瘤可呈富血供，也可乏血供，取决于肿瘤内部纤维化和分化程度。

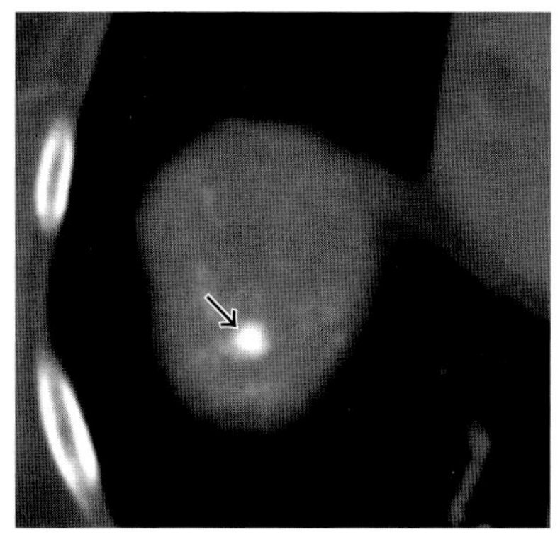

图　增强CT动脉期（60余岁，男性）

■参考文献

1）中沼安二，坂本亨宇　編：肝癌　腫瘍病理鑑別診断アトラス. 文光堂，p47，2010.

2）Okamura N，et al. Cellular and stromal characteristics in the scirrhous hepatocellular carcinoma：comparison with hepatocellular carcinomas and intrahepatic cholangiocarcinomas. Pathol Int，2005，55：724-731.

■参考征象

造影　乏血供结节→p.176/造影　环形强化→p.191/造影　延迟强化（血池）→p.208

五、混合型肝癌

【影像表现】

肝外侧区边缘明显强化的肿块（图：▶）。中心部分与边缘相比呈乏血供表现，胆管扩张。诊断为混合型肝癌，组织标本中边缘为肝细胞癌成分，中心为胆管癌成分。

【鉴别要点】

具有成熟肝细胞癌和胆管细胞癌成分，以及两者中间型成分的肝原发性恶性肿瘤。影像学报道很少，根据肝细胞癌、胆管细胞癌、其他成分的占比不同，影像表现各不相同。

有无慢性肝病基础，肿瘤标志物阳性与影像表现不一致，上述情况下要考虑本病。需要注意是否存在预后不良的胆管细胞癌成分（乏血供成分），本瘤淋巴结转移的频率也比纯粹的肝细胞癌高。

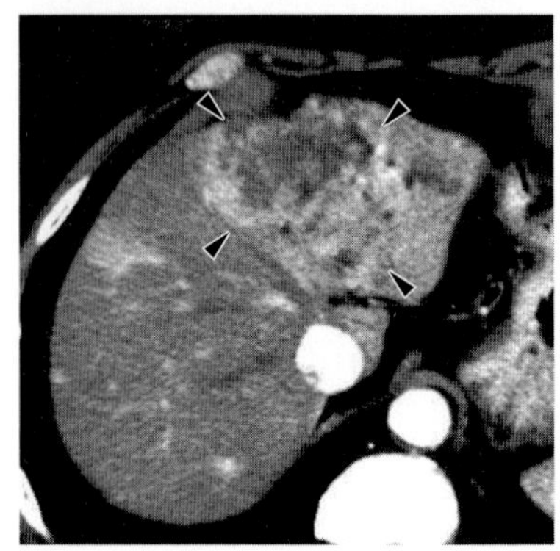

图　增强CT（80余岁，男性）

■参考文献

1）Fowler KJ，et al. Combined hepatocellular and cholangiocarcinoma（biphenotypic）tumors：imaging features and diagnostic accuracy of contrast-enhanced CT and MRI. AR Am J Roentgenol，2013，201：332-339.

■参考征象

表面变形或凹陷→p.53/分叶状肿瘤→p.88/增强延迟强化（血池）→p.209

【须知!】

2010年WHO病理分类中引入了肝干细胞来源的概念，细胆管细胞癌相关的肿瘤被归类于混合型肝癌。与日本肝癌处理规范有所不同，产生了混乱。

六、细胆管细胞癌

【影像表现】

肝后区域整体强化肿块（图：→）。发生于肝边缘，不伴末梢胆管扩张。

虽然报道称肿瘤内部有门静脉贯通和门静脉血流残留，但笔者遇见的不多。由于在组织学上没有包膜，肿瘤与肝实质移行，无延迟期包膜样强化。

【鉴别要点】

在门静脉区边缘类似细胆管细胞构成的肿瘤，目前认为来源于肝干细胞。患者慢性肝病背景的比例较高，可呈环状或结节状强化。很难与肝细胞癌鉴别，肿瘤中心部有时伴胆管癌成分及纤维化，延迟性中心强化被认为是与典型肝细胞癌的鉴别点。

图　增强CT（60余岁，女性）

■参考文献

1）Asayama Y，et al. Imaging of cholangiolocellular carcinoma of the liver. Eur J Radiol，2009，75：120-125.

2）Motosugi U，et al. Cholangiolocellular carcinoma of the liver：imaging findings. J Comput Assist Tomogr，2009，33：682-688.

■参考征象

分叶状肿块→p.88/造影环形强化→p.190/造影延迟强化（血池）→p.209

七、转移性肝肿瘤（富血供）

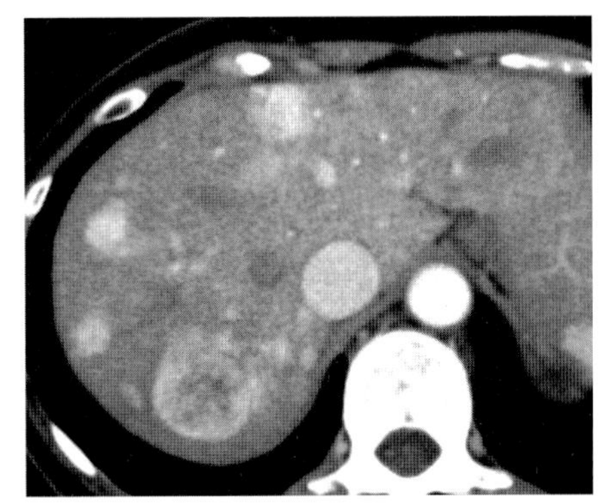
图 增强CT（70余岁，男性）

【影像表现】

肝多发病变，病变整体或环状强化。胰腺神经内分泌肿瘤引起的多发肝转移病例。

【鉴别要点】

胰腺和消化道神经内分泌肿瘤、恶性黑色素瘤、肾细胞癌、甲状腺癌、乳腺癌等富血供肿瘤可引起富血供性肝转移。能确定原发灶并病灶多发，诊断无困难。神经内分泌肿瘤引起肝转移，在初发时原发灶可能不明，且为单发灶，上述情况下很难与富血供原发性肝肿瘤区别。

病理上，仅通过HE染色，神经内分泌肿瘤、胰腺细胞癌可以与肝细胞癌类似。如肝背景正常、AFP和PIVKA Ⅱ肿瘤标志物不升高，应该注意转移可能。

■参考征象

多发（弥漫性）结节→p.34/中心部低密块肿块（中央瘢痕）→p.70/CT平扫高密度结节→p.139/增强楔状早期强化→p.195/增强早期静脉回流→p.203/MRI T_1加权像高信号结节→p229

八、肝母细胞瘤

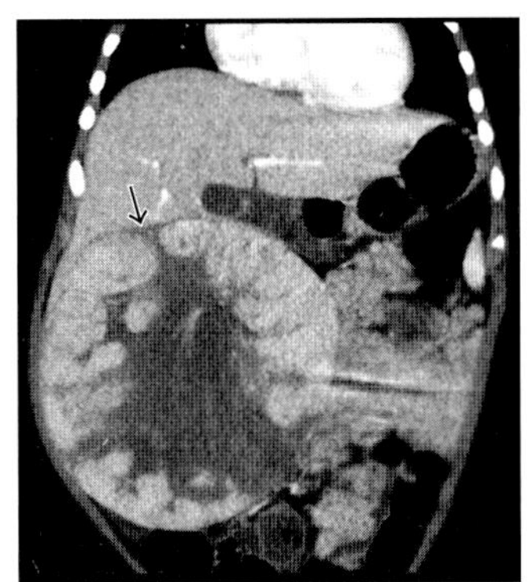
图 增强CT门静脉期冠状位像（1岁，男孩）

（NTT东日本关东医院赤羽正章医生提供）

【影像表现】

肝边缘膨胀性生长的巨大肿瘤（图：→）。边缘实性部分增强CT动脉期明显强化。肿瘤中心部分为低密度，反映了肿瘤出血、坏死，诊断为肝母细胞瘤混合胎儿型和胚胎型的上皮型。

【鉴别要点】

在5岁以下，特别是2岁以下的小儿发生的肝恶性肿瘤。组织学由多种成分混合而成，肉眼和影像上可以看到分隔、出血、坏死、囊变、钙化等。间隔和实性部分有强化。临床上AFP升高是其特征，见于90%以上的病例，通常诊断并不困难。但畸胎瘤有同样的影像表现和AFP升高，需要鉴别。

■参考征象

中心部低密度肿块（中央瘢痕）→p.72/分叶状肿块→p.94/含钙化肿块→p.107

九、未分化肉瘤

【影像表现】

肝外侧区囊实性肿块（图：→）。较厚的分隔中可见肿瘤血管增生，肿瘤内富血供和延迟强化部分混合存在。

【鉴别要点】

以6～15岁发生居多。细胞异型严重，出血、坏死比例高。影像上表现为囊样肿块，有间隔，整体乏血供。在T_2加权像中表现为水信号。

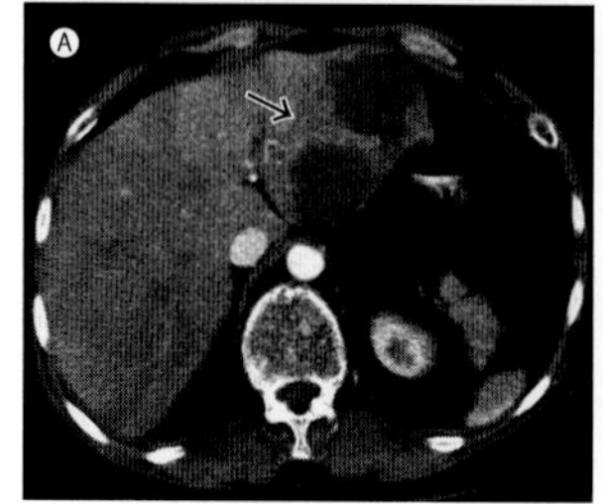
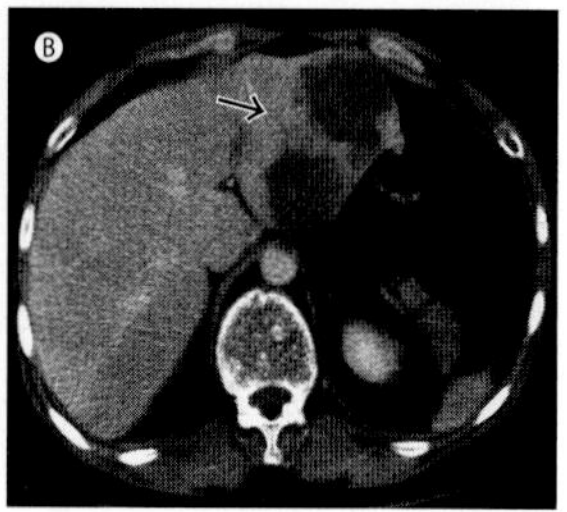

图　A：增强CT动脉期，B：同平衡期（30余岁，男性）
（NTT东日本关东医院赤羽正章医生提供）

■参考文献

1）Buetow PC，et al．Undifferentiated（embryonal）sarcoma of the liver：pathologic basis of imaging findings in 28 cases．Radiology，1997，203：779-783.

■参考征象

中心部低密度肿块（中央瘢痕）→p.72

十、肝血管平滑肌脂肪瘤

【影像表现】

CT平扫示肝后区域脂肪密度结节（图A：→）。增期CT动脉期可见内部不均匀强化（图B：→）。

肿瘤含不同比例成熟脂肪、平滑肌、血管。5%～10%与多发性硬化症相关。动脉期密度不均匀，反映了血管瘤、平滑肌等不同成分。肝静脉早期回流是本病的特征性影像表现。

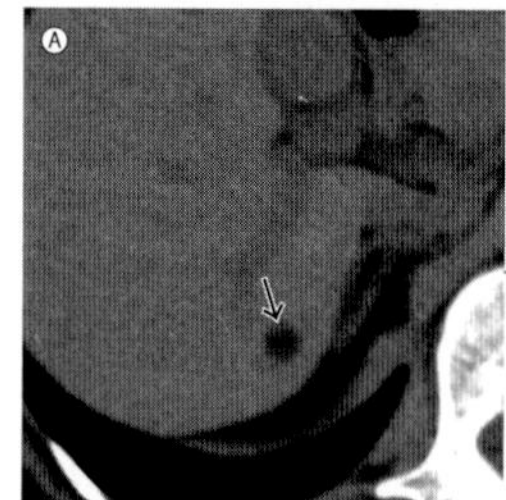
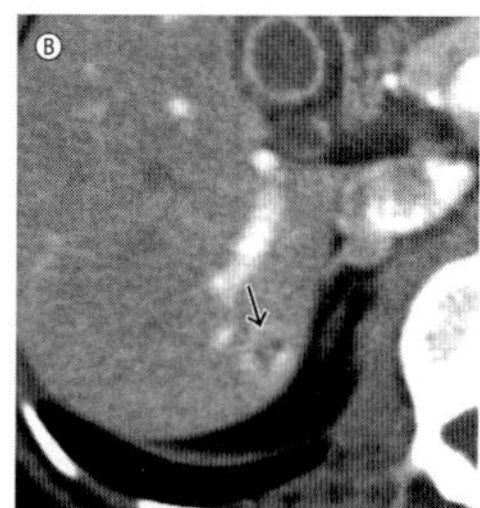

图　A：CT平扫；B：增强CT动脉期（40余岁，女性）

【鉴别要点】

影像上需与含有巨泡型脂肪（macro脂肪）的富血供肝细胞癌、肝肾上腺残余瘤等相鉴别。一般需要结合肝背景和肿瘤标志物。

■参考文献

1）Cai PQ，et al．Hepatic angiomyolipoma：CT and MR imaging findings with clinical-pathologic comparison．Abdom Imaging，2013，38：482-489.

■参考征象

肝外突出性病变→p.81/含肪肿块→p.114/增期早期静脉回流→p.203/MRI T_1加权像高信号结节→p.224

十一、肝类癌

【影像表现】

肝S8增强MRI动脉期可见环状强化结节（图：→）。

肝原发性类癌很少见，多数为转移性。原发灶较小，术前内镜和影像通常不能发现。肝病变动脉期呈整体或环状强化。

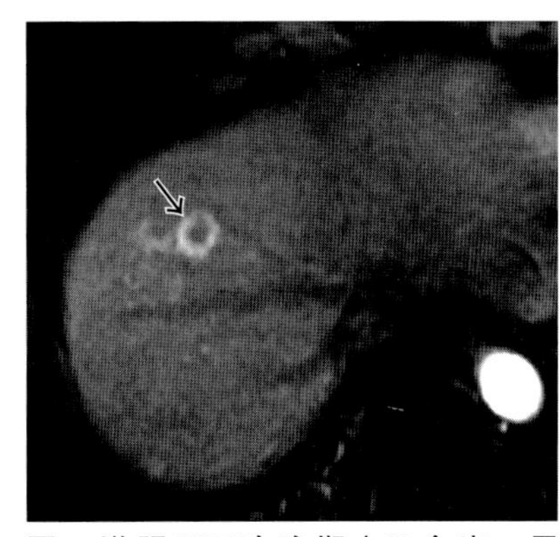

图 增强MRI动脉期（40余岁，男性）

【鉴别要点】

无论是原发性还是转移性，单发灶在影像上难以与经典肝细胞癌相鉴别，且在病理上，通过HE染色诊断，可能误诊为肝细胞癌。如果事先不从临床和影像角度提出鉴别诊断，不加做内分泌肿瘤相关标志物免疫染色，肿瘤就很有可能误诊为肝细胞癌。如果缺乏与肝细胞癌相符合的肝病背景，肿瘤标志物不升高，应该向病理医生传达包括类癌肿瘤在内的鉴别。

■参考文献

1）Lin CW，et al．Primary hepatic carcinoid tumor：a case report and review of the literature．Cases J，2009，27：90.

■参考征象

增强廓清现象→p217/MRI T_1加权像高信号结节→p.226

十二、肝海绵状血管瘤

【影像表现】

动脉期肿瘤边缘可见点状强化（图A、B：→），从门静脉期到平衡期，对比剂逐渐向内部填充，是特征性的强化方式。通常诊断容易。肿瘤增大后，内部可出现纤维化、囊变、钙化等器质性改变，强化方式会发生变化。巨大血管瘤肿瘤边缘的肝实质内，有时可见与血管瘤类似的弥漫性扩张的腔隙，称为血管瘤病（hemangiomatosis）。

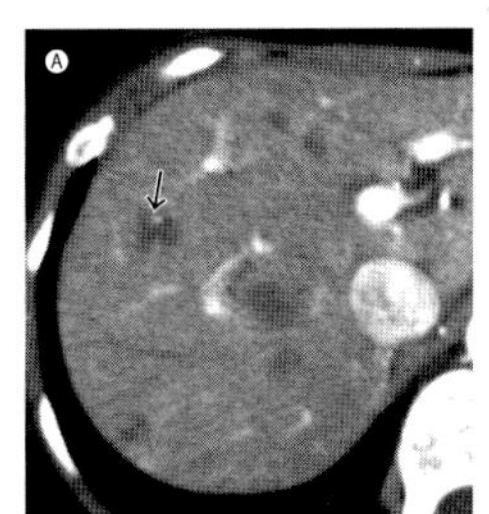

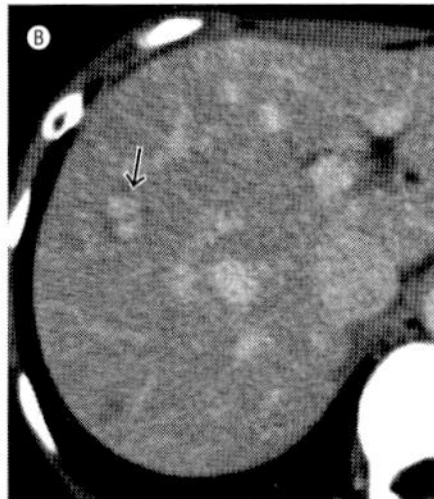

图 A：增强CT动脉期；B：同门静脉期（40余岁，女性）

■参考文献

1）Yamashita Y，et al．Cavernous hemangioma of the liver：pathologic correlation with dynamic CT findings．Radiology，1997，203：121-125.

2）Ohkura Y，et al．Right hepatectomy for giant cavernous hemangioma with diffuse hemangiomatosis around Glisson's capsule．World J Gastroenterol，2014，20：8312-8316.

■参考征象

多发（弥漫性）结节→p.32/中心部低密度肿块（中央瘢痕）→p.73/肝外突出性病变→p.80/分叶状肿块→p.92/含钙肿块→p.104/增强楔状早期强化→p.196/增强延迟性强化（血池）→p.212/EOB增强MRI肝细胞期摄取→p.259

十三、非典型肝血管瘤（atypical hemangioma）

【影像表现】

小血管瘤动脉期可呈结节状整体强化（图：→），周围肝实质伴肝动脉-门脉瘘（AP-shunt）样强化。

从门静脉期到平衡期，显示比周围肝实质显著、与血管程度相仿的强化。对于肝细胞癌筛查患者，有可能混淆。结合随访和MRI T_2加权像明确的高信号表现，诊断比较容易。

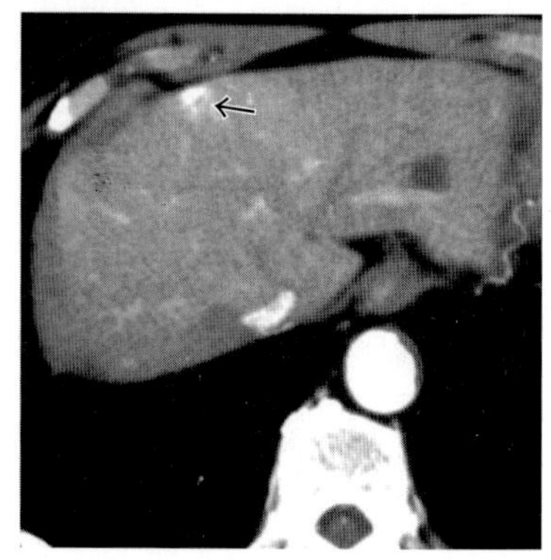

图　增强CT动脉期（60余岁，男性）

■参考文献

1）Kato H，et al. Atypically enhancing hepatic cavernous hemangiomas：high-spatial-resolution gadolinium-enhanced triphasic dynamic gradient-recalled-echo imaging findings. Eur Radiol，2001，11：2510-2515.

■参考征象

表面变形或凹陷→p.56/中心部低密度肿块（中央瘢痕）→p.73/肝外突出病变→p.80/分叶状肿块→p.92/增强延迟性强化（血池）→p.213

十四、婴儿血管瘤

【影像表现】

肝S5动脉期强化肿块影（图A：→）。随访显示肿瘤逐渐缩小。

【鉴别要点】

本病在儿童肝良性肿瘤中最多发。组织学由血管腔单层血管内皮增殖构成的肿瘤，间质纤维化很少。影像上类似于成人海绵状血管瘤。动脉期可见边缘血窦强化，随着时间推移，内部强化区可扩大。

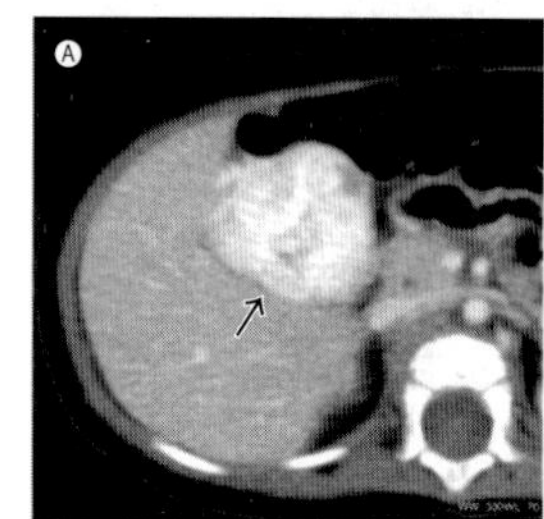

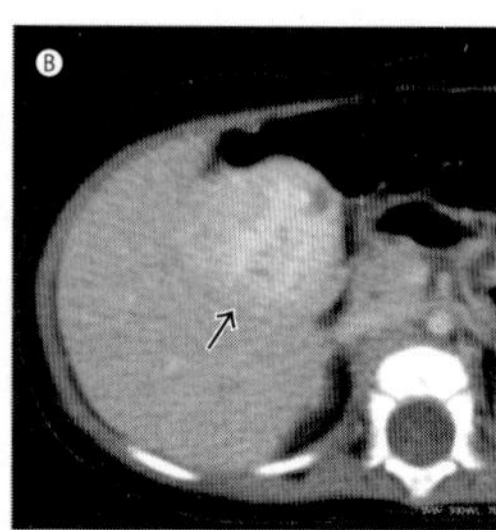

图　A：增强CT动脉期；B：同门静脉期（7个月，女婴）

（大阪大学大西裕满医生提供）

■参考征象

多发（弥漫性）结节→p.32/分叶状肿块→p.93/含钙肿块→p.105/CT平扫高密度结节→p.138/MRI T_1加权像高信号结节→p.227

十五、局灶性结节性增生

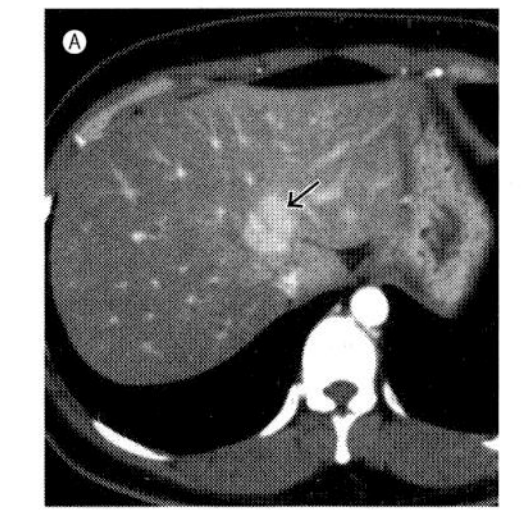
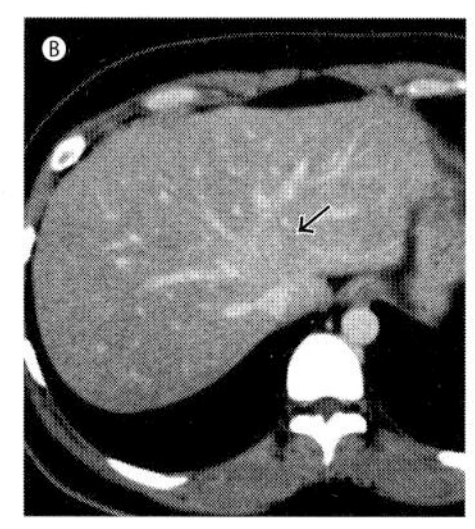

图 A：增强CT动脉期；B：同平衡期（40余岁，女性）

【影像表现】

肝门部增强CT动脉期强化肿块（图A：→）。内部可见线状低密度影。平衡期显示与周围肝实质大致相等的密度（图B：→）。平衡期中心部的线状结构呈浅淡强化，即血管性瘢痕（vascular scar）。

【鉴别要点】

正常肝发生的增生结节，其原因是局部的血流异常。局灶性结节性增生（FNH）多为单发，多发少见。结节中心有瘢痕，在组织学上是由动脉样血管和纤维构成的血管性瘢痕（vascular scar）。血管造影中可见中心瘢痕开始的、呈车轴样扩展的动脉血供。结节内无门静脉，动脉期呈均匀强化。中心瘢痕纤维化可呈迁延强化。

另外，肿瘤在增强CT平衡期，可显示轻微增强廓清现象。中心瘢痕在MRI T_2加权像中显示为高信号，在EOB增强肝细胞期显示对比剂摄入亢进，是特征性表现。因为本病不会恶化，正确诊断很重要。

■参考文献

1）Zech CJ，et al．Diagnostic performance and description of morphological features of focal nodular hyperplasia in Gd-EOB-DTPA-enhanced liver magnetic resonance imaging：results of a multicenter trial．Invest Radiol，2008，43：504-511．

■参考征象

中心部低密度肿块（中央瘢痕）→p.75/肝外突出病变→p.81/分叶状肿块→p.91/增强早期静脉回流→p.204/增强廓清现象→p.218/EOB增强MRI肝细胞期像高信号→p.252/EOB增强MRI肝细胞期摄取→p.256/EOB造影MRI肝细胞期环形增强→p.263

十六、FNH以外的肝增生性结节（FNH-like lesion）

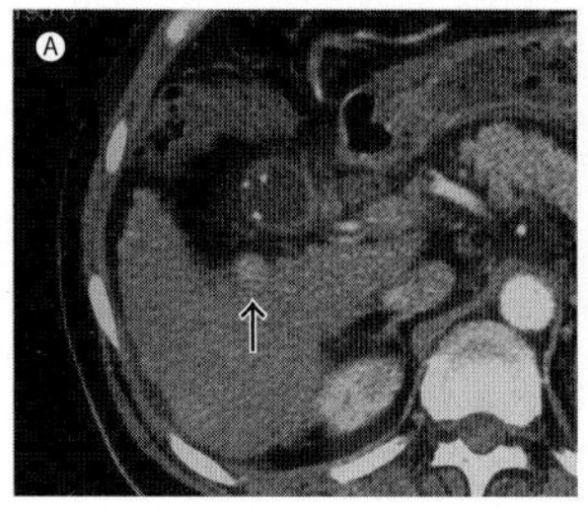

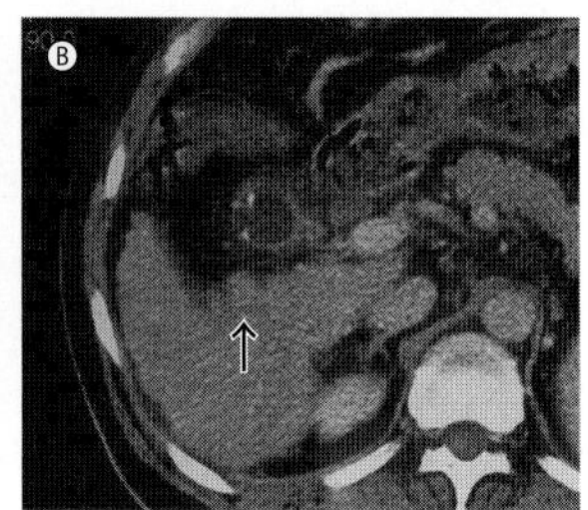

图　A：增强CT动脉期；B：同平衡门静脉期（50余岁，男性）
（近畿大学鹤崎正胜医生提供）

【影像表现】

增强CT动脉期肝右叶边缘强化结节（图A：→）。平衡期可见轻微增强廓清现象，但仍残留强化（图B：→）。通过活体标本检查诊断为增生性病变，符合酒精性慢性肝损伤发生的FNH样结节。

【鉴别要点】

本病动脉期可见等或浅淡强化，门静脉期到延迟期显示与周围肝实质相等的密度。与门静脉高压症有一定的关系。MRI T_2加权像，如果信号与周围肝实质大致相等，EOB增强肝细胞期呈等信号或高信号（有时是多发环状高信号），则可判断为某种增生性病变，需随访观察。

■参考文献

1）Tani J，et al．Multiple hypervascular FNH-like lesions in a patient with no history of alcohol abuse or chronic liver disease．Intern Med，2013，52：2225-2230．

■参考征象

中心部低密度肿块（中央瘢痕）→p.75/EOB增强MRI肝细胞期的环形强化→p.264

【须知!】 FHN样病变（FNH-like lesion）

与局灶结节性增生（focal nodular hyperplasia，FNH）是同样的增生性病变，但迄今仅报道了极少数病例，且并不满足严格的局限性增生结节诊断标准。目前称呼较多，国际上还缺乏共识，在日本多被称为FNH-like lesion。有些病例无中心瘢痕，有慢性肝病背景，诊断标准还没统一。

十七、肝炎性假瘤

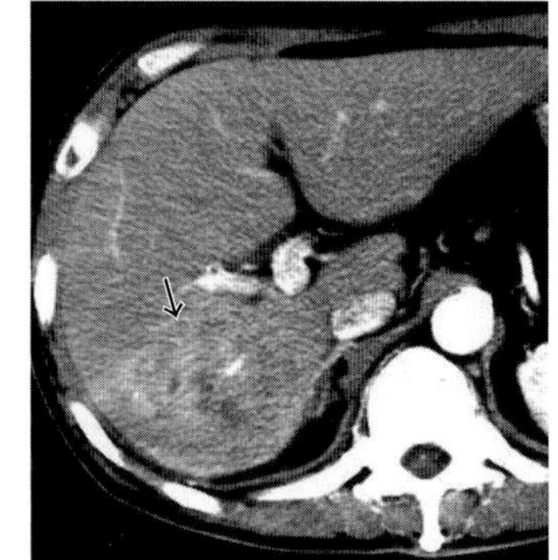

图　增强CT动脉期（50余岁，男性）

【影像表现】

肝后区域边界不清、不均匀强化肿块（图：→）。

增强CT动脉期显示富血供肿块，内部不均匀强化，边缘环状强化。门静脉血流降低。

【鉴别要点】

本病成因不明，诊断标准也不统一。组织学上表现为以浆细胞为主的炎症细胞浸润、肌成纤维细胞增生、纤维化等各种成分混合存在。仅凭图像很难与其他恶性肿瘤相鉴别。

■参考文献

1）The International Agency for Research on Cancer：WHO Classification of Tumors of Digestive System（edited by Bosman FT et al）. 4th edition，2010：246.

■参考征象

增强楔形早期强化→p.198/增强延迟强化（血池）→p.210

十八、假淋巴瘤

【影像表现】

肝右叶边界清楚的富血供肿块（图：→）。内部均匀强化。开腹活体标本检查诊断为假淋巴瘤。影像表现为动脉期强化，也有增强廓清现象（washout）。

【鉴别要点】

由无异型的多克隆性淋巴细胞增殖构成的病变，可见成熟的淋巴滤泡的形成。与炎性假瘤不同，病变整体密度均匀，浆细胞浸润和成纤维细胞增生很少。有时在肝炎病毒阳性患者中发生，显示增强廓清现象的病例很难与肝细胞癌进行区别。

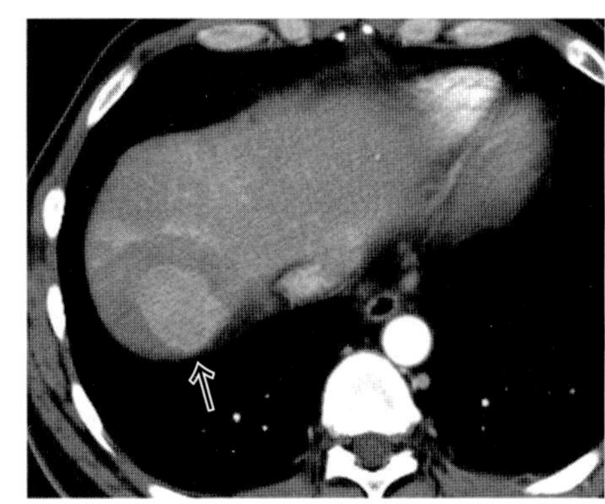

图　增强CT动脉期（40余岁，男性）
（近畿大学鹤崎正胜医生提供）

■参考文献

1）Machida T，et al．Reactive lymphoid hyperplasia of the liver：a case report and review of literature．World J Gastroenterol，2008，28：5403-5407．

2）中沼安二，坂本亨宇．肝癌　腫瘍病理鑑別診断アトラス．文光堂，2010：134．

■参考征象

EOB增强MRI肝细胞期摄取→p.259

十九、肝细胞腺瘤（炎症型）

【影像表现】

肝右叶囊实性肿块，增强MRI动脉期可见实性部分强化（图A：→），门静脉期延迟强化（图B：→）。

在非硬化肝基础上发生，由无异型的肝细胞构成的肿瘤，动脉期可见各种程度的强化。出血、囊变等使肿块内部密度不均匀。可用T_1加权像反相位信号下降来发现脂肪成分。

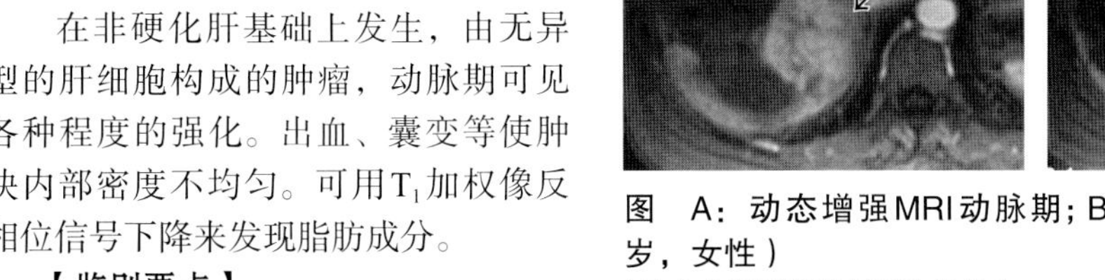

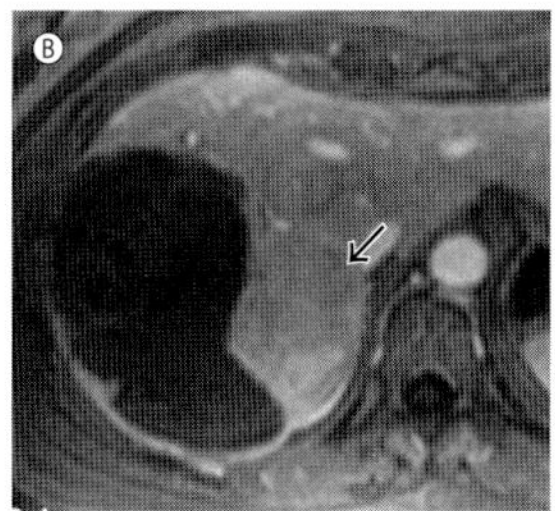

图　A：动态增强MRI动脉期；B：同门静脉期（30余岁，女性）
（日本大学原留弘树医生提供）

【鉴别要点】

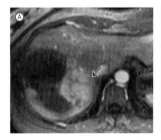

EOB增强MRI对于本瘤与FNH的鉴别是有帮助的，如肝细胞期未见对比剂摄取，则多考虑肝细胞瘤，而有摄取则考虑FNH。肝细胞腺瘤炎症型与其他亚型相比，动脉期的强化更明显，强化可以从门静脉持续到延迟期。作为炎症型的特征性表现，MRI T_2加权可见环礁征（atoll sign）。

■参考文献

1）Grazioli L，et al．Hepatocellular adenoma and focal nodular hyperplasia：value of gadoxetic acid-enhanced MR imaging in differential diagnosis．Radiology，2012，262：520-529．

2）Bieze M，et al．Diagnostic accuracy of MRI in differentiating hepatocellular adenoma from focal nodular hyperplasia：prospective study of the additional value of gadoxetate disodium．AJR Am J Roentgenol，2012，199：26-34．

3）Khanna M，et al．Current updates on the molecular genetics and magnetic resonance imaging of focal nodular hyperplasia and hepatocellular adenoma．Insights Imaging，2015，6：347-362．

■参考征象

中心部低密度肿块（中央瘢痕）→p.76/含脂肿块→p.115/CT平扫高密度结节→p.139/MRI T_1加权像高信号结节→p.224/EOB增强MRI肝细胞期摄取→p.257/EOB增强MRI肝细胞期的环形强化→p.265

二十、血管肉瘤

【影像表现】

肝内多发性病变。肝后区病变的大部分由于肿瘤出血而无强化（图A：→），但门静脉期在肿瘤边缘可见海绵状血管瘤的周围结节状强化（peripheral nodular enhancement）（图B：→）。本病影像表现多种多样，肿瘤的一部分可见良性血管瘤的周围结节增强，为诊断提供线索。肿瘤内出血的频率很高，MRI T_1加权可呈高信号。

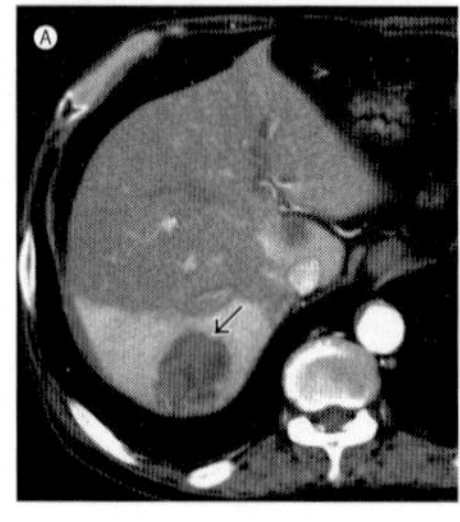

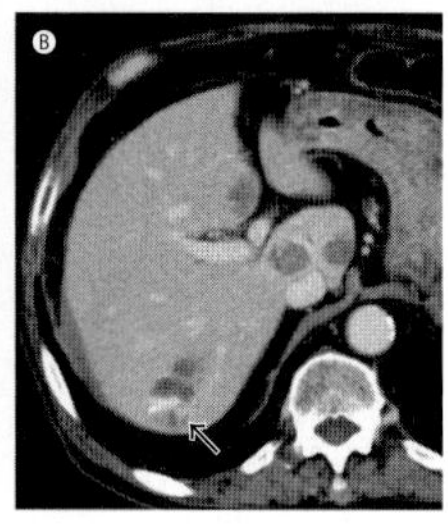

图 A：增强CT动脉期；B：同门静脉期（60余岁，男性）

【鉴别要点】

血管肉瘤是肝原发肿瘤，初发时可在肝、脾多发，与转移性肿瘤的鉴别较困难。如肿瘤向胰腺等其他脏器转移，会被误诊为胰腺原发肿瘤多发肝转移。另外，临床上有时会出现发热和炎症反应，需要与多发肝脓肿相鉴别。

肿瘤多发、向肝脾转移、出血和坏死明显，与通常上皮性肿瘤的强化方式不同，这被是诊断的线索。

■参考征象

多发（弥漫性）结节→p.34/边界不清肿块→p.67/肝外突出病变→p.82/分叶状肿块→p.93

二十一、肝肾上腺残余瘤

【影像表现】

增强CT动脉期显示肝后区边缘强化肿块（图A：→），平衡期比周围肝实质密度低（图B：→），未见包膜样结构。异位肾上腺组织发生的腺瘤，和通常的肾上腺皮质腺瘤一样，细胞内脂质丰富，类似肾上腺腺瘤的影像表现。CT平扫比肝实质密度低，反映脂肪存在，动脉期有强化，也可以看到增强廓清现象。

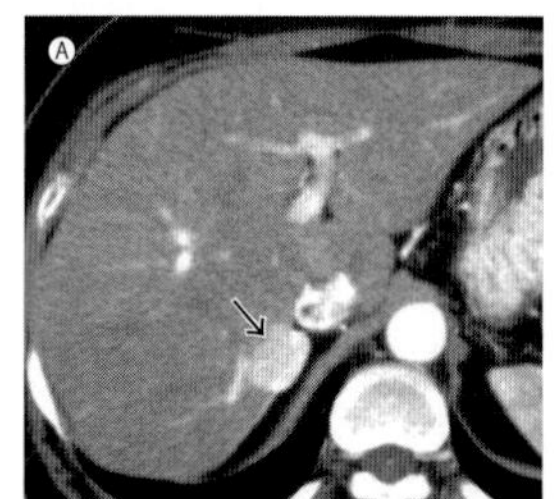

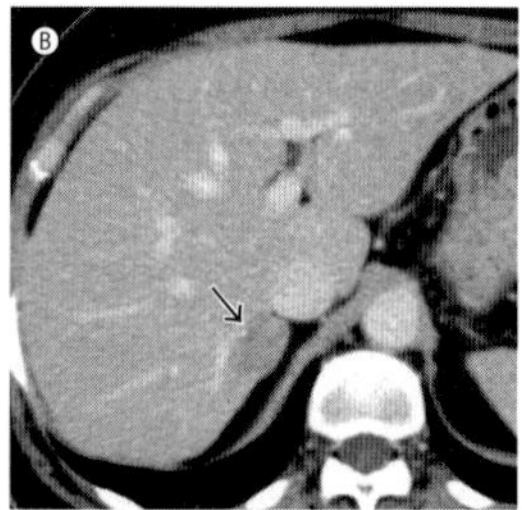

图 A：增强CT动脉期；B：同平衡期（50余岁，女性）

【鉴别要点】

由于发生在肝后区域包膜下这一特征性部位，因此诊断比较容易。

■参考文献

1）Tajima T，et al. Nonfunctioning adrenal rest tumor of the liver：radiologic appearance. J Comput Assist Tomogr，2001，25：98-101.

■参考征象

含脂肿块→p.118/MRI T_1加权像高信号结节→p.226

第23章

增强乏血供结节

实质性肿瘤、纤维性病变内部可见弱强化效果，而囊肿、出血、钙化等组成的病变，内部完全看不到强化效果。在此不加区别，将两者均称为乏血供结节。

单发乏血供实质性肿块，要考虑肿块形成型的肝内胆管癌、特殊类型肝细胞癌（硬化型肝细胞癌、混合型肝细胞癌、引起肉瘤样变性的肝细胞癌、未分化癌）等。肝门部型肝内胆管癌常伴有外周胆管扩张；恶性淋巴瘤仅凭影像难以诊断；多发乏血供实质性肿块，首先考虑转移性肝癌。影像表现为多发乏血供结节疾病还有真菌性肝脓肿、肝结节病和肝结核等肉芽肿性病变。

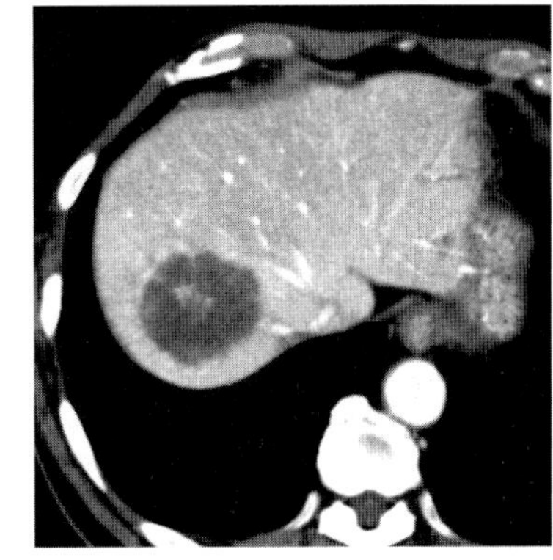

图　典型影像：未分化癌
增强CT动脉期

单发囊性肿块，其中孤立性肝囊肿的发生率最高。肿瘤性病变包括黏液囊性肿瘤、肝内胆管癌（黏液型）。非肿瘤性病变有前肠性肝囊肿、多囊性胆管错构瘤。炎症性病变有细菌性及阿米巴性肝脓肿、肝棘球蚴病、胆汁漏等。准确的临床信息和详细的影像学评估关系到精准诊断。胆管周围囊肿、胆管性错构瘤、静脉回流异常等常见疾病，根据特征性的分布和影像表现鉴别诊断并不难。

> 【须知!】 肝内胆管腺瘤
>
> 多数是在手术或剖腹探查时偶然发现的，临床上几乎没有症状。无异型性的小胆管上皮增生形成小腺腔，伴间质纤维化。大部分在5mm以下，术前影像很难检出。

【鉴别诊断!】

〈恶性肿瘤（HCC、CCC、meta、其他）

○具有门静脉血流的高分化型肝细胞癌（→p.176）

▲早期肝细胞癌（仅限征象缩略图）

○硬化型肝细胞癌（→p.176）

▲混合型肝癌

○肉瘤样变性的肝细胞癌（→p.177）

▲未分化癌（→p.177）

◎胆管细胞癌（肝内胆管癌）（→p.178）

○肝内胆管癌（黏液型）（→p.178）

◎转移性肝癌（普通型）（→p.178）

○转移性肝癌（囊性）（→p.179）

◎恶性淋巴瘤（→p.179）

〈良性～低度恶性及交界病变〉

◎不典型增生结节（→p.180）

△肝细胞腺瘤

▲FNH以外的肝增生性结节

◎胆管性错构瘤（von Meynburg complex）（→p.180）

○胆汁漏囊肿（biloma）（→p.181）

▲肝内胆管腺瘤

○黏液囊性肿瘤（MCN）（→p.181）

○多囊性胆管错构瘤（→p.181）

△硬化性血管瘤（仅征象缩略图）

△上皮样血管内皮瘤

▲多发性肝囊肿（仅限题图）

◎胆管周围囊肿（→p.182）

◎孤立性肝囊肿（→p.182）

○肝纤毛性前肠囊肿（→p.183）

▲间叶性错构瘤（→p.183）

〈感染症、炎症性、血流假病变、其他〉

○肝假性脂肪瘤（→p.184）

◎细菌性肝脓肿（→p.184）

○阿米巴性肝脓肿（→p.185）

○肝棘球蚴病（→p185）

○真菌性肝脓肿（→p.185）

△肝炎性假瘤（仅题图）

○肝结节病（→p.186）

△先天性肝内胆管扩张症

△威尔逊病

▲静脉回流异常（third inflow）引起的假病变（仅限题图）

▲肝蛭症

【征象缩略图】

具有门静脉血流的高分化型肝细胞癌

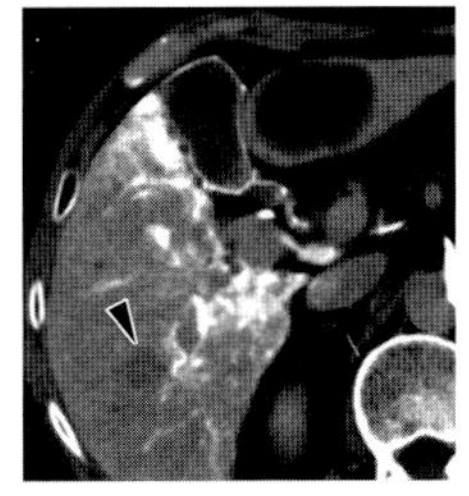

CTHA
60余岁，男性【解说→p.176】

【征象缩略图】

早期肝细胞癌

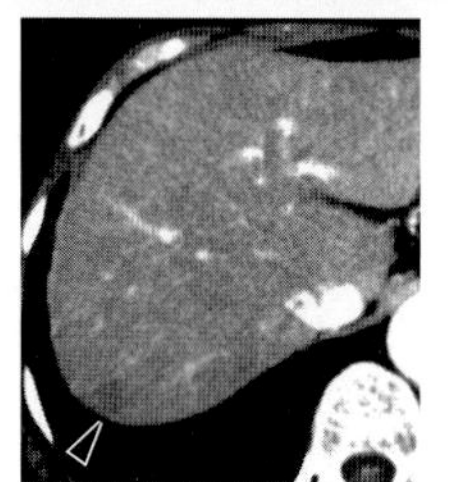

增强CT动脉期
70余岁，男性

硬化型肝细胞癌

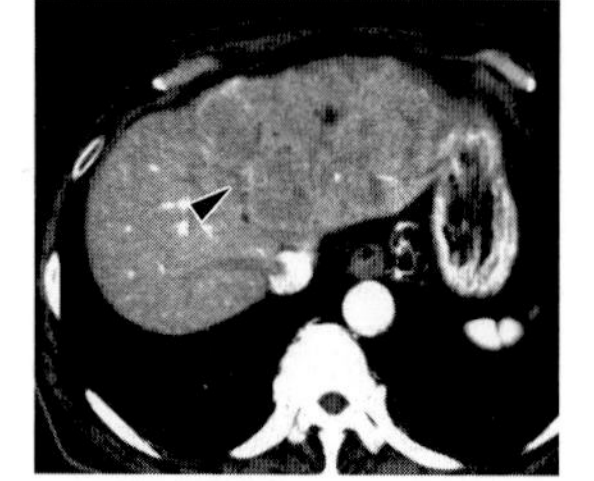

增强CT动脉期
70余岁，男性【解说→p.176】

肉瘤样变性肝细胞癌

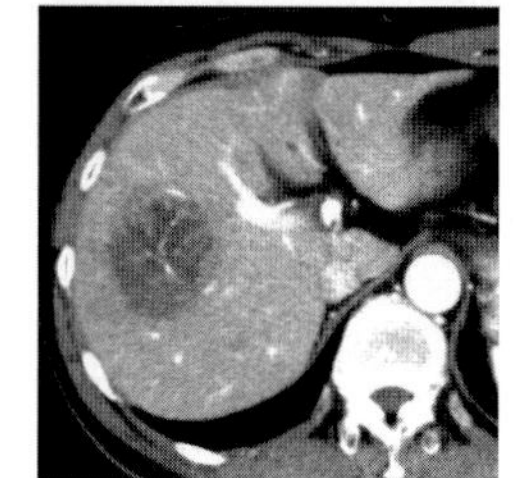

增强CT动脉期
60余岁，男性【解说→p.177】

未分化癌

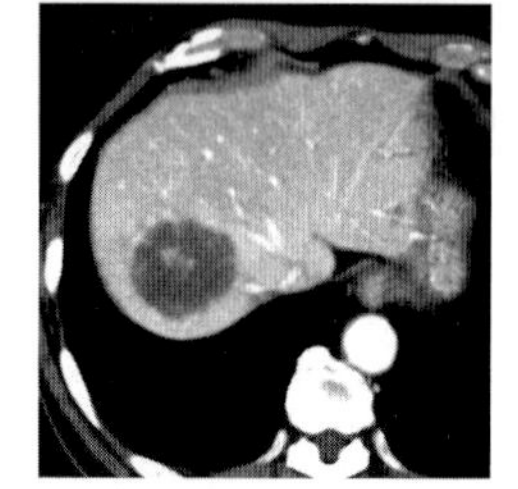

增强CT动脉期
70余岁，男性【解说→p.177】

胆管细胞癌（肝内胆管癌）

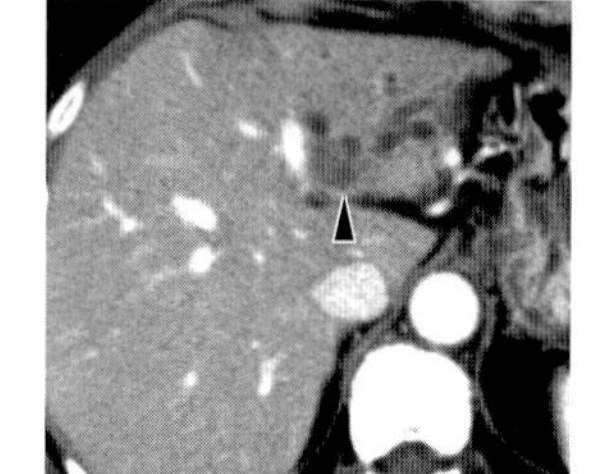

增强CT动脉期
70余岁，男性【解说→p.178】

转移性肝癌（普通型）

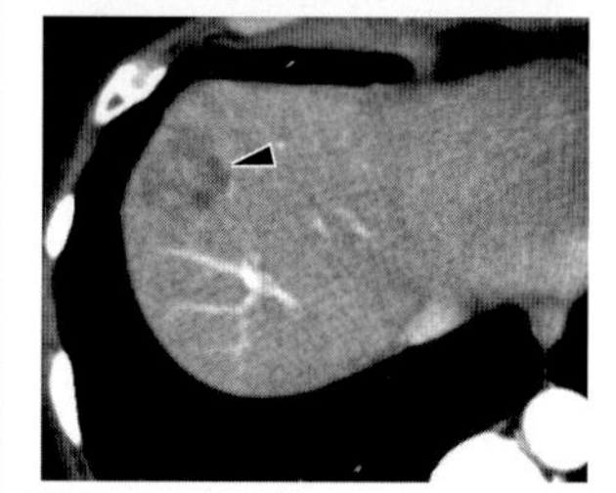

增强CT动脉期
60余岁，男性【解说→p.178】

转移性肝癌（囊性）

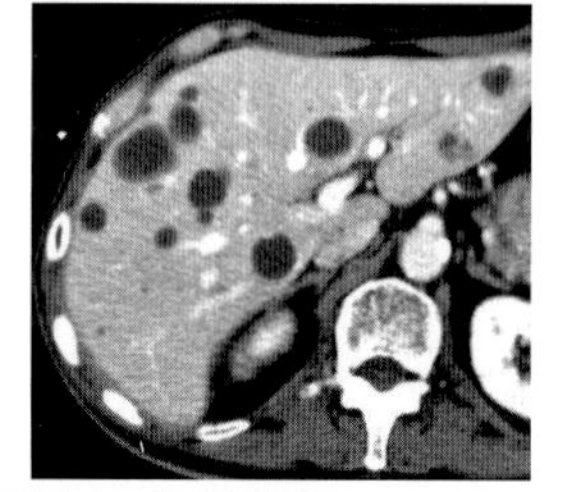

增强CT门静脉期
60余岁，女性【解说→p.179】

恶性淋巴瘤

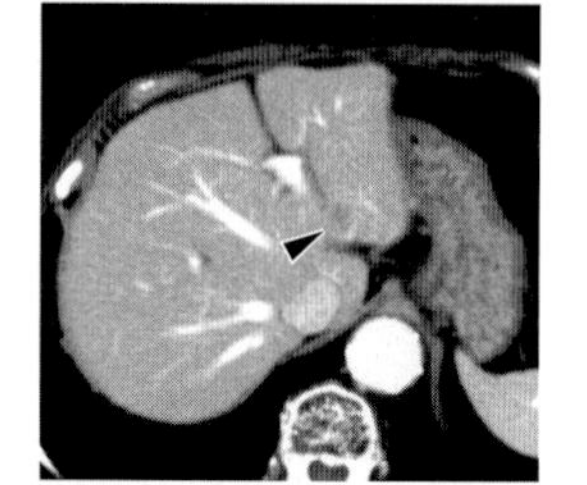

增强CT动脉期
50余岁，男性【解说→p.179】

不典型增生结节

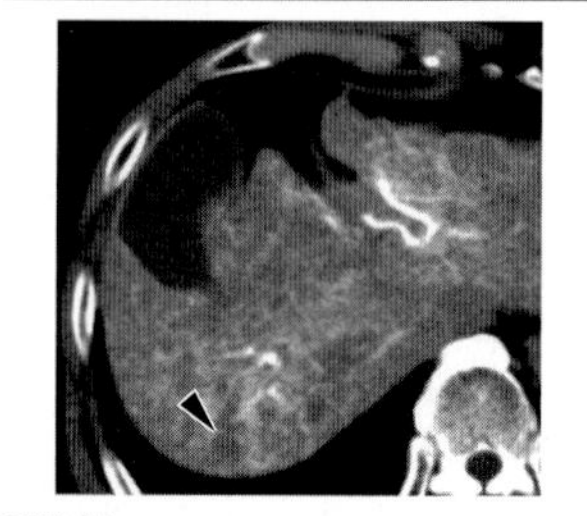

CTHA
70余岁，男性【解说→p.180】

胆管性错构瘤（von Meynburg complex）

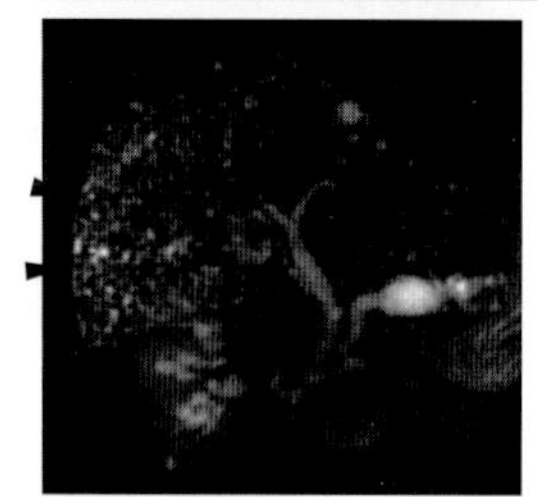

增强CT动脉期
70余岁，女性【解说→p.180】

胆汁漏囊肿（biloma）

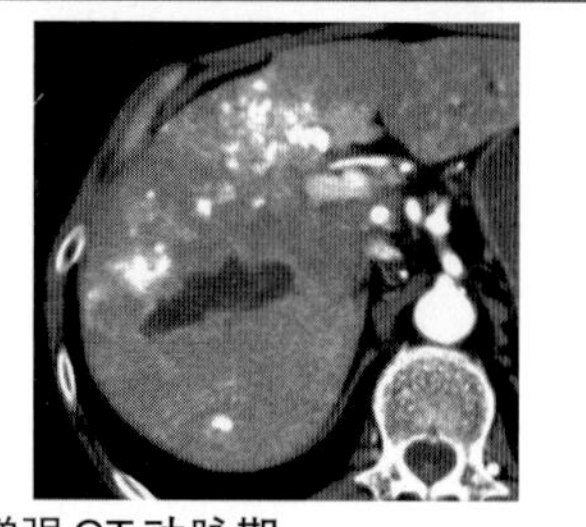

增强CT动脉期
60余岁，男性【解说→p.181】

黏液囊性肿瘤（MCN）

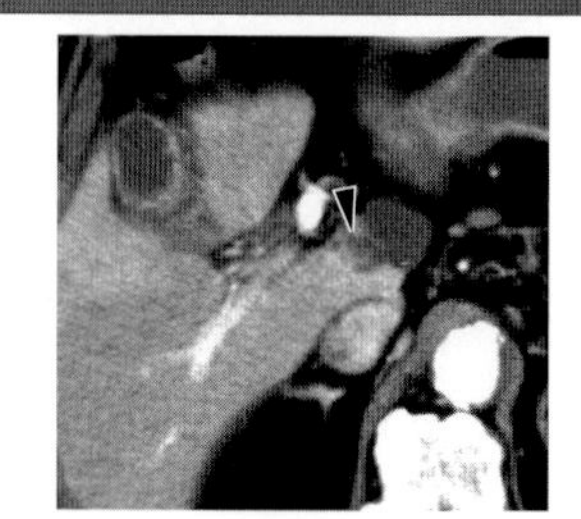

增强CT动脉期
80余岁，女性【解说→p.181】

硬化性血管瘤

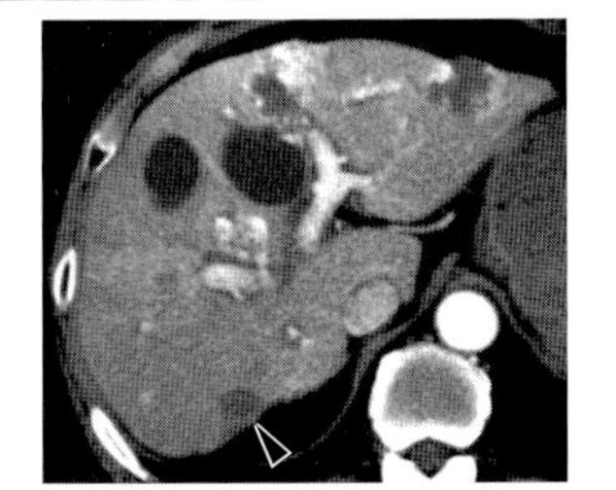

增强CT动脉期
60余岁，男性

多发性肝囊肿

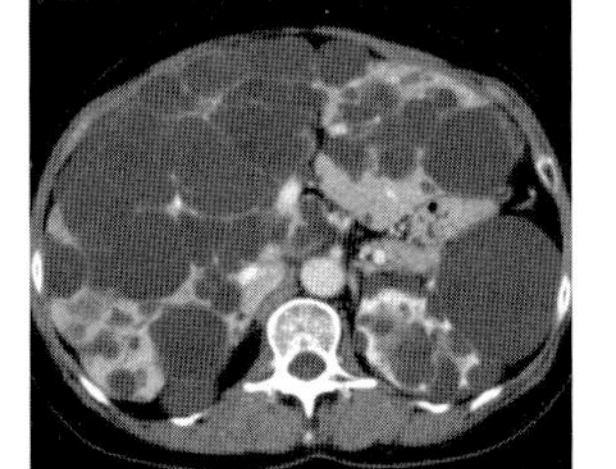

增强CT动脉期
50余岁，男性

胆管周围囊肿

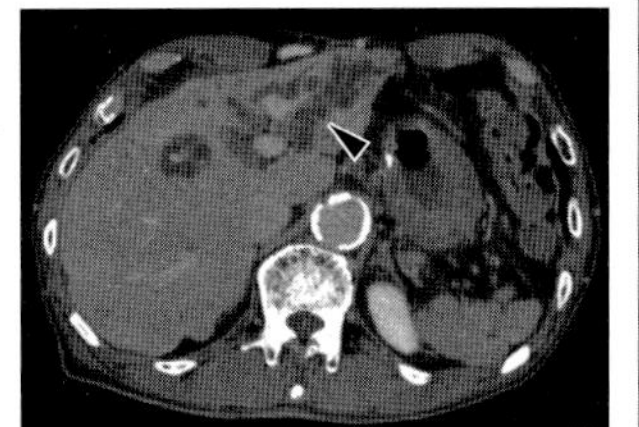

（岐阜县综合医疗中心兼松雅之医生提供）
增强CT平衡期
70余岁，男性【解说→p.182】

孤立性肝囊肿

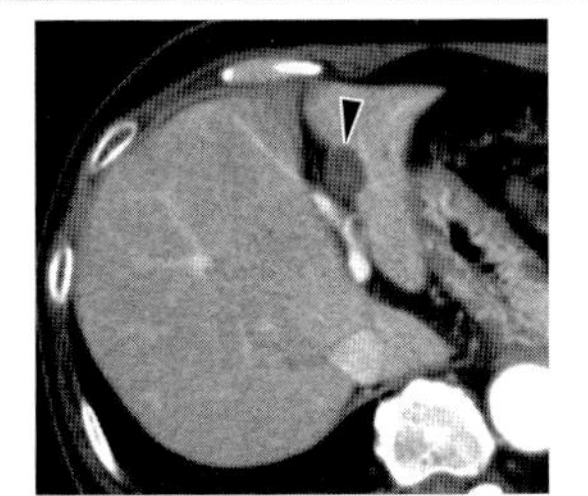

增强CT动脉期
60余岁，女性【解说→p.182】

线毛性前肠性肝囊肿

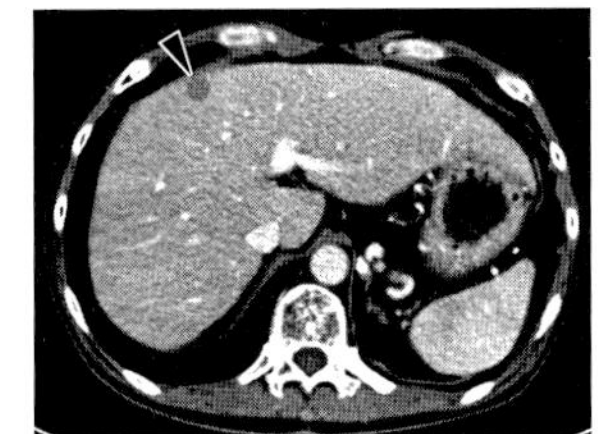

（NTT东日本关东医院赤羽正章医生提供）
增强CT门静脉期
50余岁，男性【解说→p.183】

间叶性错构瘤

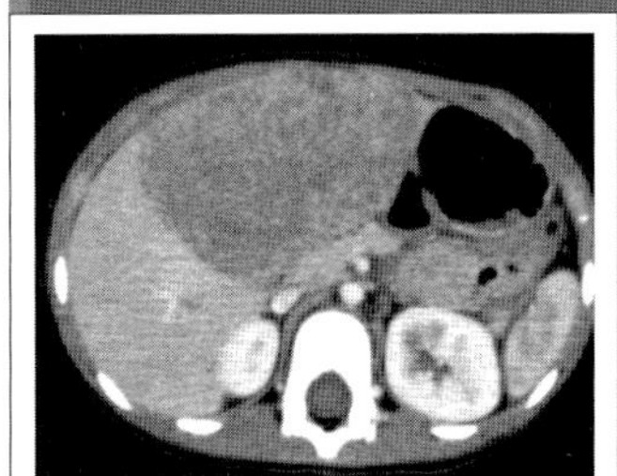

增强CT门静脉期
2余岁，男孩【解说→p.183】

肝假性脂肪瘤

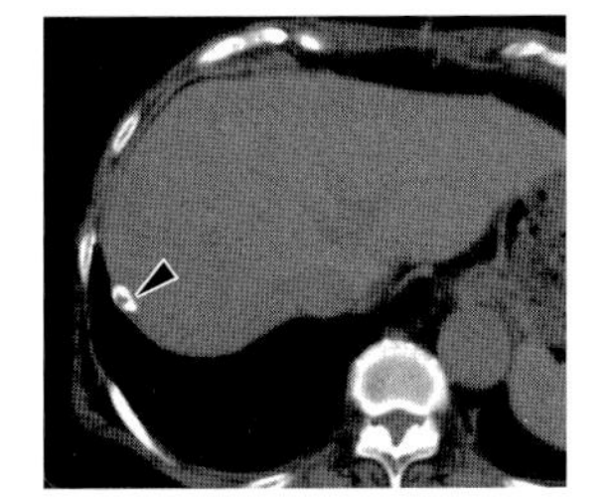

增强CT动脉期
70余岁，女性【解说→p.184】

细菌性肝脓肿

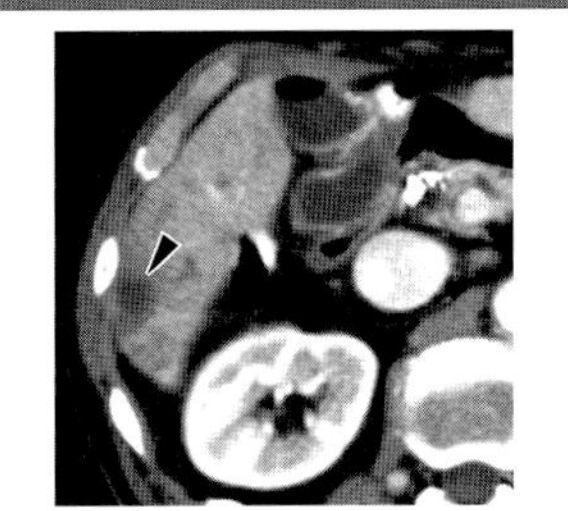

增强CT动脉期
70余岁，男性【解说→p.184】

阿米巴性肝脓肿

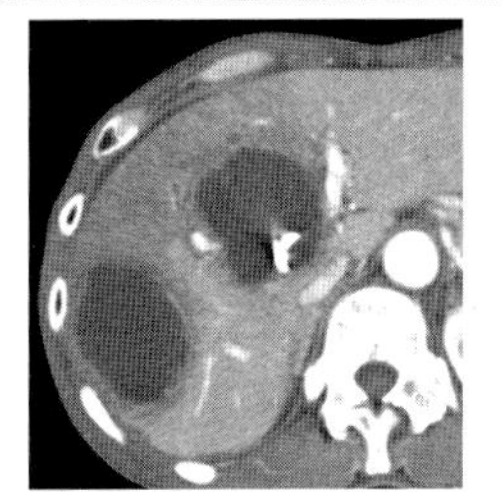

增强CT动脉期
50余岁，男性【解说→p.185】

肝炎性假瘤

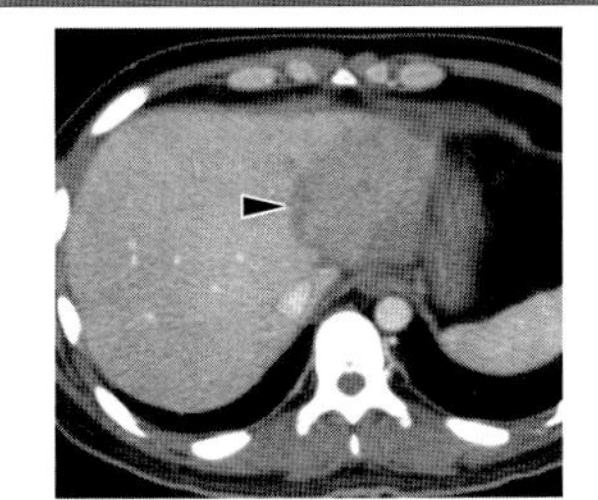

增强CT动脉期
50余岁，女性

肝结节病

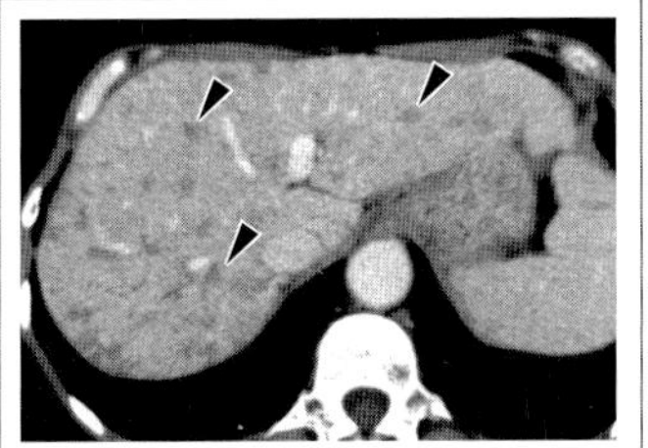

增强CT门静脉期
40余岁，女性【解说→p.186】

静脉回流异常（third inflow）

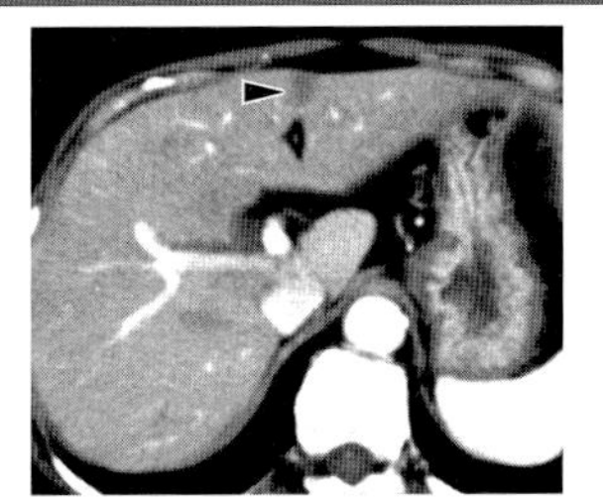

增强CT动脉期
50余岁，女性

表现为增强乏血供结节的疾病

一、具有门静脉血流的高分化型肝细胞癌

【影像表现】

CTHA（CT hepatic arteriography）显示肝后区较肝实质密度低的结节（图A→）。CTAP（CT during arterial Portography）病灶与周围肝实质密度相等，门静脉血流未见下降（图B）。

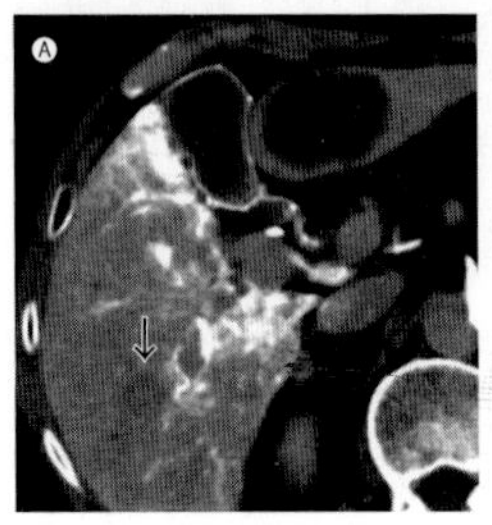

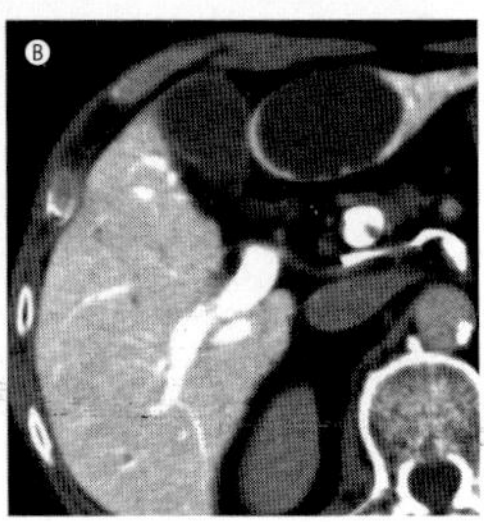

图　A：CTHA；B：CTAP（60余岁，男性）

【鉴别要点】

在多阶段致癌过程中，正常动脉血流逐渐降低，取而代之的是肿瘤新生血管增加。增强检查显示肝动脉血流较正常肝实质轻度降低，同时门静脉血流逐渐下降。从不典型增生结节到早期肝细胞癌的过程中，无明显的门静脉血流下降。肿瘤动脉期密度比周围肝实质低，而门静脉期到平衡期的密度与周围肝实质相同，这样的肝结节包括高异型度的不典型增生结节、早期肝细胞癌、高分化型肝细胞癌等。结节直径一般不超过1cm，肿瘤大小超过1cm，CTAP呈低密度，MRI T_2加权像呈高信号，符合上述的结节血供较丰富。在EOB造影MRI肝细胞期，EOB的摄取下降，大多被视为低信号结节。

■参考文献

1）Inoue T，et al．Hypovascular hepatic nodules showing hypointense on the hepatobiliary-phase image of Gd-EOB-DTPA-enhanced MRI to develop a hypervascular hepatocellular carcinoma：a nationwide retrospective study on their natural course and risk factors. Dig Dis，2013，31：472-479.

2）Takechi M，et al．Risk of hypervascularization in small hypovascular hepatic nodules showing hypointense in the hepatobiliary phase of gadoxetic acid-enhanced MRI in patients with chronic liver disease. Jpn J Radiol，2012，30：743-751.

二、硬化型肝细胞癌

【影像表现】

占据整个肝左叶的肿块（图：▶）。增强CT动脉期显示肿块乏血供，内部不均匀。内部低密度区域在平衡期延迟强化，反映肿瘤内含丰富的纤维间质。

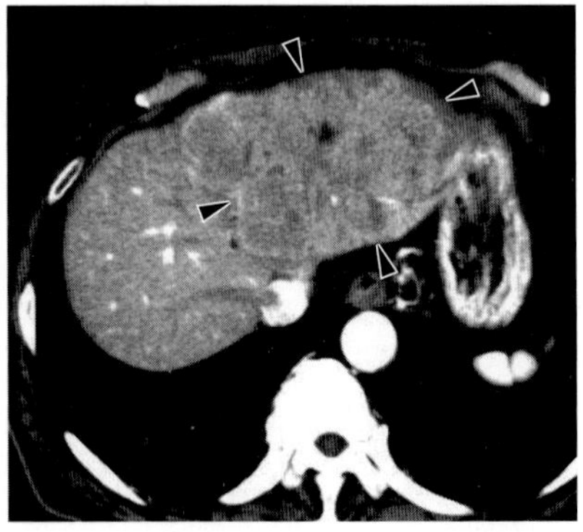

图　增强CT动脉期（70余岁，男性）

【鉴别要点】

组织学上表现为成熟肝细胞癌的癌巢周围被显著的纤维化所包围。癌巢纤维化的程度各不相同，如肿瘤50%以上可见癌巢纤维包裹现象，称为硬化型肝细胞。癌巢呈索条状和实性较多见，相当于中～低分化肝细胞癌。动脉期可以呈现富血供肿块，也可以乏血供，如肿瘤含丰富的纤维成分，呈显示延迟强化。

■参考文献

1）中沼安二 坂本亨宇 编：肝癌　腫瘍病理鑑別診断アトラス，文光堂，2010：47.

2）Okamura N，et al．Cellular and stromal characteristics in the scirrhous hepatocellular carcinoma：comparison with hepatocellular carcinomas and intrahepatic cholangiocarcinomas．Pathol Int，2005，55：724-731.

■参考征象

增强富血供结节→p.163/增强环形强化→p.191/增强延迟强化（血池）→p.208

三、肉瘤样变性肝细胞癌

【影像表现】

肝前区不均匀乏血供肿块（图：→），肿块中心部可见反映坏死的明显低密度区。

【鉴别要点】

组织学可见高度异型的梭形肿瘤细胞和肝细胞癌成分，大部分是从低分化肝细胞癌演变而成。如不能确认其中的肝细胞癌成分，就无法与未分化癌相鉴别。该瘤增长速度快，早期易发生肝内或肝外转移。内部坏死较明显，整个肿瘤显示为乏血供，反映了组织学上的恶性程度，扩散加权像与通常的肝细胞癌不同，显示为明显高信号。

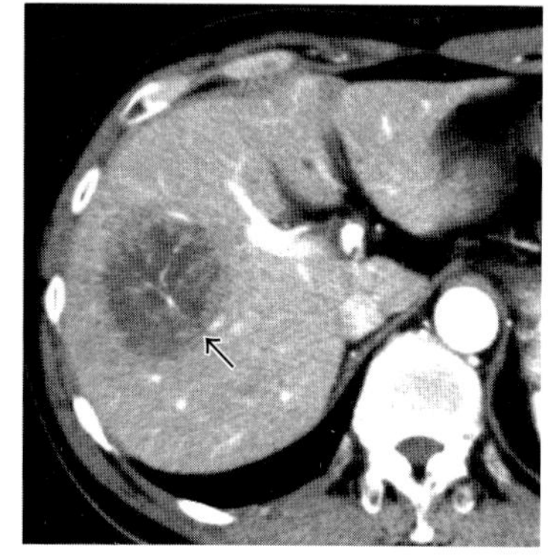

图　增强CT动脉（60余岁，男性）

■参考征象

分叶状肿块→p.89

四、未分化癌

【影像表现】

肝右叶乏血供肿块（图：→），肿块内部未见强化，反映出明显的肿瘤坏死和出血。

【鉴别要点】

组织学上由具有核分裂象和多核细胞等高度异型细胞构成的肿瘤，细胞形状也不一致。是来源和分化倾向不明的未分化肿瘤，无成熟的肿瘤成分。内部坏死很明显，早期肝内、肝外转移。影像表现为大部分肿瘤内部可见坏死，几乎看不到内部强化。弥散加权像显示明显高信号。

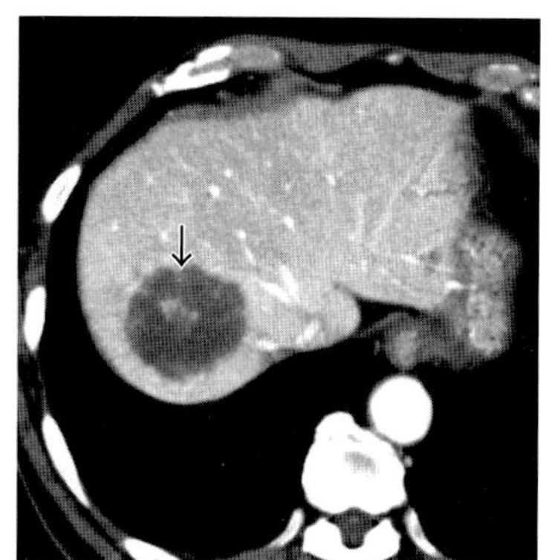

图　增强CT动脉期（70余岁，男性）

五、胆管细胞癌（肝内胆管癌）

【影像表现】

肝外侧区肝门部边界不清的乏血供病变（图：→）。可见外周胆管扩张。

【鉴别要点】

肝内发生的、与胆管上皮类似的恶性肿瘤，肉眼可分为肿块型（末梢型）、胆管浸润型（肝门型）、胆管内生长型及各种类型的混合型。胆管浸润型通常发生在肝门附近，呈边界不清的肿块。动脉期呈乏血供表现，反映内部丰富的纤维化，延迟期可见延迟强化。常伴外周胆管扩张。淋巴结转移、包括神经丛和脉管在内的肝门部间质浸润的评价，对于治疗方案选择和预后评估很重要。

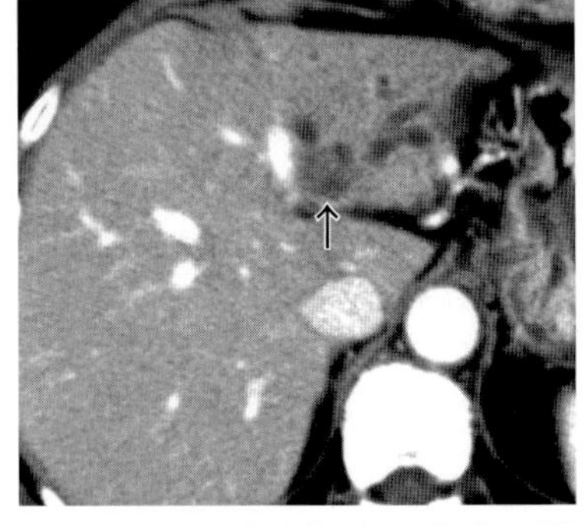

图　增强CT动脉期（70余岁，男性）

■参考文献

1）Engelbrecht MR，et al．Imaging of perihilar cholangiocarcinoma．AJR Am J Roentgenol，2015，204：782-791．

■参考征象

部分萎缩→p.24/肝内胆管扩张→p.42/表面变形或凹陷→p.52/边界不清肿块→p.61/中心部低密度肿块（中央瘢痕）→p.71/分叶状肿块→p.87/增强环强化→p.189/增强延迟强化（血池）→p.208/EOB增强MRI肝细胞期摄取→p.258

六、肝内胆管癌（黏液型）

【一般影像表现和鉴别要点】

肝内胆管癌（黏液型）是罕见的肝内胆管癌的亚型。胆管内生长型，特别是向肠上皮分化的肿瘤较多见。影像上表现为囊性肿块，可见囊肿壁和间隔强化，可见沿囊壁的钙化。影像上与黏液囊性肿瘤（mucinous cystic neoplasm）的鉴别很困难。

七、转移性肝癌（普通型）

【影像表现】

肝S8不均匀缺乏血供肿块（图：→）。乙状结肠癌病例，实施肝部分切除，术后诊断为肝转移。

【鉴别要点】

引起肝转移的原发灶中，大肠、胰腺、胃的发生率很高，组织类型以腺癌居多。大肠癌转移多数形成大肿块，诊断较容易。胰腺癌转移结节较小，早期伴有AP-shunt样强化。仅凭CT的鉴别诊断能力有限，Gd-EOB DTPA增强MRI和弥散加权成像联合应用对鉴别诊断有价值。术前发现肝转移是不能手术的指征，因此非常重要。多发肝脓肿和局限性脂肪沉积等良性疾病与多发肝转移的鉴别也要注意。

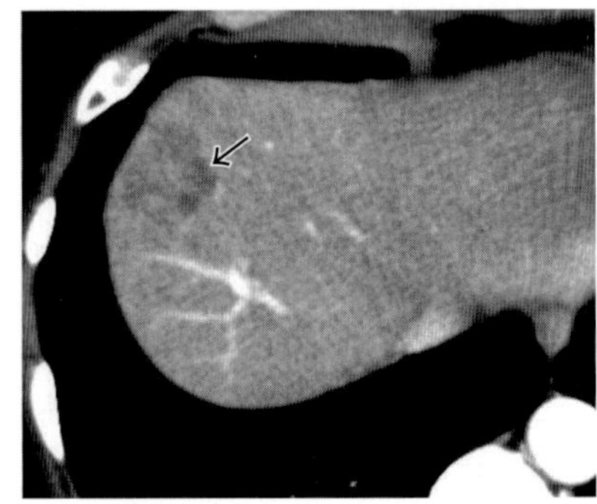

图　增强CT动脉期（60余岁，男性）

■参考文献

1）Gabata T，et al．Imaging diagnosis of hepatic metastases of pancreatic carcinomas：significance of transient wedge-shaped contrast enhancement mimicking arterioportal shunt．Abdom Imaging，2008，33：437-443．

2）Motosugi U，et al．Detection of pancreatic carcinoma and liver metastases with gadoxetic acid-enhanced MR imaging：comparison with contrast-enhanced multi-detector row CT．Radiology，2011，260：446-453．

■参考征象

多发（弥漫性）结节→p.35/表面变形或凹陷→p.52/中心部低密度肿块（中央瘢痕）→p.70/分叶状肿块→p.87/含钙肿块→p.103/CT平扫高密度结节→p.137/增强环形强化→p.189/增强楔状早期强化→p.195/增强延迟强化（血池）→p.209/EOB增强MRI肝细胞期摄取→p.258/EOB增强MRI肝细胞期环形强化→p.266

八、转移性肝癌（囊性）

【影像表现】

胃间质瘤（gastro intestinal stromal tumor，GIST）多发性肝转移病例，分子靶向药物治疗后，肝转移的大部分病灶囊变。

【鉴别要点】

肝转移的影像表现以乏血供居多，但囊性转移很少见。卵巢癌和大肠黏液癌转移多为囊性。实质性肿瘤肝转移的囊变，可以是胃间质瘤（GIST）和恶性黑色素瘤。GIST在伊马替尼治疗后可发生囊性病变。实质性肿瘤囊变、坏死，可显示不规则的囊壁和实性部分。黏液癌转移，有单房性或多房性囊肿，很难与良性囊性病变区别。

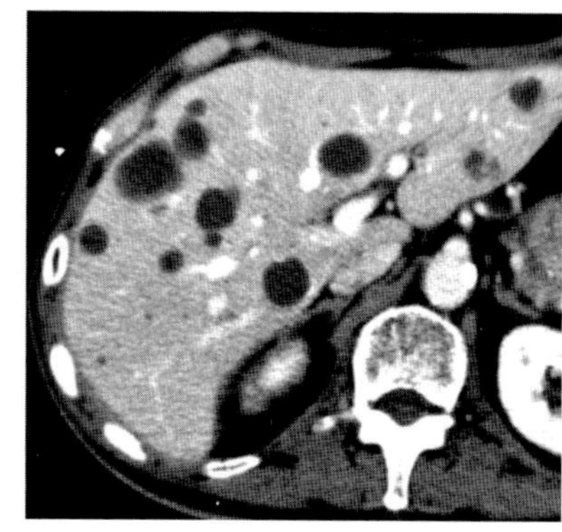

图　增强CT动脉期（60余岁，女性）

■参考文献

1）Qian LJ，et al．Spectrum of multilocular cystic hepatic lesions：CT and MR imaging findings with pathologic correlation．Radiographics，2013，33：1419-1433．

■参考征象

多发（弥漫性）结节→p.39/增强环状强化→p.189/增强楔状早期强化→p.195

九、恶性淋巴瘤

【影像表现】

增强CT动脉期可见肝S2乏血供、边界不清的肿块（图A：→）。门静脉期密度低于周围肝实质（图B：→）。MRI弥散加权像呈明显高信号。大肠癌病例，以肝转移诊断手术切除，病理诊断为恶性淋巴瘤。

【鉴别要点】

肝原发性恶性淋巴瘤极为罕见，可呈弥漫性或肿块形成。文献报道65%单发。可呈环状或者肿瘤整体强化，也可以表现为乏血供，术前诊断并不容易。

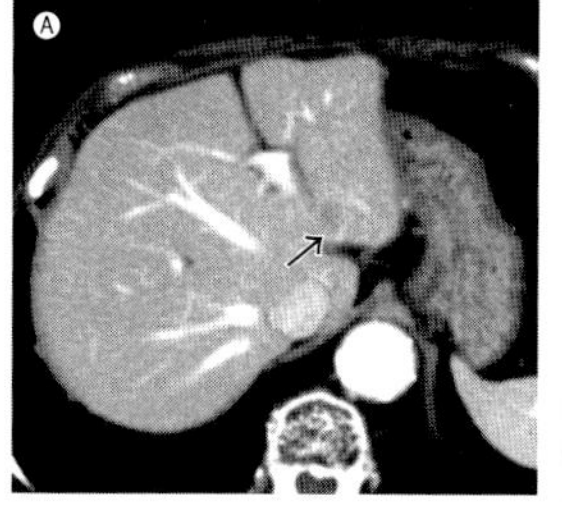

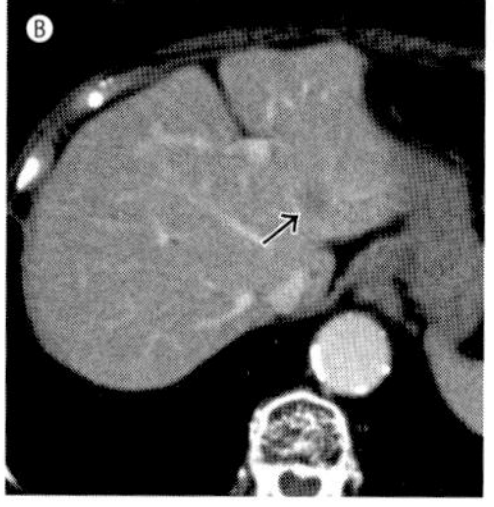

图　A：增强CT动脉期；B：同门静脉期（50余岁，男性）

■参考文献

1）Lu Q，et al．Primary non-Hodgkin's lymphoma of the liver：sonographic and CT findings．Hepatobiliary Pancreat Dis Int，2015，14：75-81．

2）Kaneko K，et al．A case of diffuse-type primary hepatic lymphoma mimicking diffuse hepatocellular carcinoma．Ann Nucl Med，2011，25（4）：303-307．

■参考征象

弥漫性增生→p.5/多发（弥漫性）结节→p.35/边界不清肿块→p.66/CT平扫肝实质的低密度→p.153

十、不典型增生结节

【影像表现】

肝后区域CTHA多发结节，密度低于周围肝实质（图A→）。EOB增强MRI肝细胞期，结节摄取对比剂亢进（图B：→）。

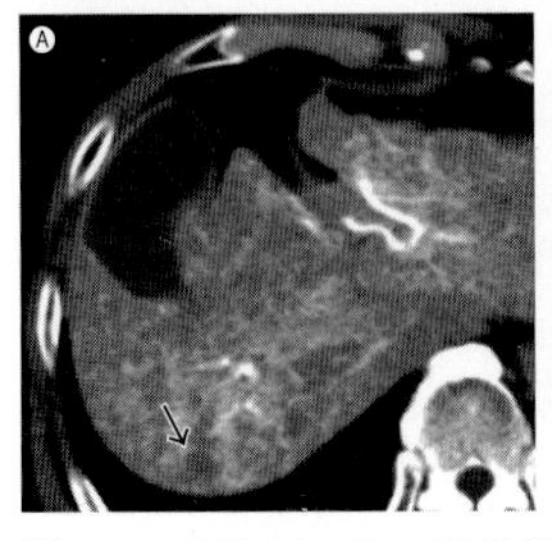
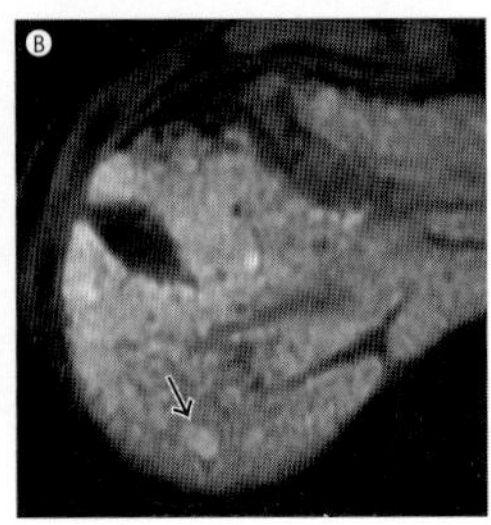

图　A：CTHA；B：EOB增强MRI肝细胞期（70余岁，男性）

【鉴别要点】

不典型增生结节是以肝硬化为背景，细胞密度轻度增高的肝细胞性结节，从几乎看不到异型的低级别不典型增生结节（low-grade dysplastic nodule）到有异型但未达到早期肝细胞癌诊断标准的高级别不典型增生结节（high-grade dysplastic nodule）。肉眼观察边界不清，影像发现较困难。超过1cm的不典型增生结节很少见。由于结节维持门静脉血流或轻度降低，与周围肝实质密度相同或轻度降低。EOB增强MRI肝细胞期中，不典型增生结节EOB摄取中等或亢进而成等～高信号结节，其中高级别不典型增生结节70%呈低信号，肝细胞癌大部分不摄入EOB而呈低信号。

■参考文献

1）Bartolozzi C，et al. Contrast-enhanced magnetic resonance imaging of 102 nodules in cirrhosis：correlation with histological findings on explanted livers. Abdom Imaging，2013，38：290-296.

2）Sano K，et al. Imaging study of early hepatocellular carcinoma：usefulness of gadoxetic acid-enhanced MR imaging. Radiology，2011，261：834-844.

■参考征象

多发（弥漫性）结节→p.36/含脂肿块→p.113/MRI T_1加权像高信号结节→p.223/MRI T_1加权化学位移成像信号变化→p.244/MRI T_2加权像低信号结节→p.246/EOB增强MRI肝细胞期高信号→p.251/EOB增强MRI肝细胞期摄取→p.256/EOB增强MRI肝细胞相期环形强化→p.264

十一、胆管性错构瘤（von Meynburg complex）

【影像表现】

一般认为源于胚胎期胆管的残余，表现为无数0.1～1.5cm不与胆管交通的囊肿（图：▶），分布于全肝，诊断几乎没有问题。

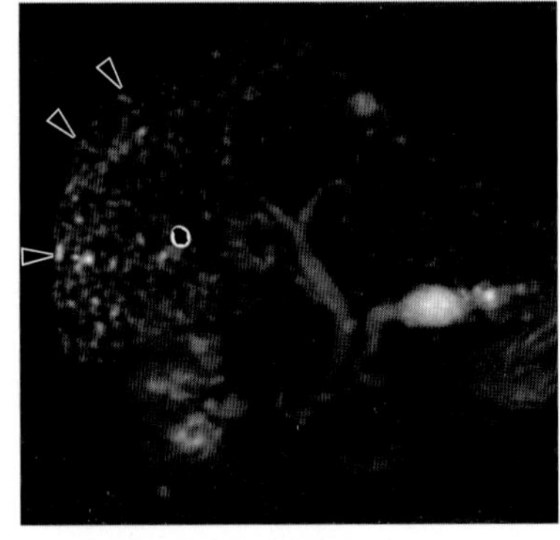

图　增强CT动脉期（70余岁，女性）

■参考文献

1）Mortele KJ，et al. Cystic focal liver lesions in the adult：differential CT and MR imaging features. Radiographics，2001，21：895-910.

■参考征象

多发（弥漫性）结节→p.39

十二、胆汁瘤囊肿（biloma）

【影像表现】

胆汁从胆道漏出，积聚在肝实质内或肝边缘。影像表现为不规则厚包膜包围的囊腔，常伴炎症，表现为周围肝实质强化。部分表现为肿块状，但可观察到一部分树枝状结构，考虑是胆管的分支（图：→）。如伴发热、腹痛、炎症反应等临床症状，诊断并不困难。

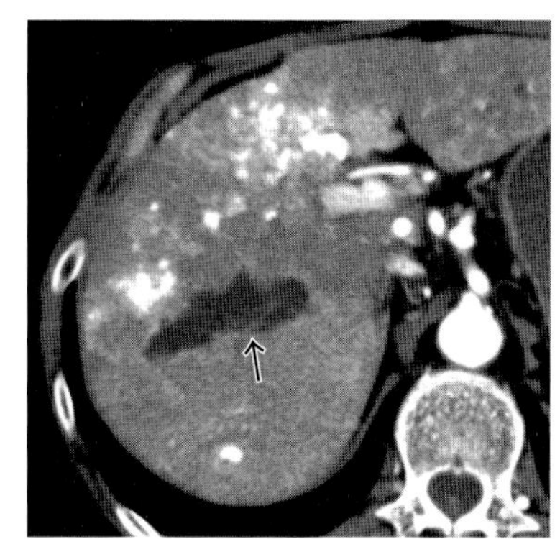

图　增强CT动脉期（60余岁，男性）

■参考文献

1）Mortelé KJ，et al．Cystic focal liver lesions in the adult：differential CT and MR imaging features．Radiographics，2001，21：895-910．

■参考征象

部分萎缩→p.27/肝内胆管扩张→p.43/分叶状肿块→p.94/增强乏血供结节→p.189

十三、黏液囊性瘤

【影像表现】

有纤维性包膜的囊性肿块（图：→），未与胆管交通。黏液囊性瘤（mucinous cystic neoplasm，MCN）多发于中年女性，组织学上，囊肿壁可以看到卵巢样间质。典型的是多房囊性肿瘤，囊肿壁和间隔可见强化。实性壁结节、间隔和沿着囊壁的钙化等征象提示囊腺癌。

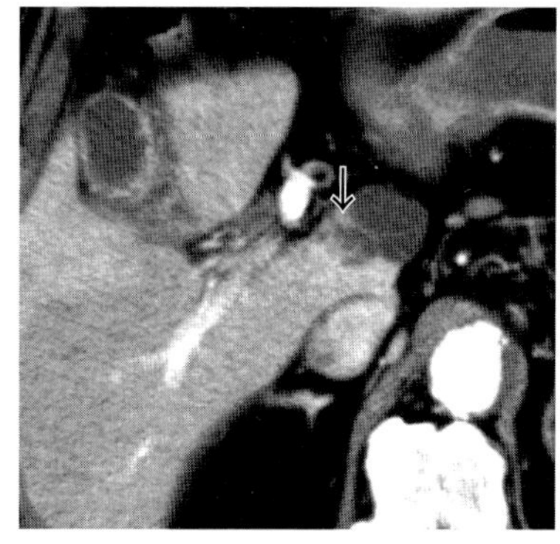

图　增强CT动脉期（80余岁，女性）

■参考文献

1）Qian LJ，et al．Spectrum of multilocular cystic hepatic lesions：CT and MR imaging findings with pathologic correlation．Radiographics，2013，33：1419-1433．

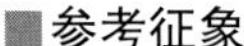

■参考征象

分叶状肿块→0.91/肝的多房性囊肿→p.98

十四、多囊性胆管错构瘤

【一般影像表现和鉴别要点】

多囊性胆管错构瘤（multicystic biliary hamartoma）2006年成为独立疾病的错构瘤性疾病。肝包膜下较多，T_2加权像可显示管状高信号聚集簇分布，形成蜂巢状表现（honeycomb-like appearance），其病理学基础是扩张的胆管。结节边缘为正常肝实质。

■参考文献

1）Zen Y，et al．Multicystic biliary hamartoma：a hitherto undescribed lesion．Hum Pathol，2006，37：339-344．

2）Ryu Y，et al．Multicystic biliary hamartoma：imaging findings in four cases．Abdom Imaging，2010，35：543-547．

■参考征象

肝多房性囊肿→p.99/EOB增强MRI肝细胞期摄取→p.259

十五、胆管周围囊肿

【影像表现】

重度肝硬化病例。增强CT平衡期肝门部门静脉周围可见低密度区（图A：→）。重T_2加权像显示念珠状高信号（图B：→）。

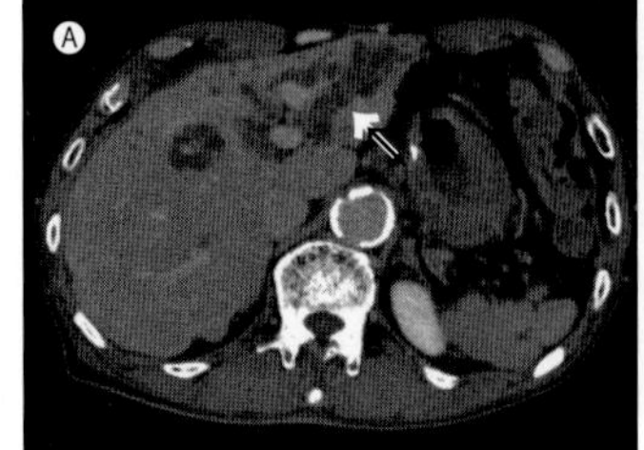

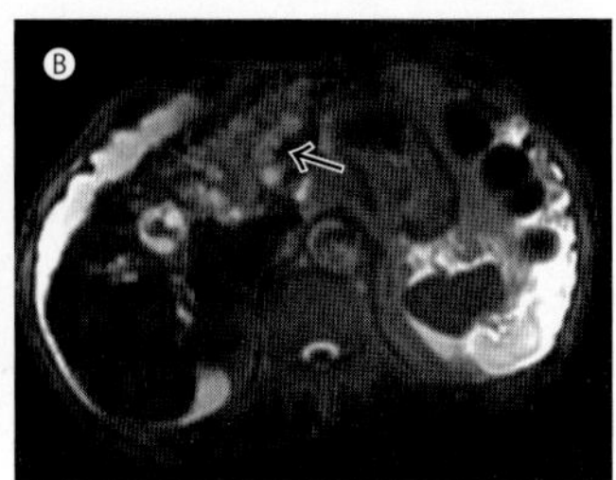

图A：增强CT平衡期；图B：MRI重T_2加权像（70余岁，男性）。

（岐阜县综合医疗中心兼松雅之医生提供）

【鉴别要点】

肝门部和较大的Glisson鞘周围可见不与胆管交通的囊肿集簇，组织学上是胆管周围腺的扩张。CT显示沿门静脉的低密度影，容易与扩张的胆管混淆。胆管周围囊肿病例，扩张胆管分布于门静脉的两侧，而胆管扩张是单侧性的。MRCP较好地显示沿门静脉集簇小囊肿的整体结构，对诊断有帮助。

■**参考文献**

1）Da Ines D，et al．Peribiliary cysts．Hepatology，2011，54：2271-2272．

■**参考征象**

胆管周围囊肿→p.45

十六、孤立性肝囊肿

【影像表现】

增强CT动脉期显示肝S3边缘水样低密度结节（图：→），内部未见强化。

【鉴别要点】

孤立性肝囊肿是单层立方或柱状上皮所衬托的囊性病变，是错构性的病变，与胆道无交通。病变呈均匀低密度，通常为单房性，内部及囊壁无强化。超声、CT、MRI都很容易诊断。并发出血和感染时，可见液平面和壁增厚。

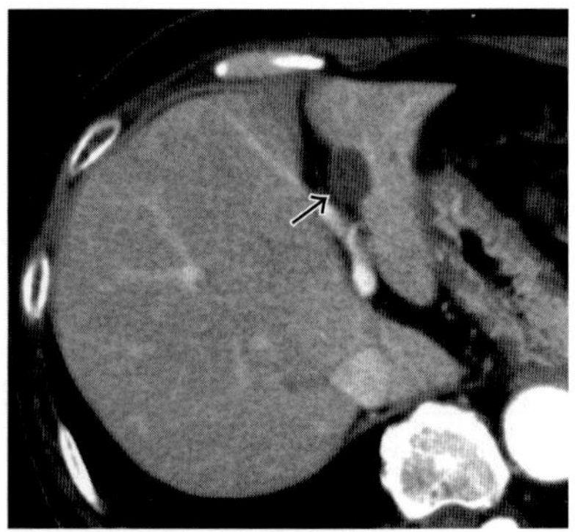

图　增强CT动脉期（60余岁，女性）

■**参考文献**

1）Mortelé KJ，et al．Cystic focal liver lesions in the adult：differential CT and MR imaging features．Radiographics，2001，21：895-910．

十七、肝纤毛性前肠囊肿

【影像表现】

CT平扫显示肝S4稍度高密度结节（图A：→）。增强CT门静脉期显示结节内部无强化（图B：→）。

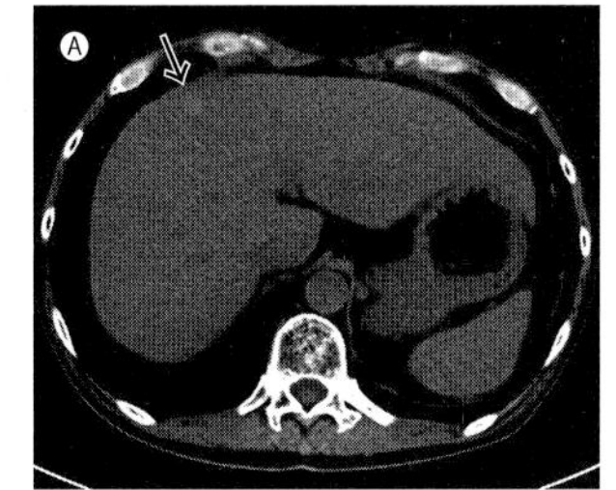

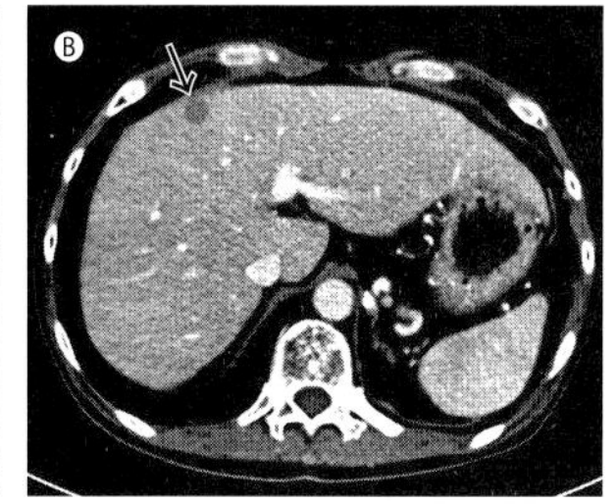

图　A：CT平扫；B：增强CT门静脉期（50余岁，男性）

（NTT东日本关东医院赤羽正章先生的提供）

【鉴别要点】

多发生在肝S4正中附近肝包膜正下方。单发性、单房性居多，超过4cm的病灶很少见。组织学上由纤毛上皮覆盖，有平滑肌层、纤维性包膜，内容是果冻状的黏液。CT密度可从低到高不等，MRI T_1加权像也可以显示为高信号，根据特征性的发生部位，可以考虑该病。

■参考文献

1）Mannami T，et al. Ciliated hepatic foregut cyst：report of a case and a summary of the 24 cases reported in Japan. Nihon Shokakibyo Gakkai Zasshi，2008，105：235-243.

■参考征象

MRI T_1加权像高信号结节→p.227

十八、间叶性错构瘤

【影像表现】

2岁，男孩。增强CT门静脉期显示占据肝左叶的不均匀乏血供肿块（图A：→）。MRI T_2加权像呈高信号（图B：→）。未见明确囊肿成分。组织学上表现为异型肝组织、胆管增生、间质为水肿和黏液基质混合存在。

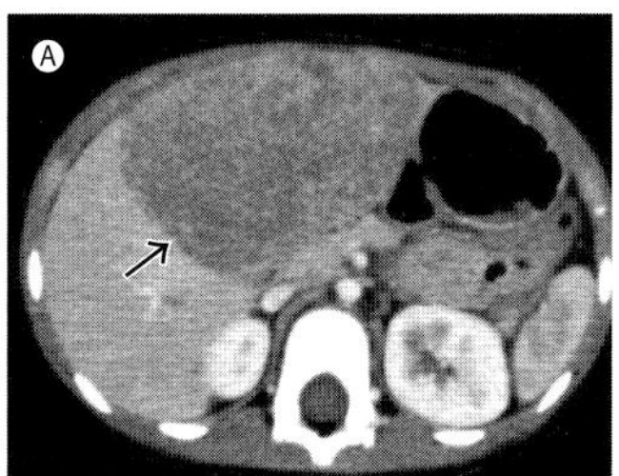

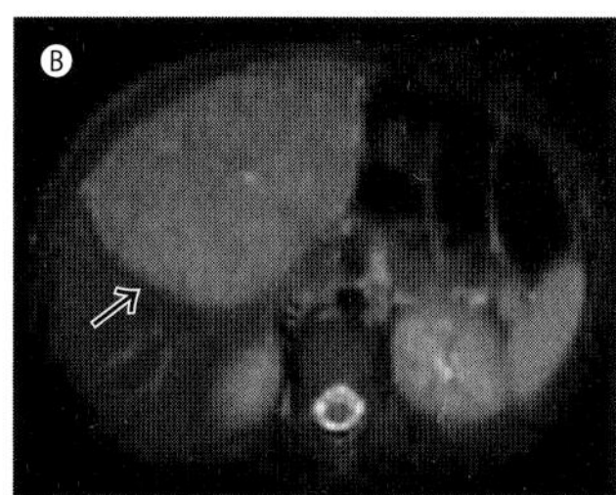

图　A：增强CT门静脉期；B：MRI T_2加权像（2岁，男孩）

【鉴别要点】

基本上发生在2岁以下儿童，且几乎都是男孩。典型表现是大小不等的囊性成分、实性成分和分隔结构混合存在，呈“瑞士奶酪”（swiss cheese）样表现。因囊性和实性成分的比例不同，图有不同的影像表现。与肝母细胞瘤的鉴别是最重要的，间叶性错构瘤AFP不升高，有助于鉴别。

■参考征象

肝的多房性囊肿→p.98/增强延迟强化（血池）→p.211

十九、肝假性脂肪瘤

【影像表现】

肝假性脂肪瘤（图：→）是大网膜和结肠系膜的腹膜褶皱游离，进入肝包膜下和横膈膜之间，临床中经常遇到。

【鉴别要点】

临床上无症状。脂肪组织可坏死、梗死和钙化。诊断不困难，但需要与卵巢砂粒癌播散伴钙化相鉴别。

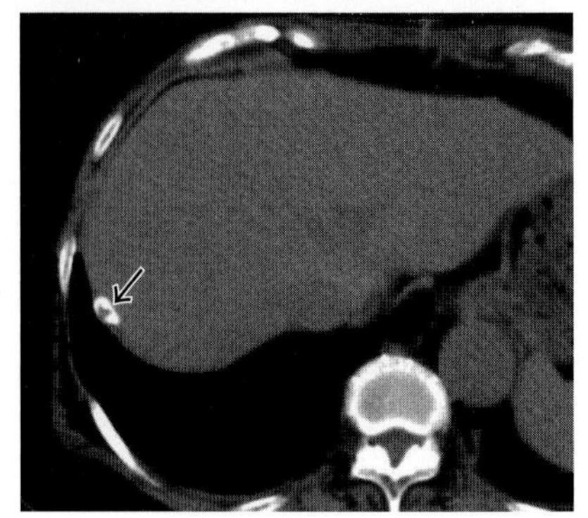

图　增强CT动脉期（70余岁，女性）

■参考征象

肝外突出性病变→p.82/含钙肿块→p.106/含脂肿块→p.115/CT平扫高密度结节→p.140/MRI T_1加权像高信号结节→p.225

二十、细菌性肝脓肿

【影像表现】

胆管炎和门静脉炎（pylephlebitis）波及肝临床常见，大肠埃希菌和拟杆菌属是常见的致病，有不规则增厚的脓肿壁（图：→），内部未见强化。

【鉴别要点】

从微小脓肿集簇到单房性大脓腔，影像表现多样。强烈的炎症反应使周围的肝实质显著强化，脓肿内部扩散加权像显示高信号，反映脓液存在，有助于与伴坏死的实性肿瘤鉴别。液化坏死前的脓肿边缘部炎症性水肿，CT平扫中显示为低密度区，增强CT可有强化，病灶中央液化坏死部分（脓）表现为低密度。从CT平扫到增强，低密度区域看起来似乎缩小了。

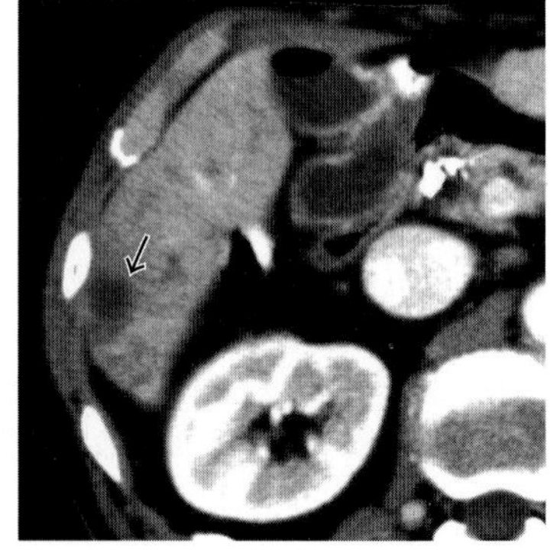

图　增强CT动脉期（70余岁，男性）

■参考文献

1）Mortelé KJ，et al．Cystic focal liver lesions in the adult：differential CT and MR imaging features．Radiographic，2001，21：895-910．

■参考征象

边界不清肿块→p.65/分叶状肿块→p.95/肝的多房性囊肿→p.99/肝内气体→p.128/增强环状强化→p.191/增强楔形早期强化→p.196

二十一、阿米巴性肝脓肿

【影像表现】

增强CT动脉期发现肝右叶稍不光整的低密度肿块（图：→），内部未见强化。肿块壁有强化，其外侧的肝实质显示低密度，呈双靶征（double target sign）。

【鉴别要点】

约有5%的溶组织阿米巴性结肠炎并发肝脓肿，其中半数无肠道症状，而以肝脓肿作为首发症状。影像上很难与细菌性脓肿鉴别。在阿米巴性肝脓肿中，有时在脓肿周围发现厚度达到1cm的脓肿壁，这在细菌性肝脓肿中几乎看不到。脓肿会破入腹腔内或胸腔内。

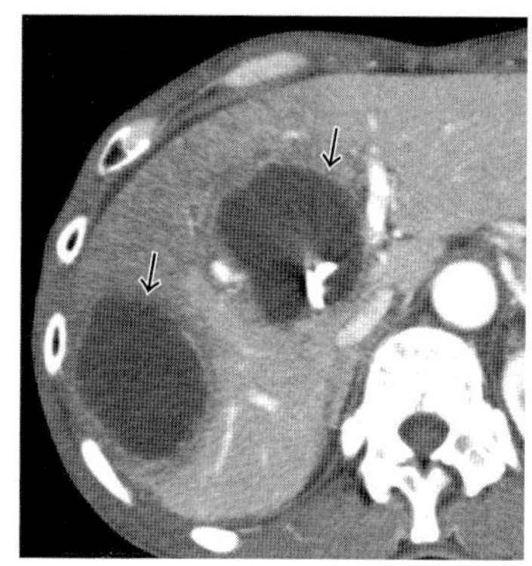

图　增强CT动脉期（50余岁，男性）

■参考文献

1）Mortelé KJ，et al．The infected liver：radiologic-pathologic correlation．Radiographics，2004，24：937-955．

2）Takahashi N，et al．A case of amoebic liver abscess complicated by a gastric fistula cured with oral medication only．Nihon Shokakibyo Gakkai Zasshi，2011，108：1413-1419．

■参考征象

多发（弥漫性）结节→p.37/边界不清肿块→p.65/分叶状肿块→p.95/增强环形强化→p.192/增强楔形早期强化→p.196

二十二、肝棘球蚴病（包虫囊肿）

【一般影像表现和鉴别要点】

多房分隔状囊性肿瘤。50%可见沿囊壁的钙化，75%伴子结节。外层称为囊肿，由纤维化和钙化构成，在T_2强调像呈现明显的低信号。仅凭影像很难与黏液囊性肿瘤、细菌性肝脓肿、阿米巴性肝脓肿等相鉴别。在日本，北海道的居住或旅行经历对诊断有帮助。在日本能看到多囊绦虫，需要与胆管细胞癌等实性肿瘤相鉴别。

■参考文献

1）Mortelé KJ，et al．The infected liver：radiologic-pathologic correlation．Radiographics，2004，24：937-955．

■参考征象

肝多房性囊肿→p.101

二十三、真菌性肝脓肿

【一般影像表现和鉴别要点】

肝真菌感染，多见于白血病患者和免疫力降低的宿主（移植后，HIV感染等），念珠菌血行感染肝形成微小脓肿和肉芽肿。影像表现为全肝多发10mm左右的低密度结节，中心部或边缘部均可发生。诊断需要结合临床背景。

■参考文献

1）Mortelé KJ，et al．The infected liver：radiologic-pathologic correlation．Radiographics，2004，24：937-955．

■参考征象

多发（弥漫性）结节→p.36/增强环形强化→p.192/增强楔状早期强化→p.196

二十四、肝结节病

【影像表现】

增强CT门静脉期可见肝内多个不规则低度区（图：▶）。

在肝和脾内形成肉芽肿，CT和MRI仅能显示这些乏血供结节的5%～15%。需要与多发肝转移和淋巴瘤相鉴别。门静脉区域弥漫性肉芽肿形成，可引起肝硬化，造成肝变形。

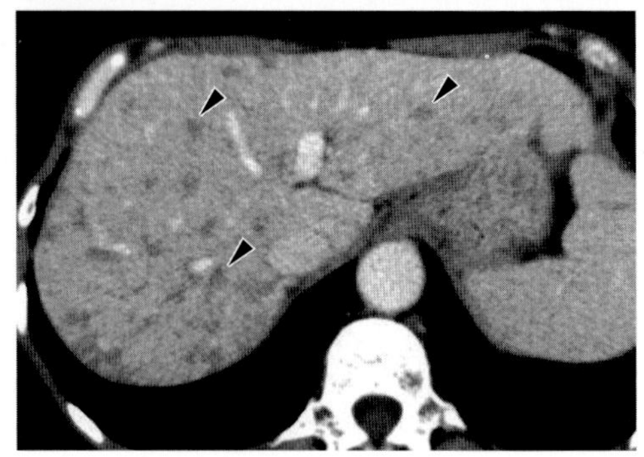

图　增强CT门静脉期（40余岁，女性）

■参考文献

1）Koyama T，et al．Radiologic manifestations of sarcoidosis in various organs．Radiographics，2004，24：87-104．

■参考征象

多发（弥漫性）结节→p.38/含钙肿块→p.106

【须知!】 肝多发囊性病变的鉴别诊断表

●单纯性囊肿

良性肝囊肿

胆管性错构瘤（→p.38）

先天性肝内胆管扩张症（→p.44）

成人型多发性肝囊肿病（→p.175）

●复杂性囊肿（→p.105）

· 肿瘤性

胆管囊腺瘤/胆管囊腺癌

囊性肝转移（→p.179）

（肉瘤、神经内分泌肿瘤、卵巢癌等）

肝细胞癌（→p.31）

海绵状血管瘤（→p.32）

肝原发胚胎性肉瘤

· 炎症性，感染性

脓肿

细菌性（→p.99）

阿米巴性（→p.39）

棘球蚴病（→p.101，185）

· 创伤后变化，其他

假性囊肿

血肿

胆汁漏（→p.27，94，189）

感染性、出血性囊肿

（引用修订自Vachha B，et al．Cystic lesions of the liver.AJR Am J Roentgenol，196 w355-w366，2011.table 1）

第24章

增强环形强化

围绕肿瘤边缘的强化称为环形增强，包括富血供病变及乏血供病变。强化部分可以是肿瘤，也可以是周围肝实质，影像表现和病理大多不完全一致。乏血供病变内部也可以出现延迟强化。单发原发性恶性肿瘤中，细胆管细胞癌和末梢性肝内胆管癌呈厚环状强化，多发时需要与肝转移相鉴别。从临床发生率来看，首先应该与乏血供病变鉴别，肝脓肿中心形成无强化的脓肿腔、边缘为强化的脓肿壁、外侧肝实质反应性水肿显示为低密度，形成有诊断价值双靶征（double target sign），另外需结合炎症反应、发热等临床指标进行鉴别。经典的肝细胞癌呈现环状强化的情况少见，但在TACE后和特殊的肝细胞癌类型中可见环状增强。

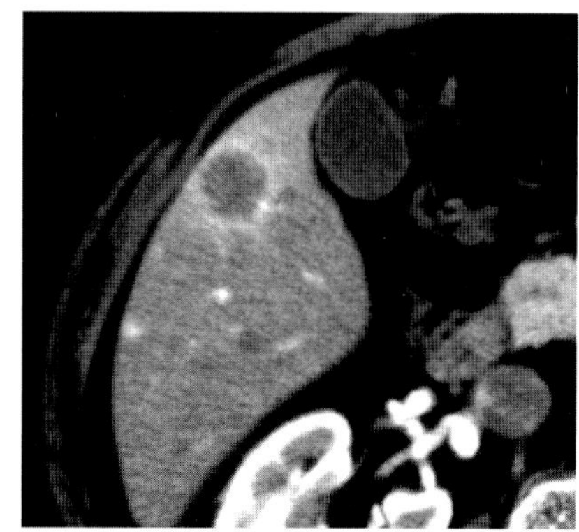

图　典型图像：细胆管细胞癌
增强CT动脉期

【鉴别诊断!】

◎转移性肝癌（常规型，囊性）（→p.189）
◎胆管细胞癌（肝内胆管癌）（→p.189）
○细胆管细胞癌（→p.190）
○经典肝细胞癌（→p.190）
○硬化型肝细胞癌（→p.191）
△肉瘤样变性的肝细胞癌（仅征象缩略图）
▲肝细胞腺瘤
▲上皮样血管内皮瘤
◎细菌性肝脓肿（→p.191）
○阿米巴性肝脓肿（→p.192）
▲真菌性肝脓肿（→p.192）
▲炎性假瘤（仅征象缩略图）

【征象缩略图】

转移性肝癌

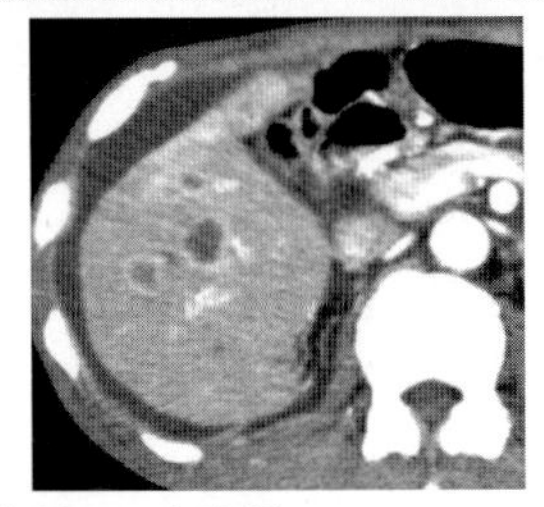

增强CT动脉期
60余岁，男性【解说→p.189】

胆管细胞癌

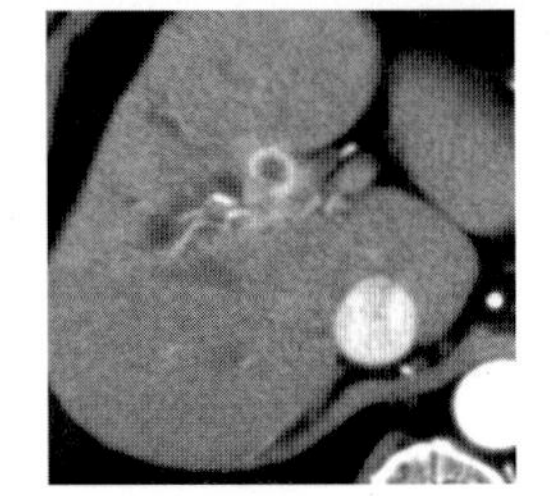

增强CT动脉期
80余岁，男性【解说→p.189】

细胆管细胞癌

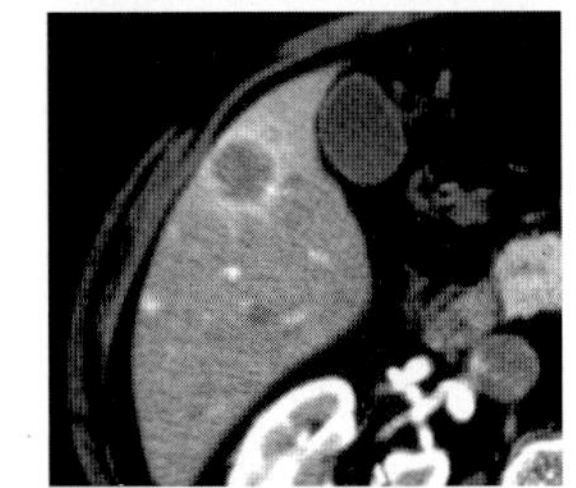

增强CT动脉期
70余岁，男性【解说→p.190】

经典肝细胞癌

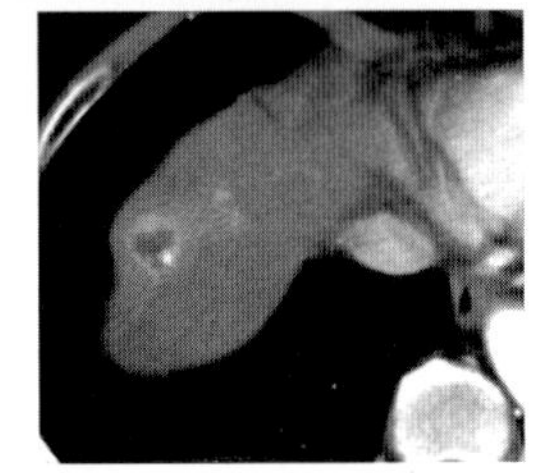

增强CT动脉期
70余岁，男性【解说→p.190】

硬化型肝细胞癌

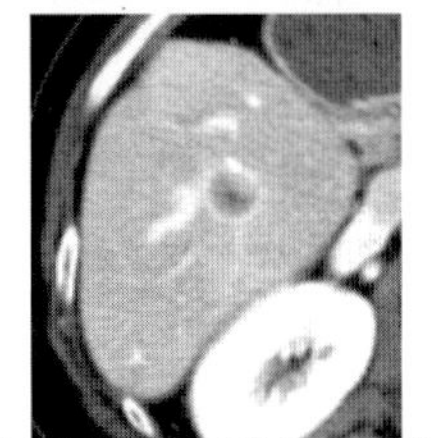

（近畿大学 鹤崎正胜医生提供）
增强CT动脉期
60余岁，男性【解说→p.191】

肉瘤样变性的肝细胞癌

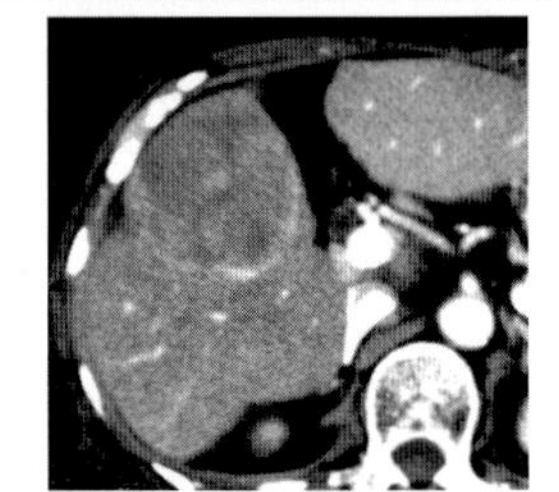

增强CT动脉期
60余岁，男性

细菌性肝脓肿

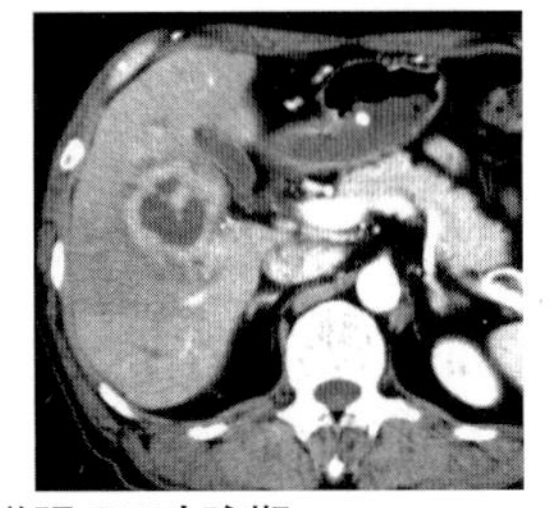

增强CT动脉期
60余岁，男性【解说→p.191】

阿米巴性肝脓肿

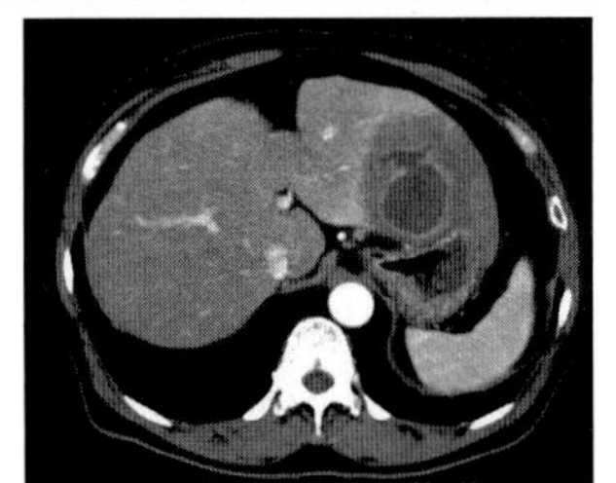

增强CT动脉期
60余岁，男性【解说→p.192】

炎性假瘤

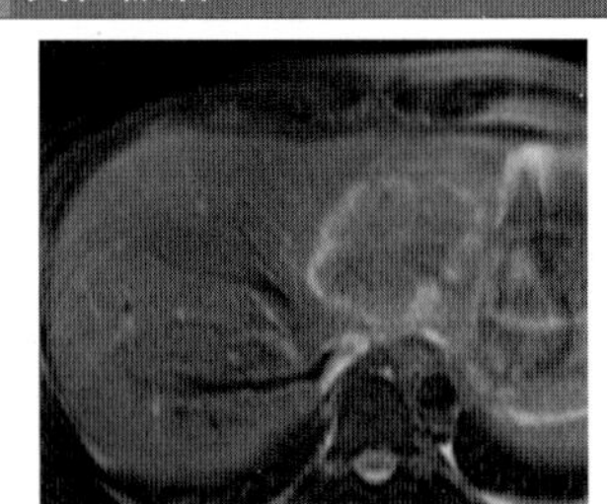

MRI T_2加权像
50余岁，女性

表现为增强环形强化的疾病

一、转移性肝癌

【影像表现】

增强CT动脉期，肝内呈环状强化的多个结节（图），是进展胰腺癌的多发肝转移的病例。

【鉴别要点】

肝转移的原发病灶中，大肠、胰腺和胃的发生率很高，组织类型以腺癌为多。转移性肝癌多为乏血供病变，但周围肝实质可见细胆管增生和炎症细胞浸润，这些细胆管增生和炎症细胞浸润会强化，表现为环状增强。胰腺癌转移在结节较小的阶段，边缘即可出现AP-shunt样的强化，有时也会呈现环状增强。多发肝脓肿和局限性脂肪沉积等良性疾病需与多发肝转移鉴别。

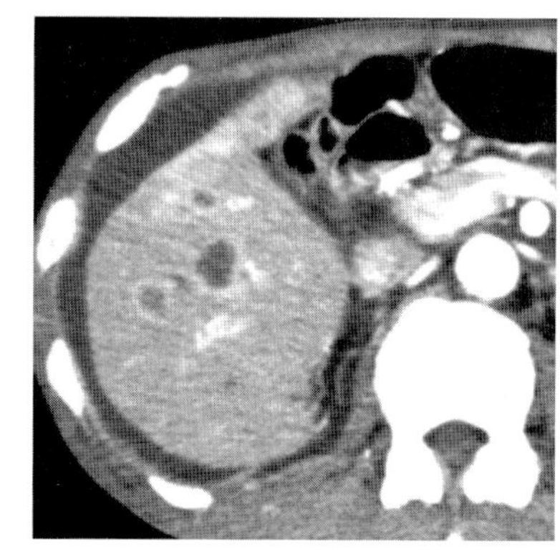

图 增强CT动脉期（60余岁，男性）

■参考文献

1）Semelka RC，et al. Perilesional enhancement of hepatic metastases：correlation between MR imaging and histopathologic findings-initial observations. Radiology，2000，215：89-94.

2）Gabata T，et al. Imaging diagnosis of hepatic metastases of pancreatic carcinomas：significance of transient wedge-shaped contrast enhancement mimicking arterioportal shunt. Abdom Imaging，2008，33：437-443.

■参考征象

转移性肝癌（常规型）：多发（弥漫性）结节→p.35/表面变形或凹陷→p.52/中心部低密度肿块（中心瘢痕）→p.70/分叶状肿块→p.87/含钙肿块→p.103/CT平扫高密度结节→p.137/增强乏血供结节→p.178/楔状早期强化→p.195/增强延迟性强化（血池）→p.209/EOB增强MRI肝细胞期摄取→p.258/EOB增强MRI肝细胞期环形增强→p.266

转移性肝癌（囊性）：多发性（弥漫性）结节→p.39/增强乏血供结节→p.179/增强楔形早期强化→p.195

二、胆管细胞癌

【影像表现】

增强CT动脉期肝门部环状强化的结节（图：→）。

【鉴别要点】

胆管细胞癌分为两种类型：发生在左右肝管汇合部（肝门部）附近，边界不清，末梢胆管扩张的肝门部胆管癌（hilar type）；发生于左右肝管末梢，组织学类似于细胆管细胞癌的末梢型胆管癌（peripheral type）。

肝门部型是典型的乏血供肿瘤，末梢型肿瘤直径各异，边界比较清楚，可呈环状强化。门静脉期～延迟期密度与周围结果相等，但内部呈延迟强化。本病与细胆管细胞癌的异同目前仍有争议。

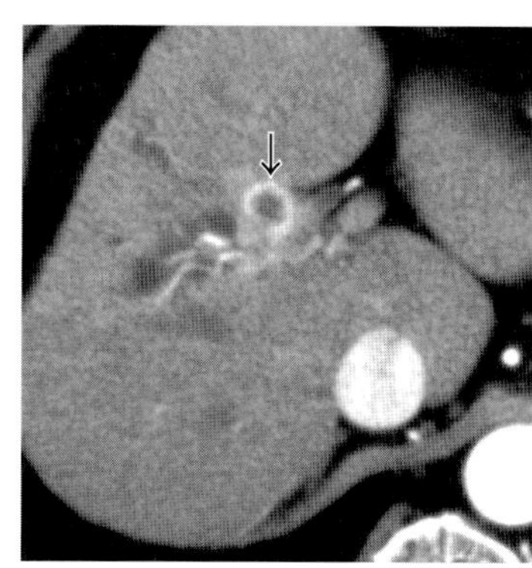

图 增强CT动脉期（80余岁，男性）

■参考文献

1）Kim SA，et al. Intrahepatic mass-forming cholangiocarcinomas：enhancement patterns at multiphasic CT，with special emphasis on arterial enhancement pattern-correlation with clinicopathologic findings. Radiology，2011，260：148-157.

2）Komuta M，et al. Histological diversity in cholangiocellular carcinoma reflects the different cholangiocyte phenotypes. Hepatology，2012，55：1876-1888.

■参考征象

部分萎缩→p.24/肝内胆管扩张→p.42/表面变形或凹陷→p.52/边界不清肿块→p.61/中心部低密度肿块（中央瘢痕）→p.71/分叶状肿块→p.87/增强乏血供结节→p.178/增强延迟强化（血池）→p.208/EOB增强MRI肝细胞期摄取→p.258

三、细胆管细胞癌

【影像表现】

有慢性肝病背景的病例发生率较高，仅凭病灶显示为环状（图：→）或者结节状强化，很难与肝细胞癌相鉴别。肿瘤多发生于肝边缘，一般无末梢胆管扩张。虽然有报道称门静脉贯通肿瘤内部、门静脉血流残留，但笔者所见的病例并不多。组织学上无包膜，肿瘤与肝实质移行，延迟期未见包膜样强化结构。

【鉴别要点】

肿瘤中心胆管癌成分与纤维化成分混合存在，延迟期中心强化，这可以是与经典肝细胞癌的鉴别的要点。

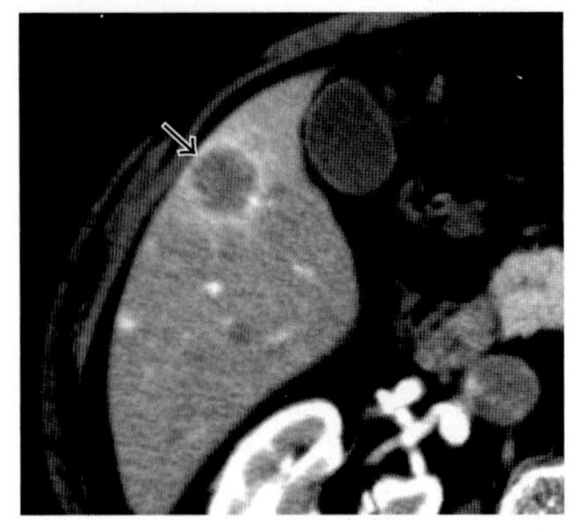

图　增强CT动脉期（70余岁，男性）

■参考文献

1）Motosugi U, et al. Cholangiolocellular carcinoma of the liver: imaging findings. J Comput Assist Tomogr, 2009, 33: 682-688.

2）Asayama Y, et al. Imaging of cholangiolocellular carcinoma of the liver. Eur J Radiol, 2009, 75: 120-125.

■参考征象

分叶状肿块→p.88/增强富血供结节→p.164/增强延迟性强化（血池）→p.209

四、经典肝细胞癌

【影像表现】

肝细胞癌TACE等治疗后，肿瘤内部发生凝固坏死，周边残留的肝细胞癌会强化，有时呈环形强化（图：→）。

【鉴别要点】

通常经典肝细胞癌表现为花冠样强化（快进快出），环状强化较少见。

有报道，TACE后出现环状强化的发生率为16%，其中结节状环形强化的病例中83%治疗后复发、恶化。因此，TACE后结节状强化残留对于判定疗效非常重要。肉瘤样变性也会表现为环状增强，需要注意。

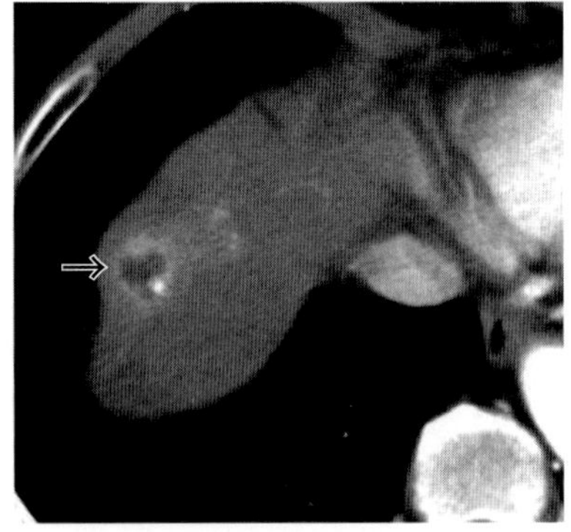

图　肝细胞癌TACE治疗后的增强CT动脉期（70余岁，男性）

■参考文献

1）Chung WS, et al. Enhancement patterns of hepatocellular carcinoma after transarterial chemoembolization using drug-eluting beads on arterial phase CT images: a pilot retrospective study. AJR Am J Roentgenol, 2012, 199: 349-359.

2）Yoshida N, et al. Hepatocellular Carcinoma with Sarcomatoid Change without Anticancer Therapies. Case Rep Gastroenterol, 2013, 7: 169-174.

■参考征象

多发（弥漫性）结节→p.31/肝内胆管扩张→p.42/中心部低密度肿块（中央瘢痕）→p.74/肝外突出性病变→p.79/分叶状肿块→p.90/含脂肿块→p.110/CT平扫高密度结节→p.136/增强富血供结节→p.162/增强楔状早期浓强化→p.197/增强早期静脉回流→p.204/增强廓清现象→p.216/MRI T_1加权像高信号结节→p.222，223/MRI T_1加权化学位移成像的信号变化→p.243/EOB增强MRI肝细胞期高信号→p.250/EOB增强MRI肝细胞期摄取→p.255

五、硬化型肝细胞癌

【影像表现】

增强CT动脉期显示肝右叶环状强化结节（图：→）。术后诊断硬化型肝细胞癌。

【鉴别要点】

组织学上表现为成熟的肝细胞癌癌巢，周围被明显的纤维化包围。各瘤巢周围的纤维化程度不一，如肿瘤的50%以上可见纤维化，称为硬化型肝细胞癌。癌巢呈大索状实性成分，相当于中～低分化肝细胞癌。肝动脉期可呈富血供表现，也可呈乏血供。纤维化部分表现为延迟强化。本例因边缘有富血供成分，影像表现为环形强化。

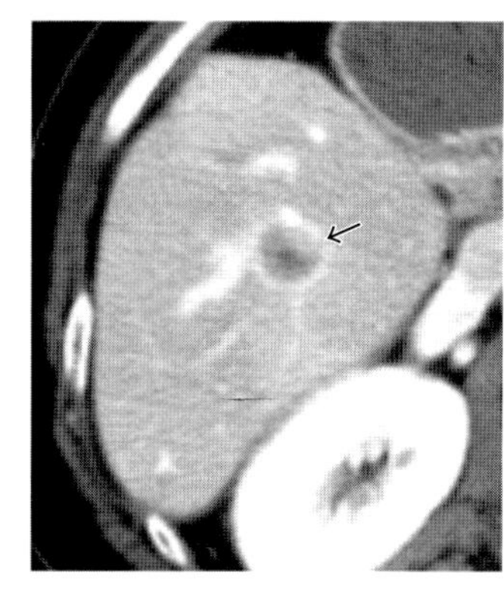

图　增强CT动脉期（60多岁，男性）
（近畿大学　鹤崎正胜医生提供）

■参考文献

1）中沼安二，坂本亨宇 编：肝癌　腫瘍病理鑑別診断アトラス，文光堂，2010：47.

2）Okamura N，et al．Cellular and stromal characteristics in the scirrhous hepatocellular carcinoma：comparison with hepatocellular carcinomas and intrahepatic cholangiocarcinomas．Pathol Int，2005，55：724-731.

■参考征象

增强富血供结节→p.163/增强乏血供结节→p.176/增强延迟性强化（血池）→p.208

六、细菌性肝脓肿

【影像表现】

增强CT动脉期显示肝前区环状强化肿块（图：→）。其外侧的肝实质呈低密度，称为“双靶征”（double target sign）。脓肿周围的肝实质，因门脉区域炎症累及，使门脉血流降低、动脉血流增加，表现为一过性节段性强化（transient segmental enhancement）。

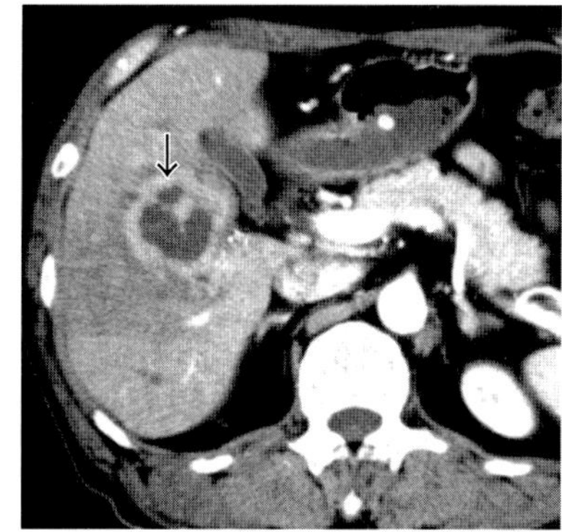

图　增强CT动脉期（60多岁，男性）

■参考文献

1）Mathieu D，et al．Dynamic CT features of hepatic abscesses．Radiology，1985，154：749-752.

2）Gabata T，et al．Dynamic CT of hepatic abscesses：significance of transient segmental enhancement．AJR Am J Roentgenol，2001，176：675-679.

■参考征象

边界不清肿块→p.65/分叶状肿块→p.95/肝多房脓肿→p.99/肝内积气→p.128/增强乏血供结节→p.184/增强楔形早期强化→p.196

【须知!】 克雷伯菌肝脓肿

近几年亚洲肺炎克雷伯菌（Klebsiella pneumonia）作为细菌性脓肿的致病菌逐步增多。肺炎克雷伯菌导致肝脓肿是通过血液循环扩散，E.coli等报道了胆道逆行性感染所致肝脓肿的各种临床表现及影像表现。与其他细菌性肝脓肿相比，肺炎克雷伯菌肝脓肿较为常见，单发、伴实性成分的多房性改变较多见，血栓性静脉炎和其他脏器官血行播散的并发症比较多。也有报道称，该病较少有胆道基础疾病，脓肿壁薄，少见双靶征（double target sign）。

■参考文献

1）Alsaif HS，et al．CT appearance of pyogenic liver abscesses caused by Klebsiella pneumonia．Radiology，2011，260：129-138.

2）Lee NK，et al．CT differentiation of pyogenic liver abscesses caused by Klebsiella pneumoniae vs non-Klebsiella pneumoniae．Br J Radiol，2011，84：518-825.

七、阿米巴性肝脓肿

【影像表现】

增强CT动脉期显示肝S2低密度肿块（图：→）。内部无强化，边缘呈环状强化。其外周肝实质呈低密度［双靶征（double target sign）］。患者持续发热10天，血中阿米巴抗体阳性。

【鉴别要点】

约5%的阿米巴性结肠炎并发肝脓肿，但50%无肠道症状，而是以肝脓肿症状发病。在影像上与细菌性脓肿类似，很难区别。但阿米巴性肝脓肿的脓肿壁较厚，可达1cm，可见环状强化。有时脓肿会破入腹腔或胸腔。

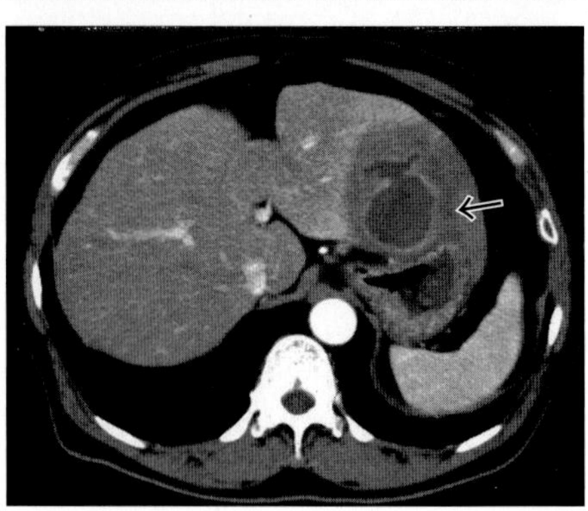

图　增强CT动脉期（60余岁，男性）

■参考文献

1）Mortelé KJ，et al. The infected liver：radiologic-pathologic correlation. Radiographics，2004，24：937-955.

2）Takahashi N，et al. A case of amoebic liver abscess complicated by a gastric fistula cured with oral medication only. Nihon Shokakibyo Gakkai Zasshi，2011，108：1413-1419.

■参考征象

多发（弥漫性）结节→p.37/边界不清肿块→p.65/分叶状肿块→p.95/增强乏血供结节→p.185/增强楔状早期强化→p.196

八、真菌性肝脓肿

【一般影像表现和鉴别要点】

肝的真菌感染多发生在白血病患者，或免疫力低下患者（移植后，HIV感染等），念珠菌感染通过血行入肝，在肝内形成微小脓肿和肉芽肿。整个肝多发10mm左右的低密度结节，中心或边缘部位都可发生。结合临床背景即可诊断。

■参考文献

1）Mortelé KJ，et al. The infected liver：radiologic-pathologic correlation. Radiographics，2004，24：937-955.

■参考征象

多发（弥漫性）结节→p.36/增强乏血供结节→p185/增强楔状早期强化→p.196

第25章

增强楔状早期强化（伴AP分流肿块）

楔状的早期强化反映了局限性门静脉血流减少和代偿性肝动脉血流增加，由AP-shunt（肝内动脉-门静脉分流）、门静脉受压、门静脉栓（瘤栓和血栓）、肝静脉闭塞、胆管炎等各种原因引起。楔状早期强化明确的成因还不清楚，但大致上可分为AP-shunt、经胆管周围静脉丛、经脉管、经肿瘤、经类同性等几类，实际上可单独或混合存在，因此楔状的早期强化的发生率较高，有必要与微小的富血供肝细胞癌进行鉴别。该征象有时伴随肝转移（特别是胰腺癌肝转移）等肿瘤性病变出现，也可见于其他富血供肿瘤，与肿瘤强化难以区分。因此发现楔状早期强化的情况下，为了不放过成为其原因的病变和难以识别的病变，需要仔细阅读影像表现。

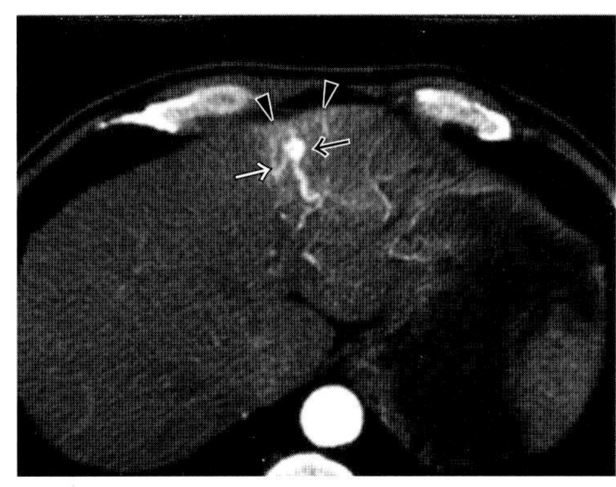

图 典型图像：伴有AP-shunt的肝海绵状血管瘤
CT动脉早期
可见明显强化的小结节（→），从结节开始扩散，形成楔状的早期强化（▶）。强化内部还可见门静脉分枝（⇨）。

■参考文献

1）Gabata T, et al. Dynamic CT of hepatic abscesses: significance of transient segmental enhancement. AJR Am J Roentgenol, 2001, 176: 675-679.

2）Itai Y, et al. Blood Flow and Liver Imaging. Radiology, 1997, 202: 306-314.

3）Gabata T, et al. Imaging diagnosis of hepatic metastases of pancreatic carcinomas: significance of transient wedge-shaped contrast enhancement mimicking arterioportal shunt. Abdom Imaging, 2008, 33: 437-443.

4）Itai Y, et al. Straight Border Sign of the Liver: spectrum of CT Appearances and Causes. Radiographics, 1995, 15: 1089-1102.

【须知!】 射线硬化伪影

【影像表现】

肝实质与肋骨邻近部位，可见楔状的高密度区域（图：→）。这是肋骨引起的射线硬化伪影的表现（线质硬化）。

【鉴别要点】

肋骨引起的假病变，除了线束硬化伪影之外，还可由于增强CT/MRI检查时憋气，右下位肋骨暂时性压迫肝实质，引起结节状低密度/低信号区域。通过与其他时相图像或其他层面图像的对照，比较容易鉴别，不要轻易认为是病变。

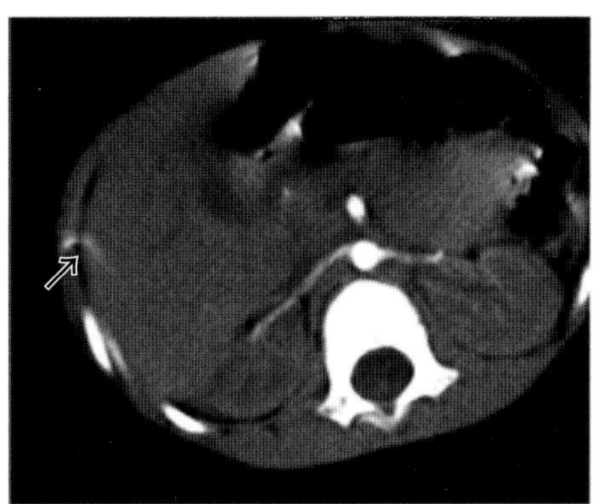

图 增强CT（2岁，男孩）

■参考征象

MRI T_1增强像高信号结节→p.221

【鉴别诊断!】

◎肝转移（富血供，乏血供）（→p.195）
◎肝海绵状血管瘤（→p.196）
◎肝脓肿（→p.196）
○门静脉瘤栓、血栓（→p.197）
△经典肝细胞癌（→p.197）
△肝原发神经源性肿瘤（类癌）
▲上皮样血管内皮瘤
▲婴儿血管瘤、血管内皮瘤
▲伴胆管炎的肝实质病变（→p.198）
△炎性假瘤（→p.198）
△伪影（→p.193）
△肝硬化（→p.199）
△团块状纤维化（→p.199）
△肝内动脉-门静脉分流（AP-shunt）（→p.200）

【征象缩略图】

富血供肝转移（臀部软组织肉瘤）

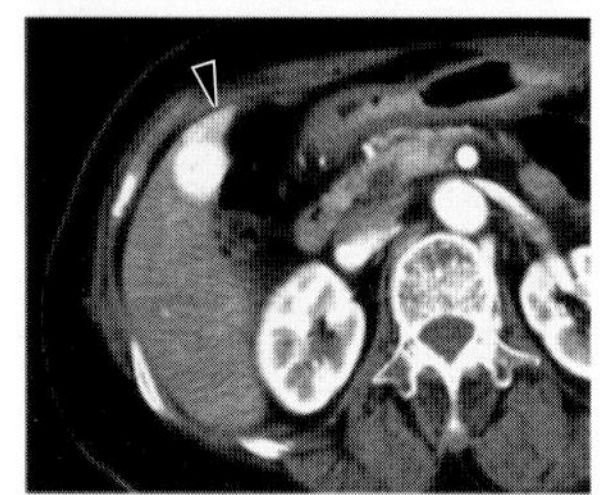

增强CT动脉期
70余岁，男性【解说→p.195】

乏血供肝转移（胰腺癌转移）

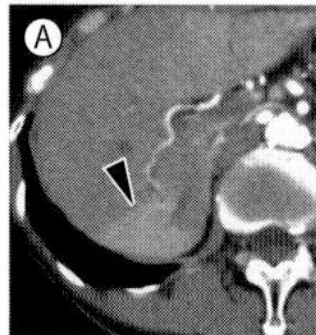

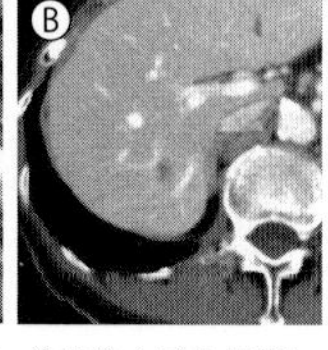

（岐阜县综合医疗中心 兼松雅之医生提供）

A：增强CT动脉早期，B：同门静脉期（一个月后）
70余岁，女性【解说→p.195】

肝海绵状血管瘤

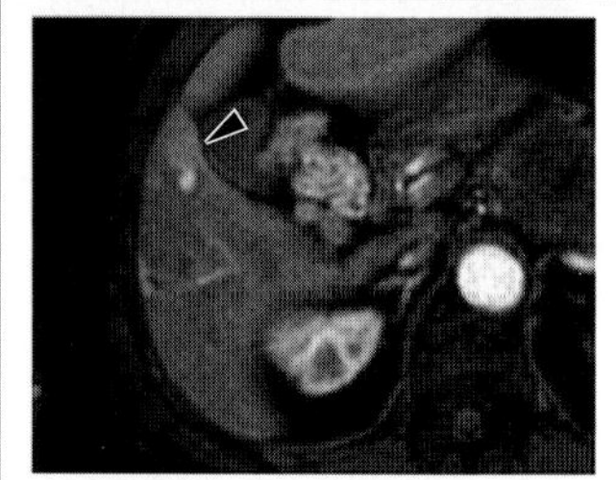

EOB增强MRI动脉期
50余岁，男性【解说→p.196】

肝脓肿

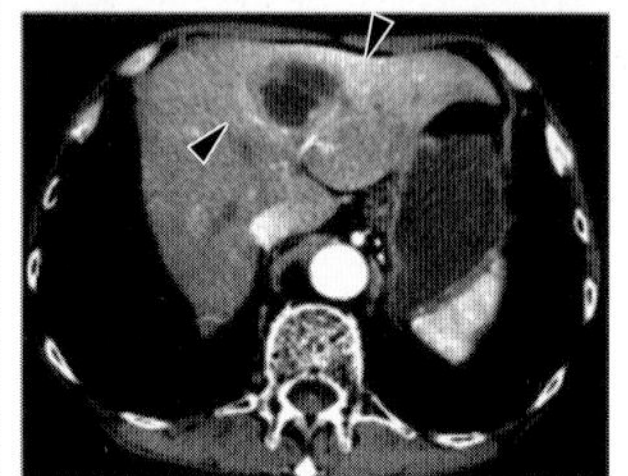

增强CT动脉期
70余岁，男性【解说→p.196】

门静脉瘤栓（多发性肝转移）

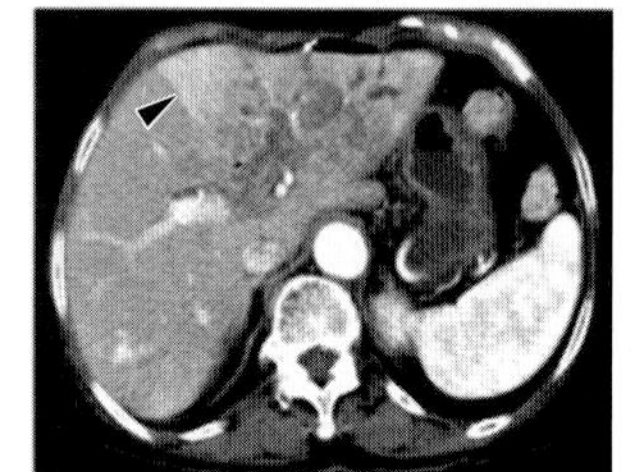

增强CT动脉期
70余岁，男性【解说→p.197】

血栓（逆行性胆管炎）

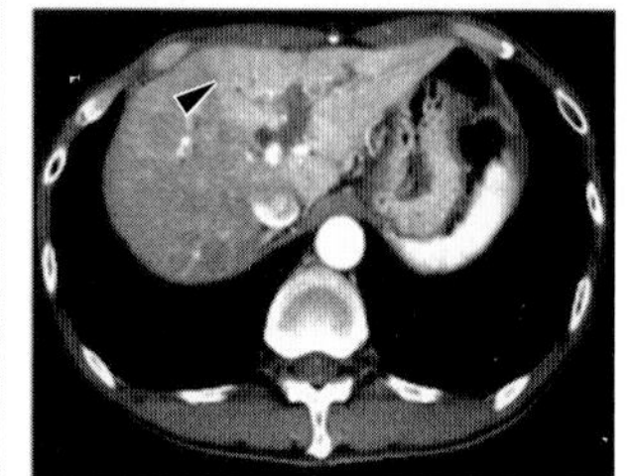

增强CT动脉期
60余岁，男性【解说→p.197】

经典肝细胞癌

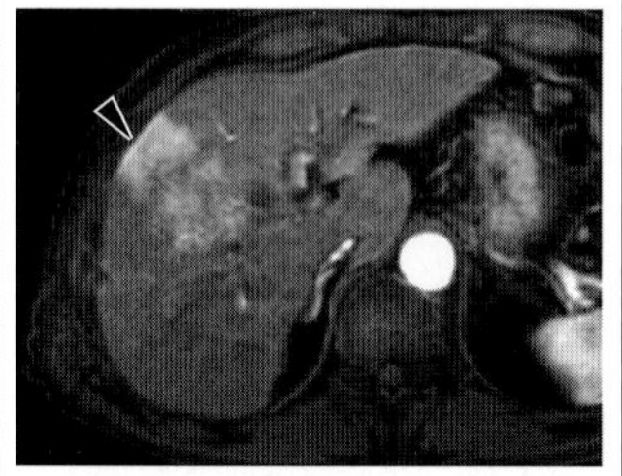

EOB增强MRI动脉期
70余岁，男性【解说→p.197】

伴胆管炎的肝实质病变

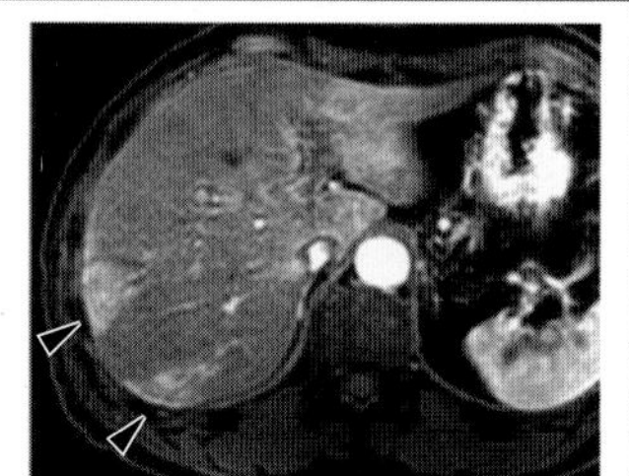

EOB增强MRI动脉期
70余岁，男性【解说→p.198】

炎性假瘤

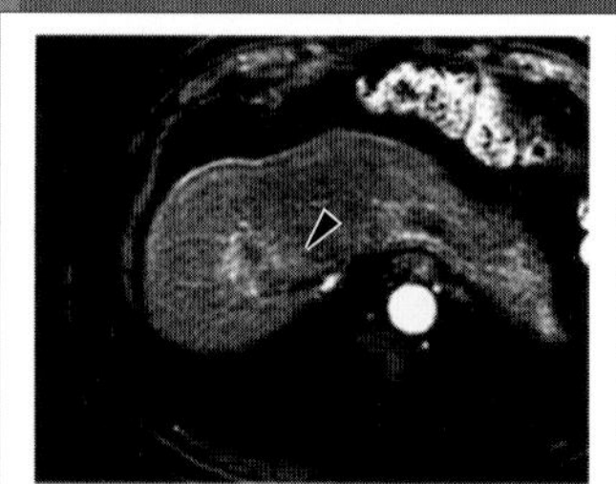

EOB增强MRI动脉期
60余岁，男性【解说→p.198】

肝硬化

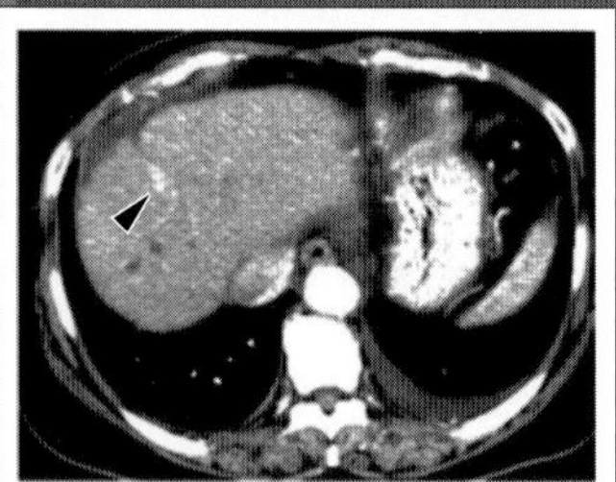

增强CT动脉期
60余岁，男性【解说→p.199】

团块状纤维化

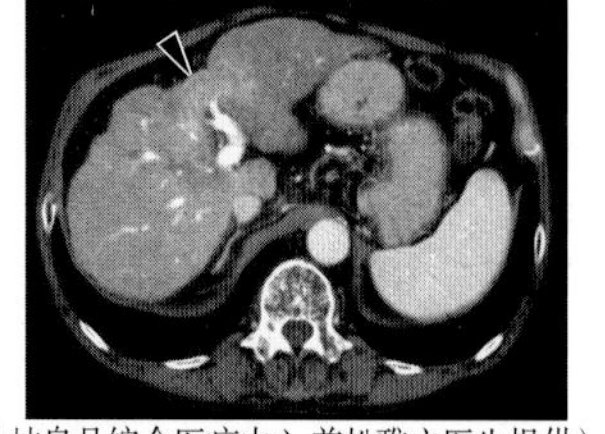

（岐阜县综合医疗中心 兼松雅之医生提供）

增强CT动脉期
70余岁，男性【解说→p.199】

AP-shunt

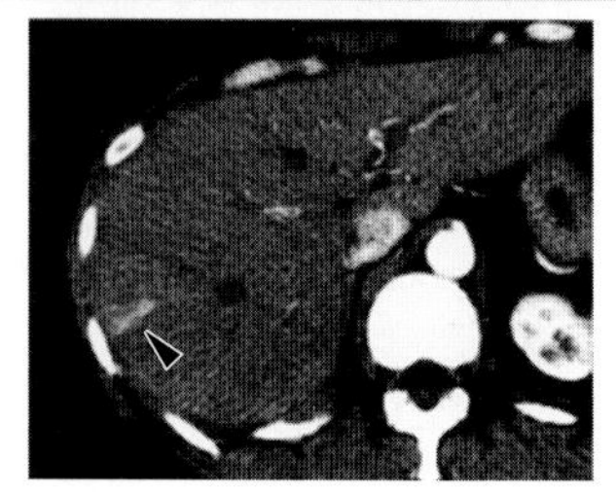

增强CT动脉期
60余岁，男性【解说→p.200】

肝转移

一、富血供肝转移

【影像表现】

臀部软组织肉瘤病例，肝边缘可见明显强化的肝转移灶（图A：→），在其末梢侧可见楔状强化（图A：▶）

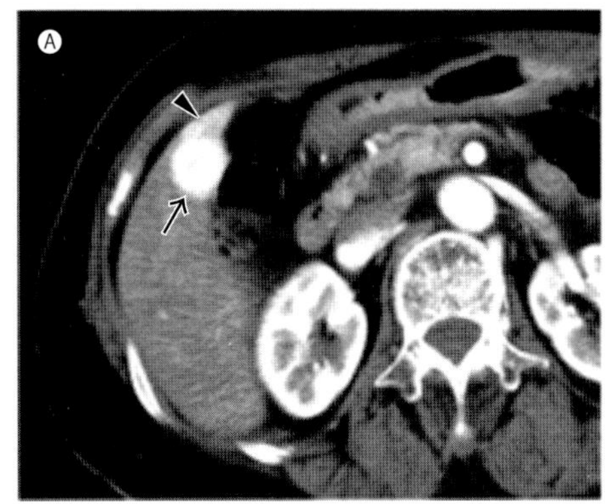

图 病例1 A：增强CT动脉期（70余岁，男性）臀部软组织肉瘤

二、乏血供肝转移

【影像表现】

胰腺癌肝转移病例。肝S7可见AP-shunt引起的楔状早期强化（图B），但未发现肝转移。1个月后增强CT中复查，前片AP-shunt的中枢侧（扇形的支点）一致位置，出现1cm大的胰腺癌肝转移（图C：▶）。

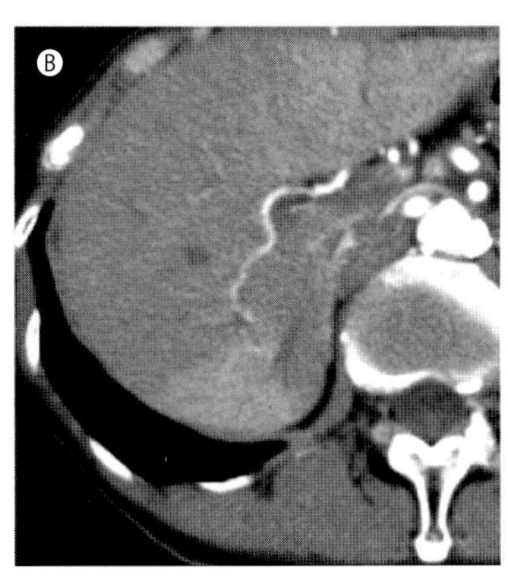

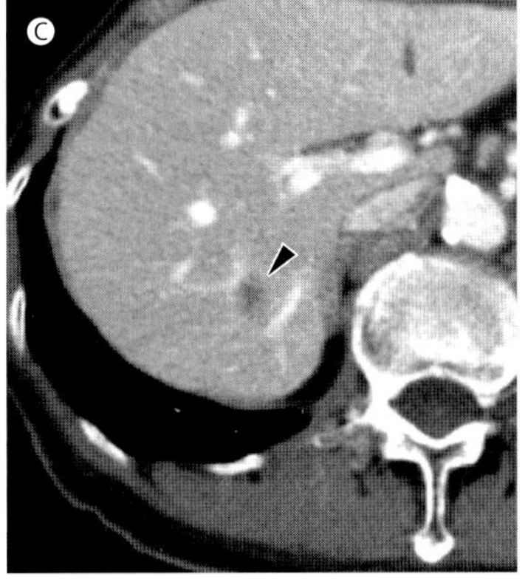

图 病例2 B：增强CT动脉早期（胰腺癌诊断时）；C：同门静脉期（1个月后）（70余岁，女性）胰腺癌肝转移

（图B、C岐阜县综合医疗中心兼松雅之医生提供）

【鉴别要点】

肾细胞癌、甲状腺癌、恶性黑色素瘤、类癌等肿瘤肝转移，随肿瘤增大成为富血供病灶，需要与肝细胞癌等肝富血供肿瘤进行鉴别。乳腺癌肝转移也是富血供的，需要注意。

乏血供的胰腺癌肝转移容易早期门静脉浸润，伴AP-shunt的比例较高，这一点也很重要。有时AP-shunt出现早于转移结节，在胰腺癌患者看到AP-shunt要特别注意。

■参考征象

转移性肝癌（富血供）：多发性（弥漫性）结节→p.34/中心部低密度肿块（中央瘢痕）→p.70/CT平扫高密度结节→p.139/增强富血供结节→p.165/增强早期静脉回流→p.203/MRI T_1加权像高信号→p.229

转移性肝癌（一般型）：多发性（弥漫性）结节→p.35/表面变形或凹陷→p.52/中心部低密度肿块（中央瘢痕）→p.70/分叶状肿块→p.87/含钙肿块→p.103/CT平扫高密度结节→p.137/增强乏血供结节→p.178/增强环形强化→p.189/增强延迟强化（血池）→p.209/EOB增强MRI肝细胞期摄取→p.258/EOB增强MRI肝细胞期的环形增强→p.266

转移性肝癌（囊性）：多发（弥漫性）结节→p.39/增强乏血供结节→p.179/增强环形强化→p.189

三、肝海绵状血管瘤

【影像表现】

明确显示的强化小结节（图：→），从结节向外扩散的楔状早期强化（图：▶）。

【鉴别要点】

肝海绵状血管瘤有20%～30%伴发AP-shunt，特别是表现为早期强化的小型血管瘤，需要与恶性肿瘤，尤其是肝细胞癌相鉴别。

使用细胞外液对比剂的动态增强CT/MRI中，增强后期持续强化的影像表现提示血管瘤，但在Gd-EOB-DTPA增强MRI中，增强后期呈低信号，有时诊断困难。

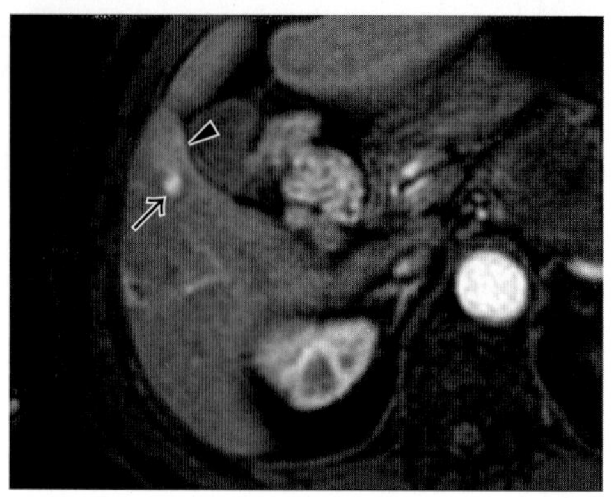

图　EOB增强MRI动脉期（50余岁，男性）

■参考文献

1）Kato H，et al．Atypically enhancing hepatic cavernous hemangiomas：high-spatial-resolution gadolinium-enhanced triphasic dynamic gradient-recalled-echo imaging findings．Eur Radiol，2001，11：2510-2515．

■参考征象

多发（弥漫性）结节→p.32/中心部低密度肿块（中心瘢痕）→p.73/肝外突出性病变→p.80/分叶状肿块→p.92/含钙肿块→p.104/增强富血供结节→p.167/增强延迟性强化（血池）→p.212/EOB增强MRI肝细胞期摄取→p.259

四、肝脓肿

【影像表现】

肝左叶低密度肿块（图A：→），边缘有浅淡强化区域，“双靶征”典型表现，符合肝脓肿。脓肿周围楔状～扇状区域性早期强化（图A：▶）。

在脓肿附近走行的门静脉垂直部可见血栓形成（图B：→）。

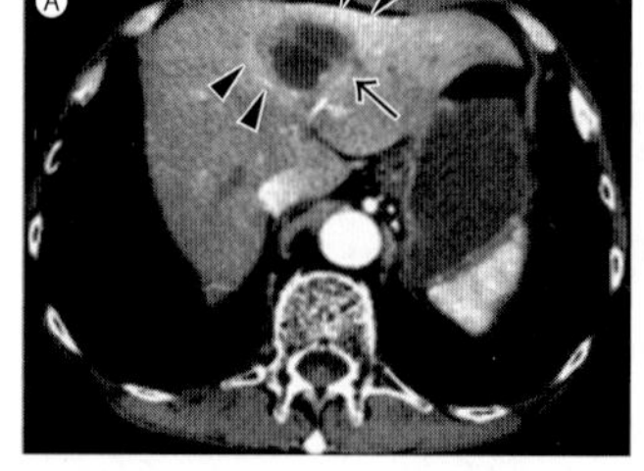

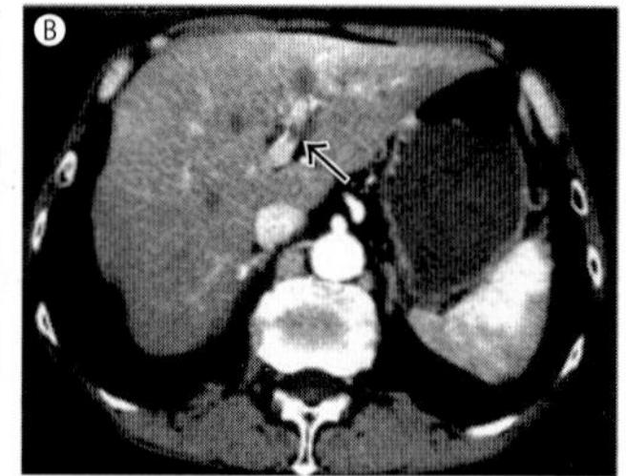

图　A：增强CT动脉期脓肿最大面层；B：该脓肿下端水平（70余岁，男性）

【鉴别要点】

肝脓肿时炎症累及门静脉周围，造成门静脉血栓形成和门静脉狭窄，导致门静脉血流区域性降低，相对动脉血流增多。因此，有30%～67%病例动脉期可见区域性早期强化，即一过性肝灌注异常（transient hepatic attenuation differences，THAD）。

恶性肿瘤多发肝转移与肝脓肿并存的情况下，通过对肝脓肿特征性“双靶征”征象的仔细观察，帮助鉴别。

■参考文献

1）Gabata T，et al．Dynamic CT of hepatic abscesses：significance of transient segmental enhancement．AJR Am J Roentgenol，2001，176：675-679．

2）Kim HJ，et al．Transient hepatic attenuation differences in focal hepatic lesions：dynamic CT features．AJR Am J Roentgenol，2005，184：83-90．

3）Mathieu D，et al．Dynamic CT features of hepatic abscesses．Radiology，1985，154：749-752．

■参考征象

细菌性肝脓肿：边界不清肿块→p.65/分叶状肿块→p.95/肝多房性囊肿→p.99/肝内积气→p.128/增强乏血供结节→p.184/增强环形强化→p.191

阿米巴性肝脓肿：多发（弥漫性）结节→p.37/边界不清肿块→p.65/分叶状肿块→p.95/增强乏血供结节→p.185/增强环形强化→p.192

真菌性肝脓肿：多发（弥漫性）结节→p.36/增强乏血供结节→p.185/增强环形强化→p.192

五、门静脉癌栓、血栓

【影像表现】

病例1：中部胆管癌引起多发肝转移病例。门静脉左支被瘤栓完全闭塞（图A：→）。门静脉血流降低，肝左叶动脉期呈区域性强化，与右叶呈截然分界表现，称为直线征（Straight-line sign，图A：▶）。

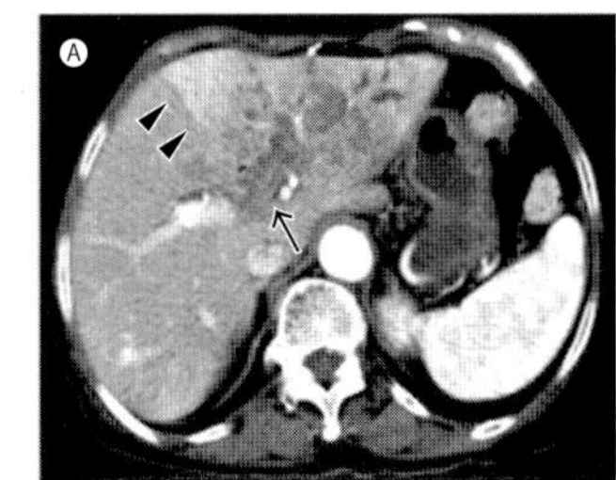

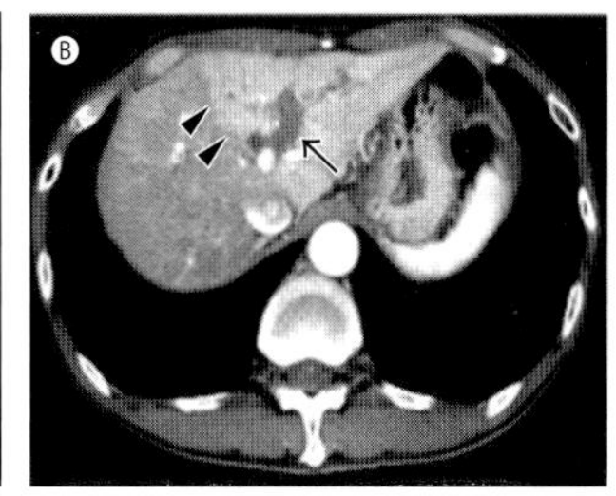

图　病例1：A增强CT动脉期（70余岁，男性）中部胆管癌
图　病例2：B增强CT动脉期（60余岁，男性）胰腺癌术后胆管炎

病例2：胰腺癌胰头十二指肠切除术后。胰头逆行性胆管炎引起门静脉左支血栓（图B：→）。可见明确一过性肝灌注异常（THAD）和直线征（图B：▶）。

【鉴别要点】

炎症波及、门静脉瘤栓、门静脉血栓等导致门静脉血流下降，可产生THAD和“直线征”。门静脉二级分支水平末梢血管闭塞，可形成楔状强化。瘤栓和血栓的鉴别较为困难，一般来说，瘤栓有轻微的强化、伴门静脉直径扩大等是鉴别的要点。

■参考征象

门静脉血供异常→p.49/CT平扫高密度结节→p.141/MRI T_1加权像高信号结节→p.228

六、经典肝细胞癌

【影像表现】

GD-EOB-DTPA增强MRI动脉期（肿瘤最大层面）发现以肝S8为主的肿瘤（图A：→），呈不均匀早期强化，肿瘤边缘见线样高信号区（图A：▶）。

同样动脉期（肿瘤下端水平），肿瘤下端水平可见楔形～扇状高信号区域（图B：→），从肿瘤（图B：▶）向肝边缘扩展。

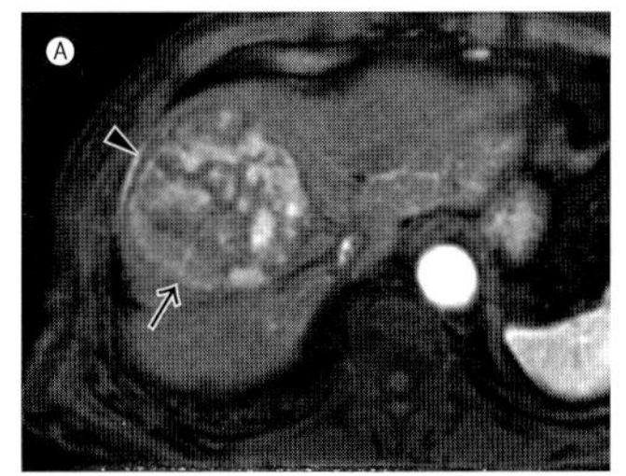

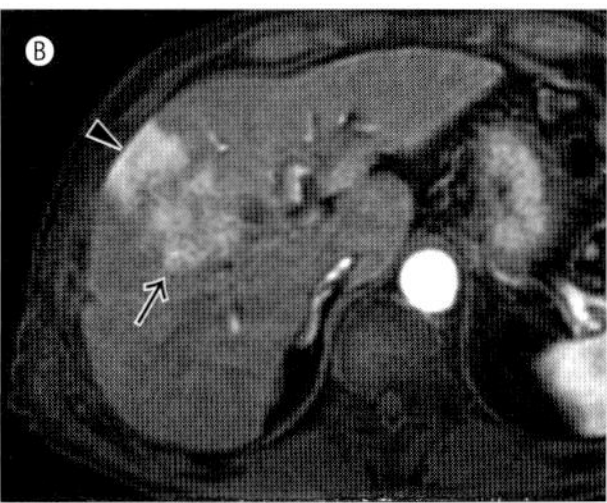

图　A：EOB增强MRI动脉期肿瘤最大层面水平；B：该肿瘤下端水平（70余岁，男性）

【鉴别要点】

肝细胞癌可见楔形早期强化，3cm以下的小肝细胞癌，特别需要与伴AP-shunt的早期强化型肝海绵状血管瘤的鉴别。肝细胞癌在强化后，发生增强廓清现象，而海绵状血管瘤的强化持续。MRI的T_2加权像的信号值可资鉴别。肝细胞癌较大时，明确是否形成朝向肝门部的门静脉瘤栓很重要。

■参考征象

多发（弥漫性）结节→p.31/肝内胆管扩张→p.42/中心部低密度肿块（中央瘢痕）→p.74/肝外突出性病变→p.79/分叶状肿块→p.90/含脂肿块→p.110/CT平扫高密度结节→p.136/增强富血供结节→p.162/增强环形强化→p.190/增强早期静脉回流→p.204/增强廓清现象→p.216/MRI T_1加权像高信号结节→p.222，223/MRI T_1加权像化学位移成像的信号变化→p.243/EOB增强MRI肝细胞期高信号→p.250/EOB增强MRI肝细胞期摄取→p.255

肝脏

七、伴胆管炎的肝实质病变

【影像表现】

肝实质整体上呈不均匀强化，肝右叶边缘可以看到数个楔状的早期强化（图：→）。

【鉴别要点】

胆管炎仅在动态增强检查的早期阶段才会呈现不均匀的强化，原因是炎症波及门静脉分支导致其闭塞。强化的形态各种各样，部分可呈楔形。胆道系统恶性肿瘤伴随胆管炎也可以形成楔状强化，为了鉴别肿瘤性病变引起的楔状强化，需要慎重阅读影像。

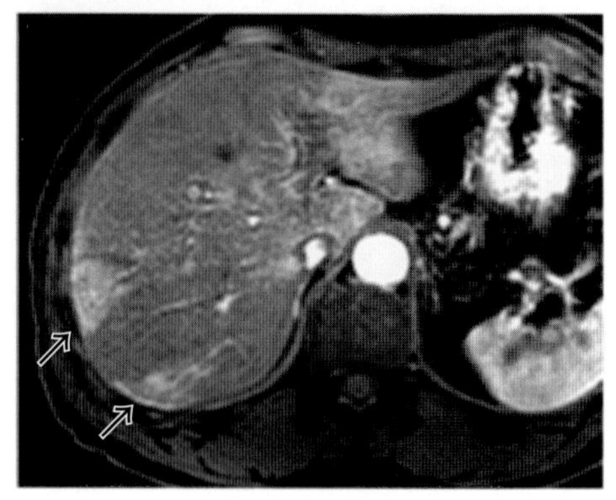

图　EOB增强MRI动脉期（70余岁，男性）

■参考征象

表面变形或凹陷→p.55/门静脉周围晕征→p.122/CT平扫肝实质的低密度→p.156

八、炎性假瘤

【影像表现】

在Gd-EOB-DTPA增强MRI动脉期，肝穹顶下以边缘强化为主的肿瘤性病变（图A：→），肿瘤附近可见楔状的早期强化（图A：▶）。

在肝细胞期，与肝穹窿下肿瘤（图B：→）一致的EOB摄取下降。楔状强化区（图B：▶）未发现摄取降低。

【鉴别要点】

炎症性假肿瘤根据其病理组织学表现，分为泡沫细胞为主的黄色肉芽肿型（xanthogranuloma type）、浆细胞为主的浆细胞型（plasma cell type）、硬化性变化为主的硬化性假瘤型（sclerosing pseudotumor type）三类。

炎症的不同时期、肿瘤内部不同的纤维化程度使影像表现多种多样，但边界多不清楚。与肝细胞癌、肝内胆管癌、转移性肝癌等恶性肿瘤进行鉴别有时很困难，临床上发热和腹痛等炎症表现、随访观察病灶无增大倾向对鉴别诊断很重要。炎症波及门静脉分支，其支配区域在动脉期中呈楔形强化。

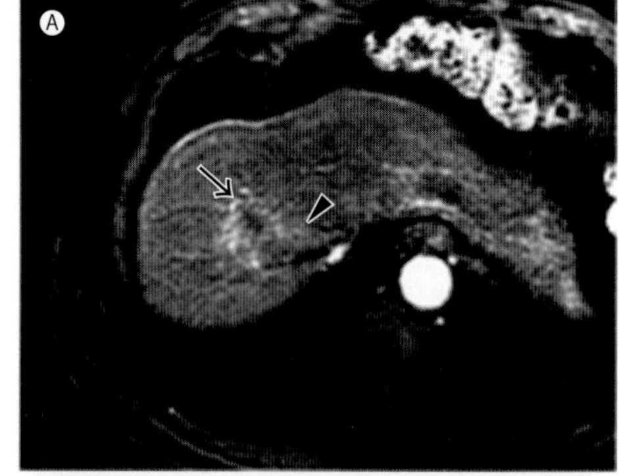

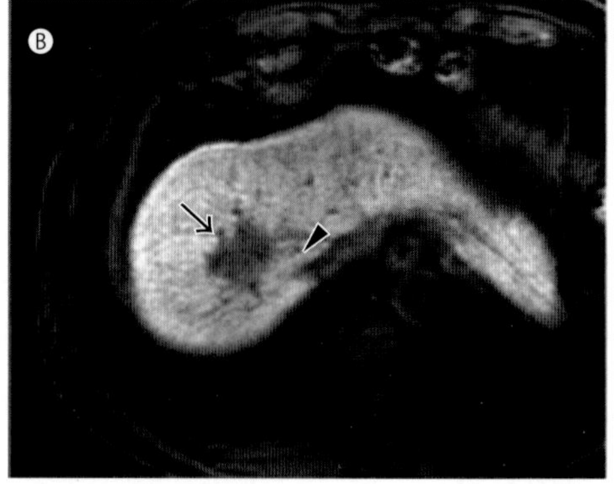

图　A：EOB增强MRI动脉期；B：同肝细胞期（60余岁，男性）

■参考征象

增强富血供结节→p.170/增强延迟强化（血池）→p.210

九、肝硬化

【影像表现】

肝穹顶下线样并逐步向肝表面扩展为楔状的早期强化区域（图：→）。

【鉴别要点】

在肝硬化病例中，经常可以观察到早期强化的小病灶，需要与富血供肝细胞癌鉴别诊断。这些微小的AP-shunt，主要是因为局部的末梢门静脉血流降低和门静脉高压，引起肝动脉血流增加。除了楔形强化，还有圆形、椭圆形、扇形等各种形态。圆形和椭圆形的病例比较多，有时需要与肝细胞癌相鉴别，但多平面重建中仍呈楔形，在EOB增强MRI肝细胞期中与周围肝呈等信号，这是鉴别的要点。

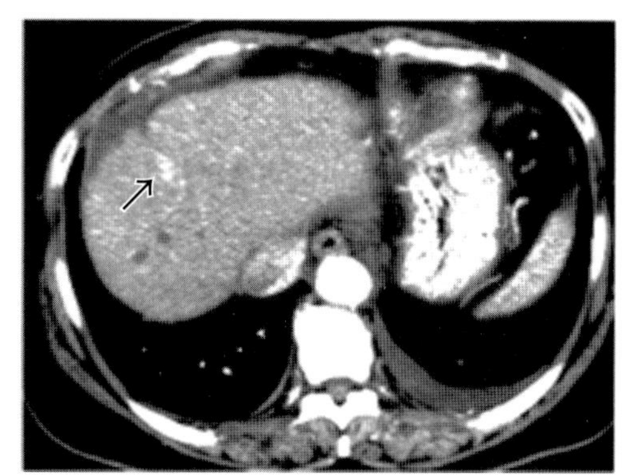

图　增强CT动脉期（60余岁，男性）

■参考征象

弥漫性萎缩→p.13/部分增生肥大→p.18/部分萎缩→p.24/表面变形或凹陷→p.55/CT平扫高密度结节→p.140/CT平扫肝实质低密度→p.153

十、团块状纤维化（confluent fibrosis）

【影像表现】

肝左叶内侧区域可见向肝表面扩展的楔状强化（图：→）。

【鉴别要点】

进展期肝硬化整体肝萎缩，有时可见被称为团块状纤维化（confluent fibrosis）的楔状纤维灶。团块状纤维灶多见于酒精性肝硬化，增强后多呈延迟强化，反映了内部纤维化。但增强早期也有少量强化的病例。影像上需要与胆管癌和非典型肝细胞癌相鉴别。

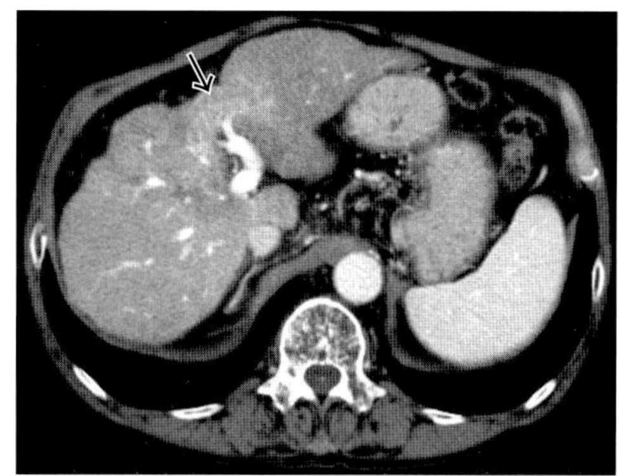

图　增强CT肝动脉晚期（70余岁，男性）
（岐阜县综合医疗中心　兼松雅之医生提供）

■参考征象

部分萎缩→p.25/表面的变形或凹陷→p.54/边界不清肿块→p.66/CT平扫肝实质低密度→p.153/增强延迟性强化（血池）→p.210/MRI T_2加权像低信号结节→p.246/EOB增强MRI肝细胞期摄取→p.258

十一、肝动脉-门静脉分流（AP-shunt）

【影像表现】

肝边缘楔形早期强化（图：→）。

【鉴别要点】

关于非肿瘤性AP-shunt，虽然影像可直接显示肝动脉和门静脉短路，但大多数情况下只是显示早期强化区域。仔细观察的话，有时可在早期强化区域内部见到分流的早期强化的门静脉分支。

AP-shunt可在MRI T_2加权像呈现浅淡的高信号。这是由于AP-shunt使肝窦内压上升，Disse腔水肿的结果。已知一部分AP-shunt在Gd-EOB-DTP增强MRI肝细胞期中可能有少许摄取降低，这反映了分流区肝细胞功能下降。

AP-shunt绝对不会在弥散加权像中呈现异常信号，扩散加权像对鉴别诊断有价值。

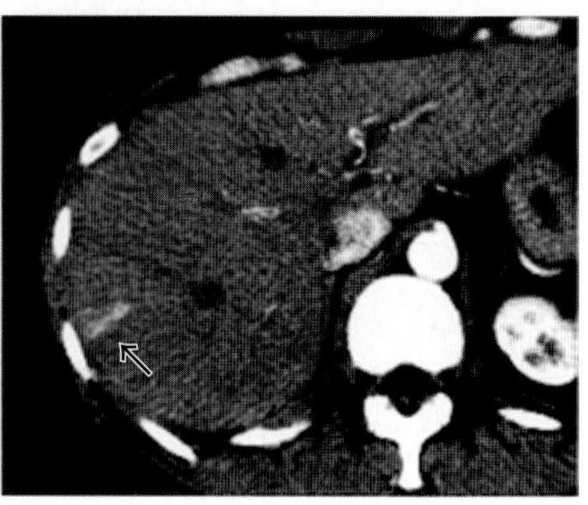

图　增强CT动脉期（60余岁，男性）

■参考征象

多发（弥漫性）结节→p.33/EOB增强MRI肝细胞期摄取→p.257

第26章

增强静脉早期回流

早期静脉回流（early venous return）是指在肝增强检查中，肝动脉晚期，使肝实质呈峰值强化之前，出现肝静脉的影像表现。该征象不仅存在于AP-shunt、AV-shunt、PV-shunt等血管病变，也可见于富血供肿瘤的静脉回流。

许多肝肿瘤是通过肝静脉回流的，从肝动脉流入的血分布到肿瘤血窦后，通过肝静脉流出。但富血供肝细胞癌的流出血管主要是贯穿肿瘤包膜的门静脉小分支，通过详细观察静脉回流路径，可以做出正确诊断。

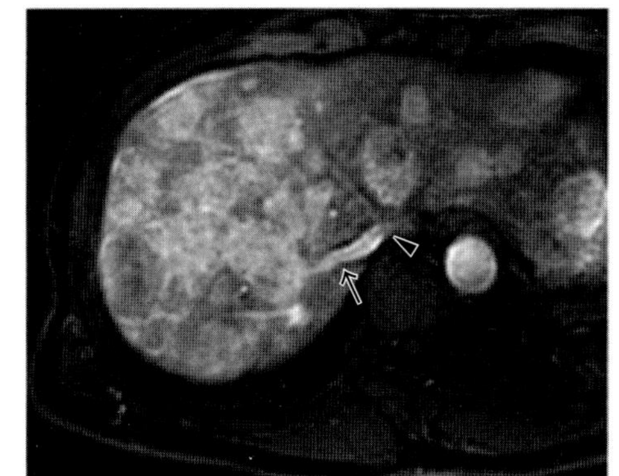

图　典型影像：富血供肝转移（胰内分泌肿瘤）
EOB增强MRI动脉期
在肝内可见多发的富血供肿瘤，显示与肿块相连右肝静脉（→）以及肝部下腔静脉（▶）

【须知!】 增强时相的术语

肝动态增强CT、MRI，不存在纯粹的动脉期，由于存在门静脉期重叠，正确的称法应该是肝动脉优势期，但在日常诊疗中，大多只称为动脉期。约1min后称为门静脉期，3min后称为平衡期，5min后称为延迟期。

肝EOB普美显增强MRI中，肝动脉优势期、门静脉期与CT相同，由于早期开始Gd即进入肝细胞，因此不存在纯粹的平衡期，2～3min后称为移行期。再过20min称为肝细胞期或肝胆道期。

动脉期是发现肝肿瘤强化的时机，利用动脉显示病灶的时期称为动脉早期，与此相对，也有动脉晚期。

胰腺的动脉期也被称为胰实质期，比肝的动脉期晚5s左右。

■参考文献

1）三浦　行矢ほか：原発性肝細胞癌（HCC）の腫瘍血流動態．Radiology Frontier，2006，9：7-14.

2）Ueda K，et al．Hypervascular hepatocellular carcinoma：evaluation of hemodynamics with dynamic CT during hepatic arteriography．Radiology，1998，206：161-166.

【鉴别诊断!】

◎富血性肝转移（→p.203）	△巨大的肝海绵状血管瘤
◎肝血管平滑肌脂肪瘤（→p.203）	▲婴儿血管瘤血管内皮瘤
◎局灶性结节性增生（FNH）（→p.204）	△肝内门静脉-肝静脉分流（PV-shunt）（→p.205）
△经典肝细胞癌（→p.204）	△奥斯勒-韦伯-朗迪病（→p.205）
△肝原发神经源性肿瘤（类癌）	△伪影

【征象缩略图】

富血供肝转移（胃泌素瘤）

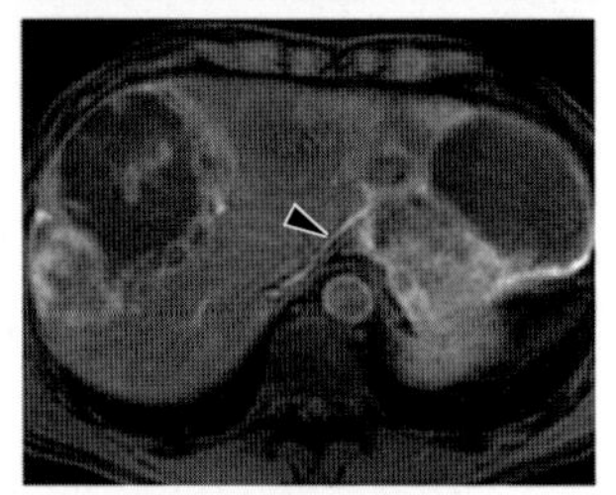

EOB增强MRI动脉期
60余岁，男性【解说→p.203】

肝血管平滑肌脂肪瘤

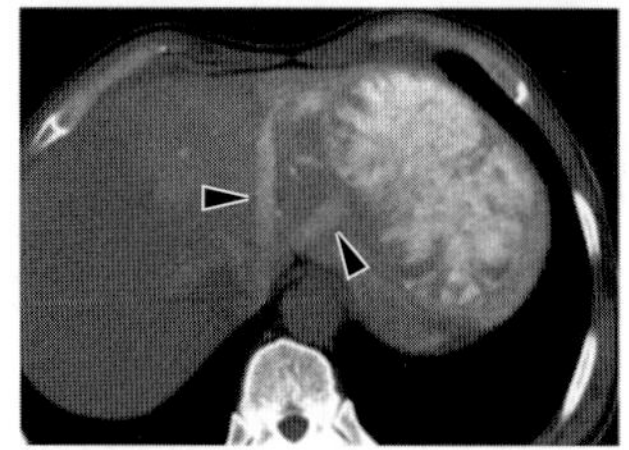

CTHA早期
30余岁，男性【解说→p.203】

局灶性结节性增生（FNH）

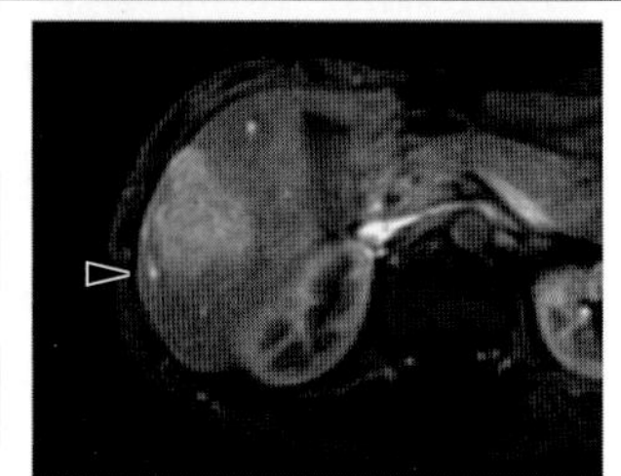

EOB增强MRI动脉期
30余岁，女性【解说→p.204】

经典肝细胞癌

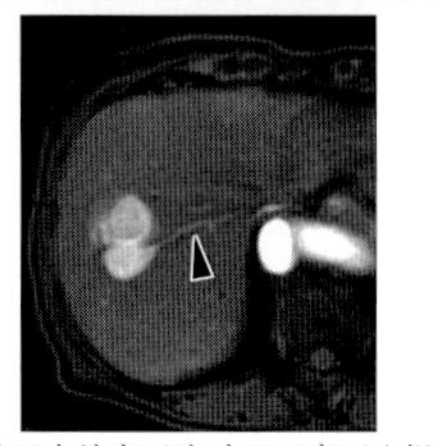

（NTT东日本关东医院 赤羽正章医生提供）

EOB增强MRI动脉期
80余岁，女性【解说→p.204】

PV-shunt

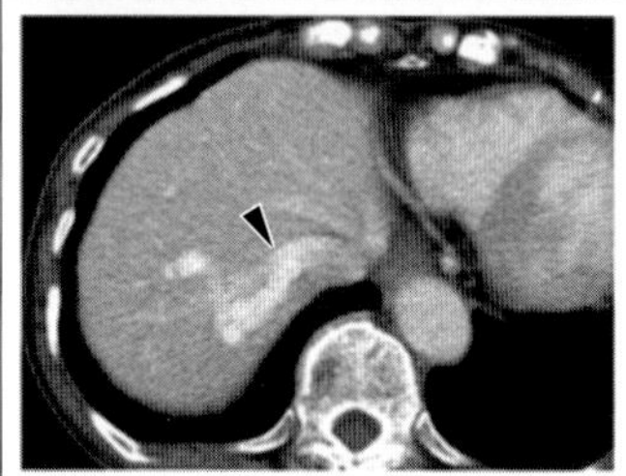

增强CT门静脉期
80余岁，女性【解说→p.205】

奥斯勒-韦伯-朗迪病

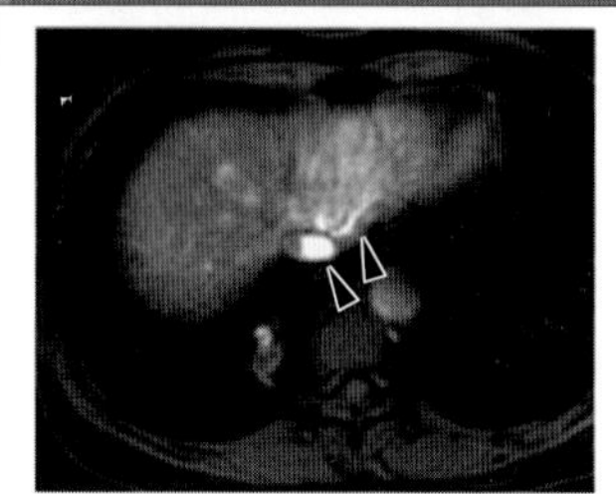

EOB增强MRI动脉期
30余岁，女性【解说→p.205】

【须知!】 奥斯勒-韦伯-朗迪病的亚型和肝病变

奥斯勒-韦伯-朗迪病（参照p.205）是遗传性出血性毛细血管扩张症（hereditary hemorrhagic telangiectasia，HHT），是常染色体显性遗传的血管性疾病，根据基因变异的种类分为Type 1（HHT1，endoglin基因变异）和type 2（HHT2，activ in receotor-like kinase type 1基因变异）等。除了鼻血等特征性症状之外，还发现伴有脏器动静脉畸形，有时会引起严重的并发症。

肝内可见AP-shunt和PV-shunt（或者两者兼有）的血管畸形，严重的情况下会引起高心输出性心力衰竭，需要治疗介入。肝病变多见HHT_2。由于血管瘤的压迫，会引起胆管扩张。

增强检查可明确诊断，但要排除中枢神经系统合并症，肺动静脉畸形、硬膜动静脉畸形等合并疾病，需要进一步检查。

表现为增强早期静脉回流的疾病

一、富血供肝转移（胃泌素瘤）

【影像表现】

EOB增强MRI动脉期显示环状强化、多发肝肿瘤，肿瘤内部无强化，提示为肿瘤坏死。肝左叶可见与肿瘤相连的左肝静脉提前显影（图：→）。

【鉴别要点】

转移性肝癌的静脉回流路径基本上是通过肝静脉，富血供肝转移，可显示早期静脉回流。若原发病灶明确，诊断应无困难。若原发灶不明确的富血供肝肿瘤，该征象对富血供肝细胞癌的鉴别有价值。

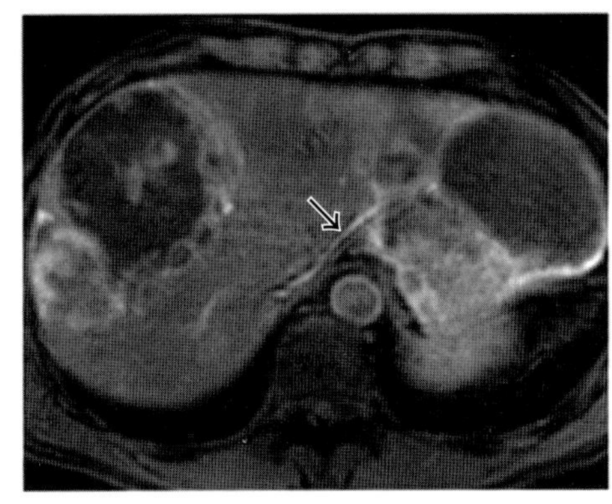

图　EOB增强MRI动脉期（60余岁，男性）

■参考征象

多发（弥漫性）结节→p.34/中心部低密度肿块（中央瘢痕）→p.70/CT平扫高密度结节→p.139/增强富血供结节→p.165/增强楔状早期强化→p.195/MRI T_1加权像高信号结节→p.229

二、肝血管平滑肌脂肪瘤

【影像表现】

占据肝左叶外侧区域的富血供肿块，CTHA（肝总动脉造影CT）早期显示左肝静脉和中肝静脉（图：→）。

【鉴别要点】

肝血管平滑肌脂肪瘤与肾血管平滑肌脂肪瘤相比，在图像中看不到脂肪成分的情况多见，与富血供肝细胞癌的鉴别困难。除了早期静脉回流外，肿瘤无包膜、ADC值较高对于与富血供肝细胞癌的鉴别来说很有价值。临床上肿瘤标志物AFP不升高，在鉴别上也很有用。

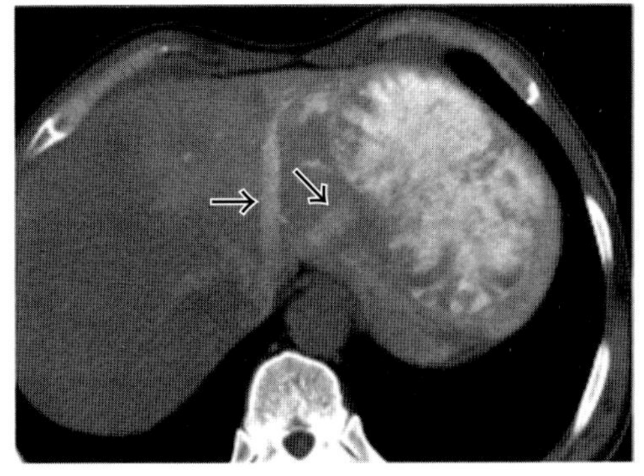

图　CTHA早期（30余岁，男性）

■参考征象

肝外突出性病变→p.81/含脂肿块→p.114/增强富血供结节→p.166/MRI T_1加权像高信号结节→p.224

三、局灶性结节性增生

【影像表现】

Gd-EOB-DTPA增强MRI动脉期，肝右叶可见早期大致均匀强化的肿块（图A：→）。沿肿瘤边缘可见早期流出静脉（图A：▶）。肝细胞期，与上述肿瘤范围一致的EOB摄取（图B：→）。

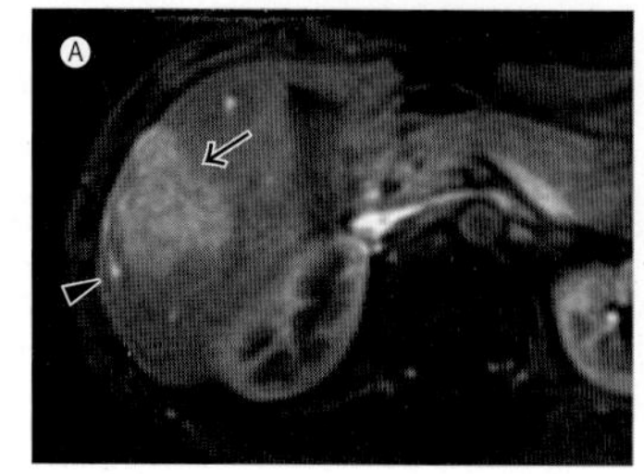

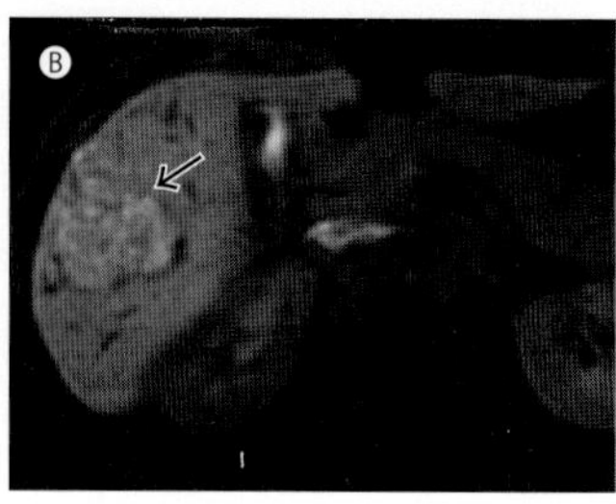

图　A：EOB增强MRI动脉期；B：同肝细胞期（30余岁，女性）

【鉴别要点】

局灶性结节性增生（focal nodular hyperplasia，FNH）是血管形成异常引起的增生性病变，有30%左右病例可在肿瘤周围观察到扩张的流入动脉和流出静脉。与肝细胞癌和肝细胞腺瘤的鉴别很重要，但仅凭血流异常很难进行鉴别，一般认为FNH的特征性影像表现是中心瘢痕（central scar）和EOB增强MRI肝细胞期呈现等～高信号（EOB的摄取），早期静脉回流只是附见征象。

■参考征象

中心部低密度肿块（中央瘢痕）→p.75/肝外突出性病变→p.81/分叶状肿块→p.91/增强富血供结节→p.169/增强廓清现象→p.218/EOB增强MRI肝细胞期高信号→p.252/EOB增强MRI肝细胞期摄取→p.256/EOB增强MRI肝细胞期环形强化→p.263

四、经典肝细胞癌

【影像表现】

GD-EOB-DTPA增强MRI动脉期，可见以肝右叶S8为主的早期强化肿块（图A：→）。与肿块相连的右肝静脉（图A：▶）。动脉晚期可见增强廓清效应，符合经典肝细胞癌影像表现。右肝静脉动脉晚期全程显示（图B：▶）。

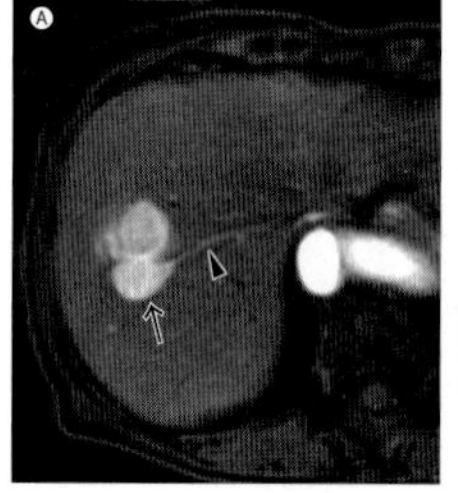

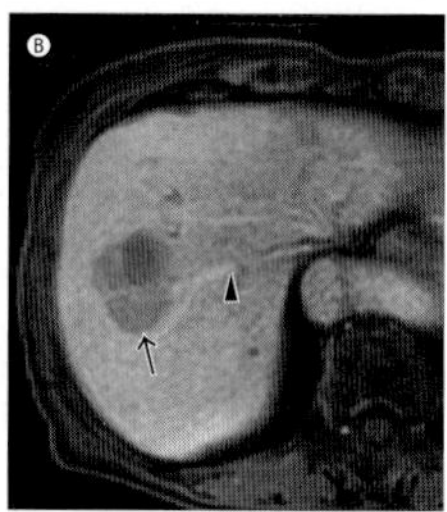

图　A：EOB增强MR动脉期；B：同增强后期像（120s延迟）（80余岁，女性）

（NTT东日本关东医院　赤羽正章医生提供）

【鉴别要点】

经典肝细胞癌（hepatocellular carcinoma，HCC）静脉回流基本上是通过门静脉，但有一定比例的早期肝静脉回流。在发现肝早期静脉回流的情况下，与含脂较少的肝血管平滑肌脂肪瘤（hepatic angiomyolipoma，AML）需要鉴别。HCC早期回流静脉显示比较浅淡，AML即使病灶小也能发现早期静脉回流。因此，HCC通常比较大。HCC多浸润肝静脉引起肝动脉静脉短路（AV shunt），需要筛查包括肺转移在内的远处转移。

■参考文献

1）Jeon TY，et al．Assessment of triple-phase CT findings for the differentiation of fat-deficient hepatic angiomyolipoma from hepatocellular carcinoma in non-cirrhotic liver．Eur J Radiol，2010，73：601-606．

■参考征象

多发（弥漫性）结节→p.31/肝内胆管扩张→p.42/中心部低密度肿块（中央瘢痕）→p.74/肝外突出性病变→p.79/分叶状肿块→p.90/含脂肿块→p.110/CT平扫高密度结节→p.136/增强富血供结节→p.162/增强环形强化→p.190/增强楔状早期强化→p.197/增强廓清现象→p.216/MRI T_1加权像高信号结节→p.222，223/MRI T_1加权化学位移成像的信号变化→p.243/EOB增强MRI肝细胞期高信号→p.250/EOB增强MRI肝细胞期摄取→p.255

五、肝门静脉-肝静脉分流（PV-shunt）

【影像表现】

增强CT门静脉期横断面图像，可见肝S7区域扩张、纡曲的异常血管（图A：→），与右肝静脉（图A：▶）汇合后流入肝部下腔静脉（图A：⇨）。

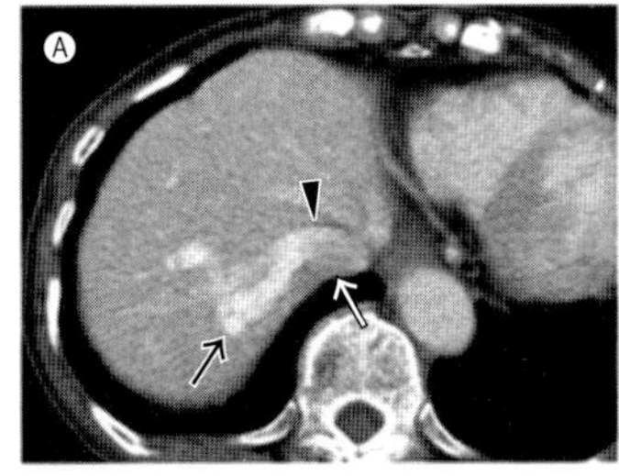

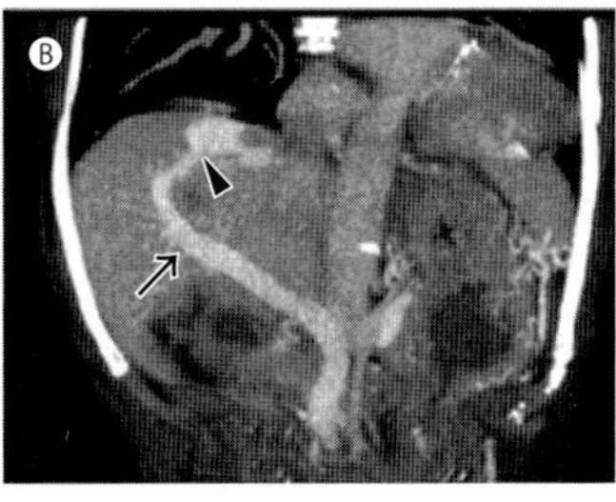

图　A：增强CT门静脉期；B：同冠状面像（80余岁，女性）

在冠状断面图像中，可明确血管来自门静脉（图B：→）的分支与异常血管（图B：▶）的连续，最终与肝部下腔静脉（在该断面中未标出）延续。

【鉴别要点】

PV-shunt只要仔细确认所显示血管的连续性，就容易诊断。

当存在PV-shunt时，由于门静脉血流向体循环，可引起高氨血症，为了指导门静脉或经肝静脉栓塞术，最好使用多平面重建（MPR）等充分显示异常血管解剖。

■参考征象

分叶状肿瘤→p.96

六、奥斯勒-韦伯-朗迪病（Osler-Weber-Rendu病）

【影像表现】

肝左叶外侧区域不均匀强化，内部可见多条线状影（图：→），与肝部下腔静脉（图：▶）连续。右肺下叶所见的强化肿块（图：⇨）是肺动脉畸形。

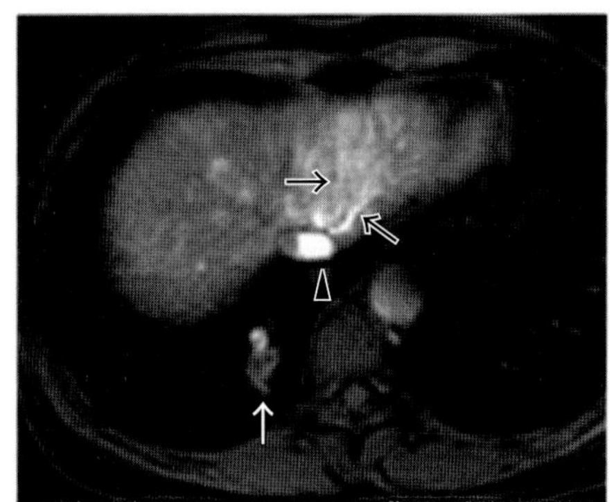

图　EOB增强MRI动脉期（30余岁，女性）

【鉴别要点】

奥斯勒-韦伯-朗迪病是遗传性出血性毛细血管扩张症（hereditary hemorrhagic telangiectasia，HHT），一种常染色体显性遗传的血管性疾病。

除了鼻血等特征性症状，还可见皮肤和黏膜毛细血管扩张症和脏器动静脉畸形，可产生出血和分流等严重并发症。

肝中有时会出现AP-shunt和PV-shunt（或者两者兼有）等血管畸形，严重的情况下会引起高心输出性心力衰竭，因此需要治疗。

血管瘤的压迫胆管，可引起胆管扩张。

增强检查基本可以明确诊断，如考虑中枢神经系统并发症、肺动静脉畸形或硬膜动静脉畸形等，需要追加其他检查确诊。

第27章

增强延迟性强化（含血池强化）

● 呈延迟强化的肝肿块

延迟强化没有明确的定义，一般是指注射对比剂3min后的影像，密度高于正常肝实质强化程度的影像表现。

原因有：①间质丰富；②血管腔扩大。

（1）间质丰富的原因多为纤维性间质反应性增生，即使伴有水肿和黏液变性，仍显示为延迟强化。作为延迟强化的代表性疾病，有胆管细胞癌、大肠癌和乳腺癌肝转移、混合型肝细胞癌、硬化型肝细胞癌、类上皮血管内皮瘤等。

（2）血管腔扩大引起的疾病有血管瘤和肝紫癜（peliosis）。对比剂在扩张的血管腔内潴留（pooling），造成了延迟强化。

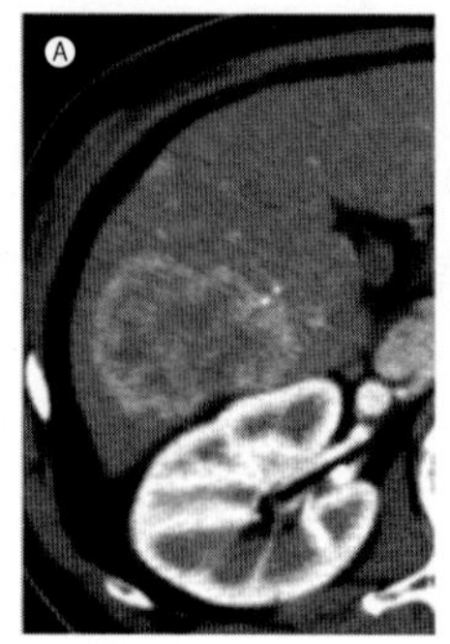

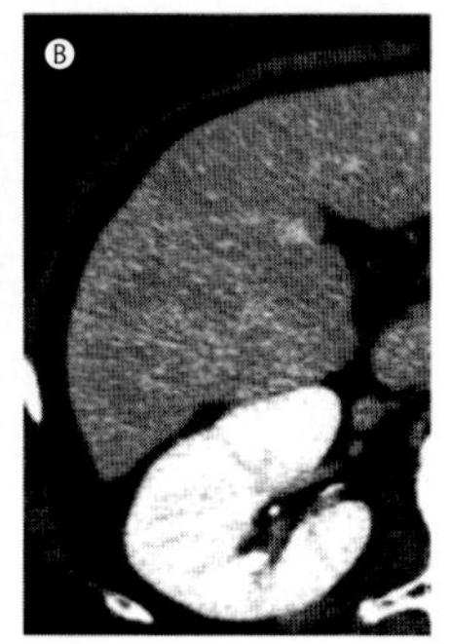

图　典型影像：胆管细胞癌（外周型）

A：增强CT动脉期；B：同平衡期

■参考文献

1）Gabata T，et al．Delayed MR imaging of the liver：correlation of delayed enhancement of hepatic tumors and pathologic appearance．Abdom Imaging，1998，23：309-313．

2）Yoshikawa J，et al．Delayed enhancement of fibrotic areas in hepatic masses：CT-pathologic correlation．J Comput Assist Tomogr，1992，16：206-211．

【鉴别诊断!】

〈纤维性间质引起〉

◎胆管细胞癌（→p.208）
○硬化型肝细胞癌（→p.208）
◎混合型肝癌（→p.209）
○细胆管细胞癌（→p.209）
◎转移性肝癌（普通型）（→p.209）
△假腺管型肝细胞癌
△肝炎性假瘤（→p.210）
○团块状纤维化（→p.210）
○上皮样血管内皮瘤（→p.211）
◎间叶性错构瘤（→p.211）

〈血管腔扩大（pooling）引起〉

◎肝海绵状血管瘤（→p.212）
○巨大的肝海绵状血管瘤～血管瘤病（→p.212）
○不典型血管瘤（→p.213）
○硬化性血管瘤（→p.213）
△血管肉瘤
○肝内门静脉瘤（PV-shunt）
△肝紫癜

【征象缩略图】

胆管细胞癌

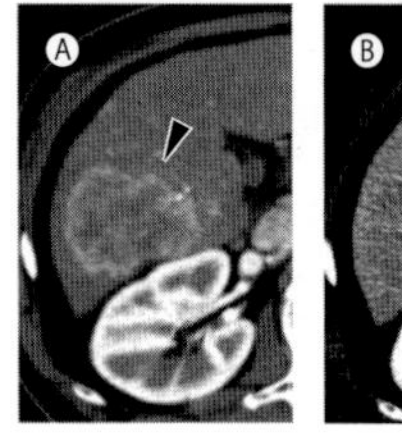

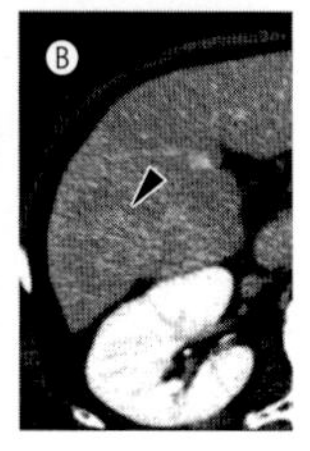

A：增强CT动脉期；B：同平衡期

70余岁，男性【解说→p.208】

硬化型肝细胞癌

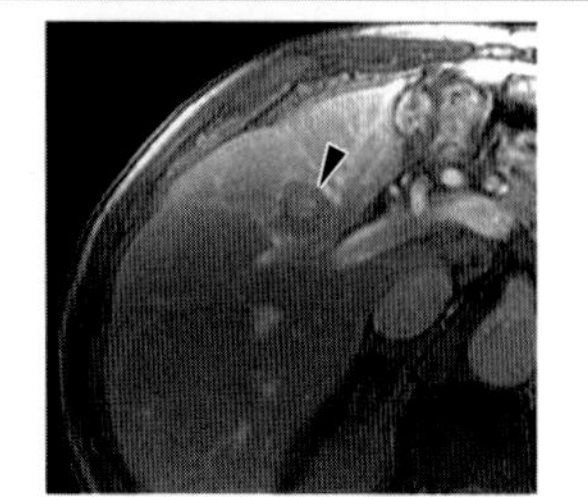

动态增强MRI平衡期

60余岁，男性【解说→p.208】

混合型肝癌

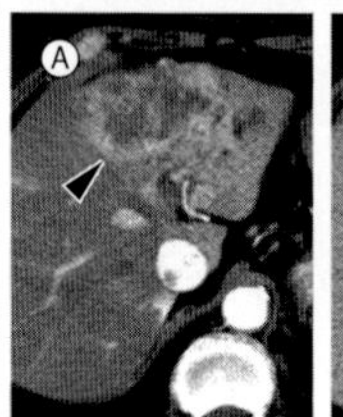

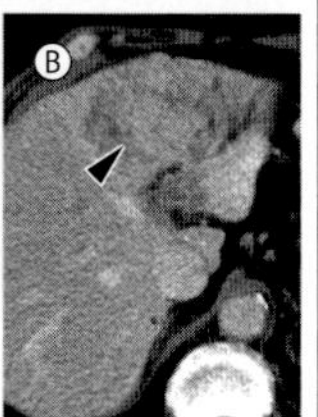

（埼玉医科大学国际医疗中心佐野胜广医生提供）

A：增强CT动脉期；B：同平衡期

70余岁，男性【解说→p.209】

细胆管细胞癌

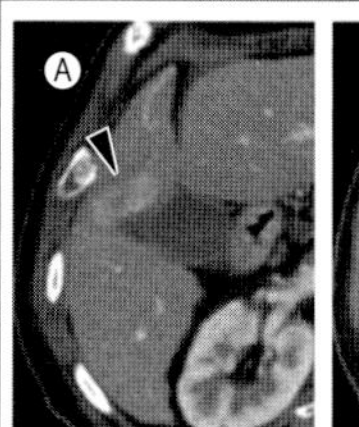

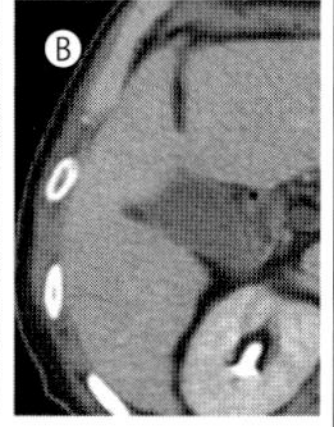

A：增强CT动脉期；B：同平衡期
80余岁，男性【解说→p.209】

转移性肝癌（普通型）

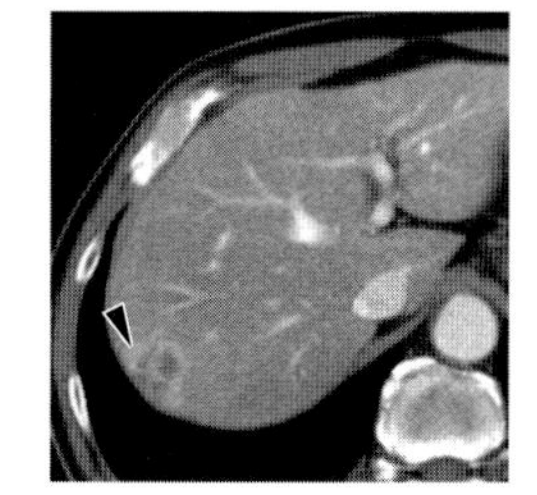

增强CT平衡期
60余岁，男性【解说→p.209】

肝炎性假瘤

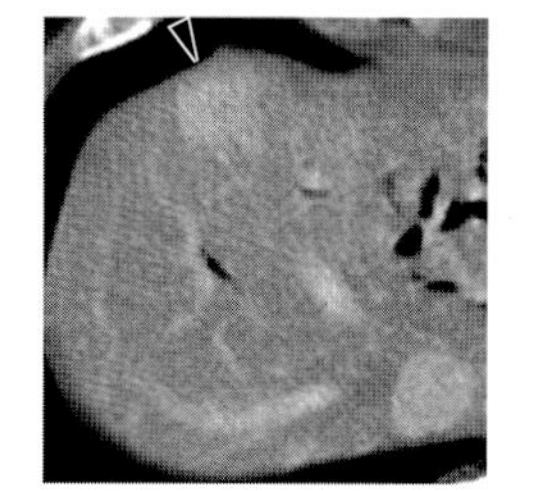

增强CT平衡期
70余岁，男性【解说→p.210】

团块状纤维化

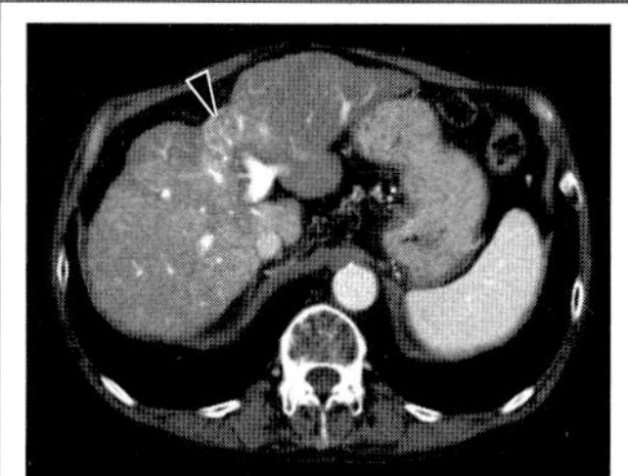

增强CT后期肝动脉优势期
70余岁，男性【解说→p.210】

上皮样血管内皮瘤

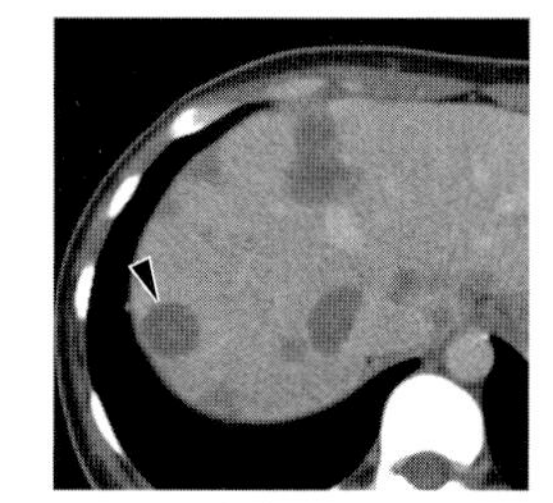

增强CT平衡期
20余岁，女性【解说→p.211】

海绵状血管瘤

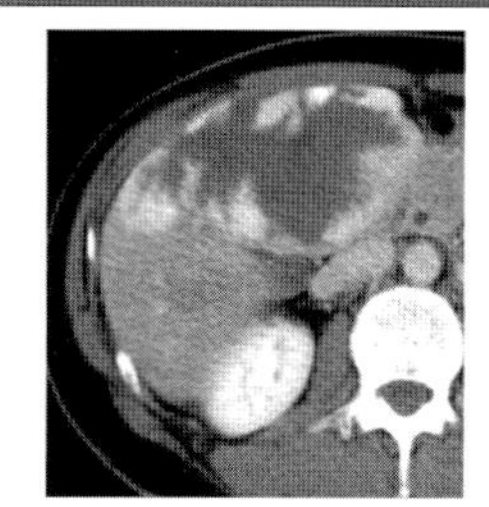

增强CT平衡期
50余岁，男性【解说→p.212】

巨大的肝海绵状血管瘤

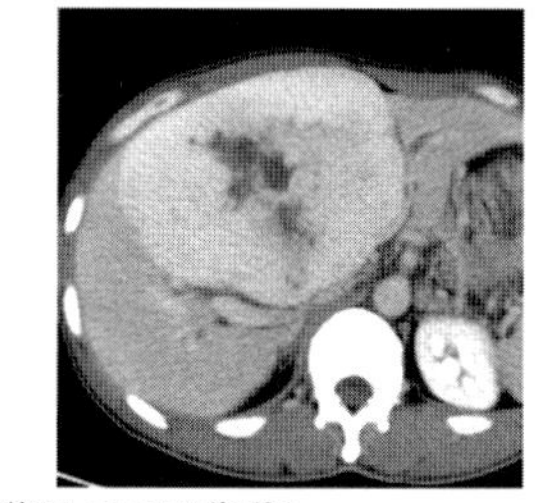

增强CT平衡期
40余岁，男性【解说→p.212】

不典型血管瘤（亮点征）

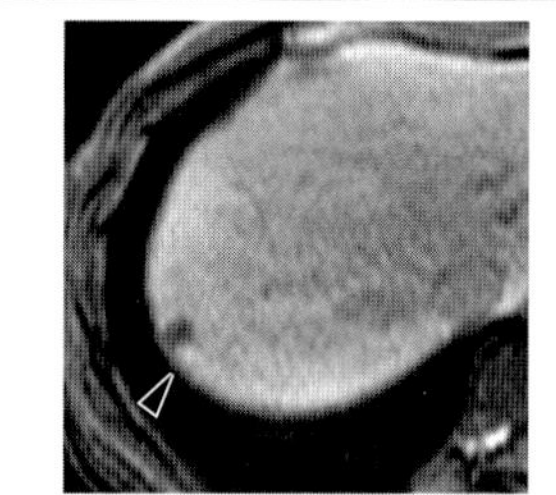

动态增强MRI平衡期
60余岁，男性【解说→p.213】

不典型血管瘤（亮点征）

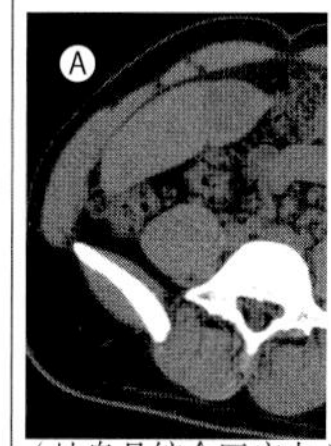

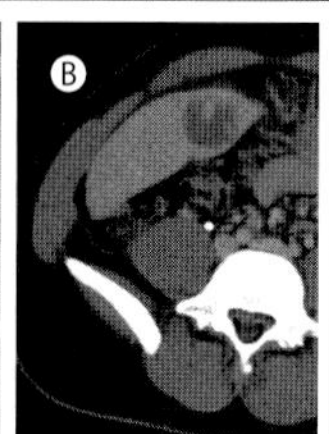

（岐阜县综合医疗中心兼松雅之医生提供）
A：CT平扫；B：增强CT
20余岁，男性

硬化性血管瘤

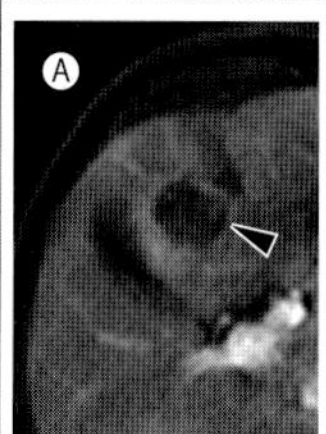

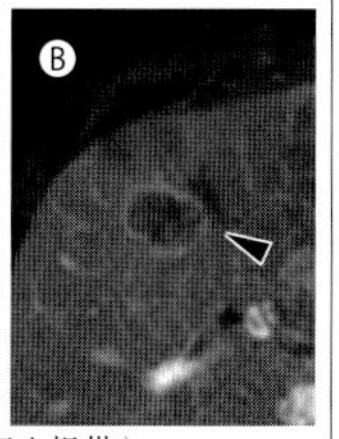

（近畿大学鹤崎正胜医生提供）
A：增强MR动脉期；B：同平衡期
40余岁，女性【解说→p.213】

一、胆管细胞癌

【影像表现】

动脉期肝S6可见4cm大小边缘增强的肿块（图A：→）。平衡期中心部可见延迟性强化（图B：→）。

【鉴别要点】

肉眼可分为肿块形成型、胆管浸润型、胆管内生长型等。图示病例为肿块形成型。动脉期可见边缘环状强化，中心部分逐渐强化。大肠癌等其他腺癌引起的肝转移与其影像表现类似。混合型肝癌、硬化型肝细胞癌、细胆管细胞癌也需要区别。动脉期较强的强化是鉴别的要点。

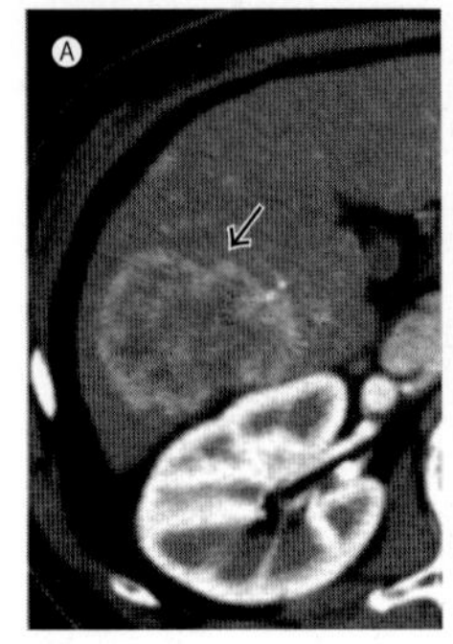

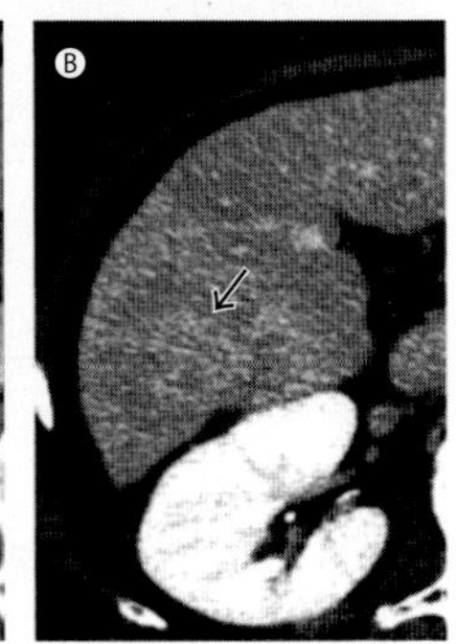

图　A：增强CT动脉期，B：同平衡期（70余岁，男性）

■参考征象

部分萎缩→p.24/肝内胆管扩张→p.42/表面变形或凹陷→p.52/边界不清肿→p.61/中心部低密度肿块（中央瘢痕）→p.71/分叶状肿块→p.87/增强乏血供结节→p.178/增强环形强化→p.189/EOB增强MRI肝细胞期摄取→p.258

二、硬化型肝细胞癌

【影像表现】

平衡期肝S5见15mm大小结节，在中心部分可见延迟强化（图：→）。

【鉴别要点】

肝细胞癌组织学分类亚型之一，肿瘤细胞索被大量纤维性间质包围。动态增强CT/MRI中，可表现为早期强化，并呈延迟性强化倾向。

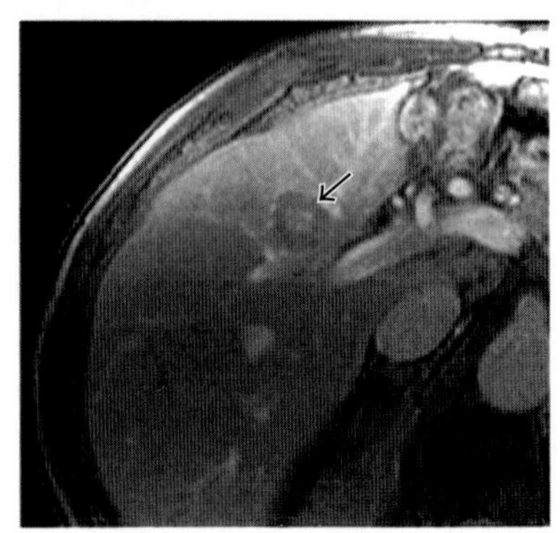

图　动态增强MRI平衡相期（60余岁，男性）

■参考征象

增强富血供结节→p.163/增强乏血供结节→p.176/增强环形强化→p.191

三、混合型肝癌

【影像表现】

肝左叶可见7cm大小肿块（图A：→）。动脉期边缘区域强化，平衡期中心部分延迟强化（图B：→）。

【鉴别要点】

单一肿瘤内混合明显分化的肝细胞癌和胆管细胞癌的两种成分。肝细胞癌成分表现为早期强化和增强排空，胆管细胞癌成分表现为早期强化程度不高，但有延迟强化倾向。

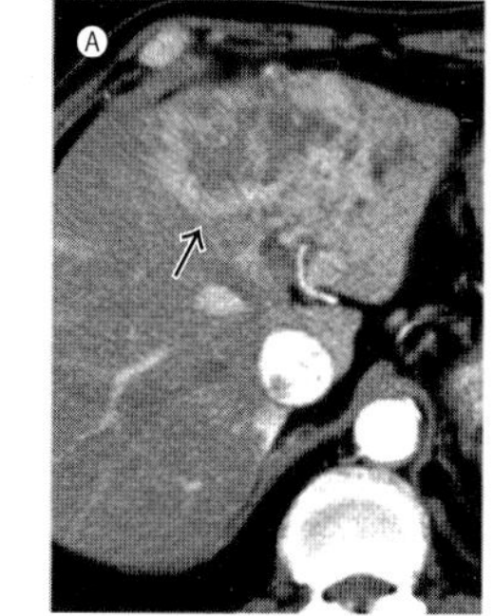

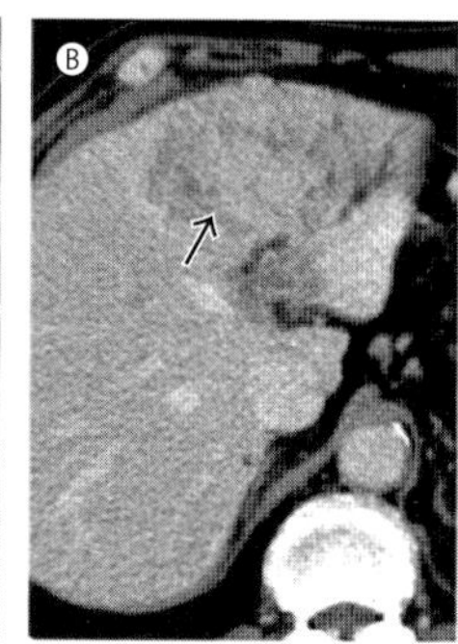

图　A：增强CT动脉期；B：同平衡期（70余岁，男性）
（埼玉医科大学国际医疗中心　佐野胜广医生提供）

■参考征象

表面变形或凹陷→p.53/分叶状肿块→p.88/增强富血供结节→p.164

四、细胆管细胞癌

【影像表现】

肝S5可见动脉期强化结节（图A：→）。平衡期未见增强廓清现象，与周边肝实质基本相等密度。

【鉴别要点】

由可分化为肝细胞和胆管细胞的前体细胞，即存在于细胆管或Hering管的上皮细胞发生的。通常由与肝细胞癌（HCC）和肝内胆管癌（ICC）类似的结构混合，呈现多样的组织结构和影像表现，多缓慢增大。约半数病例有肝炎和肝硬化的肝背景。在T_1加权像呈低信号，T_2加权像呈高信号，动态增强中有两种强化类型：整体强化、增强廓清型和边缘强化、延迟强化型。

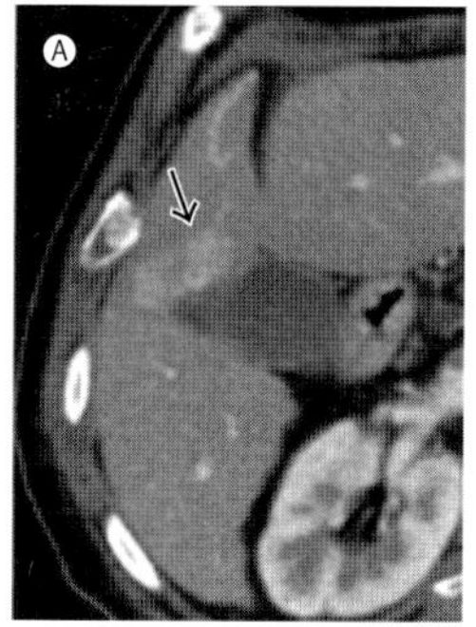

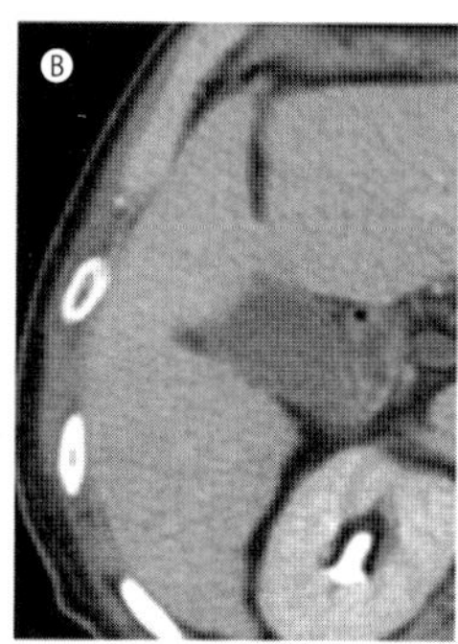

图　A：增强CT动脉期；B：同平衡期（80余岁，男性）

■参考征象

分叶状肿块→p.88/增强富血供结节→p.164/增强环形强化→p.190

五、转移性肝癌（普通型）

【影像表现】

肝S7门静脉相可见边缘和中心部位浅淡强化结节（图：→）。

【鉴别要点】

动脉期呈环状强化，门静脉期一般呈相对低密度。但在纤维性间质丰富的情况下，可显示延迟强化，有时很难与胆管细胞癌和混合型肝细胞癌相鉴别。

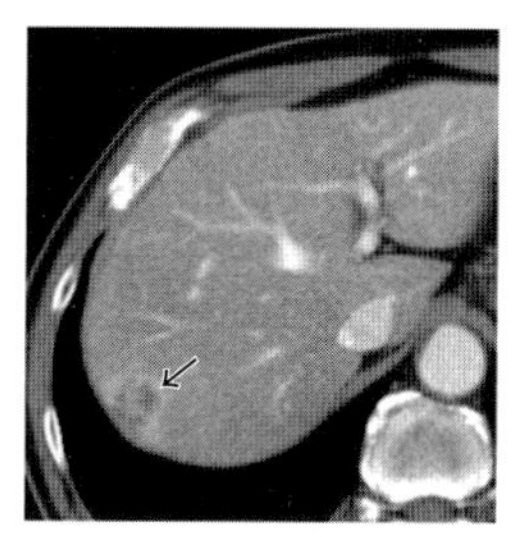

图　增强CT平衡期（60余岁，男性）

■参考征象

多发（弥漫性）结节→p.35/表面变形或凹陷→p.52/中心部低密度肿块（中央瘢痕）→p.70/分叶状肿块→p.87/含钙肿块→p.103/CT平扫高密度结节→p.137/增强乏血供结节→p.178/增强环形强化→p.189/增强楔状早期强化→p.195/EOB增强MRI肝细胞期摄取→p.258/EOB增强MRI肝细胞期环形强化→p.266

六、肝炎性假瘤

【影像表现】

肝右叶S4/8增强CT平衡期可见2cm大小，轻微强化的延迟强化结节（图：→）。

【鉴别要点】

肝炎性假瘤（inflammatory pseudotumor）是以炎症细胞浸润和纤维性间质反应为主的炎症性类肿瘤病变。病因有感染和闭塞性静脉炎，患者可伴发热、炎症反应等，但也可无症状。影像表现缺乏特征性，呈现各种增强表现，与伴慢性肝脓肿和纤维性间质反应的末梢型胆管癌和肝转移鉴别很困难。

另外，炎症性肌成纤维细胞瘤（inflammatory myofibroblastic tumor）被认为是炎症性假肿瘤的亚型，是肌成纤维细胞分化的纺锤形细胞的增殖与炎症性细胞浸润混杂而成，是预后良好的罕见疾病，但肺的炎症性肌成纤维细胞瘤有转移到大脑的报道。

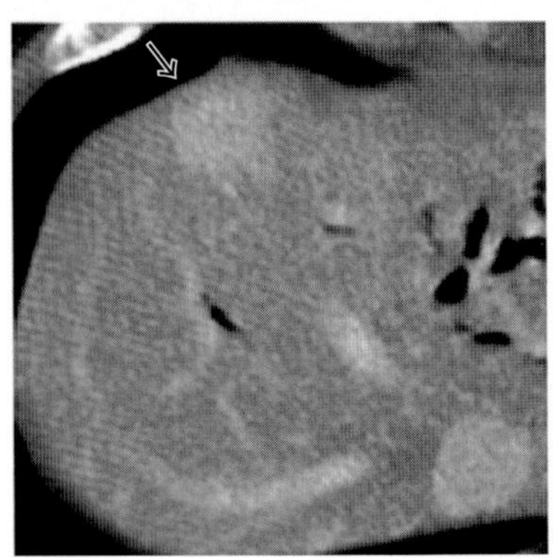

图 增强CT平衡期（70余岁，男性）

■参考文献

1）Petridis AK，et al. Metastatic low-grade inflammatory myofibroblastic tumor（IMT）in the central nervous system of a 29-year-old male patient. Clin Neuropathol，2004，23：158-166.

■参考征象

增强富血供结节→p.170/增强楔状早期强化→p.198

七、团块状纤维化

【影像表现】

肝硬化病例。部分严重萎缩的团块状纤维灶呈浅淡早期强化（图：→）。在萎缩的肝实质内可见密度增高的末梢门静脉分支。

【鉴别要点】

在进展期硬化肝中，可产生团块状纤维化（confluent hepatic fibrosis）。团块状纤维化多见于肝方叶和右前区域，可呈肝门部放射状扩展的楔状型、位于肝边缘的边缘型、全肝或肝叶萎缩的萎缩型。其中楔状型最多，与病毒性肝硬化相比，酒精性肝硬化更可能发生。肝边缘凹陷和肝实质萎缩是特征影像表现。

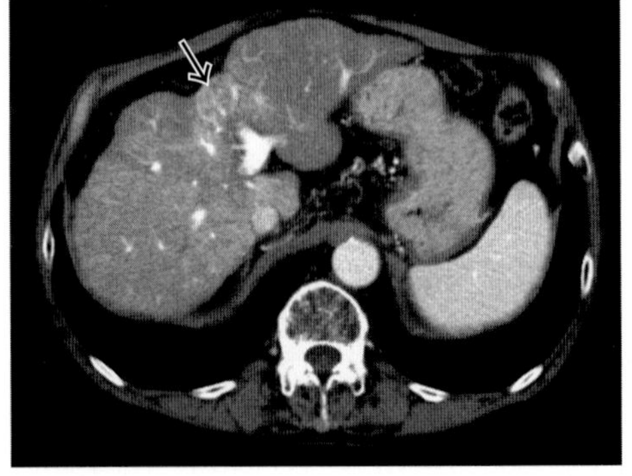

图 增强CT后期肝动脉优势期（70余岁，男性）
（岐阜县综合医疗中心 兼松雅之医生提供）

文献报道称，CT平扫呈轻度低密度，增强CT门静脉期呈等低密度，平衡期延迟强化，反映了肝纤维化。在萎缩的肝实质内部，有时会发现密集的门静脉分支。

在MRI T_1加权像呈轻度低信号，T_2加权像呈轻度高信号。Gd-EOB-GTPA增强MRI肝细胞期，多数与周边肝摄取对比剂程度相同。

■参考文献

1）Ohtomo K，et al. Confluent hepatic fibrosis in advanced cirrhosis：evaluation with MR imaging. Radiology，1993，189（3）：871-874.

2）Ohtomo K. et al. Confluent hepatic fibrosis in advanced cirrhosis：appearance at CT. Radiology，1993，188：31-35.

■参考征象

部分萎缩→p.25/表面变形或凹陷→p.54/边界不清肿块→p.66/CT平扫肝实质低密度→p.153/增强楔状早期强化→p.199/MRI T_2加权像低信号结节→p.246/EOB增强MRI肝细胞期摄取→p.258

八、上皮样血管内皮瘤

【影像表现】

增强CT平衡期显示肝右叶多发结节（图：→）。结节内部有极淡的强化。

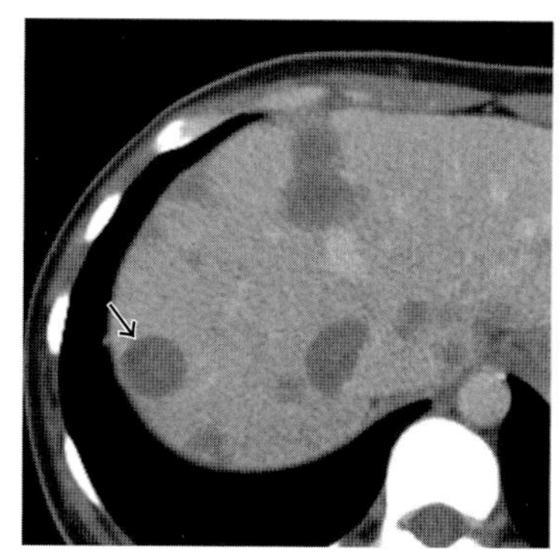

图　增强CT平衡期（20余岁，女性）

【鉴别要点】

本病是罕见的血管内皮引起的肿瘤，好发于肺、肝，但也有报道四肢、喉、唾液腺、斜坡发生。发病以年轻成人居多，女性略多。恶性度处于血管瘤和血管肉瘤之间，呈中低恶性度。病灶多发生于肝包膜下，牵拉肝包膜，使肿瘤周围肝表面凹陷，多发、融合现象常见。肿瘤具有层状结构是其特征，其中心部分可玻璃样变、黏液样变及纤维化，T_2加权像呈高信号和延迟强化。其边缘部分肿瘤细胞较多，可呈环状强化，但也有外侧强化效果不良的无血管区（avascular zone）。

■**参考征象**

多发（弥漫性）结节→p.37/表面变形或凹陷→p.57/中心部低密度肿块（中央瘢痕）→p.74/含钙肿块→p.104/CT平扫高密度结节→p.138

九、间叶性错构瘤

【鉴别要点】

在小儿中发生的肝肿瘤，发生率仅次于肝母细胞瘤、血管内皮瘤、肝细胞癌，排第4位。以月龄18～24个月的幼儿居多。间叶性错构瘤主要由结缔组织构成，其中含有大量浆液、肝细胞、胆管成分。影像表现为边界清晰的巨大肿块，右叶发生居多。肿瘤密度多种多样，纤维化成分占优势呈实性肿块；囊性成分占优势、内部间隔形成则呈多房囊性肿块。影像上需与巨大血管瘤、胆管囊腺瘤（癌）、外伤性血肿等囊性病变，以及囊变明显的肝细胞癌（特别是肉瘤样肝癌）等相鉴别。

■**参考征象**

肝的多房性囊肿→p.98/增强乏血供结节→p.183

十、肝海绵状血管瘤

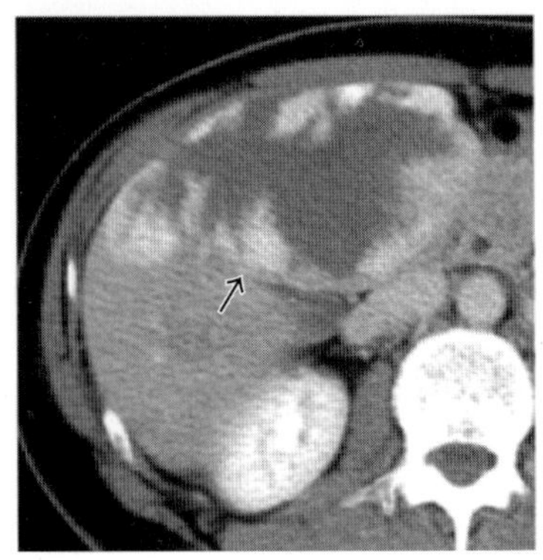

图　增强CT平衡期（50余岁，男性）

【影像表现】

以肝S4为中心8cm大小肿块（图：→）。动脉期（未提示）可见边缘结节状强化（peripheral nodular enhancement），对比剂渐进向心性充填（progressive centripetal filling），后期持续性强化（prolonged enhancement）。本病例在3min后的平衡期显示了渐进性充填（progressive centripetal filling）。

【鉴别要点】

影像表现典型的血管瘤，诊断无困难。影像不典型的血管瘤，有动脉期整体强化的血管瘤（早期强化型）、平衡期部分不强化的血管瘤（延迟强化型）、伴有钙化的血管瘤、硬化性血管瘤（sclerosing/sclerosed hemangioma）、伴囊肿和出血的血管瘤等。如MRI T_2加权像呈高信号，而肿瘤内可见血池的结节状强化（亮点征），诊断容易。Gd-EOB-DTPA增强有时难以确认增强后期像的血池，因此诊断小血管瘤应使用细胞外液性钆对比剂。

■**参考征象**

多发（弥漫性）结节→p.32/中心部低密度肿块（中央瘢痕）→p.73/肝外突出性病变→p.80/分叶状肿块→p.92/含钙肿块→p.104/增强富血供结节→p.167/增强楔状早期强化→p.196/EOB增强MRI肝细胞期摄取→p.259

十一、巨大的肝海绵状血管瘤

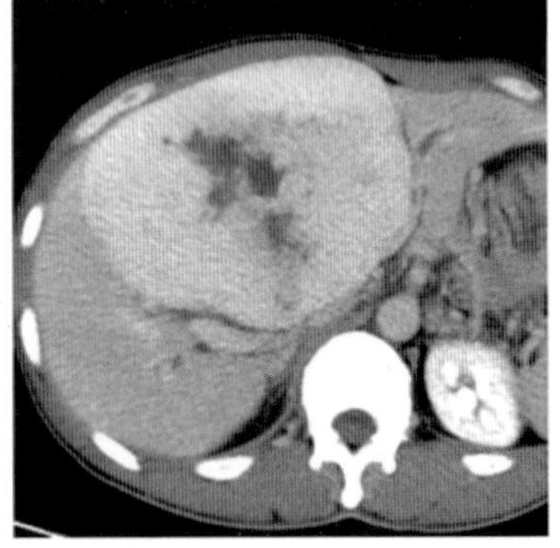

图　增强CT平衡期（40余岁，男性）

【影像表现】

肝S4 13cm大小肿块。平衡期除中心部分以外，肿块呈持续性强化（prolonged enhancement），符合巨大肝血管瘤的影像表现。

【鉴别要点】

巨大的血管瘤会引起腹部不适，偶尔会因破裂引起肿瘤内出血和卡萨巴赫-梅里特综合征，需要进行治疗。肿瘤内部可发生血栓化、玻璃样变、纤维性瘢痕增生和钙化等变化，呈多种密度表现。其强化方式与普通海绵状血管瘤相同，诊断并不困难。

■**参考征象**

弥漫性增生→p.10/部分增生→p.19/肝实质的多发斑片状影像（马赛克影）→p.132/CT平扫肝实质低密度→p.154

十二、不典型血管瘤

【影像表现】

病例1在肝S8边缘发现数毫米大小的结节（图A：→）。在平衡期，结节背侧可见数毫米的高强化灶，即所谓的亮点征（bright dot sign）。（图A：▶）。

病例2与平扫比较，增强CT可见极小部分血池影像，显示亮点征，符合海绵状血管瘤。

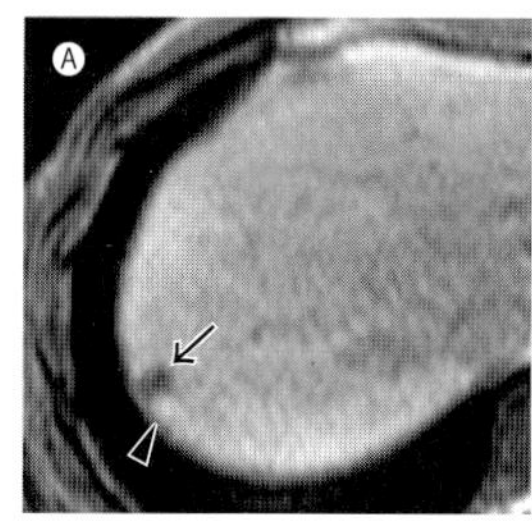

图 例1 A：动态增强MRI平衡期（60余岁，男性）

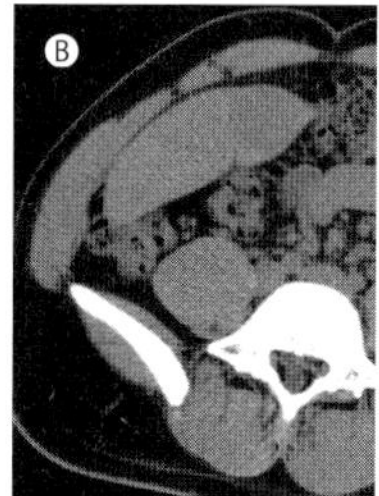

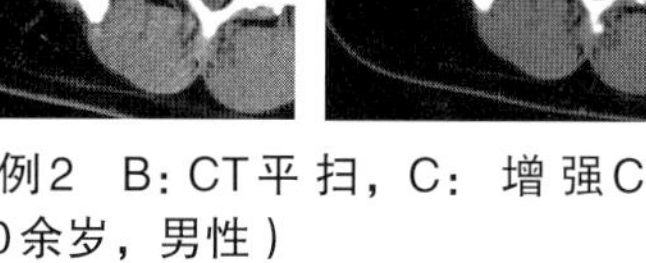

图 例2 B：CT平扫，C：增强CT（20余岁，男性）

（图B、C：岐阜县综合医疗中心 兼松雅之医生提供）

【鉴别要点】

不典型血管瘤，有早期均匀强化（早期强化型）、平衡期点状强化（延迟强化型）、伴有钙化、伴有硬化性变化（sclerosing/sclerosed heman gioma）和囊变等不同表现。

■参考文献

1）Jang HJ，et al. Atypical small hemangiomas of the liver："bright dot" sign at two-phase spiral CT. Radiology，1998，208：543-548.

■参考征象

表面变形或凹陷→p.56/中心部低密度肿块（中央瘢痕）→p.73/肝外突出性病变→p.80/分叶状肿块→p.92/增强富血供结节→p.168

十三、硬化性血管瘤

【影像表现】

肝S4约25mm大小结节（图A、B：→）。动脉期内部强化弱，平衡期内部浅淡强化。术后诊断为硬化性血管瘤。

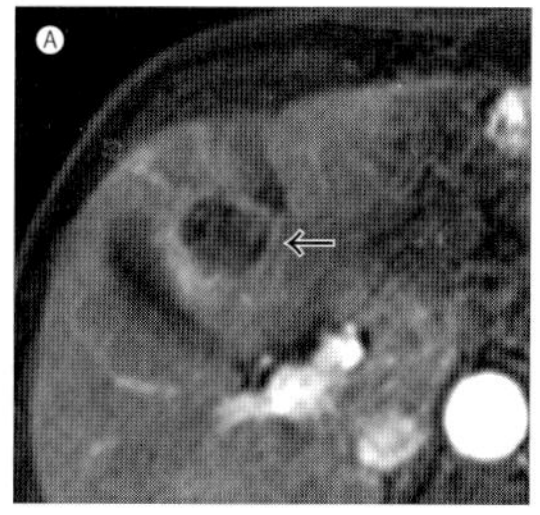

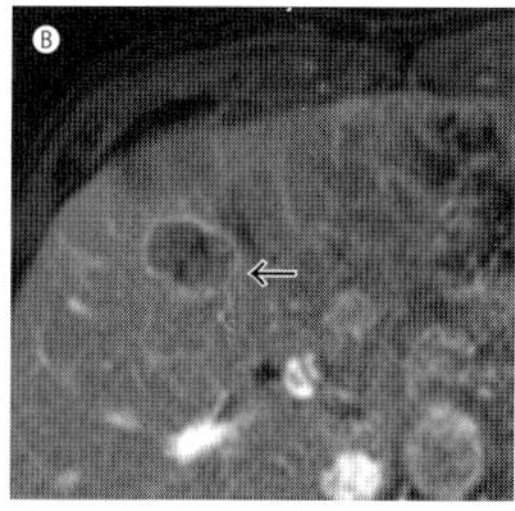

图 A：增强MRI动脉期；B：增强MRI平衡期（40余岁，女性）

（近畿大学 鹤崎正胜医生提供）

【鉴别要点】

有时难以与转移性肝癌、胆管细胞癌鉴别。动脉期区域性强化、肝包膜收缩是其特征，但术前诊断困难，进行肝活体标本检查和外科切除的病例不少。

■参考征象

表面变形或凹陷→p.56/中心部低密度肿块（中央瘢痕）→p.73/肝外突出性病变→p.80/分叶状肿块→p.92/增强富血供结节→p.168

第28章

增强廓清现象（washout，门静脉期，延迟期）

肝细胞癌等富血供肿块动脉期呈高密度影，而在门静脉期至平衡期的过程中出现肿块密度低于周围肝实质的现象，被称为廓清现象（washout）。图例为肝细胞癌，动脉期表现为均匀的高密度结节，结节在平衡期增强廓清的同时，可见纤维性假包膜呈高密度影。廓清现象不仅多见于肝细胞癌，富血供肿瘤肝转移（包括肾细胞癌、乳腺癌、甲状腺癌、恶性黑色素瘤、胰腺内分泌肿瘤、肉瘤等）、肝细胞腺瘤等富血供肝肿块的门静脉期、延迟期中均有显示。反应性淋巴结增生（reactive lymphoid hyperplasia）与局灶性结节性增生（focal nodular hyperplasia，FNH）中也能看到该现象。

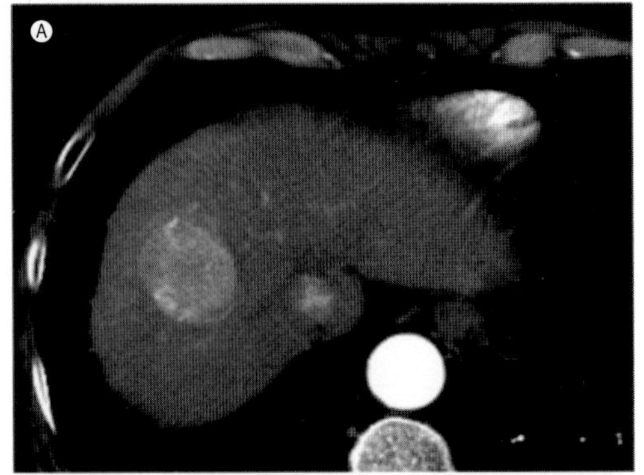

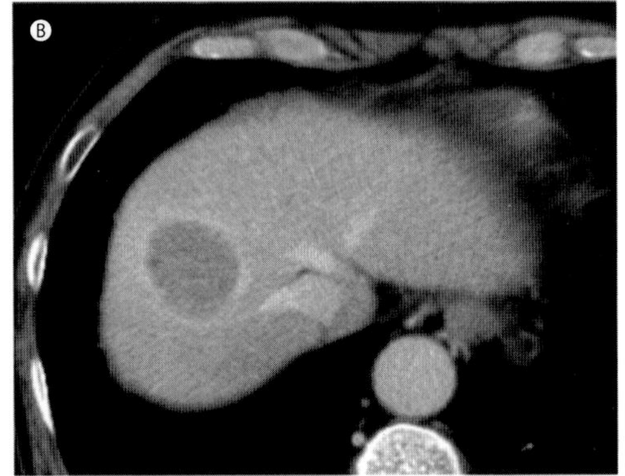

图　典型像：经典的肝细胞癌

A：增强CT动脉期；B：增强CT门静脉期

【鉴别诊断!】

◎经典肝细胞癌，肝细胞癌脂肪沉积 → p.216

◎节中节（Nodule-in-nodule）型肝细胞癌 → p.216

◎弥漫性肝细胞癌 → p.217

▲假腺管性肝细胞癌

△神经内分泌肿瘤（良性）→ p.217

△局灶性结节性增生（FNH）→ p.218

△团块状纤维化

△反应性淋巴结增生，假淋巴瘤

【征象缩略图】

经典肝细胞癌

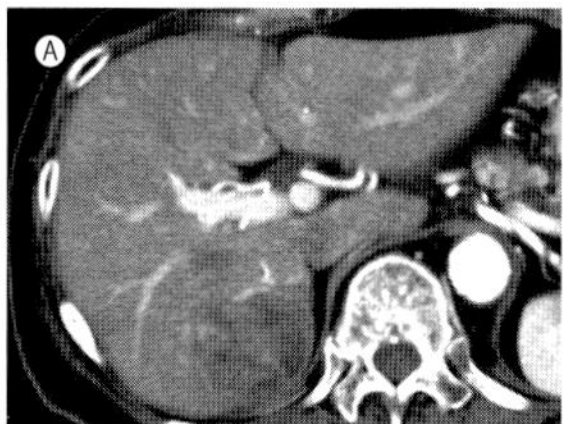
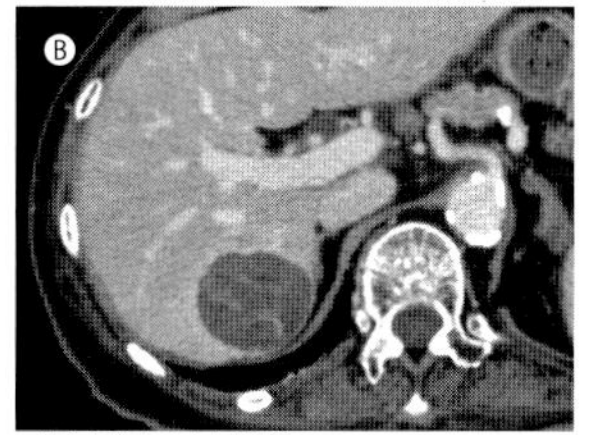

（岐阜县综合医疗中心，兼松雅之医生提供）

图A：增强CT动脉期；B：增强CT门静脉期

80余岁，女性【解说→p.216】

节中节（Nodule-in-nodule）型肝细胞癌

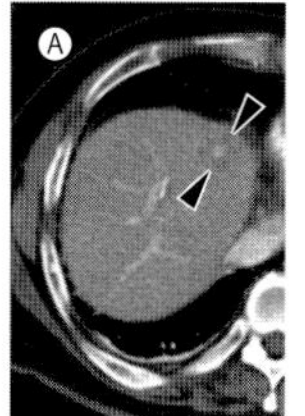
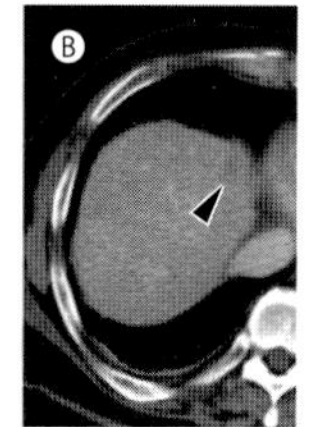

图A：增强CT动脉期；B：增强CT平衡期

70余岁，男性【解说→p.216】

弥漫性肝细胞癌

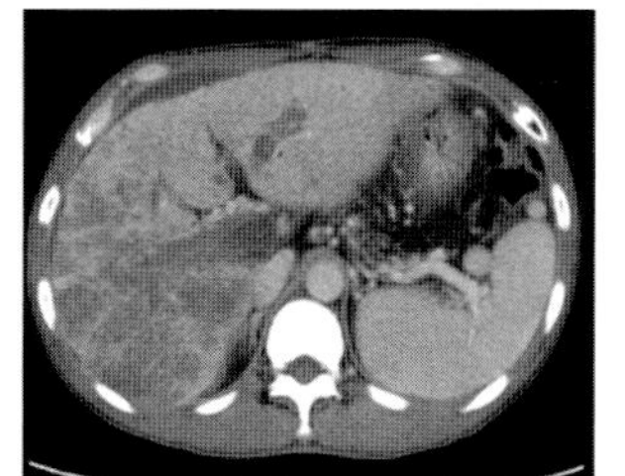

增强CT门静脉期

50余岁，男性【解说→p.217】

神经内分泌肿瘤

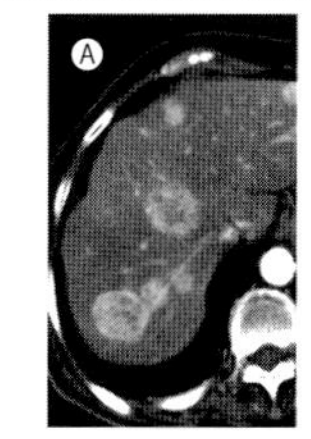
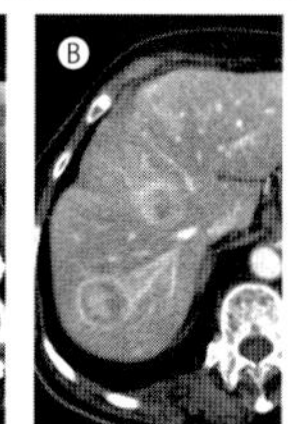

图A：增强CT动脉期；B：增强CT平衡期

70余岁，女性【解说→p.217】

肝局灶性结节性增生（FNH）

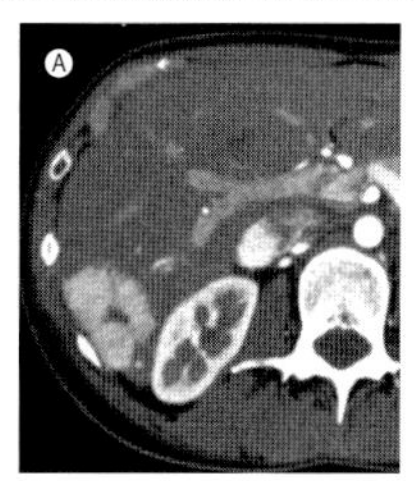
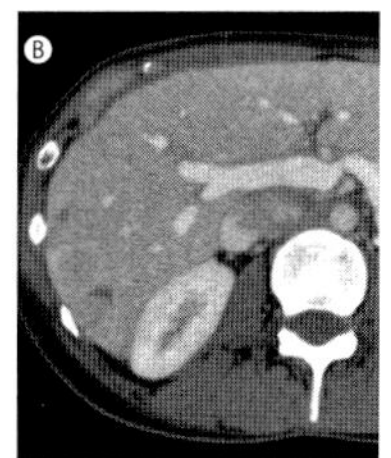

图A：增强CT动脉期；B：增强CT门静脉期

30余岁，女性

【解说→p.218】

（岐阜县综合医疗中心 兼松雅之医生提供）

肝脏

（增强）表现为廓清现象（washout，门静脉期，延迟期）的疾病

一、经典肝细胞癌

【影像表现】

肝S7段可见4cm大小、伴脂肪沉积的经典肝细胞癌（图：→）。动脉期（图A）结节内部斑块状轻度早期强化，而在门静脉期（图B）可见明确的廓清现象与纤维性假包膜形成的轻度强化效果。

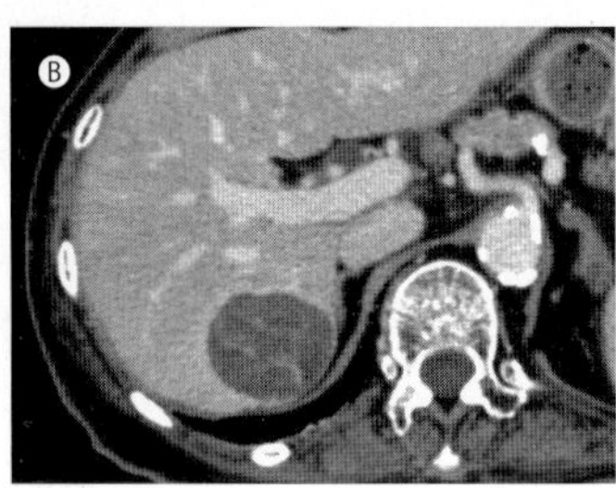

图 A：增强CT动脉期；B：增强CT门静脉期（80余岁，女性）
（图片由岐阜县综合医疗中心，兼松雅之医生提供）

【鉴别要点】

肝可发生各种富血供肿瘤，许多肿瘤可见动脉期到平衡期的廓清现象。为了鉴别肝的各种疾病，需要着重观察肝背景和有无晕状强化（渗出像）、子灶、脂肪沉积、纤维性假包膜、肝血池、纤维化灶、中央瘢痕等征象。

■参考征象

多发（弥漫性）结节→p.31/肝内胆管扩张→p.42/中央部低密度肿块（中央瘢痕）→p.74/肝外凸起型病变→p.79/分叶状肿块→p.90/含脂肿块→p.110/CT平扫高密度结节→p.136/增强富血供结节→p.162/增强环状强化→p.190/增强楔形早期强化→p.197/增强早期静脉回流→p.204/MRI T_1加权像高信号结节→p.222，223/MRI T_1加权像化学位移成像的信号变化→p.243/EOB增强MRI肝细胞期高信号→p.250/EOB增强MRI肝细胞期摄入→p.255

二、节中节（nodule-in-nodule）型肝细胞癌

【影像表现】

肝S7动脉期可见15mm大小的低密度结节（图A：→），内部可见动脉血增加的部分（图B：→），平衡期该结节呈低密度，这是节中节（nodule-in-nodule）型肝细胞癌的典型影像学表现。

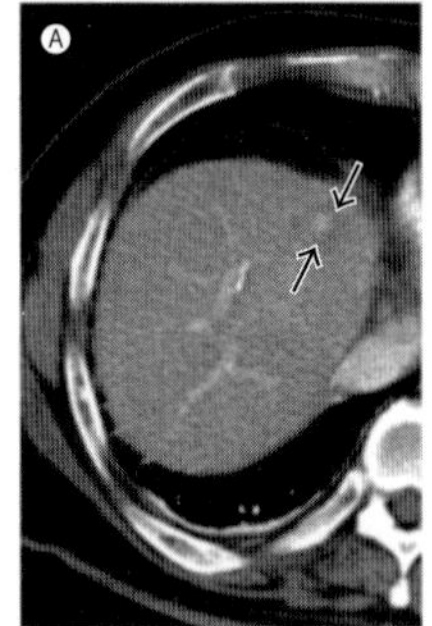

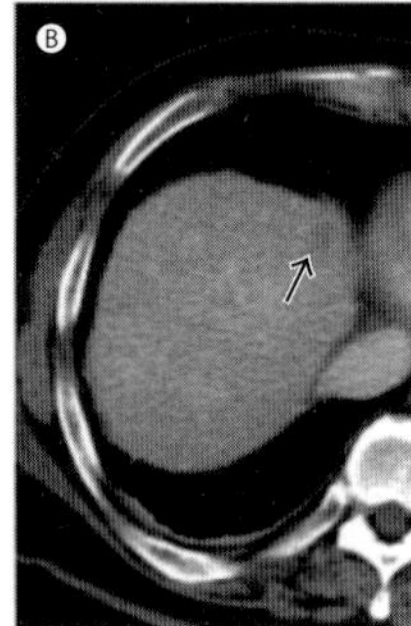

图 A：增强CT动脉期；B：增强CT平衡期（70余岁，男性）

【鉴别要点】

大多数肝细胞癌呈多阶段发展过程中，在这个过程中，会出现节中节型肝细胞癌的征象。考虑是高度不典型增生结节内出现高分化型肝细胞癌或者是乏血供高分化型肝细胞癌中出现富血供高分化・中分化型肝细胞癌所致。Gd-EOB-DTPA增强MRI肝细胞期中，大部分早期肝细胞癌显示为低信号，高度不典型增生约70%显示为低信号，而低度不典型增生却不会呈低信号。换言之，Gd-EOB-DTPA增强MRI肝细胞期出现低信号的乏血供结节，基本可以确定是早期肝细胞癌，或者是很接近肝细胞癌的癌前病变。要注意的是，大部分节中节型肝细胞癌在Gd-EOB-DTPA增强MRI肝细胞期都会显示整体性低信号，如去分化结节是中分化型肝癌，该部位有可能在肝细胞期显示明确的高信号。

■参考文献

1）Bartolozzi C，et al. Contrast-enhanced magnetic resonance imaging of 102 nodules in cirrhosis：correlation with histological findings on explanted livers. Abdom Imaging，2013，38：290-296.

■参考征象

中央部低密度肿块（中央瘢痕）→p.71/含脂肿块→p.111/增强富血供结节→p.162/MRI T_1加权像化学位移成像的信号变化→p.244/EOB增强MRI肝细胞期高信号→p.250

三、弥漫性肝细胞癌

【影像表现】

边缘不清的肿块占据肝右叶整体（图：→），伴门脉瘤栓（图：▶）。

【鉴别要点】

肝整体被无数癌结节替代，肉眼很难与肝硬化进行鉴别。该疾病容易侵犯门静脉，淋巴结转移的可能性也较高。从动脉期至平衡期呈不均匀强化的情况较多。

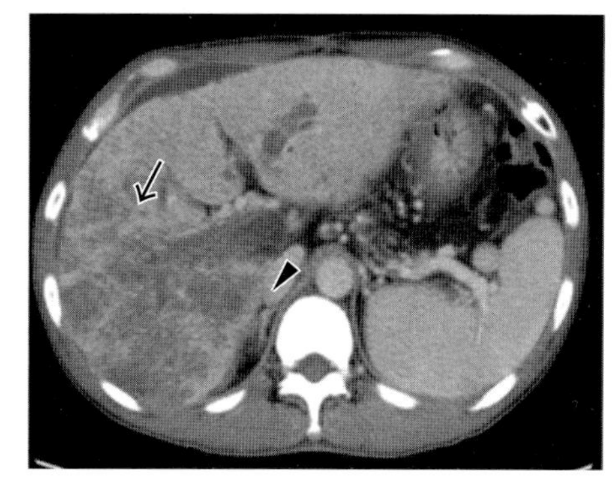

图　早期CT门脉期（50余岁，男性）

■**参考征象**

弥漫性增生→p.6/部分增生・肿大→p.20/多发（弥漫性）结节→p.31/边界不清肿块→p.61/分叶状肿块→p.89/肝实质的多发斑片状影（马赛克影）→p.131/CT平扫 肝实质低密度→p.152/MRI T_1加权像肝实质低信号→p.238

四、神经内分泌肿瘤

【影像表现】

增强CT动脉期呈多发高密度结节，门静脉期示廓清现象与边缘强化。

【鉴别要点】

虽然有时需要与富血性肝细胞癌进行鉴别，但根据有无原发灶及慢性肝损害等临床资料进行鉴别并不困难。

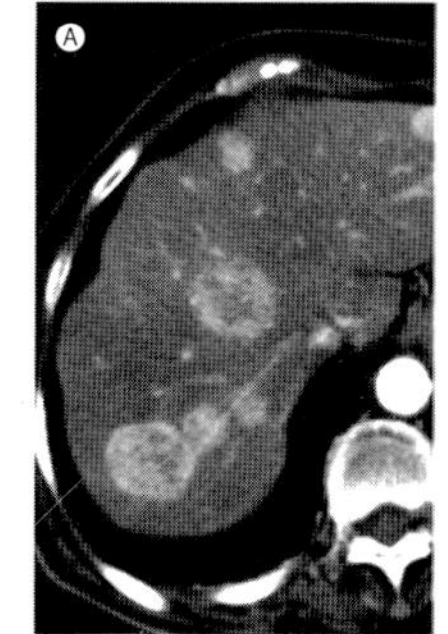

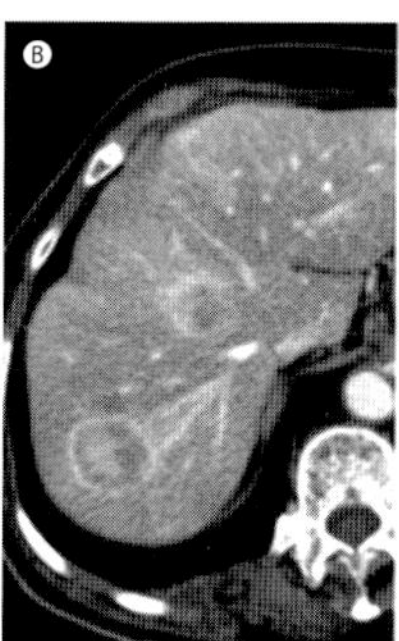

图　A：增强CT动脉期；B：增强CT门静脉期（70余岁，女性）

■**参考征象**

增强富血供肿块→p.167/MRI T_1加权像高信号结节→p.226

五、肝局灶性结节性增生

【影像表现】

动脉期示肝右叶后区4cm大小，强化非常明显的分叶状肿块（图A：→），其中心部分可见与中央瘢痕一致的未强化区域。门静脉期除中央瘢痕区域以外，基本都与肝实质呈同等强化程度，但部分区域存在较轻微的廓清现象（图B：→）。

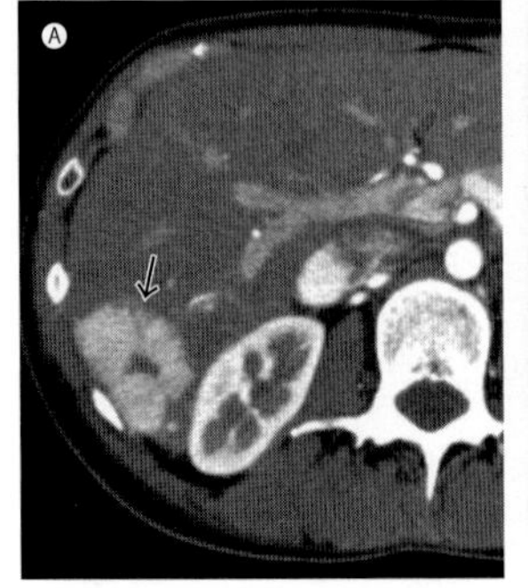

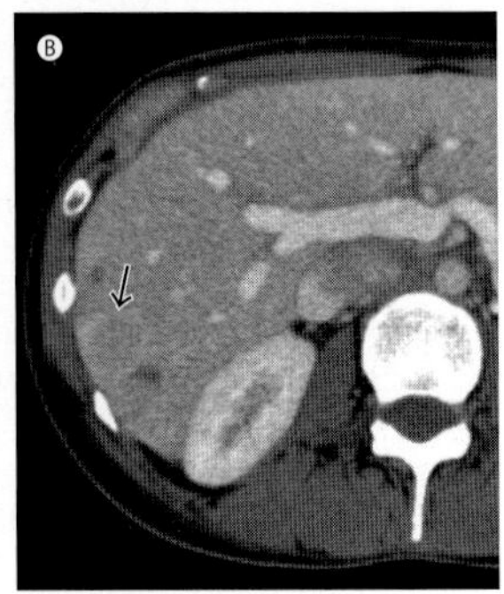

图 A：增强CT动脉期；B：门静脉期（30余岁，女性）
（图片由岐阜县综合医疗中心　兼松雅之医生提供）

【鉴别要点】

局灶性结节性增生（focal nodular hyperplasia，FNH）是因先天性肝动脉非典型增生造成了动脉性血流异常，异常区域周围发生了肝细胞增生，形成肿块，属于肝良性病变，发生频率仅次于肝血管瘤。通常状况下，患者不会有临床症状，肿块可增大，但未见关于肿块癌变的报道。通常状况下，FNH呈分叶状，动脉期呈高密度结节，可出现无强化的中央瘢痕区域。许多病例增强CT后期可表现出轻微的廓清现象，或者中央瘢痕延迟强化。在无法与肝细胞癌、肝腺瘤鉴别的年代，此病作手术切除处理，但随动态增强和肝特异性对比剂增强MRI检查等技术的出现，现在该病被误切除的概率锐减。

■参考征象

中央部低密度肿块（中央瘢痕）→p.75/肝外突性病变→p.81/分叶状肿块→p.91/增强富血供结节→p.169/增强早期静脉回流→p.204/EOB增强MRI 肝细胞期高信号→p.252/EOB增强MRI肝细胞期摄取→p.256/EOB增强MRI肝细胞期环状强化→p.263

第29章

MRI T_1加权像高信号结节

T_1加权像呈高信号的病变，是使质子进动受限的物质，如脂肪、高浓度蛋白质和黏液等。而含顺磁性物质的出血（内含高铁血红蛋白）、铁或铜等金属沉积、黑色素、Gd对比剂等也产生同样的效果。其中脂肪可以通过脂肪抑制法简单地进行区分，微量脂肪也可以通过相位位移法（phase-shift）进行鉴别（参考第32章：化学位移成像的信号变化，p.240）。T_1加权像呈高信号结节，需要鉴别含脂肪的肿瘤（肝细胞癌、血管平滑肌脂肪瘤、腺瘤），引起出血的肿瘤（肝细胞癌、神经内分泌肿瘤、婴幼儿血管瘤），乙醇注入，射频烧灼导致的凝固坏死，恶性黑色素瘤肝转移等情况。除此之外，出血性囊肿，含脂肪的肿瘤（骨髓脂肪瘤、假脂肪瘤、肾上腺残余瘤）、含铁质沉积的再生结节等良性病变也有可能会产生类似的影像学表现。

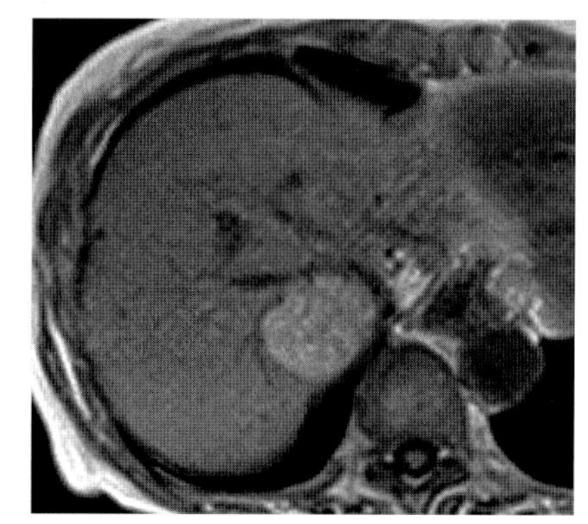

图　典型图像：脂肪沉积的肝细胞癌
T_1加权同相位（in-phase）成像

【技术讲座】

局限性肝病变中有许多疾病因为自由水（氢原子核）质子进动增加，T_1弛豫时间延长，从而导致T_1加权像中出现非特异性的低信号。除此之外，如果在病变内部出现与碳原子结合（脂肪）、结合水（蛋白质）、黏稠度上升等因素导致质子进动受限，或者存在能导致T_1短缩的脱氧血红蛋白、钆等顺磁性物质，T_1加权像通常呈高信号。因此在局限性肝病变中，T_1加权像的重要性在于从广泛非特异性低信号病变中找到高信号区域，通过推测高信号区域的成因，完成对疾病的鉴别。

【须知!】

门脉回流异常的假病变通常会导致局限性脂肪沉积，从而在T_1加权像中出现高信号结节。另外，酒精性肝功能损害、特发性门静脉高压、布加综合征等疾病中出现的增生结节也因为其较高的细胞密度与稀少的间质，使T_1加权像呈高信号。

【鉴别诊断!】

◎经典肝细胞癌（→p.222）
◎肝肿瘤消融治疗后（→p.222）
◎非典型增生结节（→p.223）
◎肝细胞癌脂肪沉积（→p.223）
○肝血管平滑肌脂肪瘤（→p.224）
○肝细胞腺瘤（→p.224）
▲肝骨髓脂肪瘤（→p.225）
○肝假脂肪瘤（→p.225）
○肝肾上腺残余瘤（→p.226）
△神经内分泌肿瘤（→p.226）
▲婴幼儿血管瘤・血管内皮瘤（→p.227）
○肝纤毛性前肠囊肿（→p.227）
○门静脉血栓症（→p.228）
△静脉反流异常导致的假病变
△FNH以外的肝结节性增生
◎肝再生结节（→p.228）
◎部分的转移性肝癌（特别是黑色素瘤肝转移）（→p.229）
○威尔逊病

【征象缩略图】

经典肝细胞癌

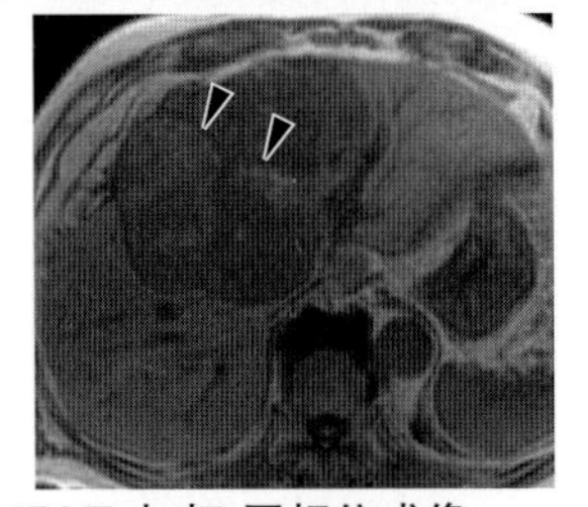

MRI T_1 加权 同相位成像
80余岁，男性 【解说→p.222】

肝肿瘤消融治疗后

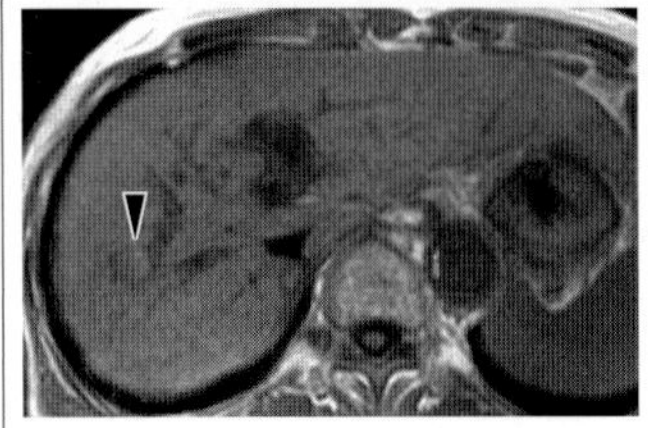

MRI T_1 加权 同相位成像
70余岁，男性 【解说→p.222】

不典型增生结节

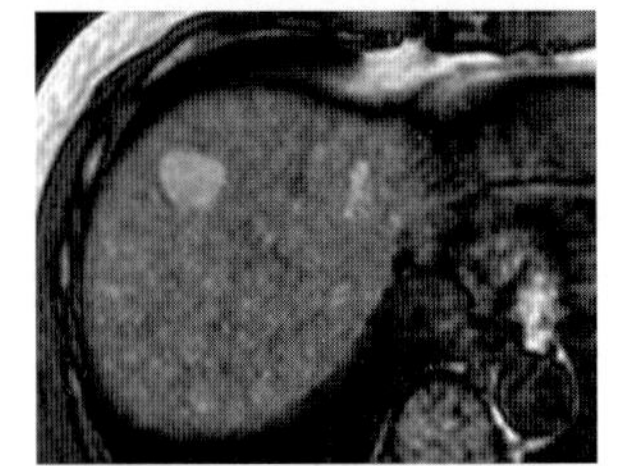

MRI T_1 加权 反相位成像
50余岁，男性 【解说→p.223】

肝细胞癌脂肪沉积

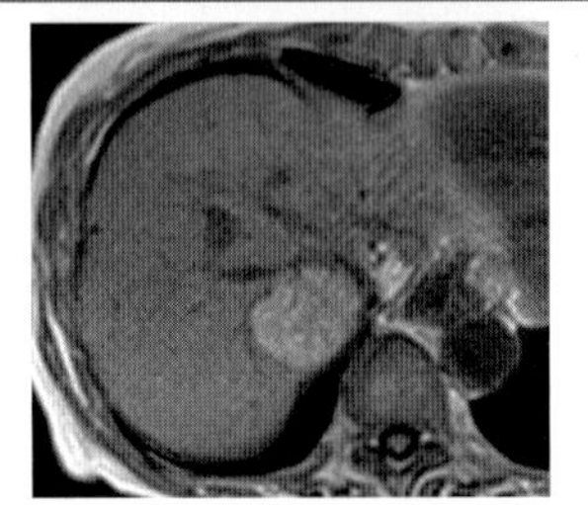

MRI T_1 加权 同相位成像
80余岁，女性 【解说→p.223】

肝血管平滑肌脂肪瘤

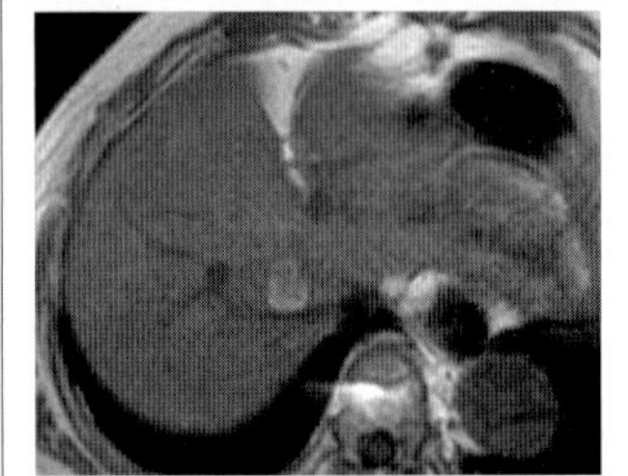

MRI T_1 加权 同相位成像
70余岁，男性 【解说→p.224】

肝细胞腺瘤

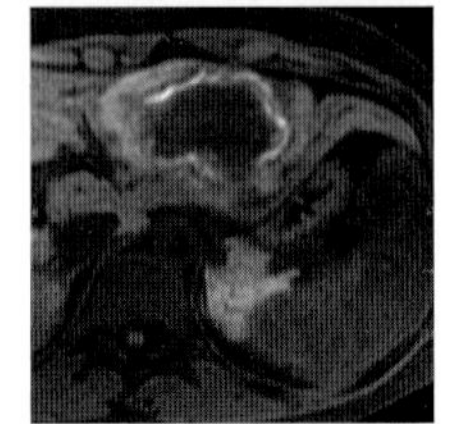

（由NTT东日本关东医院 赤羽正章医生提供）

MRI T_1 加权像
20余岁，女性 【解说→p.224】

肝骨髓脂肪瘤

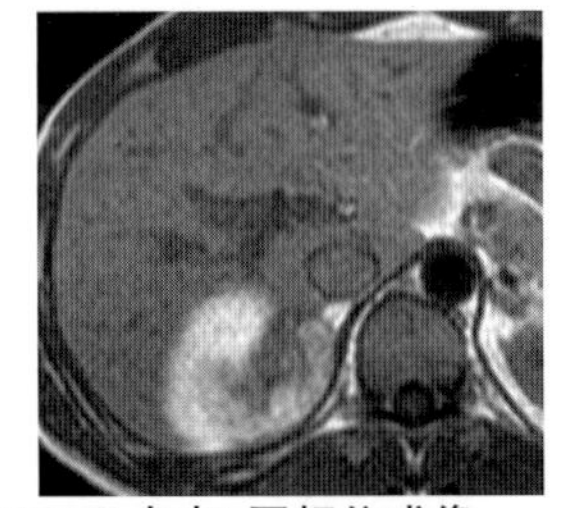

MRI T_1 加权 同相位成像
30余岁，男性 【解说→p.225】

肝假脂肪瘤

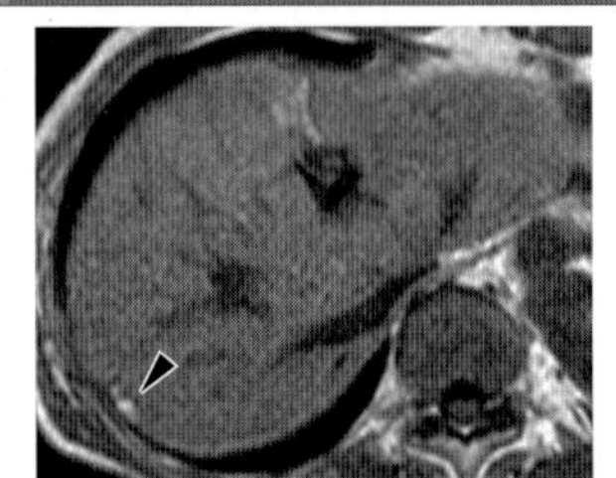

MRI T_1 加权 同相位成像
70余岁，男性 【解说→p.225】

肝肾上腺残余瘤

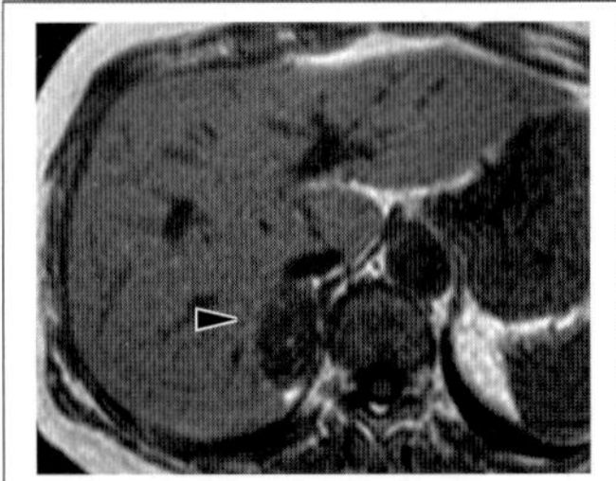

MRI T_1 加权 同相位成像
50余岁，女性 【解说→p.226】

神经内分泌肿瘤

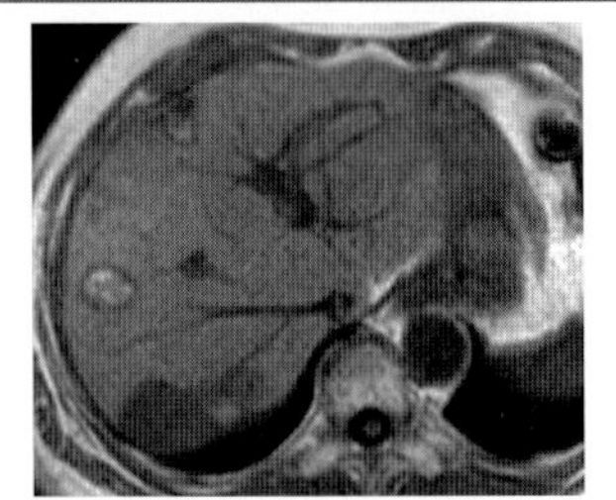

MRI T_1 加权 同相位成像
70余岁，女性 【解说→p.226】

婴幼儿血管瘤・血管内皮瘤

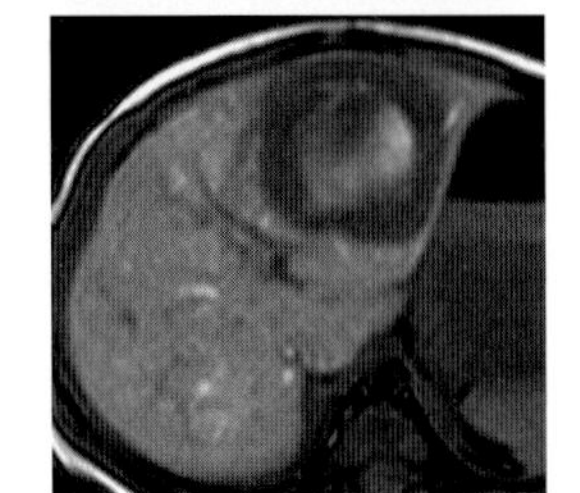

MRI T_1 加权 反相位成像
6个月，女婴 【解说→p.227】

门静脉血栓症

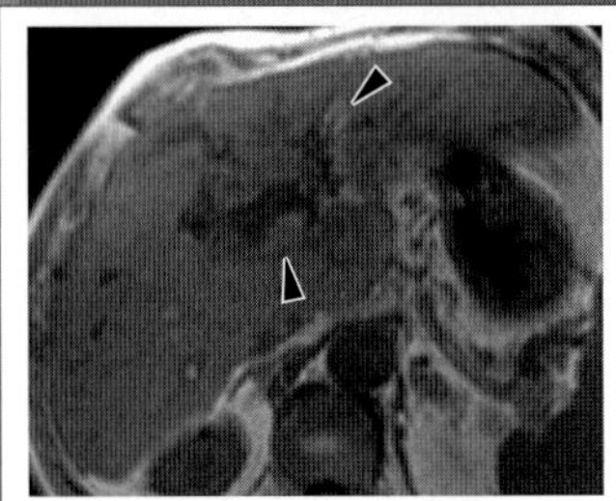

MRI T_1 加权 同相位成像
80余岁，男性 【解说→p.228】

肝再生结节

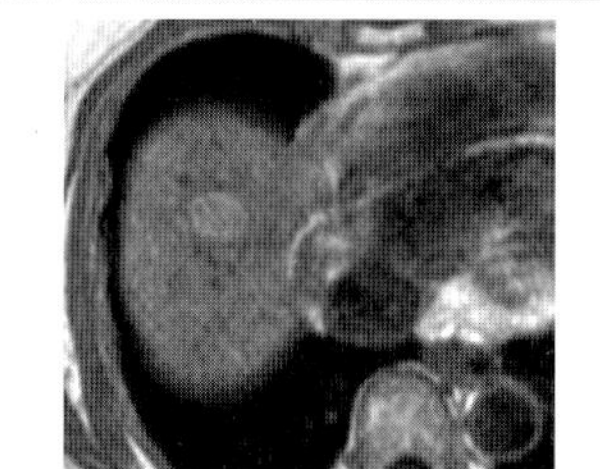

MRI T_1加权 同相位成像
50余岁，男性【解说→p.228】

部分的转移性肝癌（特别是黑色素瘤肝转移）

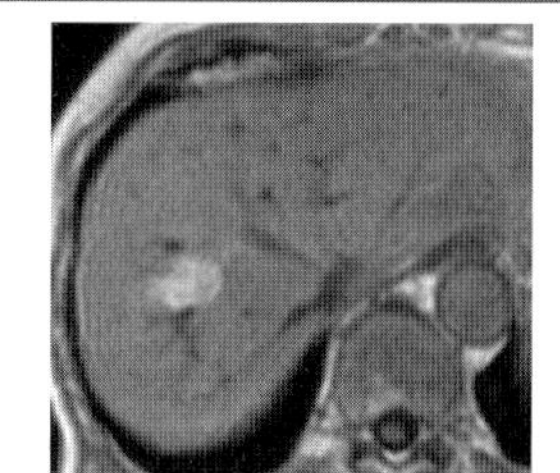

MRI T_1加权 同相位成像
80余岁，男性【解说→p.229】

【须知!】 血流搏动相关的误配准伪影

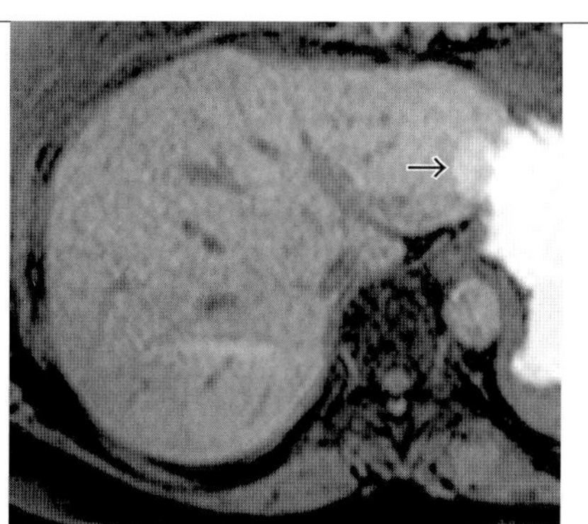

图　血流搏动相关的误配准伪影

在MRI影像中，可见动脉搏动产生的血流搏动相关的误配准伪影（pulsatile flow-related misregistration artifact）（图：→）。常见于上腹部扫描时腹部大动脉与门静脉、IVC（下腔静脉）等搏动产生，容易误判为病理性改变，需要注意鉴别。这类伪影会因血液中存在高信号时变得明显，多见于流入效应（in-flow）的梯度回波序列和增强后的图像，特征性地表现为伪影在相位编码方向上间隔出现。腹部扫描的相位编码方向通常会设定于体轴较短的腹背方向，所以伪影也会在腹背方向发生。因此，如果异常信号与血液流动所示的构造物外形相似，并按照相位编码方向出现多个一致的异常信号影，可以断定其为伪影。

■参考征象

增强 楔形早期强化→p.193

表现为T_1加权像高信号结节的疾病

一、经典肝细胞癌

【影像表现】

肝S4段可见肝实质被膨胀性生长的肿瘤替代。病变内部可见梯度回波序列T_1加权同相位像高信号区域（图：→），在反相位像可见病灶一部分呈低信号，另一部分为高信号，考虑为伴脂肪沉积与出血的肝细胞癌。

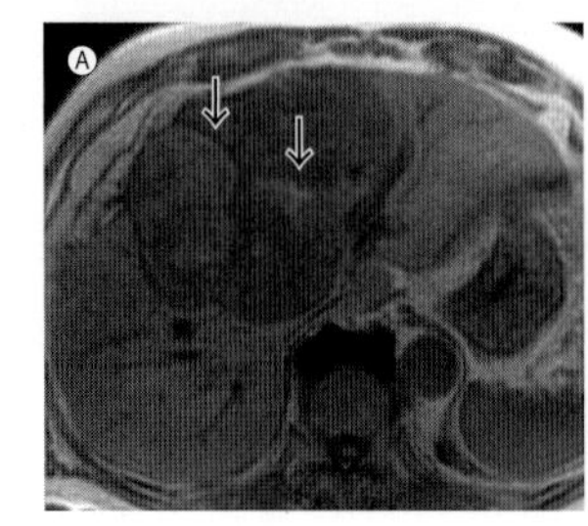

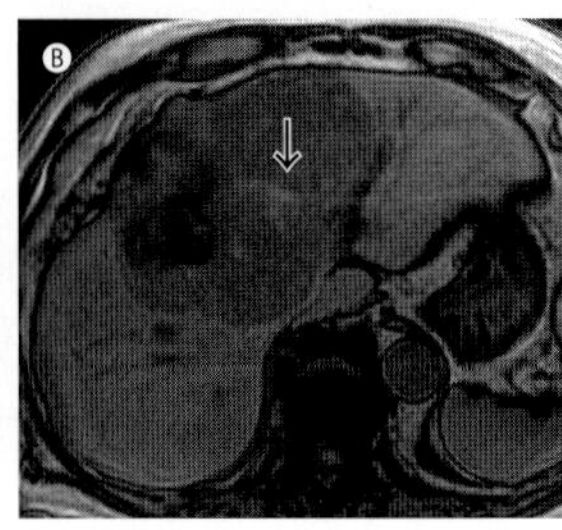

图　A：MRI T_1加权同相位像；B：MRI T_1加权反相位像（80余岁，男性）

【鉴别要点】

病变内部信号不均匀，呈马赛克状是肝细胞癌的典型特征。随着肿瘤成长，其内部可出血、脂肪变性与坏死，在T_1加权像出现各种各样的信号。脂肪沉积与出血在T_1加权像均呈高信号，但两者可以通过脂肪抑制法或者化学位移成像来鉴别。

■参考征象

多发（弥漫性）结节→p.31/肝内胆管扩张→p.42/中央部低密度肿块（中央瘢痕）→p.74/肝外突性病变→p.79/分叶状肿块→p.90/含脂肿块→p.110/CT平扫高密度结节→p.136/增强富血供结节→p.162/增强环状强化→p.190/增强楔形早期强化→p.197/增强早期静脉回流→p.204/增强廓清现象→p.216/MRI T_1加权像高信号结节→p.223/MRI T_1加权像化学位移成像的信号变化→p.243/EOB增强MRI 肝细胞期高信号→p.250/EOB增强MRI肝细胞期摄取→p.255

二、肝肿瘤消融治疗后

【影像表现】

肝S8段可见15mm大小，射频波烧灼后的肝细胞癌。病变区域在梯度回波序列T_1加权同相位像中显示高信号（图：→），考虑发生了凝固坏死。

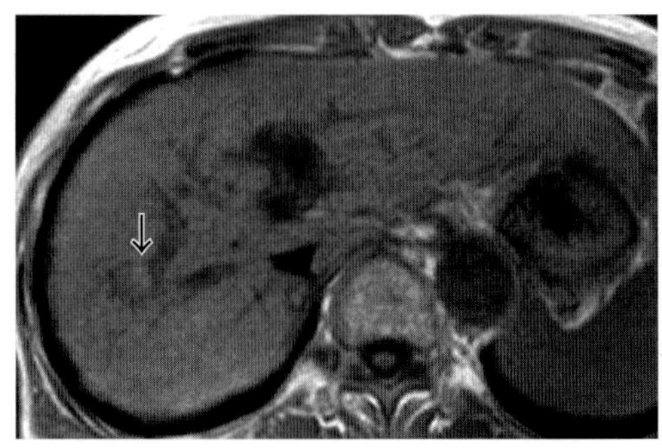

图　MRI T_1加权同相位像（70余岁，男性）

【鉴别要点】

射频波烧灼后的凝固坏死部分在T_1加权像呈高信号，T_2加权像呈低信号，增强后无强化。为了与同样在肝动脉期呈高信号的肿瘤进行区分，需要与平扫图像进行比较，并对减影图像进行分析。比较消融治疗前后的MRI图像，对治疗效果评估有重要的作用，需要确认烧灼范围超过肿瘤边缘5mm以上。

■参考征象

肝内积气→p.127/CT平扫高密度结节→p.137

三、非典型增生结节

【影像表现】

肝硬化患者，肝内存在无数再生结节，内部质地粗糙，同时肝S8段可见15mm大小结节性病变（图：→）。病灶在梯度回波序列MRI T_1加权反相位像呈高信号，从结节大小和其他影像表现，提示重度不典型增生结节。

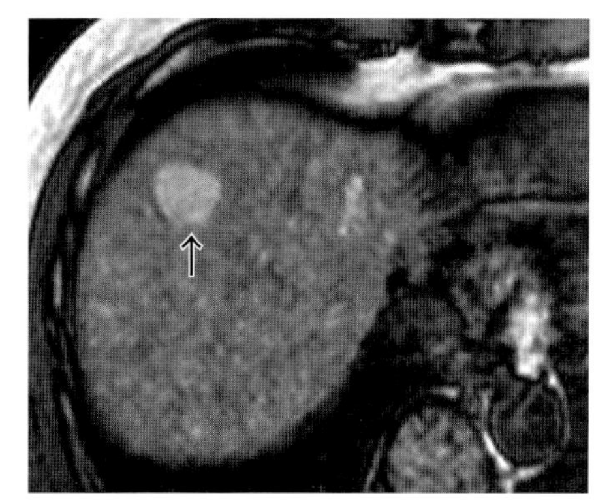

图 MRI T_1加权反相位像（50余岁，男性）

【鉴别要点】

发生于肝硬化的结节按照国际工作组（International Work Party，IWP）分类，可分为低级别不典型增生结节（low-grade dysplastic nodule）与高级别不典型增生结节（high-grade dysplastic nodule），属于肝细胞癌的癌前病变。不典型增生结节因为病灶内出现铁质或脂肪沉积，或者细胞密度上升，T_1加权像呈高信号，但高级别不典型增生结节与早期肝细胞癌，病理学鉴别亦较困难，通过影像诊断进行完全区分也很困难。

■参考征象

多发（弥漫性）结节→p.36/含脂肿块→p.113/增强乏血供结节→p.180/MRI T_1加权像化学位移成像的信号变化→p.244/MRI T_2加权像低信号结节→p.246/EOB增强MRI 肝细胞期高信号→p.251/EOB增强MRI肝细胞期摄取→p.256/EOB增强MRI肝细胞期环形强化→p.264

四、肝细胞癌脂肪沉积

【影像表现】

肝S1段可见35mm边界清楚的肿瘤。病灶于MRI梯度回波序列T_1加权同相位像中呈现高信号，反相位像呈低信号，考虑为含脂肪成分的肿块。通过手术，该病灶最终诊断为伴弥漫性脂质沉积的高分化型肝细胞癌。

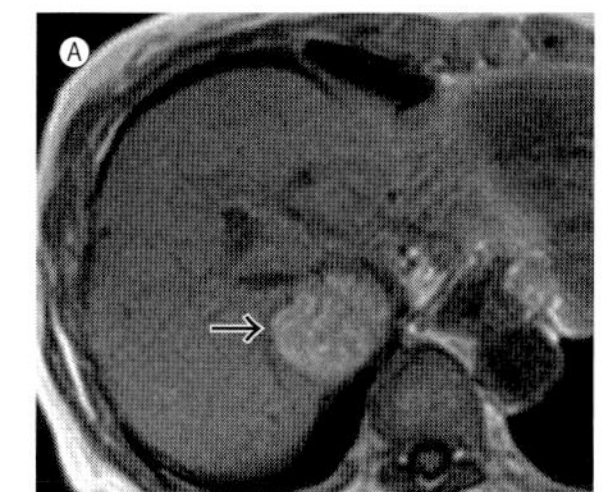

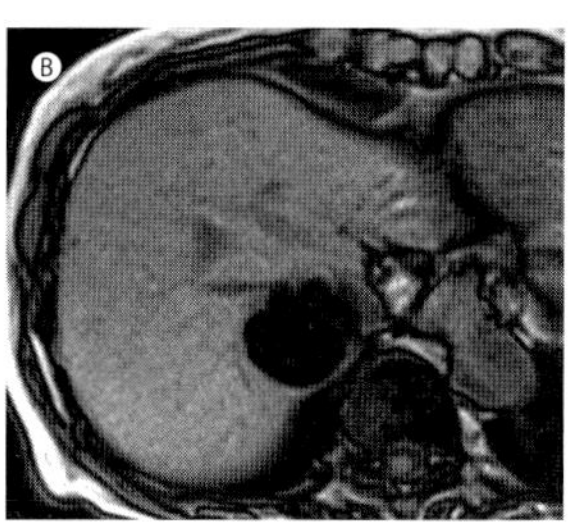

图 A：MRI T_1加权同相位像；B：MRI T_1加权反相位像（80余岁，女性）

【鉴别要点】

早期肝细胞癌与高分化型肝细胞癌中脂质沉积多见，在含脂质成分的肿瘤中，特别需要进行鉴别的是血管平滑肌脂肪瘤和肝细胞腺瘤（HNF-1α变异型）。但通过影像表现进行鉴别较困难，最终需要活体标本检查组织学诊断。

■参考征象

多发（弥漫性）结节→p.31/肝内胆管扩张→p.42/中央部低密度肿块（中央瘢痕）→p.74/肝外突性病变→p.79/分叶状肿块→p.90/含脂肪的肿块→p.110/CT平扫高密度结节→p.136/增强富血供结节→p.162/增强环状强化→p.190/增强楔形早期强化→p.197/增强早期静脉回流→p.204/增强廓清现象→p.216/MRI T_1加权像高信号结节→p.222/MRI T_1加权像化学位移成像的信号变化→p.243/EOB增强MRI 肝细胞期高信号→p.250/EOB增强MRI肝细胞期摄取→p.255

五、肝血管平滑肌脂肪瘤

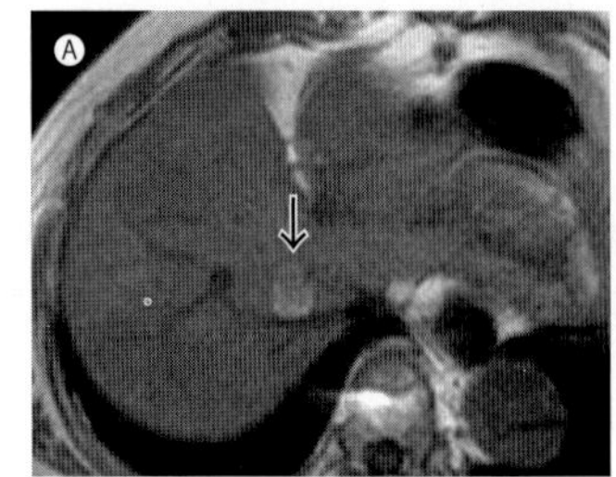
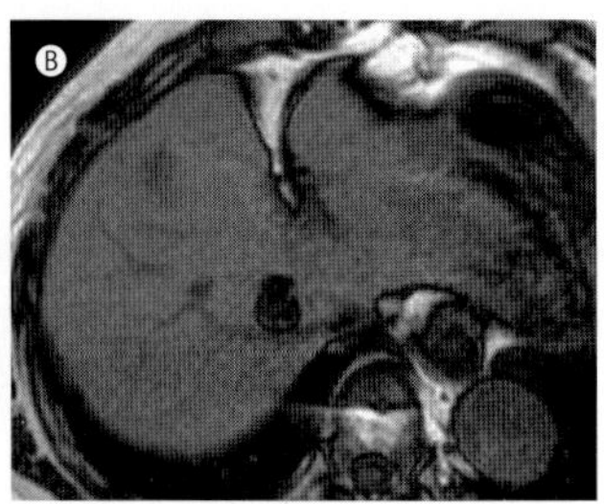

图　A：MRI T_1加权同相位像；B：MRI T_1加权反相位像（70余岁，男性）

【影像表现】

肝S1段可见大小17mm、边界清楚的肿瘤（图：→）。病灶于MRI梯度回波序列T_1加权同相位像中呈高信号，在反相位像中呈低信号，考虑为含脂质成分肿瘤。术后确诊为肝血管平滑肌脂肪瘤。

【鉴别要点】

作为含脂质成分的富血供肿瘤，最需要与肝细胞癌进行区分。鉴别的关键在于确认基础疾病，如伴结节性硬化症，则考虑肝血管平滑肌脂肪瘤，如存在慢性病毒性肝病，则需要考虑肝细胞癌。也有报道提示该疾病与肝细胞癌不同，病灶血供会早期直接回流肝静脉（早期静脉回流），可以通过动态增强CT扫描或者血管造影来观察该征象，以此进行鉴别。

■参考征象

肝外突性病变→p.81/含脂肿块→p.114/增强富血供结节→p.166/增强早期静脉回流→p.203

六、肝细胞腺瘤

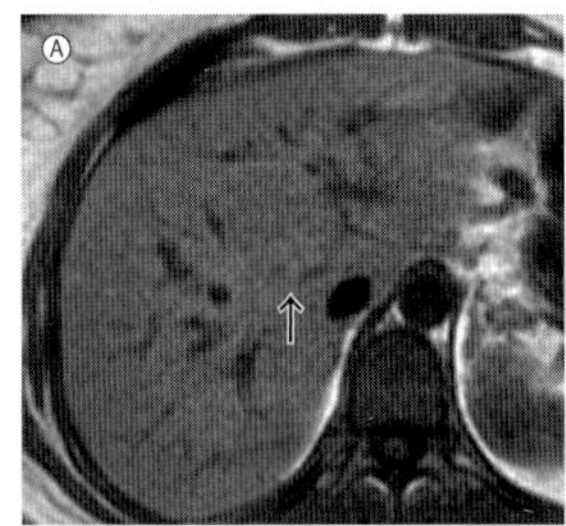
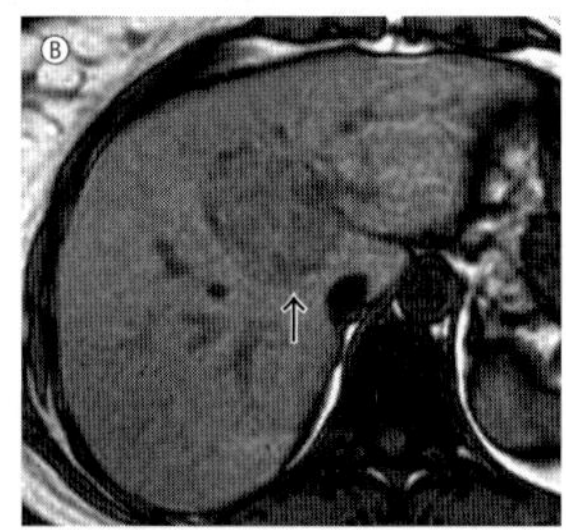
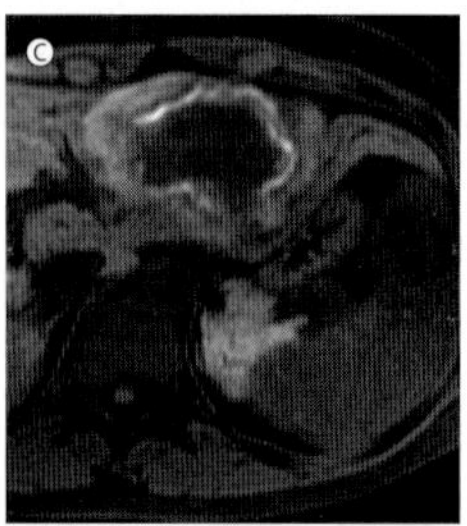

图　病例1 A：MRI T_1加权同相位像；B：MRI T_1加权反相位像（20余岁，女性）病例2 C：MRI T_1加权像（20余岁，女性）

（图C由东京大学　NTT东日本关东医院　赤羽正章医生提供）

【影像表现】

病例1：肝S4段可见48mm大小类圆形、边界清楚的肿瘤。病灶于MRI梯度回波序列T_1加权同相位像呈等信号，与周围肝实质较难区分。反相位像呈现低信号，考虑为含脂质成分的肿瘤。

如病例2所示，肝细胞腺瘤在大小超过5cm之后出血概率会升高。病灶内出血，T_1加权像通常会出现高信号区域。

【鉴别要点】

从流行病学角度，该病多见于20～40岁女性，与雌性类固醇激素治疗、1型糖尿病，以及门静脉闭塞和PV-shunt等肝内门静脉血流异常存在相关性。肿瘤内部通常存在脂质沉积、淤血、坏死、纤维化，表现出相应的影像表现；同时较大的肝细胞腺瘤存在出血倾向，容易出现T_1加权像的高信号。近年来肝细胞腺瘤从基因及临床病理学上被分为4种亚型，其中肝细胞核因子1α（HNF-1α）阴性腺瘤多见脂质沉积。另外，β-联蛋白突变激活型比其他亚型恶变概率高，临床上有重要的意义。

■参考征象

中央部低密度肿块（中央瘢痕）→p.76/含脂肿块→p.115/CT平扫高密度结节→p.139/增强富血供结节→p.171/EOB增强MRI肝细胞期摄取→p.257/EOB增强MRI肝细胞期环状强化→p.265

七、肝骨髓脂肪瘤

【影像表现】

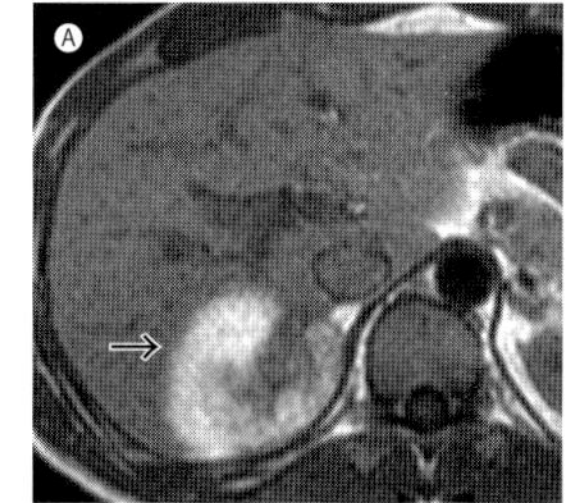
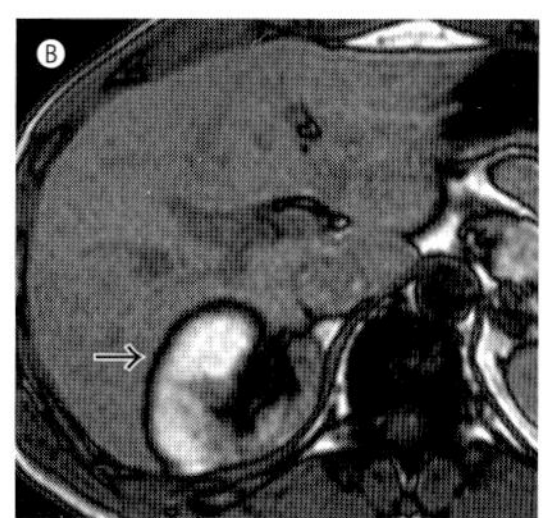

图　A：MRI T_1加权同相位像；B：MRI T_1加权反相位像（30余岁，男性）

肝S6/7段边缘包膜下可见7.5cm的肿块。MRI梯度回波序列T_1加权同相位像可见显著高信号，反相位像呈低信号，考虑为含丰富脂质成分的肿瘤，考虑骨髓脂肪瘤，正在随访观察。

【鉴别要点】

骨髓脂肪瘤是由造血组织与脂肪组织构成、与骨髓组织成分类似的良性肿瘤，常发生于肾上腺。当肝存在肾上腺残余瘤（adrenal rest）时，该疾病可以发生于肝中，所以常存在于S7段包膜下方，需要与存在脂肪变性的肝细胞癌及血管平滑肌成分较少的血管平滑肌脂肪瘤进行区分。

■参考征象

含脂肿块→p.118

八、肝假脂肪瘤

【影像表现】

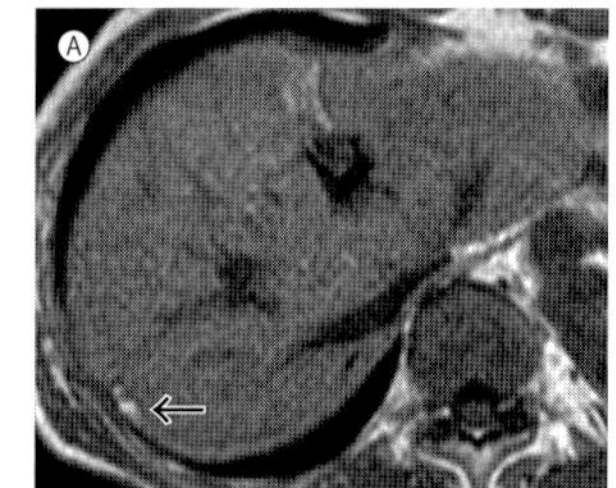
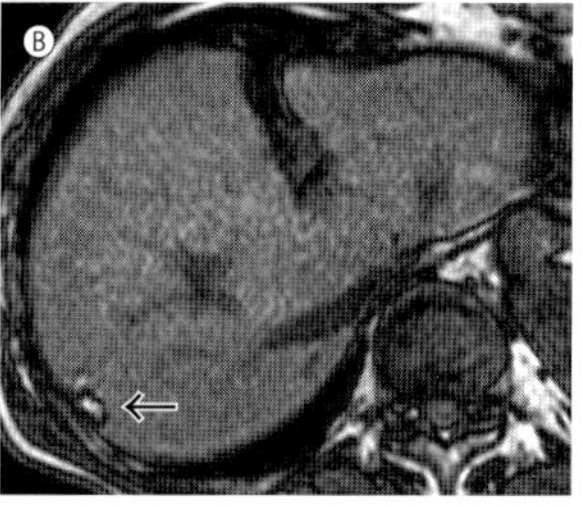

图　A：MRI T_1加权同相位像；B：MRI T_1加权反相位像（70余岁，男性）

肝S7边缘肝包膜下可见微小结节（图：→），MRI梯度回波序列T_1加权同相位像呈高信号，在反相位像信号未减低，但周围呈低信号，是由于相位位移（phase-shift）严格来说是化学位移伪影（chemical shift caucellation marginal artifact）引起，考虑脂肪性肿块。

【鉴别要点】

肝假脂肪瘤是大肠或者大网膜腹膜褶皱脱落分离沉积于肝表面的结果，无病理意义。沉积初期表现为脂肪成分为主的乏血性肿块，长期随访可见钙化。因为横膈与肝表面存在间隙，诊断假脂肪瘤并不困难，通常CT就能进行鉴别，单纯假脂肪瘤无须进一步MRI检查。

■参考征象

肝外突性病变→p.82/含钙化肿块→p.106/含脂肿块→p.115/CT平扫高密度结节→p.140/增强乏血供结节→p.184

九、肝肾上腺残余瘤（adrenal rest tumor of the liver）

【影像表现】

肝S7段边缘边界清楚的肿瘤（图：→）。MRI梯度回波序列T_1加权同相位像呈低信号，反相位像可见病灶内部与边缘信号低下，考虑为含脂质的肿块。

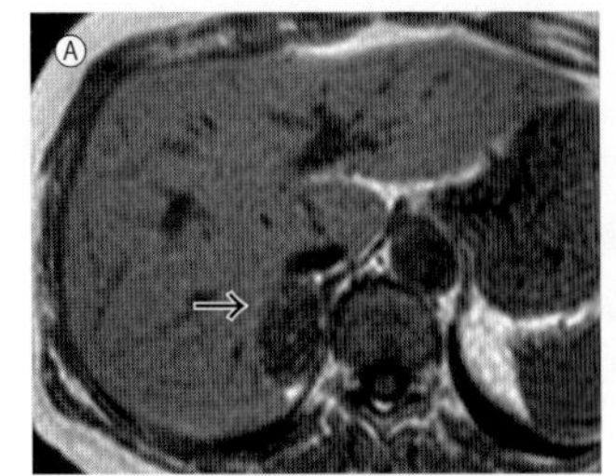
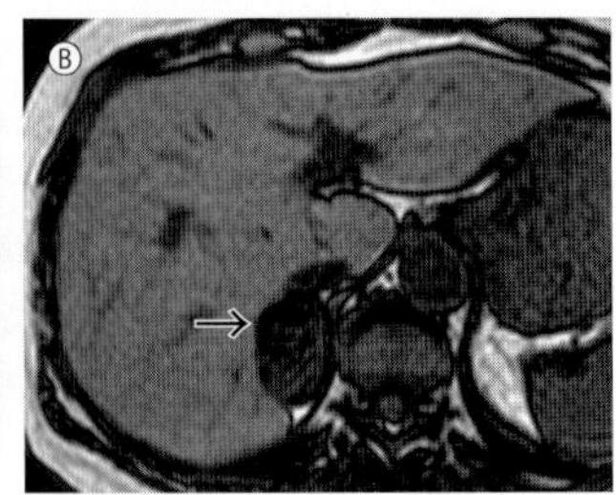

图　A：MRI T_1加权同相位像；B：MRI T_1加权反相位像（50余岁，女性）

【鉴别要点】

正常肾上腺以外的肾上腺组织被称为肾上腺残余（adre-nal rest），而肝的肾上腺残余发生的肿瘤常为腺瘤，与通常肾上腺腺瘤的影像表现相同。该疾病发生率不高，通过其位于肝后区S7段包膜下方这个特征性部位为诊断线索。

■参考征象

含脂肿块→p.118/增强富血供结节→p.172

十、神经内分泌肿瘤

【影像表现】

肝两叶多发肿块（图：→），其中S4、S8的肿块内部在MRI梯度回波序列T_1加权同相位像呈高信号，考虑肿瘤伴出血；S7段的肿块在MRI T_1加权像呈低信号，但其左边缘在同相位像，反相位像都可见高信号区域（图：▶），考虑为病灶内出血。

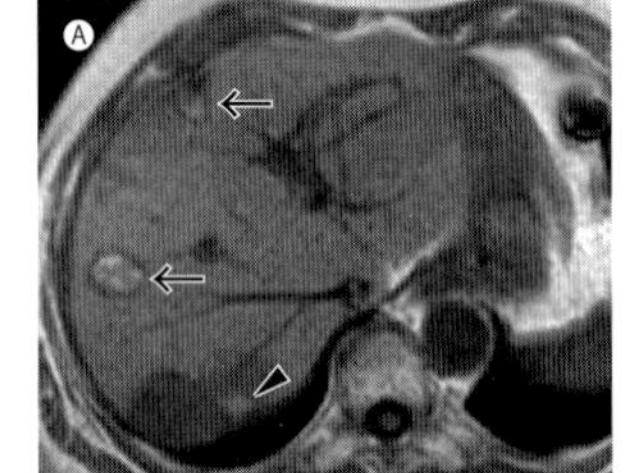
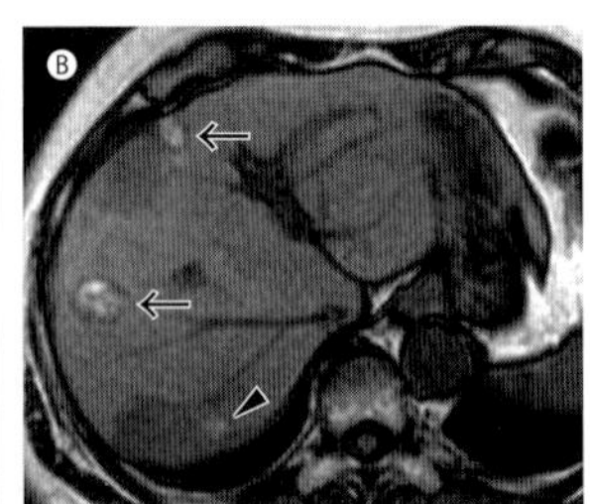

图　A：MRI T_1加权同相位像；图B：MRI T_1加权反相位像（70余岁，女性）

【鉴别要点】

作为容易引发病灶内出血的富血供肿瘤，该病需要与肝细胞癌、肝细胞腺瘤、肾细胞癌肝转移等进行鉴别。神经内分泌肿瘤原发于肝的情况很少见，我们需要考虑原发灶来自以直肠为主的消化道，以及胰腺、肺等其他脏器转移的可能，有必要查找原发灶。肿瘤较大时，可伴囊变与坏死，有助于诊断。

■参考征象

增强富血供结节→p.167/增强廓清现象（washout）→ p.217

十一、婴幼儿血管瘤·血管内皮瘤

【影像表现】

肝左叶外侧区38mm大小（图：→）肿块。MRI梯度回波序列T_1加权反相位像可见边界清楚、信号低于周围肝实质，但内部存在高信号的区域（图：▶）。这些高信号影，考虑肿瘤内出血或者轻微钙化。

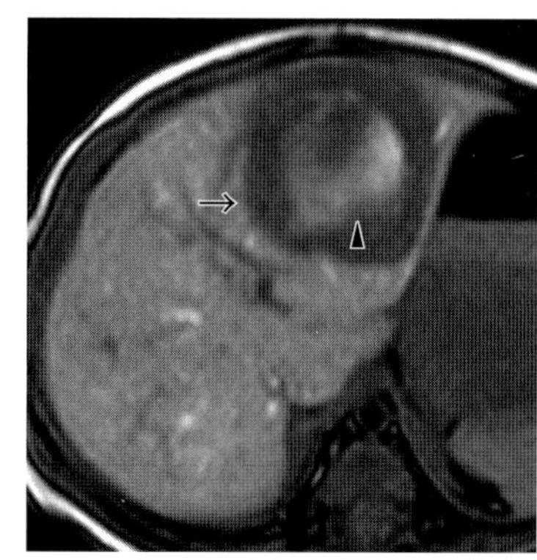

图　MRI T_1加权反相位像（6个月，女婴）

【鉴别要点】

该疾病为新生儿～幼儿期发生率最高的肝肿瘤，80%生后6个月以内被诊断。因为其与其他部位血管瘤一样会随着时间而自然消退（spontaneous regression），无症状下可进行随访观察，但也有引发凝血功能异常（Kasabach-Merritt综合征）及淤血性心力衰竭、腹腔内出血的可能。该疾病的影像学征象与成人血管瘤相似，但肿瘤较大时可在内部出现纤维化、坏死、钙化、出血等。该疾病最需要与肝母细胞瘤进行鉴别，后者常出现于肝右叶，多伴AFP升高。

■参考征象

多发（弥漫性）结节→p.32/分叶状肿块→p.93/含钙化肿块→p.105/CT平扫高密度结节→p.138/增强富血供结节→p.168

十二、肝纤毛性前肠囊肿

【影像表现】

肝组织内存在迷走的细支气管分支来源的囊肿称前肠囊肿。病灶常出现于肝内侧区域的肝表面下方，含蛋白质、脂质、钙质等成分。在CT中该疾病与单纯囊肿不同，结节密度较高，增强CT呈稍低密度，需要与肝转移进行鉴别。MRI可反映病灶内容液的性状，T_1加权像呈等～高信号，这些征象与其发生部位可作为诊断依据。虽然发生概率很少，但也有肝纤毛性前肠囊肿与扁平上皮癌并发的报道，所以需要进行随访观察。

■参考征象

增强乏血供结节→p.183

十三、门静脉血栓症

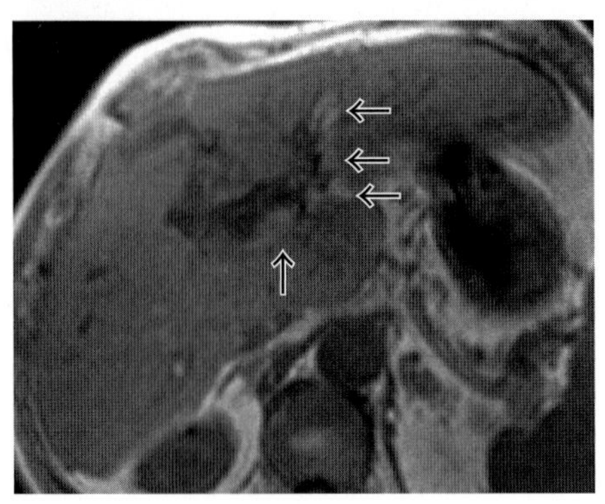

图　MRI T_1加权同相位像（80余岁，男性）

【影像表现】

肝S1段腹侧，MRI梯度回波序列T_1加权同相位像可见高信号区域，上下层面可见高信号区域沿门静脉血管壁背侧分布，未见增强强化效果，可诊断为门静脉血栓症。

【鉴别要点】

成人门静脉血栓症最常见的原因是肝硬化，约25%的肝硬化患者可以发生；此外胰腺炎、肠道感染、骨髓增生性疾病、腹部外科手术后也是常见病因。对儿童来说，新生儿败血症与脐炎、阑尾炎也可以引发门静脉血栓。MRI表现因血栓形成的时期而不同，在亚急性期因血栓中含高铁血红蛋白，在T_1加权像中显示高信号。随着时间推移，因含铁血黄素的沉积与钙化，在T_1加权像中显示低信号。该疾病最需要与门静脉癌栓进行鉴别，鉴别的主要依据在于癌栓会出现强化，但有时治疗后的癌栓或者因癌栓形成的继发性血栓，难以进行区分。

门静脉的肝细胞癌瘤栓与血栓存在时的平均门静脉内径分别为23.4mm与16.0mm（P=0.001），有报道将门静脉内径以23mm作为阈值，诊断癌栓的敏感度、特异度分别为86%与100%。

■参考文献

1）Tublin ME，et al. Benign and malignant portal vein thrombosis：differentiation by CT characteristics. AJR Am J Roentgenol，1997，168：719-723.

■参考征象

门静脉血行异常→p.49/CT平扫高密度结节→p.141/增强楔形早期强化→p.197

十四、肝再生结节

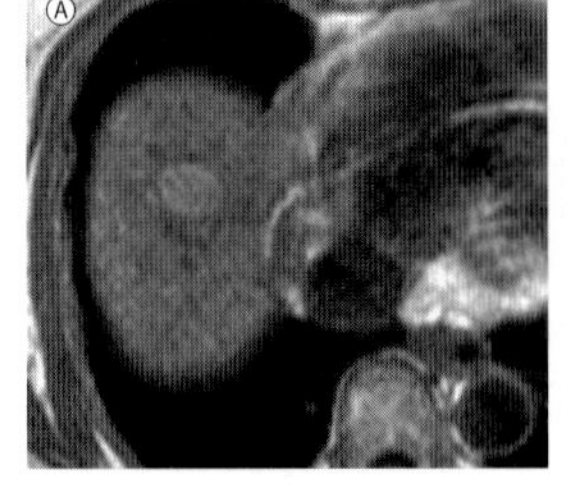

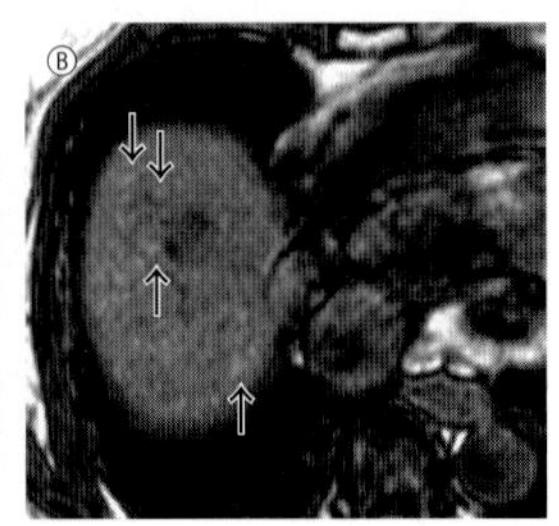

图　A：MRI T_1加权同相位像；B：MRI T_1加权反相位像（50余岁，男性）

【影像表现】

肝外形不整齐，考虑肝硬化。肝内多发10mm以下小结节，MRI 梯度回波序列T_1加权反相位像呈较淡的高信号（图：→），考虑为伴肝硬化的肝再生结节。

S8段存在20mm大的结节，同相位像呈高信号，反相位像呈低信号，考虑为含脂质成分的高分化型肝细胞癌。

【鉴别要点】

再生结节是因肝细胞破坏与再生引起的肝小叶结构重建而形成，纤维化与结构紊乱被认为是肝硬化的特征性改变。酒精性肝硬化的再生结节大小一般不超过3mm，在病毒性肝炎肝硬化中再生结节大小常在3～15mm。再生结节T_2加权像呈低信号，T_1加权像因铁质沉着而显示为等～高信号。大再生结节很难与高分化型肝细胞癌、高度不典型性结节进行鉴别。

■参考征象

CT平扫高密度结节→p.140/EOB增强MRI肝细胞期高信号→p.252/EOB增强MRI肝细胞期摄取→p.256/EOB增强MRI肝细胞期环状强化→p.264

十五、部分转移性肝癌

【影像表现】

肝S8段大小为28mm的肿块，MRI梯度回波序列 T_1 加权同相位像呈高信号（图：→）。患者有脉络膜恶性黑色素瘤手术史，最终诊断为恶性黑色素瘤肝转移。T_1 加权像中的高信号区域反映了肿瘤内部的黑色素存在。

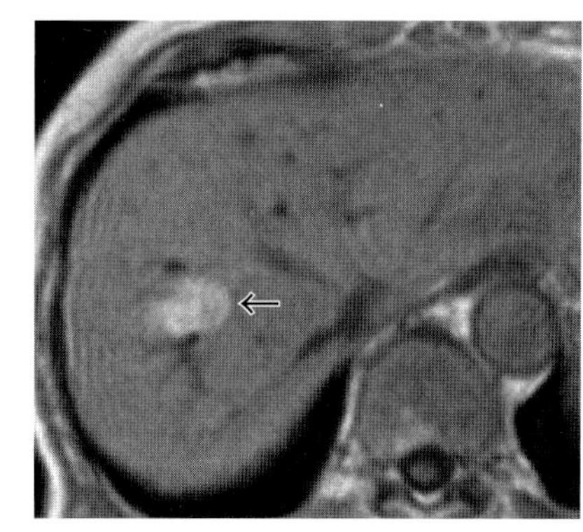

图　MRI T_1 加权同相位像（80余岁，男性）

【鉴别要点】

恶性黑色素瘤内脏转移最常见的是肝转移，在脉络膜恶性黑色素瘤中，95%的首发转移灶在肝。恶性黑色素瘤肝转移属于富血供肿瘤，但因其 T_1 加权像本来就呈高信号，因此增强MRI中Gd的效果并不明显，需要注意。黑色素通过与金属离子的结合，产生顺磁效应，使 T_1 加权像显示为高信号（黑色素瘤，melanoic melanoma）。非色素性黑色素瘤（amelanoic melanoma）肝转移约占全部黑色素瘤肝转移的30%，该转移灶 T_1 加权像显示为低信号。

■参考征象

多发（弥漫性）结节→p.34/中央部低密度肿块（中央瘢痕）→p.70/CT平扫高密度结节→p.139/增强富血供结节→p.165/增强楔形早期强化→p.195/增强增强静脉回流→p.203

【须知!】 黑色素在 T_1 加权像呈高信号吗?

黑色素本身是顺磁性物质，但其 T_1 短缩效果很弱，在人体内无法单独在 T_1 加权像形成高信号。黑色素拥有可以与 Fe^{3+}、Zn^{2+}、Cu^{2+}、Mn^{2+} 等金属离子螯合的性质，特别是与 Fe^{3+} 的螯合物，短缩 T_1 效果很强，这种性质被认为是人体黑色素沉积时 T_1 加权像呈高信号的主要机制。

■参考文献

1）Enochs WS，et al．Paramagnetic metal scavenging by melanin MR imaging Radiology，1997，204：417-423.

第30章

MRI T_1加权像肝实质高信号

T_1加权像肝实质显示为高信号的代表性疾病有脂肪肝、非酒精性脂肪性肝炎（non-alcoholic steatohepatitis，NASH）、非酒精性脂肪肝（non-alcoholic fatty liver disease，NAFLD）。此外，肝实质伴弥漫性铁质沉积的肝硬化、含铁血黄素沉着症、血红素沉着病也会使肝实质呈现高信号。铜沉积的威尔逊病和淀粉样蛋白沉积的淀粉样变，肝实质有时也可以呈高信号，但金属与蛋白的沉积根据其沉积程度不同会显示从低信号～高信号的不同表现，需要注意。威尔逊病因铜质过度沉积导致脂肪性肝炎，脂质沉积也是引起肝实质T_1加权像高信号的原因。糖原病时糖原蓄积在肝中，也可能导致弥漫性脂肪肝，在T_1加权像中出现弥漫性高信号。

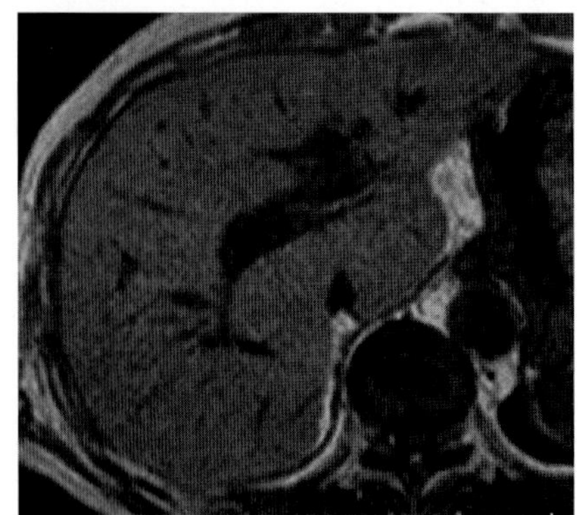

图 典型图像：区域性脂肪肝
T加权同相位像

【技术讲座】
弥漫性肝病的诊断中，T_1加权像最大的作用在于检查肝细胞和间质中的脂肪、金属离子的沉积。因此，近年来肝MRI诊断的T_1加权像，改变回波时间（TE）的梯度回波法（gradient echo，GRE），即化学位移成像（phase-shift imaging），已经成为必要的成像方法。通过化学位移成像，在脂肪与水混合的情况下，通过比较同相位像与反相位像中肝实质信号的减低，可以鉴别微量脂质的存在；同时在铁、铜金属沉积的疾病中T_1加权像有时也会显示高信号。沉积在肝中的金属带来的磁敏感效应会使回波时间较长的同相位像中的信号比回波时间较短的反相位像减低，以此证明肝中存在金属沉积。

【鉴别诊断!】

◎脂肪肝～ NASH（→p.232）
◎斑驳状脂肪肝、区域性脂肪肝、局限性脂肪肝（→p.232）
△糖原贮积病（仅题图）
▲威尔逊病（→p.233）
○肝淀粉样变（→p.233）

【征象缩略图】

脂肪肝～NASH

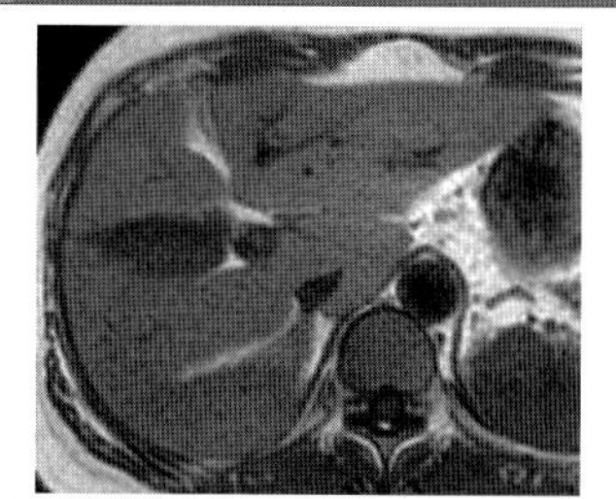

MRI T_1 加权 同相位像
50余岁，女性【解说→p.232】

区域性脂肪肝

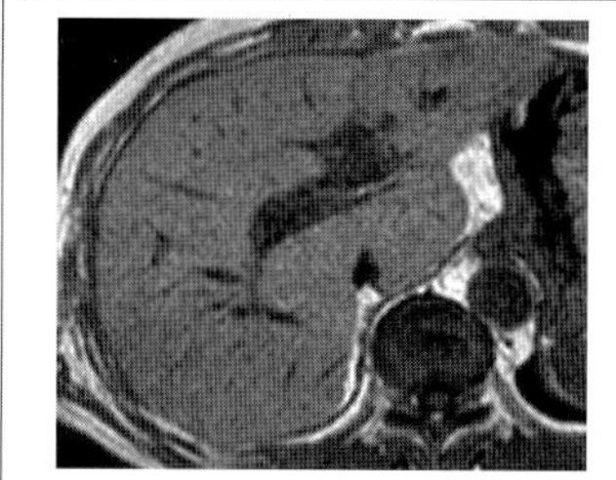

MRI T_1 加权 同相位像
80余岁，男性【解说→p.232】

糖原贮积病

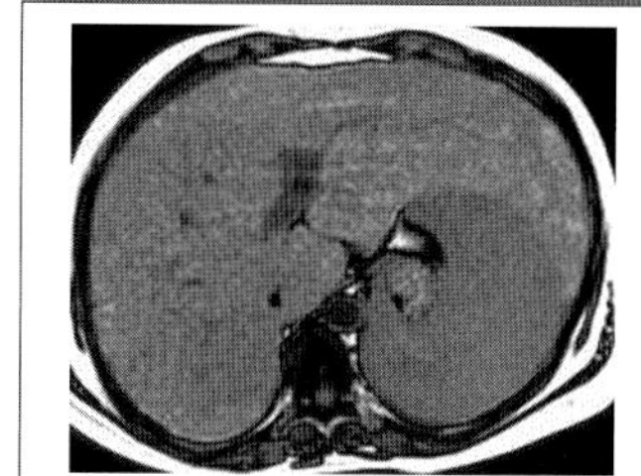

MRI T_1 加权 反相位像
30余岁，男性

肝淀粉样变

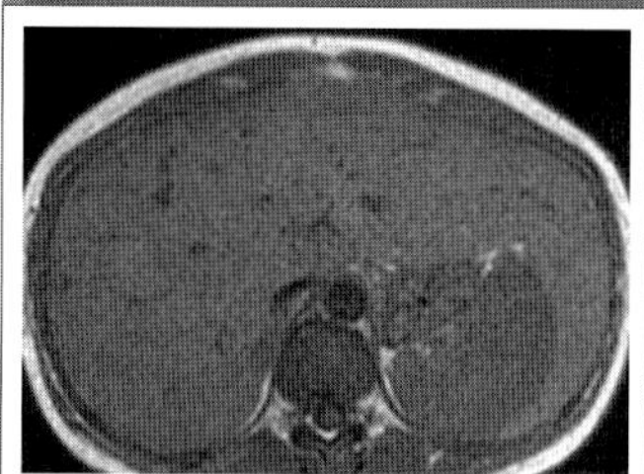

MRI T_1 加权 同相位像
40余岁，女性【解说→p.233】

表现为T_1加权像肝实质高信号的疾病

一、脂肪肝～NASH

【影像表现】

肝边缘钝化，右叶萎缩，脾大，考虑慢性肝功能不全。肝实质在梯度回波序列T_1加权同相位像呈中～高信号，在反相位像中信号减低，考虑有脂肪沉积。

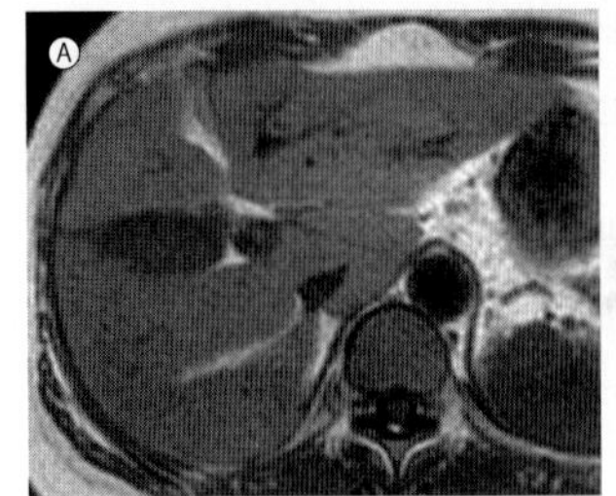

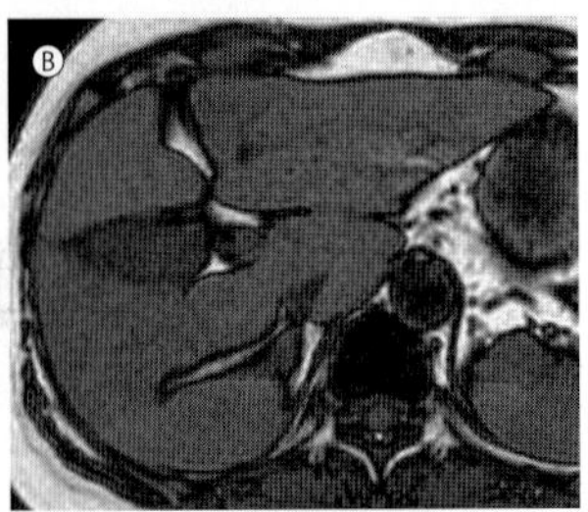

图 A：MRI T_1加权同相位像；B：MRI T_1加权反相位像（50余岁，女性）

【鉴别要点】

三酰甘油蓄积于肝，导致肝细胞脂肪滴沉积的疾病称为脂肪肝。脂肪肝大致分为酒精性与非酒精性两类，与饮酒无关的脂肪肝称为非酒精性脂肪肝（non-alcoholic fatty liver disease，NAFLD）。病理组织学上，伴脂肪性肝坏死与纤维化的肝细胞坏死，称为非酒精性脂肪性肝炎（non-alcoholic steatohepatitis，NASH）。NASH随着病情发展会表现出慢性肝损害的病理改变，继而发展成肝硬化和肝细胞癌，因此需要鉴别，活体标本检查是该疾病确诊的金标准。NASH纤维化不断加重，发展成肝硬化的情况下，脂肪肝的表现多不明显（燃尽现象，burn-out NASH）。

■**参考征象**

肝实质多发斑片状影（马赛克影）→p.133/CT平扫肝实质低密度结节→p.151/MRI T_1加权像化学位移成像中的信号变化→p.242

二、斑片状脂肪肝，区域性脂肪肝，局限性脂肪肝

【影像表现】

肝实质在梯度回波序列T_1加权同相位像中呈中等信号，各区域信号变化不明确。反相位像显示门静脉右支灌流区域为主的信号降低，考虑是因门静脉层流而发生的区域性脂肪肝。

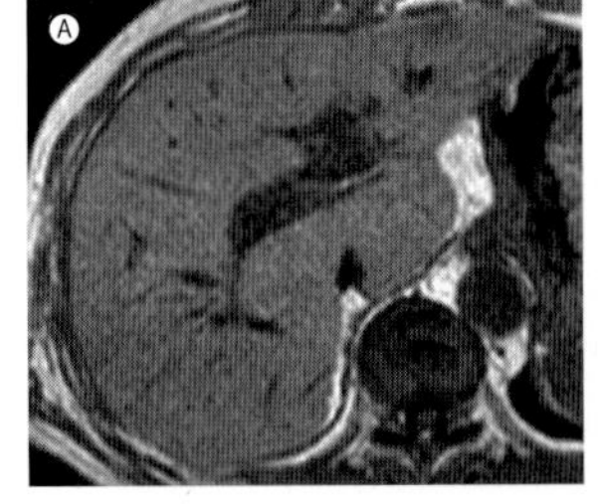

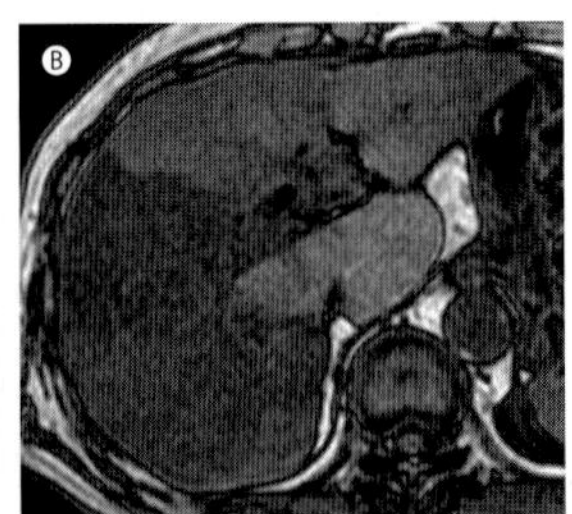

图 A：MRI T_1加权同相位像；B：MRI T_1加权反相位像（80余岁，男性）

【鉴别要点】

脂肪肝很少会出现均质的脂质沉积，其沉积程度常因区域的不同而不同，在影像中这种脂质沉积不均的脂肪肝称为斑驳状脂肪肝。区域性脂肪肝一般认为是与肠系膜上静脉和脾静脉合流导致门静脉主干内层流有关。局限性脂质沉积及非脂质沉积通常会发生于肝左叶内侧区背侧与镰状韧带附着部周边肝脏附脐静脉（sappey）反流区域、胆囊周围等静脉回流异常（third inflow）。局限性脂肪沉积可以通过其好发部位的识别进行诊断，但这些部位发生含脂肿瘤（肝细胞癌、肝细胞腺瘤、血管平滑肌脂肪瘤等）时，可通过活检或随访观察进行诊断。

■**参考征象**

边界不清肿块→p.62/含脂肿块→p.116/肝实质的多发斑片状影（马赛克影）→p.131/CT平扫肝实质低密度→p.151/MRI T_1加权像化学位移成像的信号变化→p.242/EOB造影MRI肝细胞期摄取→p.260

三、威尔逊病

【鉴别要点】

威尔逊病属于常染色体隐性遗传导致的先天性代谢异常疾病，有锥体外系症状、Kayser-Fleisher角膜环、肝硬化三大特征。在血液生化学检查之中，该疾病患者可以表现为血清铜与铜蓝蛋白减少及尿铜排泄量增加。因为铜的过度沉积首先发生于肝，所以该疾病以肝损害导致的神经症状作为首发症状。铜蓄积使肝在CT中呈高密度，MRI T_1加权像呈高信号。威尔逊病初期会引发脂肪变性与炎症性改变，随着时间推移逐步发展成慢性肝炎，最后形成肝硬化。如果幼儿或者学龄前期儿童出现原因不明的肝损害，我们需要考虑这种疾病。有报道指出，与肝脂质沉积与慢性肝损害的伴发的再生结节，其内可出现铁质沉积，也会在MRI T_1加权像显示高信号，铁比铜沉积对于MRI T_1加权像显示高信号的作用更大。

■参考文献

1）Cheon JE, et al. Clinical Application of Liver MR Imaging in Wilson's Disease. Korean J Radiol, 2010, 11（6）: 665-672.

2）Mergo PJ, et al. Diffuse disease of the liver: radiologic-pathologic correlation. Radiographics, 1994, 14: 1291-1307.

■参考征象

弥漫性肝肿大→p.9/弥漫性肝萎缩→p.15/增强CT 肝实质高密度→p.146

四、肝淀粉样变

【影像表现】

弥漫性肝大，梯度回波序列T_1加权同相位像呈略不均匀的低信号，在反相位像中以左叶为主，出现较小幅度的信号升高。

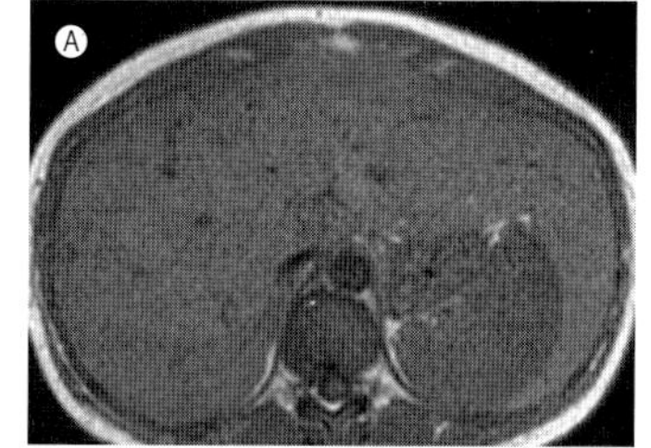

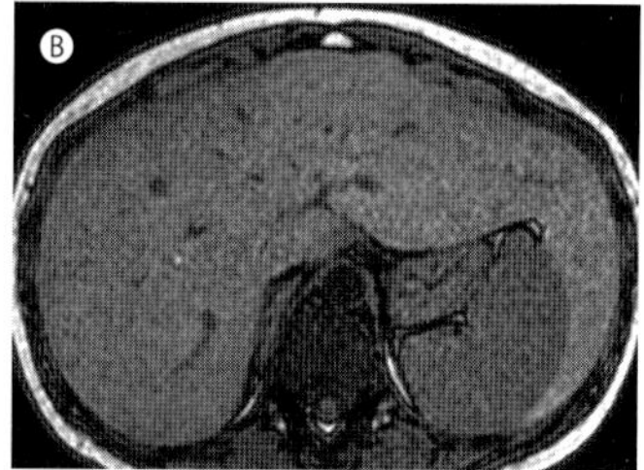

图 A：MRI T_1加权同相位像；B：MRI T_1加权反相位像（40余岁，女性）

【鉴别要点】

淀粉样变指淀粉样蛋白在脏器的细胞外沉积，引发内脏功能不全的疾病。在实质性器官之中，肝仅次于胰腺与肾，是易发生淀粉样蛋白沉积的器官，但淀粉样纤维蛋白常沉积在肝的狄氏（Disse）腔及血管壁上，不会损害肝细胞，因此肝功能不全症状比较轻微。淀粉样变性发生时，肝会弥漫性肿大，初期因蛋白沉积而在T_1加权像显示轻微的高信号，随着蛋白沉积程度增加，信号会相应降低。活体标本检查发现淀粉样蛋白的存在是该疾病确诊的金标准。

■参考征象

弥漫性肝大→p.8/CT平扫 肝实质低密度→p.158

第31章

（MRI）T_1加权像肝实质低信号

T_1加权像中显示肝实质信号减低的疾病，除了急性肝炎、肝淤血，肝梗死导致的活动性炎症，放射性肝炎、肝梗死慢性期导致的肝实质广泛纤维化。除此之外，中分化型以下的肝细胞癌与肝转移通常在T_1加权像显示低信号，当病灶广泛取代正常肝区域时，会被误认为正常肝实质。另外，高度的铁过载与威尔逊病也会成为T_1加权像肝实质低信号的原因。

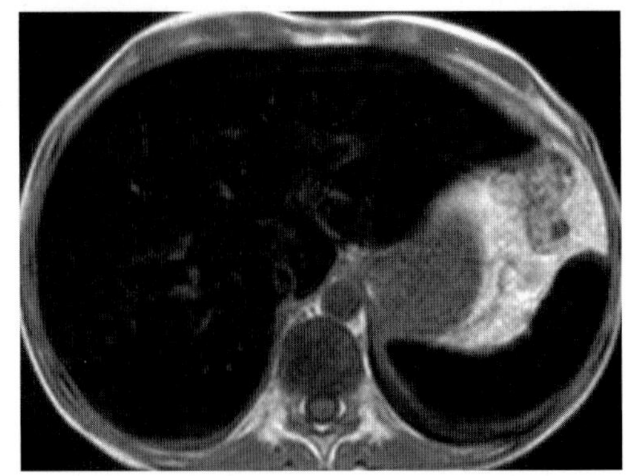

图 典型像：铁过载

MRI T_1加权同相位像

【技术讲座】

肝实质在T_1加权像呈现低信号的疾病有很多。由肝细胞与肝窦形成的正常肝实质中，肝细胞内的脂质与蛋白等高分子化合物，因水合反应生成结合水而使T_1短缩，从而使肝实质在T_1加权像显示高信号（高分子水合效应）；肝存在活动性炎症时，因为炎症细胞浸润与水肿导致自由水的增加，T_1延长从而在T_1加权像显示低信号。此外，肝间质纤维化进展，像素内肝细胞成分占比减少，T_1加权像同样会显示低信号。肝细胞发生金属沉积时，在长回波时间序列中，因磁敏感效应带来的信号降低现象变得显著，首先使回波时间较长的T_2加权像出现低信号，而在T_1加权像回波时间较长的同相位像上，信号也会比反相位像要减低。

【须知!】

巨大肝血管瘤或者多发性肝血管瘤导致肝区被病灶广泛替代时，有时会被误认为肝实质在T_1加权像呈低信号，不过其中大部分通过观察形态与T_2加权像的信号，以及动态增强的强化模式等，可进行诊断与鉴别诊断。

【鉴别诊断!】

◎铁过载症（含铁血黄素沉着症，血色素沉着病）（→p.236）
◎急性肝炎，重型肝炎（→p.237）
◎淤血肝（→p.237）
◎弥漫性肝细胞癌（→p.238）
○弥漫性肝窦内肝转移（→p.238）
○放射性肝炎（→p.239）
▲肝梗死（→p.239）
△巨大的肝海绵状血管瘤～血管瘤病
△威尔逊病

【征象缩略图】

铁过载（继发性血色素沉积病）

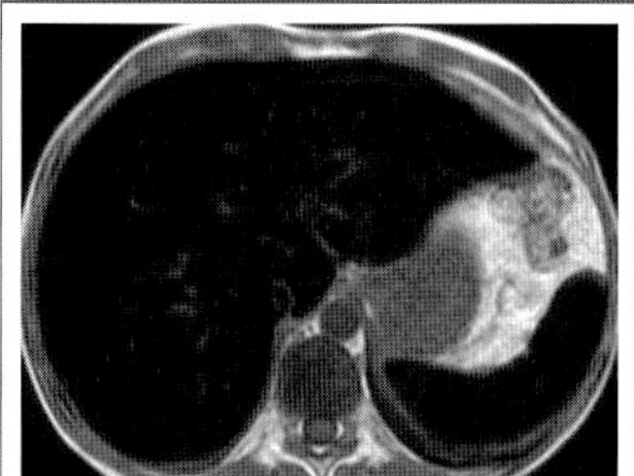

MRI T_1加权 同相位像
10余岁，女性【解说→p.236】

急性肝炎

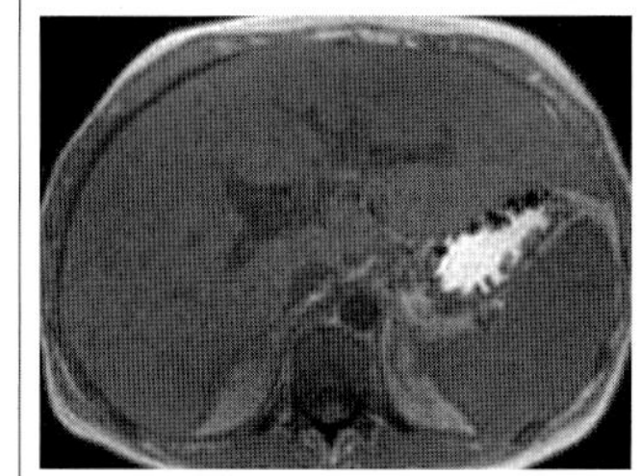

MRI T_1加权 同相位像
40余岁，女性【解说→p.237】

肝淤血

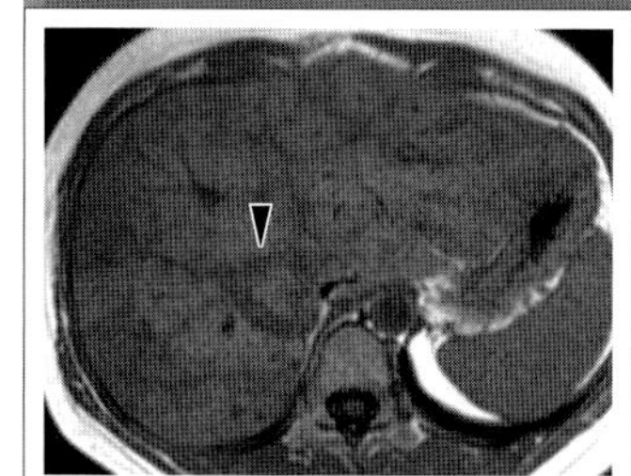

MRI T_1加权 同相位像
40余岁，女性【解说→p.237】

弥漫性肝细胞癌

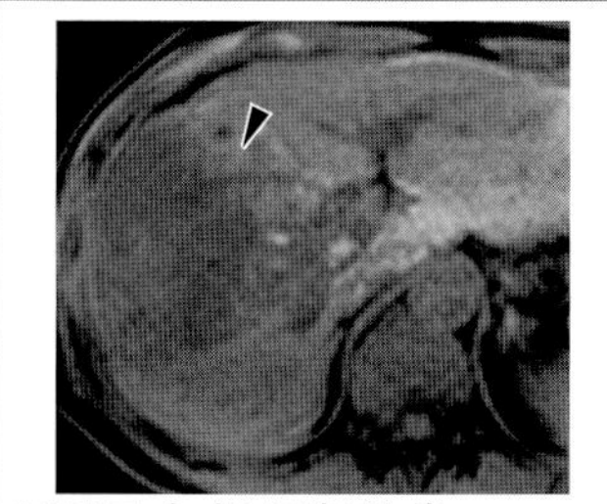

MRI T_1加权 同相位像
70余岁，男性【解说→p.238】

弥漫性肝窦内肝转移

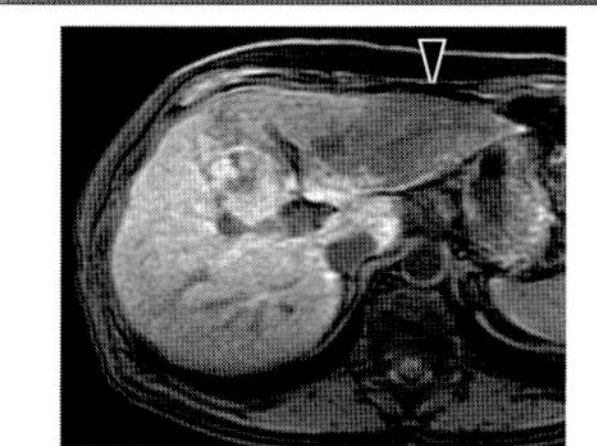

（岐阜大学　川田紘資先生より）

MRI 脂肪抑制T_1加权像
60余岁，女性【解说→p.238】

放射性肝炎

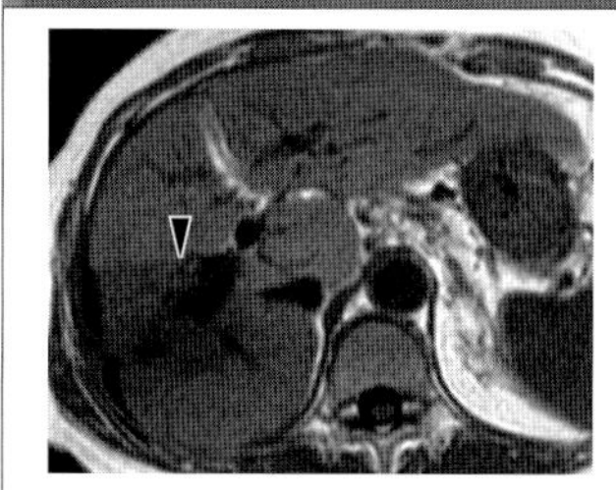

MRI T_1加权 同相位像
70余岁，女性【解说→p.239】

肝梗死

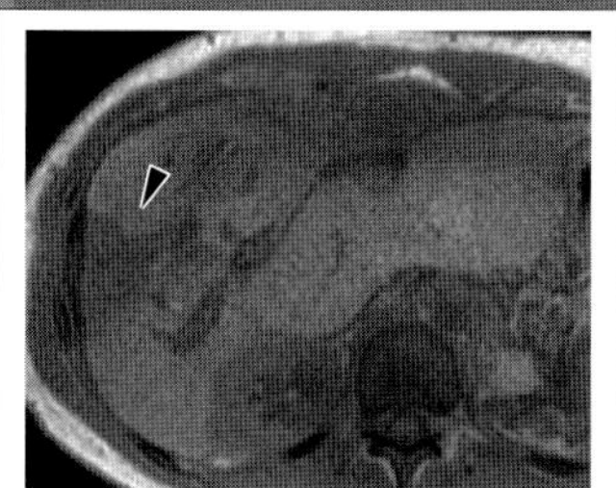

MRI T_1加权 同相位像
20余岁，女性【解说→p.239】

表现为T_1加权像肝实质低信号的疾病

一、铁过载（继发性血色素沉着症）

【影像表现】

肝整体肿大，也可见脾大。全肝在MRI梯度回波序列T_1加权同相位像呈弥漫性低信号，脾的信号值同样降低，综合患者输血史，考虑为继发性血色素沉着症。

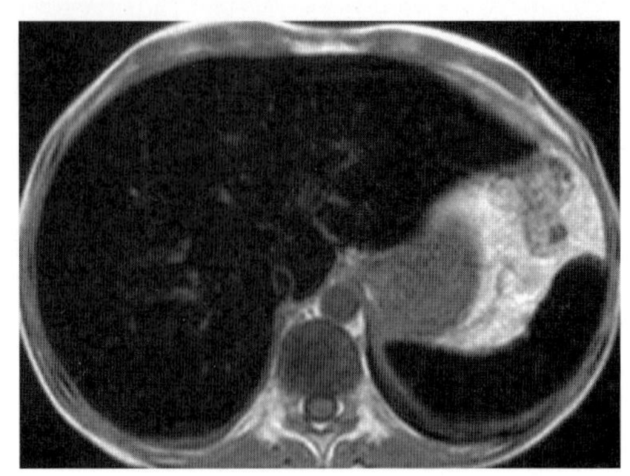

图 MRI T_1加权同相位像（10余岁，女性）

【鉴别要点】

铁过载根据其病因可分为原发性（遗传性）与继发性，原发性血色素沉着是因为常染色体隐性遗传而出现消化道铁吸收增多，导致铁质沉积在肝脏、胰腺腺泡细胞、心肌与皮肤。继发性血色素沉着病则是由地中海性贫血、慢性肝衰竭（特别是酒精性）、频繁输血而导致。铁质沉积在肝细胞会导致肝大，随着时间的推移会进展成肝硬化，甚至诱发肝细胞癌。铁质沉积在CT中会表现为弥漫性高密度，而在MRI中因为T_2时间比T_1时间的短缩效应更强，T_2加权像显示低信号的特征。因为铁质沉积带来的磁敏感效应在回波时间更长的序列中会更加明显，所以回波时间较短的T_1加权像的肝实质低信号化不及T_2加权像明显，但在T_1加权像，回波时间更长的同相位像比回波时间较短的反相位像信号有所降低，依靠这些特征可以证明肝中是否存在微量铁沉积。

■参考征象

CT平扫 肝实质高密度→p.144

【须知!】 血色素沉着病与含铁血黄素沉着症

铁过载可以分类为血色素沉着症与含铁血黄素沉着症。含铁血黄素沉着症中铁质只会沉积在网状内皮细胞中，所以不会出现内脏功能损害；而在血色素沉着病中铁质不止沉积在网状内皮细胞中，还会沉着在实质细胞内，因此容易导致内脏功能受损。含铁血黄素沉着症常与频繁输血有关，铁质沉积发生在网状内皮细胞较多的肝、脾、骨髓，但不涉及胰腺，同样也不会出现肝功能不全；而原发性血色素沉着病在脾脏的沉积程度不高，常出现在肝、胰腺、心肌和脑的沉积。

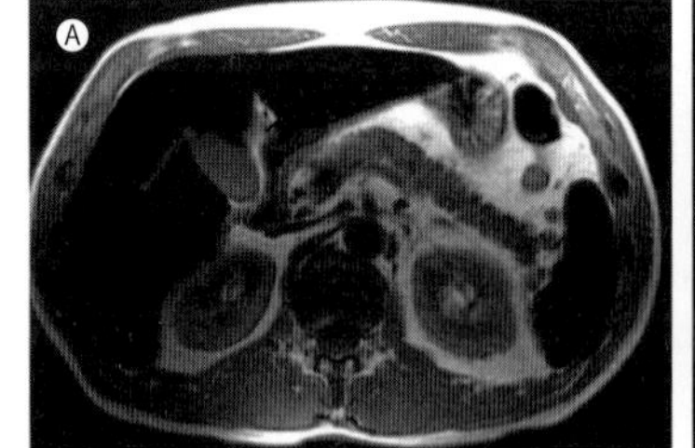

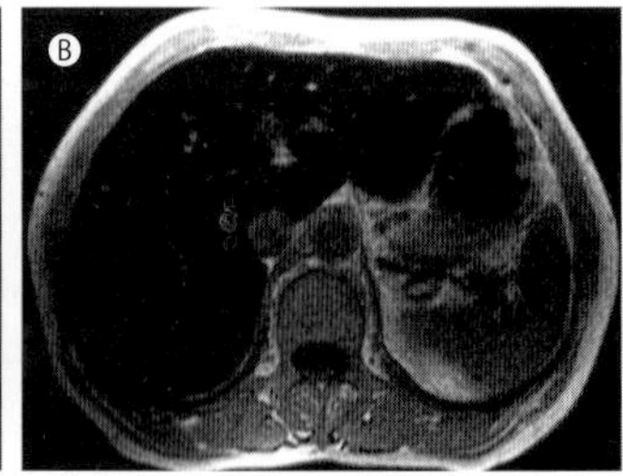

图 A、B：MRI T_1加权像

A：含铁血黄素沉着症；B：血红素沉着症

（由岐阜县综合医疗中心 兼松雅之医生提供）

二、急性肝炎，重症肝炎

【影像表现】

肝整体肿大，MRI梯度回波序列T_1加权同相位像可见程度不均的低信号，综合临床症状考虑为急性肝炎。然而，门静脉周围晕征并不明显。

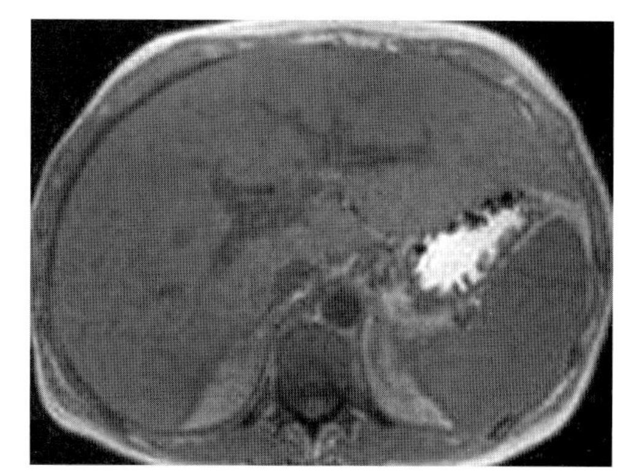

图 MRI T_1加权同相位像（40余岁，女性）
急性肝炎

【鉴别要点】

急性肝炎可由肝炎病毒感染、酒精中毒及药剂使用等原因引起，组织学上以肝细胞变性坏死与炎症细胞浸润为特征，其中炎性反应征象尤以门静脉区域Glisson纤维鞘为甚。该疾病急性期会出现肝大，随着肝炎好转，肿大也会消退。重型肝炎是急性肝炎一种特殊的亚型，在日本常由乙肝病毒引起。在影像上，急性肝炎可以看到肝大与胆囊黏膜下水肿，肝实质因炎症性水肿而于T_1加权像显示不均匀低信号，同时在门静脉周围因炎症性水肿而肥厚（门静脉周围晕征）。重症肝炎因出现大量肝细胞坏死，肝实质内的信号会变得更加不均匀。

■参考征象

弥漫性肿大→p.4/弥漫性萎缩→p.13/部分萎缩→p.26/门静脉周围晕环征→p.121/CT平扫 肝实质低密度→p.151

三、肝淤血

【影像表现】

全肝肿大，以尾状叶为甚。MRI梯度回波序列T_1加权同相位像呈弥漫性低信号，肝部下腔静脉内存在高信号区域，考虑钙化。诊断考虑为布加综合征导致肝部下腔静脉的狭窄、闭塞。

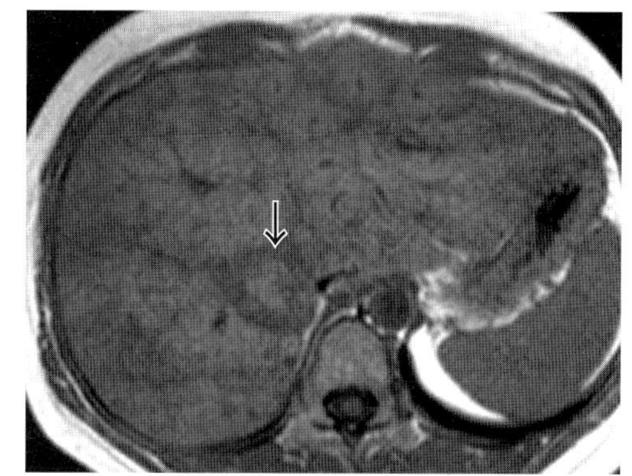

图 MRI T_1加权同相位像（40余岁，女性）

【鉴别要点】

肝淤血主要由肝静脉血流的流出障碍导致的肝静脉压上升而引起。组织学上肝淤血急性期表现以肝窦淤血导致的肝细胞受压萎缩、坏死为主，而慢性期出现肝小叶中央附近纤维化导致的肝硬化，肉眼病理上称这种状态为槟榔肝。 肝静脉压升高的原因，包括右心功能不全、布-查综合征（Budd-Chiari综合征）、肝移植后流出道阻塞等，近年来不能切除大肠癌FOLFOX治疗后的肝窦扩张症逐渐被认识。肝实质于T_1加权像的低信号反映肝淤血导致的水肿与纤维化，其他影像表现还有肝大、肝静脉扩张、肝静脉周围出现低密度区域等。在急性期因为静脉压上升，门静脉血流量降低与肝动脉血流相对增加，动态增强的动脉期可见肝实质的不均匀强化。

■参考征象

弥漫性肿大→p.5/门静脉周围晕环征→p.121/肝实质多发斑片状影（马赛克影）→p.133

四、弥漫性肝细胞癌

【影像表现】

肝右叶前区MRI GRE T_1加权同相位呈弥漫性低信号。低信号延续至肝门侧，门静脉前支内可见肿块形成（图：▶）。肝右叶后区或左叶外侧区、S1和前区相比呈高信号，考虑为留存的正常肝实质。

【鉴别要点】

弥漫性肝细胞癌在Eggel肉眼分类中的定义为：整个肝被无数个小肿瘤结节所替代，难以用肉眼与肝硬化进行区分。门静脉或静脉瘤栓多见，与其他形态的肝细胞癌相比预后不良。动态CT或MRI动脉期可见多处边界不清的强化，形态上可能无法与病毒性肝硬化的大再生结节集簇进行鉴别，通过CTAP或EOB增强MRI肝细胞期成像可明确分辨两者。此外，若发现瘤栓有助于鉴别。

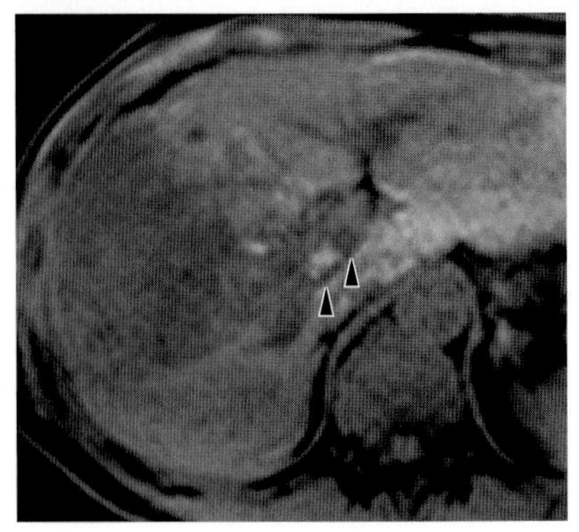

图　MRI T_1加权同相位像（70余岁，男性）

■参考征象

弥漫性肥大→p.6/部分肥大、肿大→p.20/多发（弥漫）结节→p.31/边缘不清肿块→p.61/分叶状肿块→p.89/肝实质的多发斑片状影（马赛克影）→p.131/CT平扫肝实质的低密度→p.152/增强廓清现象→p.217

五、弥漫性肝窦内肝转移

【影像表现】

肝左叶外侧区脂肪抑制T_1加权像呈区域性低信号（图：▶）。肝右叶和外侧区呈相对高信号，考虑为正常肝实质信号。肺腺癌的化疗中，疑是弥漫性肝窦内肝转移。

【鉴别要点】

肝窦内弥漫性浸润，替代肝细胞并增殖的病变，是恶性淋巴瘤特征性的表现，但也可见于腺癌、未分化癌、恶性黑色素瘤等病变。

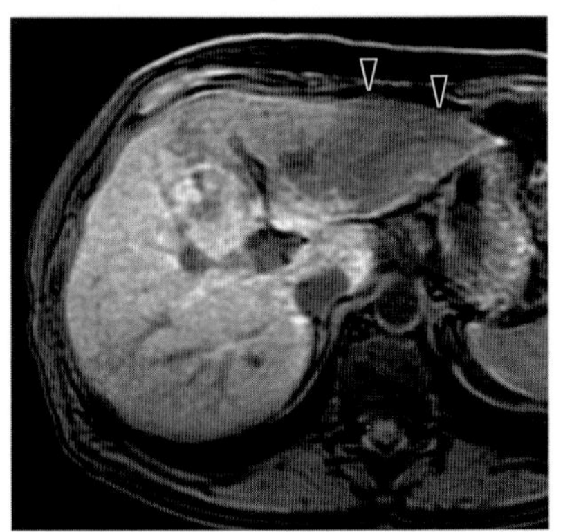

图　MRI脂肪抑制T_1加权像（60余岁，女性）

（岐阜大学　川田纮资医生提供）

■参考征象

弥漫性增生→p.6/边界不清肿块→p.641门静脉周围晕征→p.124/CT平扫肝实质低密度→p.157

六、放射性肝炎

【影像表现】

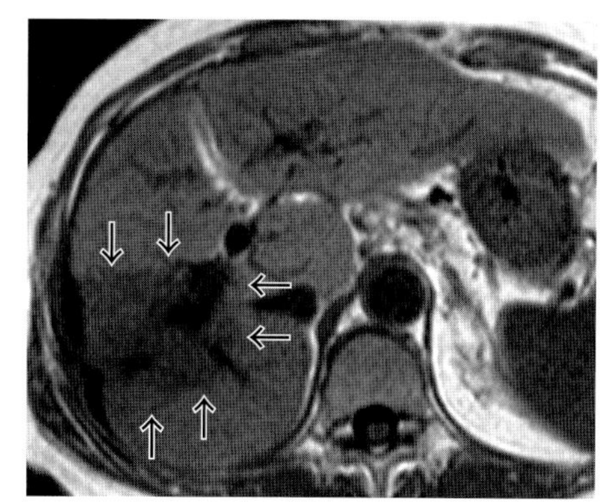

图 MRI T_1加权同相位像（70余岁，女性）

MRI GRE T_1加权同相位像上可见从肝右叶前区至部分肝后区的长方形低信号区。同区域内可见门静脉分支走行。此外，肝表面和相邻区域相比呈凹陷状态，伴肝萎缩。考虑重离子线（粒子线）治疗后的变化。

【鉴别要点】

放射线照射后，肝实质纤维组织增生，导致小叶水平的中心静脉闭塞。病理学上呈静脉闭塞性疾病（veno-occlusive disease）表现。静脉闭塞导致肝静脉压上升，照射区域发生局部淤血肝，最终纤维化引起肝萎缩。影像可见急性期静脉压上升所致的门静脉血流量下降和肝动脉血流相对性增加，因此肝实质动脉期呈不均匀强化，慢性期因为肝萎缩导致门静脉血流量下降和区域性萎缩。近年来，放射线治疗的照射方法和线种多样，影像中的照射后变化也变得复杂，最终需要获得有无放射线照射、照射时期和治疗计划信息之后再进行判断。

■参考征象

部分萎缩→p.26/表面变形或凹陷→p.54/CT平扫肝实质低密度→p.155

七、肝梗死

【影像表现】

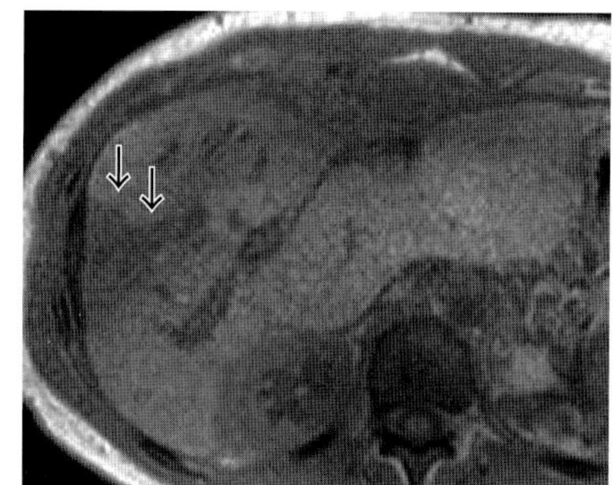

图 MRI T_1加权同相位像（20余岁，女性）

肝右叶后区域MRI GRE T_1加权同相位像可见以肝包膜侧为底边、呈楔形的低信号区（图：→）。考虑为肝梗死影像表现。

【鉴别要点】

流向正常肝细胞的血流是由门静脉和肝动脉双重支配的，比例约为7∶3。只需维持门静脉或肝动脉中任意一支血流，就不会导致肝梗死。肝梗死易发生于同时两支血流量减少的情况，在门静脉瘤栓或闭塞的前提下，行肝动脉栓塞术或肝移植、伴妊娠的妊娠高血压综合征（HELLP综合征）的，导致肝梗死发生。梗死部分在组织学上呈凝固坏死或白细胞浸润所致的炎症改变，CT平扫呈低密度，MRI的T_1加权像多呈低信号。随病情发展，梗死部分的肝区域会逐渐萎缩。

■参考征象

部分萎缩→p.27/表面变形或凹陷→p.53/肝内气体→p.127/CT平扫肝实质低密度→p.156

第32章

MRI T_1加权像化学位移成像的信号变化

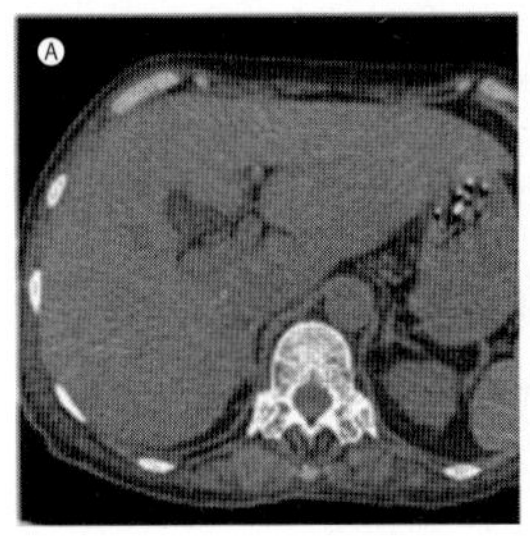
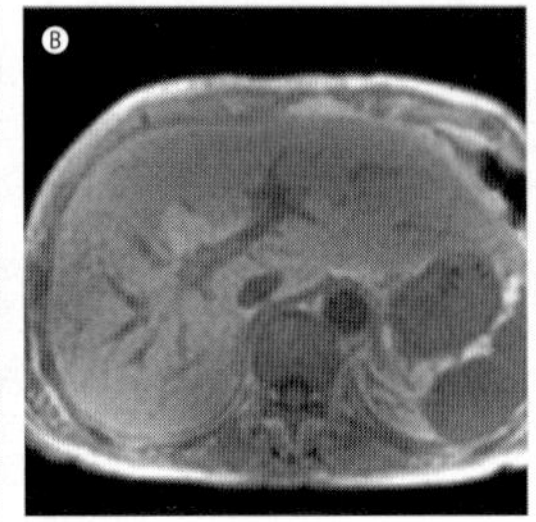
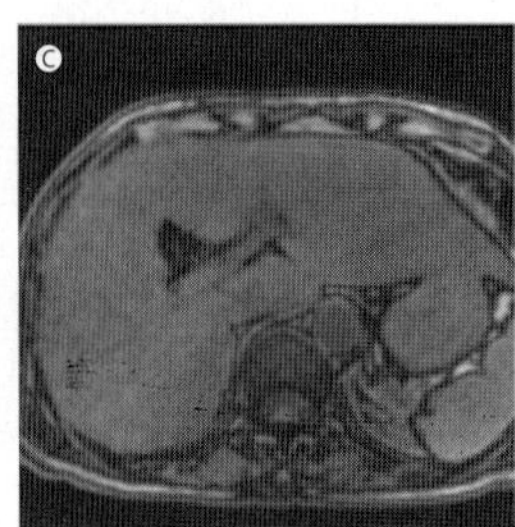

图 典型像：Third inflow伴局灶性脂肪肝A：CT平扫；B：T_1加权同相位像；C：反相位像（60余岁，女性）

与肝背景相比，S4背侧缘反相位像信号较同相位像减低。在CT平扫下，同区域呈显著低密度。胆管周围静脉丛及相连的门脉分支在该区域未与门脉主干相连，直接进入肝内

水中的氢质子与脂肪中的氢质子共振频率不同，两者的相位为表现为周期性的同相位（in-phase）或反相位（out-of-phase）。与同相位相比，反相位条件下获得的影像表现为水与脂肪混合组织的信号下降。利用这一现象可对组织内脂肪含量进行定性和定量检测。

（参考“第15章含脂肿块”p.108）

参考文献

1）Dixon WT．Simple proton spectroscopic imaging．Radiology，1984，153：189-194．

2）Lee JK，et al．Fatty infiltration of the liver：demonstration by proton spectroscopic imaging．Preliminary observations．Radiology，1984，153：195-201．

【鉴别诊断!】

◎脂肪肝～NASH（→p.242）
◎不均匀性脂肪肝、局限性脂肪肝（脂肪沉淀）（→p.242）
▲局限性低脂肪区域
◎经典肝细胞癌（→p.243）
◎早期肝细胞癌（→p.243）
◎节中节型肝细胞癌（→p.244）
○不典型增生结节（→p.244）
○肝细胞腺瘤
○肝血管肌脂肪瘤
○肝假性脂肪瘤
○肝肾上腺残余瘤
▲肝骨髓脂肪瘤
△肝棘球蚴病
△威尔逊病

【征象缩略图】

脂肪肝～NASH

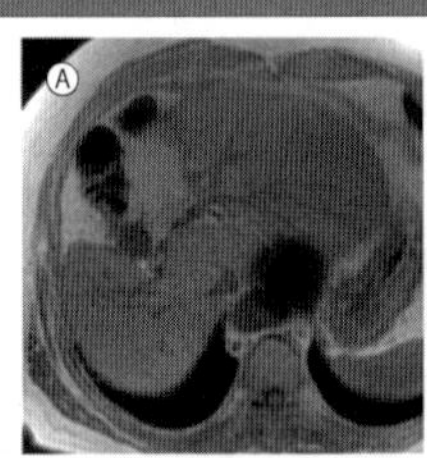
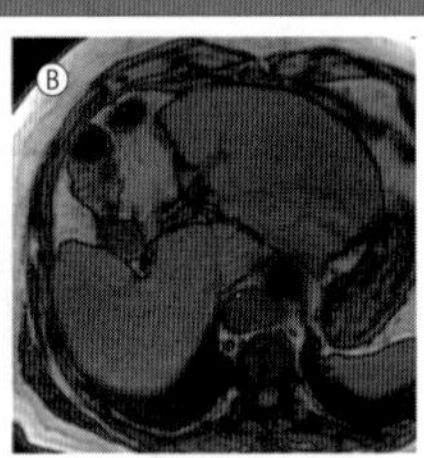

A：T_1加权同相位像；B：反相位像
70余岁，男性【解说→p.242】

不均匀性脂肪肝

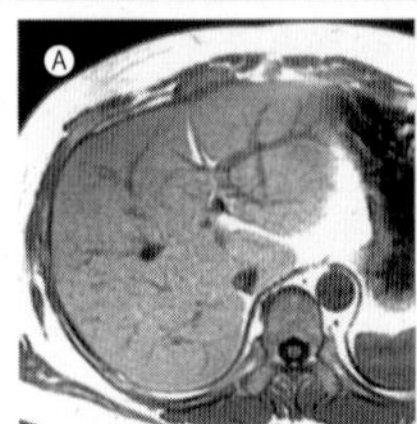
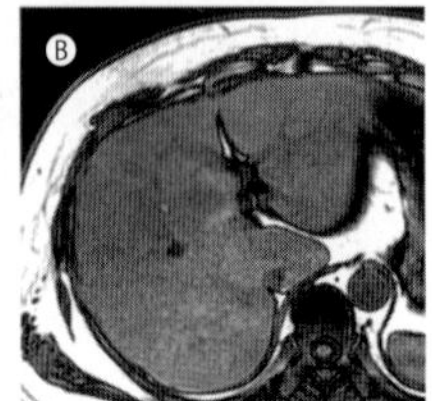

A：T_1加权同相位像；B：反相位像
30余岁，男性【解说→p.242】

经典肝细胞癌

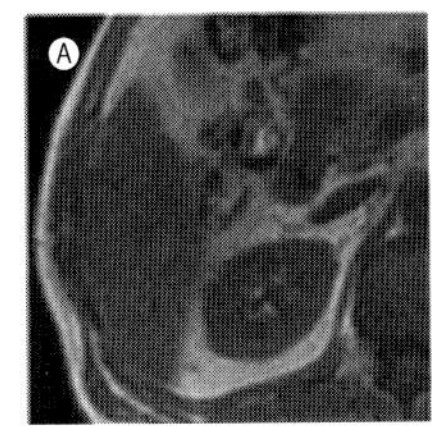
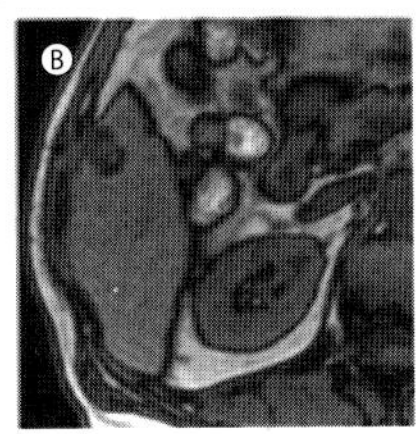

A：T_1加权同相位像；B：反相位像
70余岁，男性【解说→p.243】

早期肝细胞癌

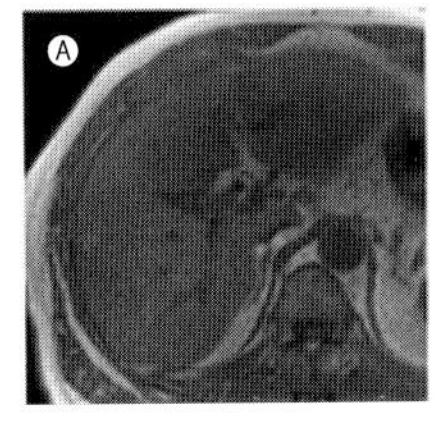
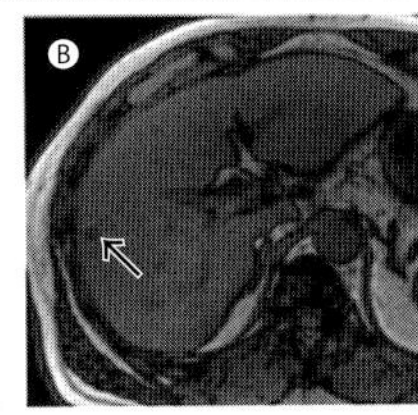

A：T_1加权同相位像；B：反相位像
70余岁，男性【解说→p.243】

节中节型肝细胞癌

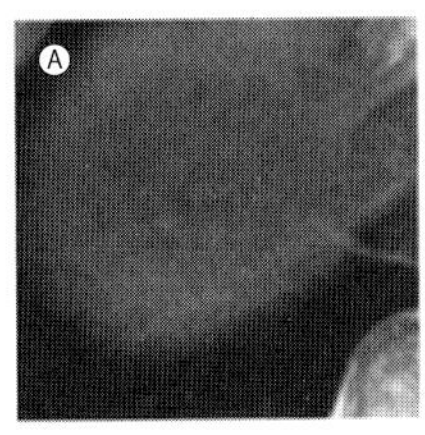
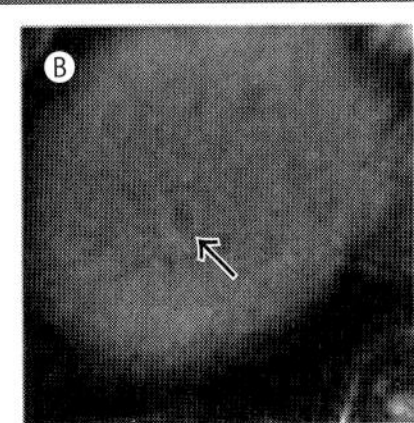

A：T_1加权同相位像；B：反相位像
70余岁，男性【解说→p.244】

不典型增生结节

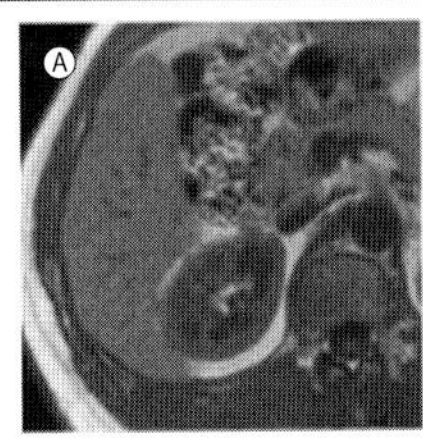
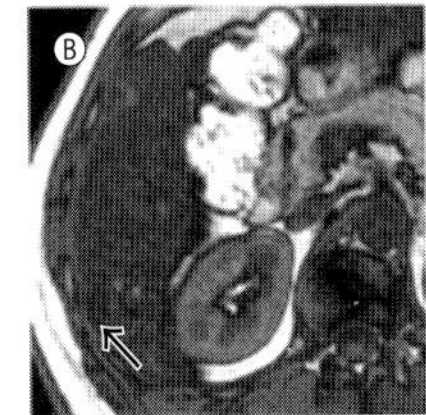

A：T_1加权同相位像；B：反相位像
70余岁，男性【解说→p.244】

表现为T_1加权像化学位移成像信号变化的疾病

一、脂肪肝～NASH

【影像表现】

和T_1加权同相位像（图A）相比，反相位像（图B）肝信号下降。

贲门缝合金属所致的伪影在TE长的同相位像范围更大。

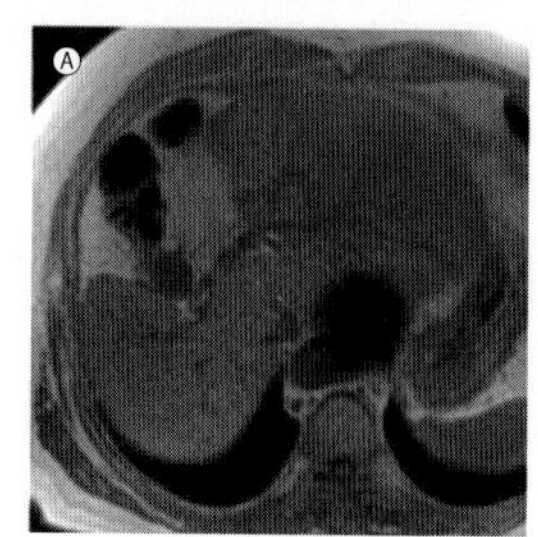

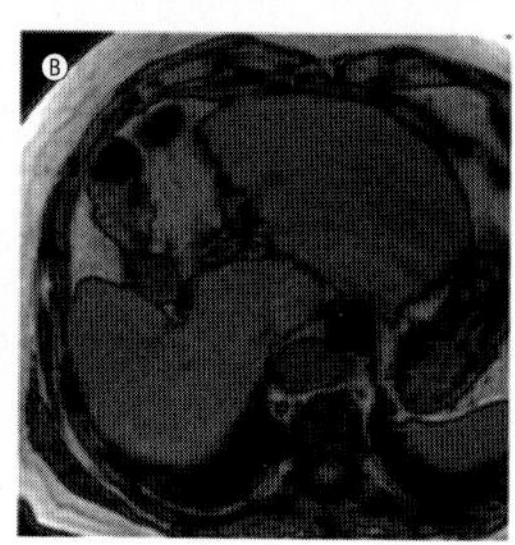

图　A：T_1加权同相位像；B：反相位像（70余岁，男性）

■参考征象

肝实质的多发斑片状影（马赛克影）→p.133/CT平扫肝实质的低密度→p.151/MRI T_1加权像肝实质高信号→p.232

二、不均匀性脂肪肝、局限性脂肪肝（脂肪沉积）

【影像表现】

肝前区和S2反相位像（图B）比同相位（图A）信号低，与肝背景相比信号下降更为显著。

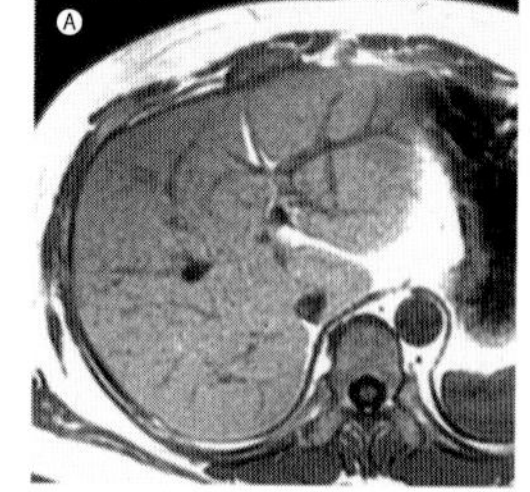

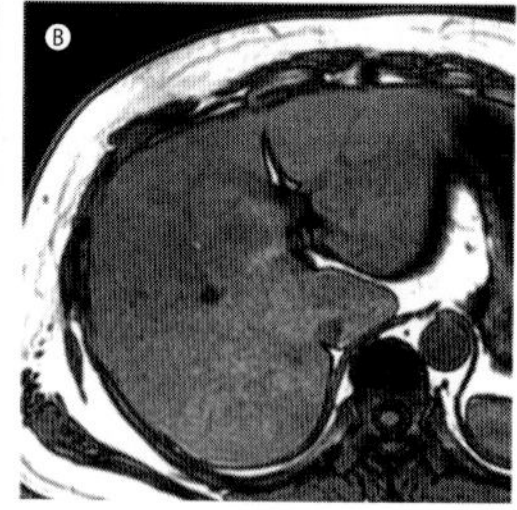

图　A：T_1加权同相位像；B：反相位像（30余岁，男性）

不均匀性脂肪化

■参考征象

不规则脂肪浸润，局灶性脂肪浸润，黄色肝边界不清肿块→p.62/含脂肿块→p.116/肝实质的多发斑片状影（马赛克影）→p.131/CT平扫肝实质低密度→p.151/MRI T_1加权像肝实质高信号→p.232/EOB增强MRI肝细胞期摄取→p.260

三、经典肝细胞癌

【影像表现】

T_1加权同相位像（图A），同一病例反相位像（图B），T_2加权像（图C）可见与肝背景相比分别呈高信号、低信号、高信号影。

同一区域在CT平扫（图D）增强CT早期（图E）及后期（图F），与肝背景相比分别呈低密度、等低混合密度、低密度。

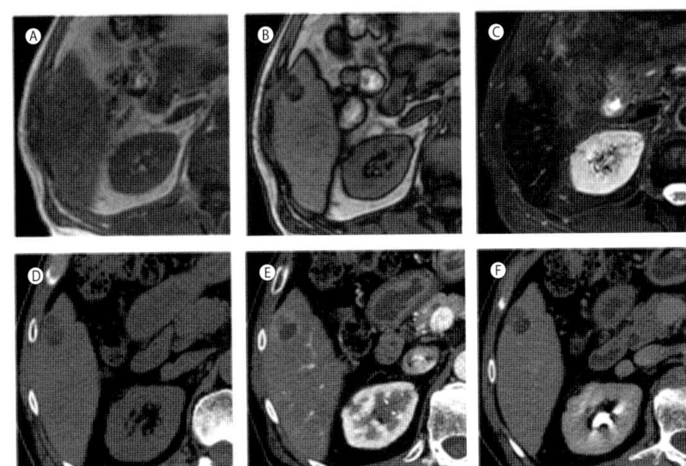

图　A：T_1加权同相位像；B：T_1加权反相位像；C：T_2加权像；D：CT平扫；E：增强CT早期；F：增强CT后期（70余岁，男性）

■参考征象

A-1多发（弥漫性）结节→p.31/肝内胆管扩张→p.42/中心部低密度肿块（中央瘢痕）→p.74/肝外突性病变→p.79/分叶状肿块→p.90/含脂肿块→p.110/CT平扫高密度结节→p.136/增强 富血供结节→p.162/增强环状强化→p.190/增强楔形早期强化→p.197/增早期静脉回流→p.204/增强廓清现象→p.216/MRI T_1加权像高信号结节→p.222，223/EOB增强MRI肝细胞期高信号→p.250/EOB增强MRI肝细胞期摄取→p.255

四、早期肝细胞癌

【影像表现】

T_1加权同相位像（图A），同一病例反相位像（图B），T_2加权像（图C），与肝背景相比，分别呈高信号、低信号、等信号影（→）。

同一区域在增强前（图D），增强早期（图E），肝细胞期（图F），与肝背景相比，分别呈等信号、等信号、低信号影。

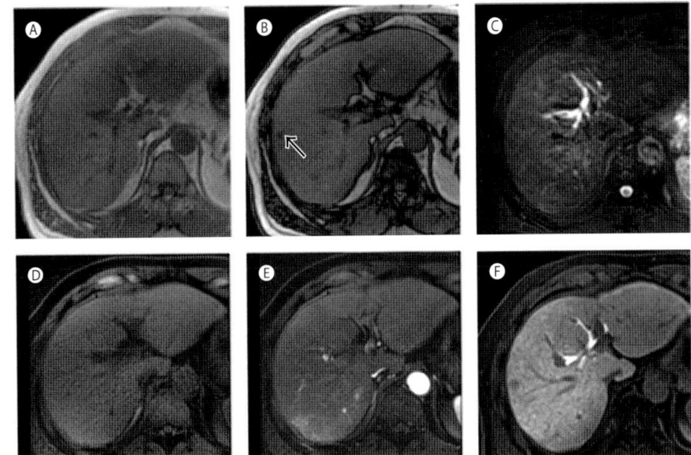

图　A：T_1加权同相位像；B：同反相位像；C：T_2加权像；D：增强前；E：EOB增强MRI早期；F：同一病例肝细胞期（70余岁，男性）

■参考征象

含脂肿块→p.112/EOB增强MRI肝细胞期高信号→p.251/EOB增强MRI肝细胞期摄取→p.255

五、节中节型肝细胞癌

【影像表现】

T_1加权同相位像（图A），同一病例反相位像（图B），T_2加权像，与肝背景相比呈等信号、低信号、低信号影。

同一区域在CT平扫、增强CT早期、动脉晚期，与肝背景脏相比呈低密度。增强CT早期相区域内的背部左侧可见呈高密度的微小区域（被包围的进展期癌）。

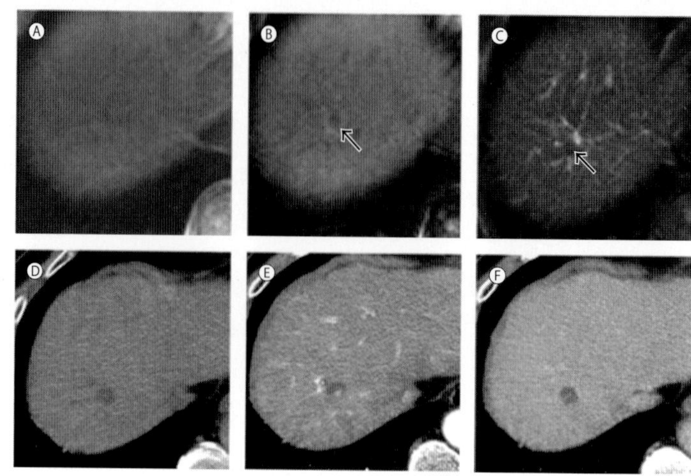

图　A：T_1加权同相位像；B：T_1加权反相位像；C：T_2加权像；D：CT平扫；E：增强CT早期；F：增强CT后期（70余岁，男性）

■参考征象

中央低密度肿块（中央瘢痕）→p.71/含脂肿块→p.111/造影 多血性结节→p.162/增强廓清现象→p.216/EOB增强MRI肝细胞期高信号→p.250

六、不典型增生结节

【影像表现】

T_1加权同相位像（图A），同一病例反相位像（图B），与肝背景相比呈等信号、低信号影。

同一区域在CT平扫（图C），增强CT早期（图D）及晚期（图E）与肝背景相比呈低密度影。

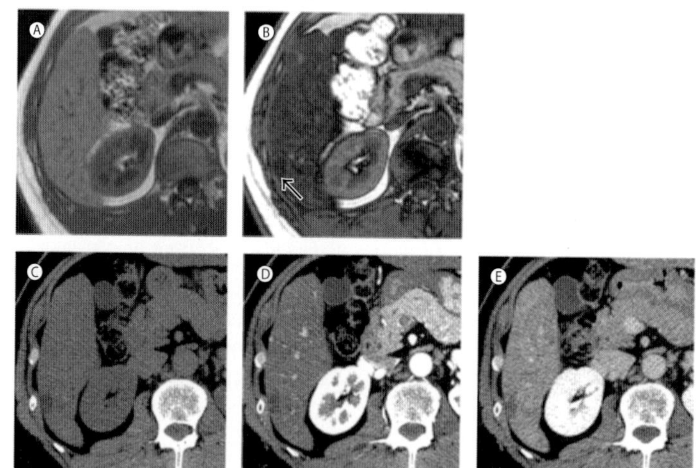

图　A：T_1加权同相位像；B：T_1加权反相位像；C：CT平扫；D：增强CT早期；E：增强CT后期（70余岁，男性）

■参考征象

多发（弥漫性）结节→p.36/含脂肿块→p.113/增强乏血供结节→p.180/MRI T_1加权像高信号结节→p.223/MRI T_2加权像低信号结节→p.246/EOB增强MRI肝细胞期高信号→p.251/EOB增强MRI肝细胞期摄取→p.256/EOB增强MRI肝细胞期环状强化→p.264

第33章 MRI T_2加权像低信号结节

T_2加权像低信号结节是指在T_2加权像下和肝背景相比呈相对低信号的结节，发生原因有：①肝背景信号增高（纤维性间隔增加）；②结节信号减低（铁沉积）。

肝背景信号增高的发生率明显高于结节信号减低。

· 不典型增生结节、早期肝细胞癌

和肝背景相比，不典型增生结节、早期肝细胞癌的纤维性间隔更少。

不典型增生结节、早期肝细胞癌的铁沉积比肝背景更显著，该种案例中，低信号的原因①和②都需要考虑。

· 重度肝炎、亚急性肝炎恢复期的代偿性增生区域

患重度肝炎、亚急性肝炎后，虽然整个肝区域都会出现肝坏死，但坏死的程度不一。即混合了轻度坏死区域和重度区。前者与后者相比呈低信号。

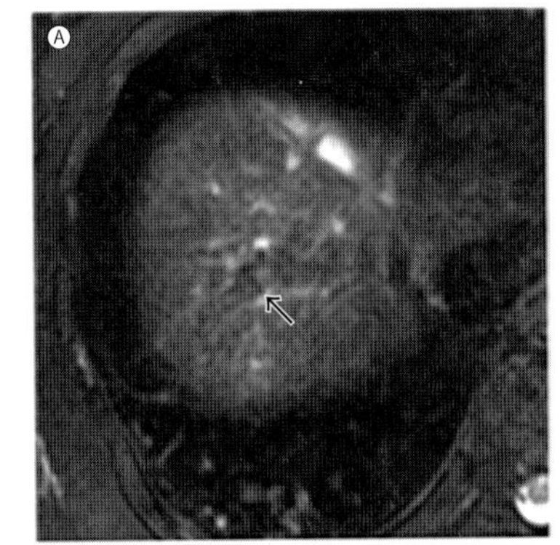

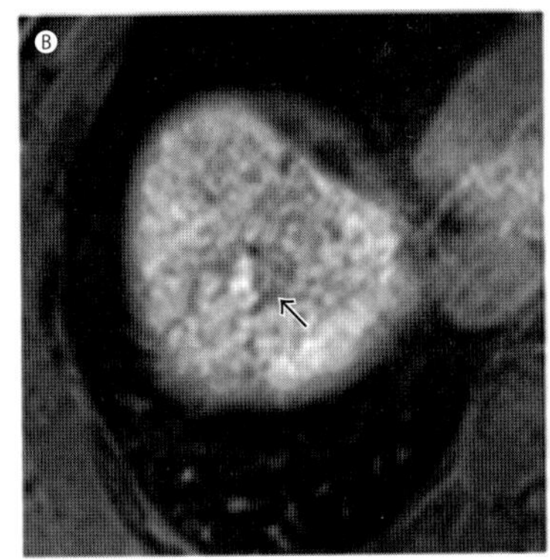

图 A：脂肪抑制T_2加权像；B：EOB增强MRI肝细胞期
异型结节

【技术讲座】 脂肪肝内的局限性低脂肪化区域

在脂肪抑制的自旋回波（SE）序列T_2加权像，若肝脂肪沉积则可见肝信号升高，以此肝为背景，局限性低脂肪化区虽然呈低信号，但低信号的形成原因不同，需要与一般的T_2加权像低信号结节进行区分。因为脂肪抑制常用，应予以注意。

【鉴别诊断!】

◎不典型增生结节（→p.246）
○肝肉芽肿（肝结核、结节病）
○肝内门静脉瘤
△肝假脂肪瘤
△肝内门静脉-肝静脉瘘（PV-shunt）
△FNH以外的肝增生结节
△纤维化缺乏区域（→p.246）
△威尔逊病

表现为T_2加权像低信号结节的疾病

一、不典型增生结节

【影像表现】

T_2加权像（图A）、T_1加权同相位像（图B）、同一患者反相位像（图C），可见比肝背景信号低、等、低信号影。同一区域CT平扫（图D）、增强CT早期（图E）及晚期（图F），与肝背景相比呈低密度。增强CT早期，区域的左背侧呈高密度的微小结节（内含进展期癌症）。

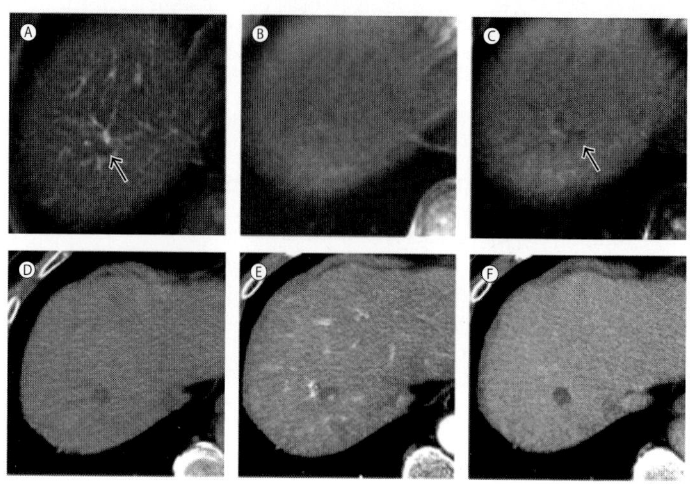

图 A：T_2加权像；B：T_1加权同相位像；C：反相位像；D：CT平扫；E：增强CT早期；；F：增强CT后期（70余岁，男性）

■参考征象

多发（弥漫性）结节→p.36/含脂肿块→p.113/增强缺血供结节→p.180/MRI T_1加权像高信号结节→p.223/MRI T_1加权像相位变化下的信号变化→p.244/EOB增强MRI肝细胞期高信号→p.251/EOB增强MRI肝细胞期摄取→p.256/EOB增强MRI肝细胞期环形强化→p.264

二、纤维化缺乏区域

【影像表现】

慢性肝炎纤维化程度通常不一致。与纤维化明显的区域（图A：→）相比，纤维化相对不明显区域在T_2加权像（图A）呈低信号。图例中，内侧区域背侧缘和前区较其他区域呈低信号（图B：→）。在CT肝动脉造影（CT hepatic arteriography，CTHA）后期像，这些再生结节之间的纤维性间隔显示不明显。

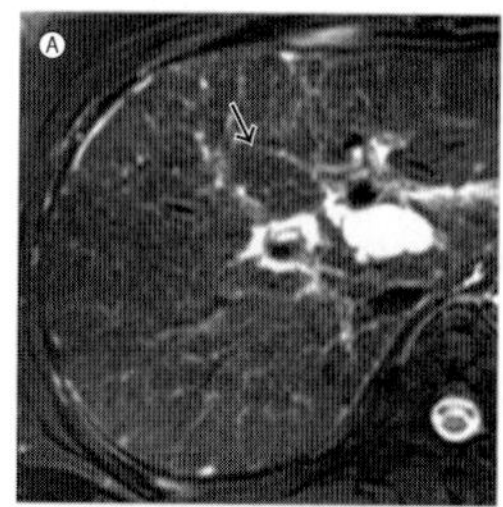

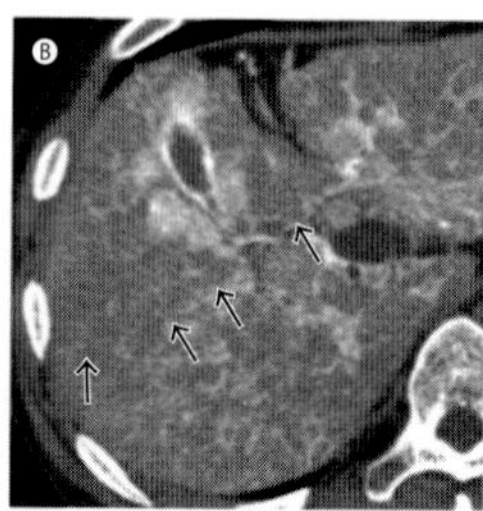

图 A：T_2加权像；B：CTHA后期（60余岁，男性）

■参考征象

部分萎缩→p.25/表面变形或凹陷→p.54/边界不清肿块→p.66/CT平扫肝实质的低密度→p.153/增强楔状早期强化→p.199/增强延迟性强化（血池）→p.210/EOB增强MRI肝细胞期摄取→p.258

【须知!】 T_2加权像显示为低信号结节一览表

粗大再生结节

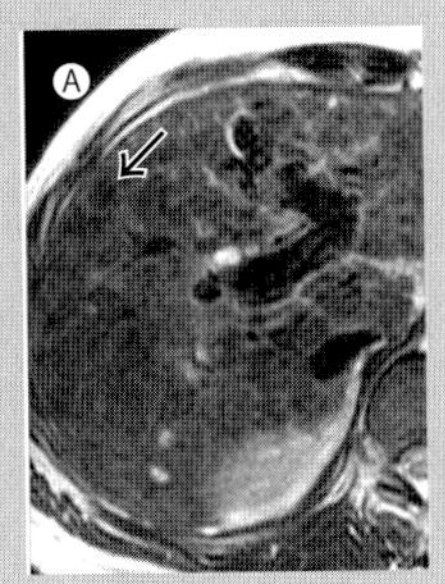

A：肝硬化症

肝硬化症纤维性间隔信号增高，而粗大再生结节呈相对T_2低信号。

脂肪沉积结节

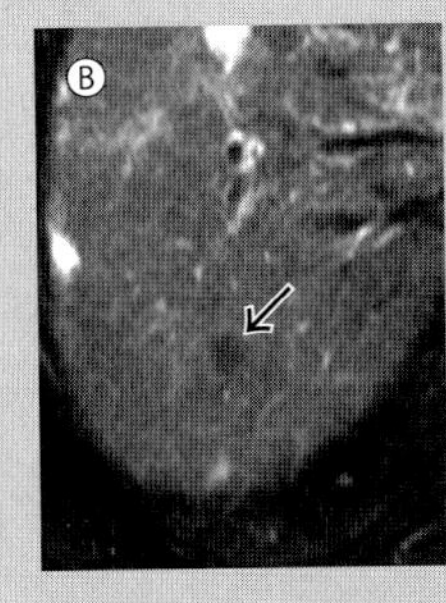

B：局限性脂肪沉积

局限性脂肪肝或含脂肿块（不典型增生结节、肝细胞癌、肝腺瘤、血管平滑肌脂肪瘤、肾上腺残余瘤等）脂肪抑制T_2加权像呈低信号。

含磁性物质结节

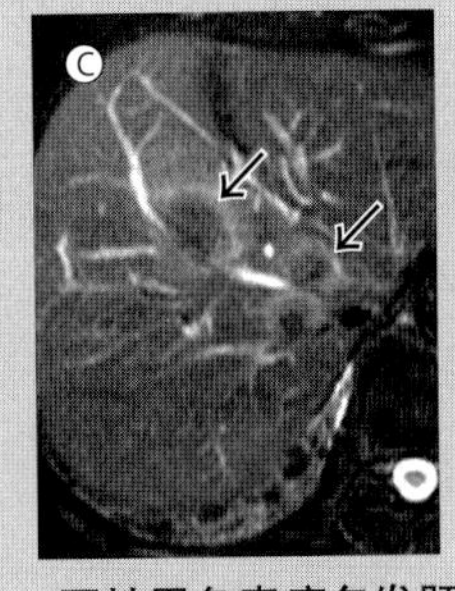

C：恶性黑色素瘤多发肝转移

铁沉积再生结节、含铁血黄素沉积的出血灶，含黑色素的恶性黑色素瘤转移等磁敏感效应，呈T_2低信号。

粗大钙化或气囊

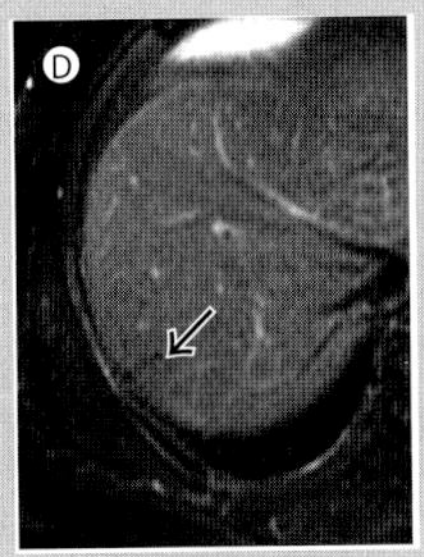

D：钙化肉芽肝

钙化或气囊具有抗磁性效应（diamagnetic effect），能够扰乱局部磁场，使T_2信号降低。

凝固坏死病灶

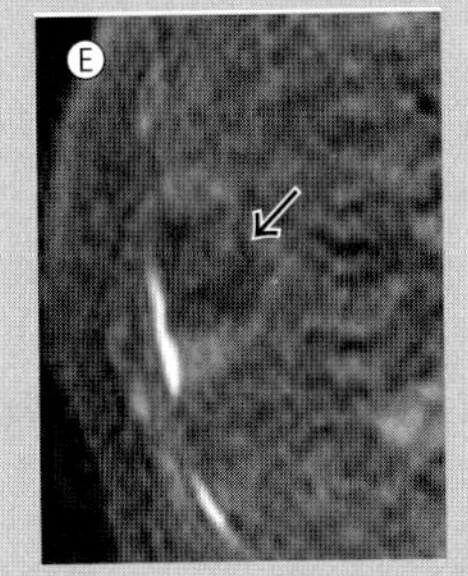

E：射频消融术后

射频消融术后或动脉栓塞术后出现的凝固坏死，会因局部脱水呈T_2低信号。

门静脉瘤

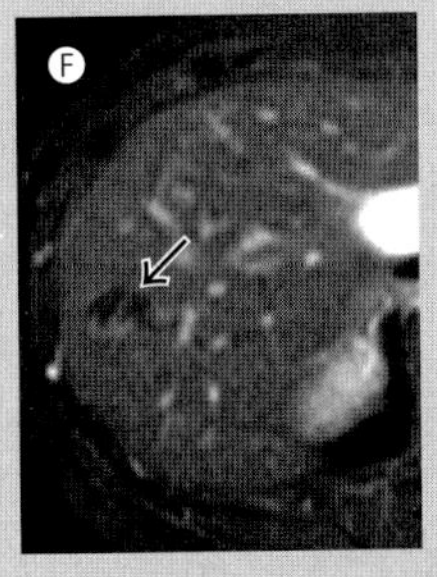

F：门静脉瘤

门静脉瘤、肝动脉瘤等，具有快血流特性的流空效应（flow void），呈T_2低信号（无信号）。

细胞密度增高的肝细胞性结节

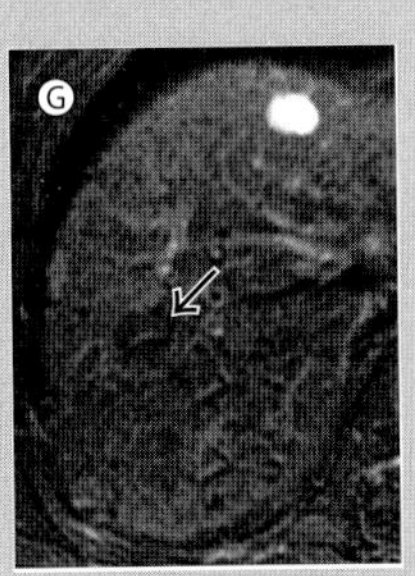

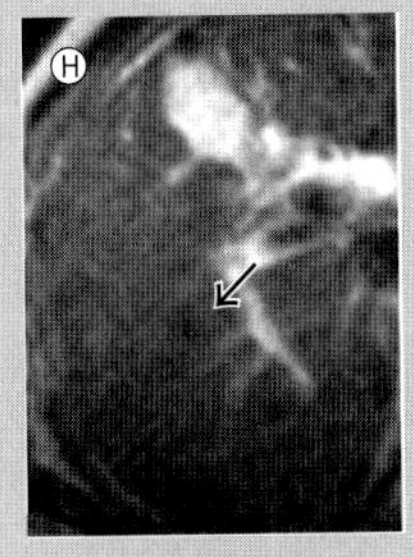

G：不典型增生结节；H：高分化肝细胞癌

不典型增生结节（图G）或早期肝细胞癌（图H）因细胞密度上升，可见相对性间质减少，T_2低信号。

弥漫性脂肪肝的肝肿瘤或低脂肪区域

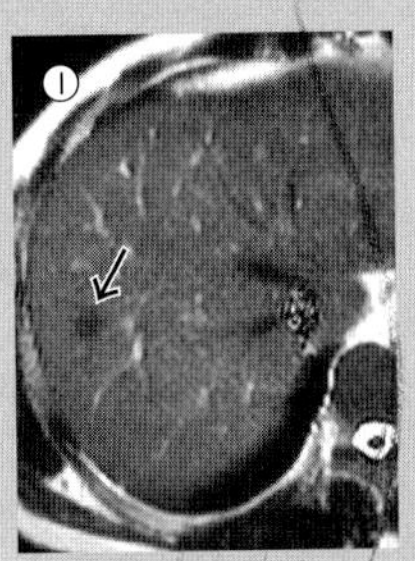

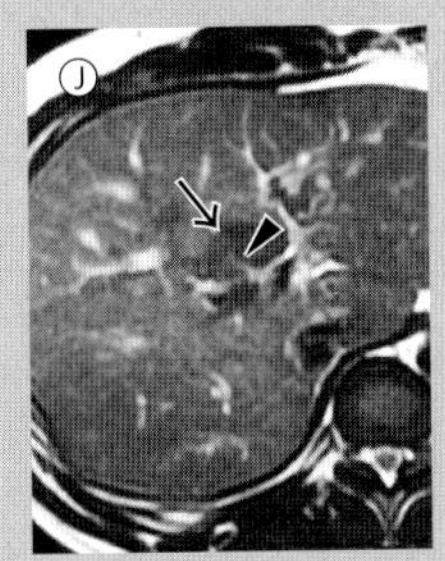

I：局灶性结节性增生（→）；J：局部低脂肪区域（→）

通过非脂肪抑制T_2加权快速速自旋回波扫描弥漫性脂肪肝，可见肝实质信号上升、脂肪沉积信号下降部分相对呈T_2低信号。内部可见胰-幽门-十二指肠静脉（图J：▶）反流。

第34章
EOB增强MRI肝细胞期高信号

Gd-EOB-DTPA增强MRI肝细胞期像

到达肝窦的Gd-EOB-DTPA的一部分由OATP1B3介导通过肝细胞膜，进入细胞内部，并通过胆道排泄。Gd-EOB-DTPA增强MR肝细胞期像是利用这种性质的OATP1B3表达功能图。和Gd-DTPA进行比较，增强早期的肝信号增高，对比剂首次通过肝窦时被肝细胞摄取，为了消除对比剂对细胞外液的影响，检查采用给药20min后进行扫描，容易显示对比剂表达OATP1B3功能的能力，这个检查时相称为肝细胞期。

作为肝细胞功能图像，需要注意，它只能反映OATP1B3功能表达，无法表现大部分的肝细胞功能。

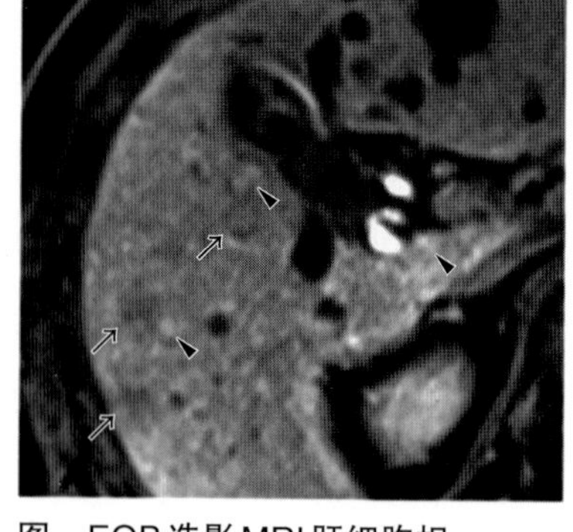

图　EOB造影MRI肝细胞相

· 本影像的优点

① 设备性能对画质的影响较小。

② 能判断对比剂分布区域是正常肝细胞还是肝细胞性肿瘤。

③ 不典型增生结节，大部分早期肝细胞癌呈低信号区，敏感度最高。

· 本影像的缺点

① 许多进展期肝细胞癌并不显示为低信号，存在漏检的可能。

② 无法鉴别进展期肝细胞癌和非进展期肝细胞癌。

③ 因延迟性强化而影响诊断（例：肝细胞癌假包膜）。

如果肝细胞相呈高信号结节（图：▶），则可能同时含有肝细胞性肿瘤和肝细胞。

低信号区域（图：→）是OATP1B3功能降低或缺失区域，可考虑为由OATP1B3功能低下的非肝细胞性组织，或有功能缺失的肝细胞构成。

■参考文献

1）Schmitz SA，et al．Functional hepatobiliary imaging with gadolinium-EOB-DTPA：a comparison of magnetic resonance imaging and 153gadolinum-EOB-DTPA scintigraphy in rats．Investigative Radiology，1996，31（3）：154-160.

2）Weinmann HJ，et al．Mechanism of hepatic uptake of gadoxetate disodium．Academic Radiology，1996，3：S232-S234.

3）Kuwatsuru R，et al．Definition of liver tumors in the presence of diffuse liver disease：comparison of findings at MR imaging with positive and negative contrast agents．Radiology，1997，202（1）：131-138.

【鉴别诊断!】

◎经典肝细胞癌（→p.250）

◎节中节型肝细胞癌（→p.250）

◎早期肝细胞癌（→p.251）

◎不典型增生结节（→p.251）

◎肝再生结节（→p.252）

◎局灶性结节性增生（FNH）（→p.252）

○肝细胞腺瘤

▲脂肪肝～NASH

▲FNH以外的肝增生性结节

▲原发性胆汁性肝硬化（门静脉区）

▲局限性低脂肪区域

△多囊性胆管错构瘤

【征象缩略图】

经典肝细胞癌

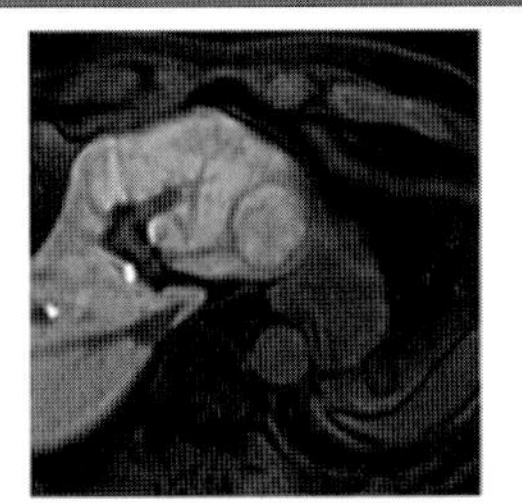

EOB增强MRI肝细胞期
70余岁，男性【解说→p.250】

节中节型肝细胞癌

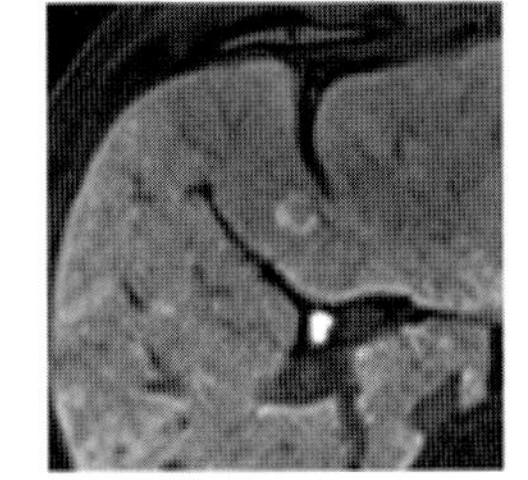

EOB增强MRI肝细胞期
70余岁，男性【解说→p.250】

早期肝细胞癌

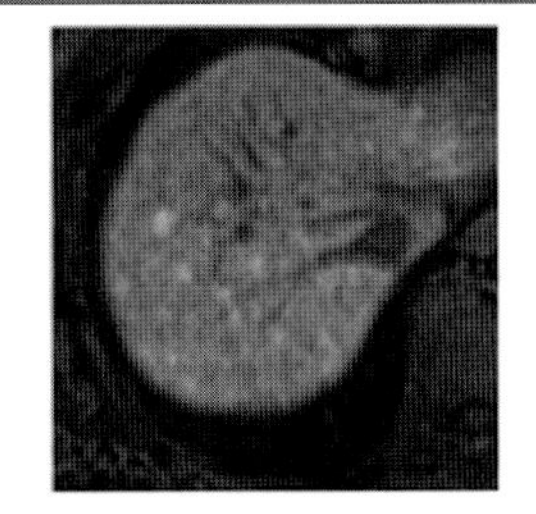

EOB增强MRI肝细胞期
50余岁，女性【解说→p.251】

不典型增生结节

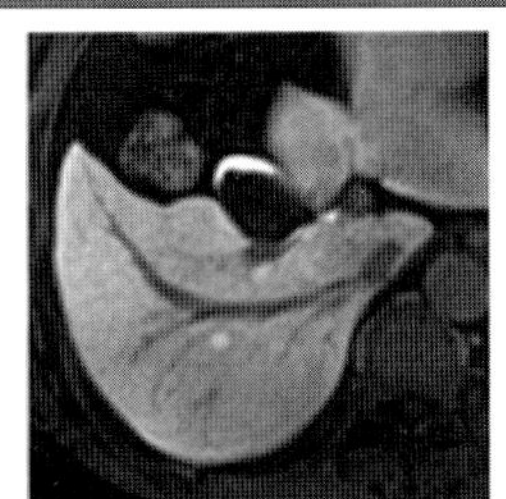

EOB增强MRI肝细胞期
50余岁，男性【解说→p.251】

肝再生结节

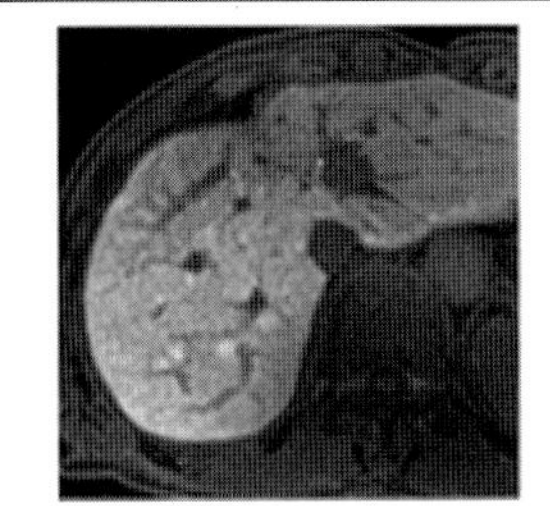

EOB增强MRI肝细胞期
70余岁，男性【解说→p.252】

局灶性结节性增生（FNH）

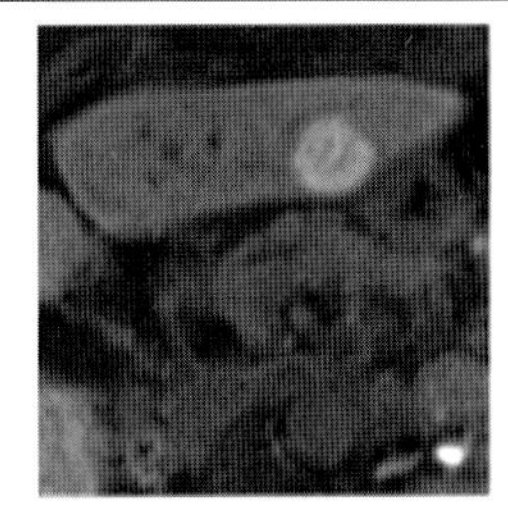

EOB增强MRI肝细胞期
60余岁，女性【解说→p.252】

（EOB增强MRI）表现为肝细胞期高信号的疾病

一、经典肝细胞癌

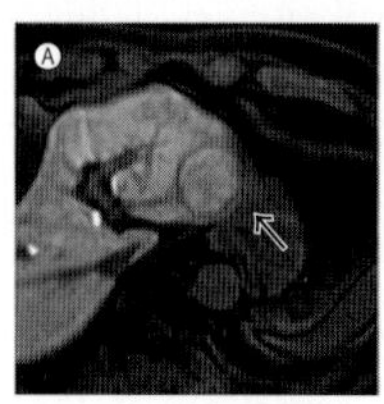
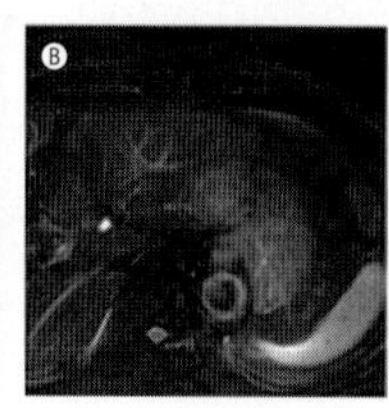
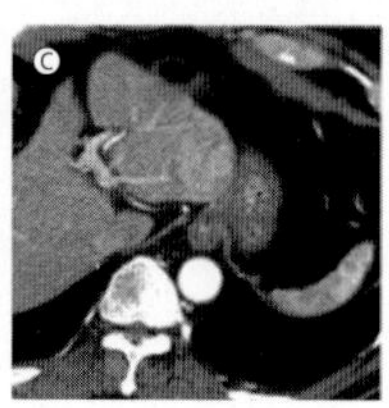
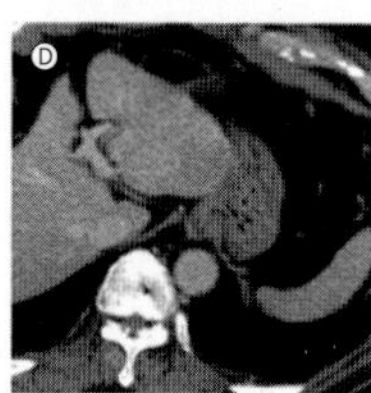

图 A：EOB增强MRI肝细胞期；B：脂肪抑制T_2加权像；C：增强CT动脉期；D：增强后期像（70余岁，男性）

【影像表现】

Gd-EOB-DTPA增强MRI肝细胞期，显示边缘有低信号带的结节，信号较肝背景高（图A：→）。同一部位脂肪抑制T_2加权像呈高信号，增强CT动脉期呈高密度、增强后期呈低密度。

■参考征象

多发（弥漫性）结节→p.31/肝内胆管扩张→p.42/中央低密度肿块（中央瘢痕）→p.74/肝外突性病变→p.79/分叶状肿块→p.90/含脂肿块→p.110/CT平扫高密度结节→p.136/增强富血供结节→p.162/增强环状强化→p.190/增强楔状早期强化→p.197/增强早期静脉回流→p.204/增强廓清现象→p.216/MRI T_1加权像高信号结节→p.222，223/MRI T_1加权像化学位移成像的信号变化→p.243/EOB增强MRI肝细胞期摄取→p.255

二、节中节型肝细胞癌

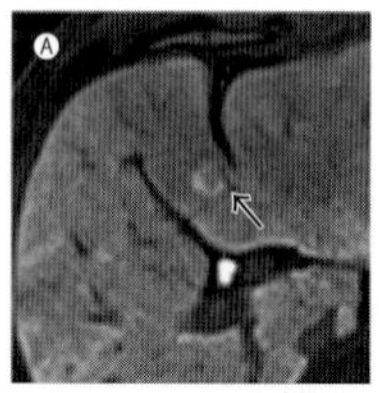
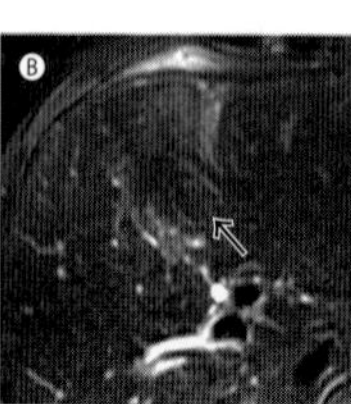
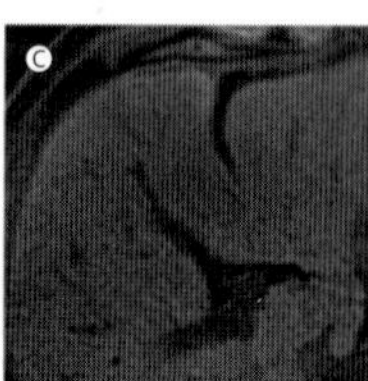
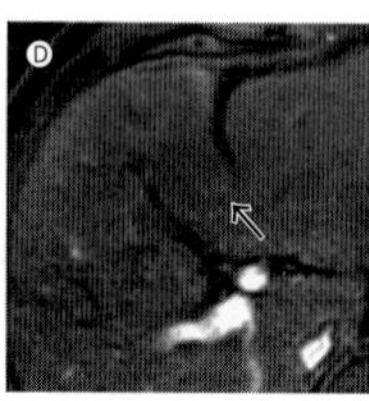

图 A：EOB增强MRI肝细胞期；B：脂肪抑制T_2加权像；C：增强前T_1加权像；D：动脉期（70余岁，男性）

【影像表现】

Gd-EOB-DTPA增强MRI肝细胞期，可见高信号结节，结节中央信号与肝背景相等（图A：→）。脂肪抑制T_2加权像结节中央区呈高信号（图B：→），增强前T_1加权像呈等信号，动脉期呈高信号（图D：→）。

■参考征象

中央低密度肿块（中心瘢痕）→p.71/含脂肿块→p.111/增强富血供结节→p.162/增强廓清现象→p.216/MRI T_1加权化学位移成像的信号变化→p.244

三、早期肝细胞癌

【影像表现】

Gd-EOB-DTPA增强MRI肝细胞期呈高信号结节（图A：→），T_1加权同相位像、反相位像、脂肪抑制T_2加权像均呈低信号，增强前呈等信号，动脉期呈低信号。

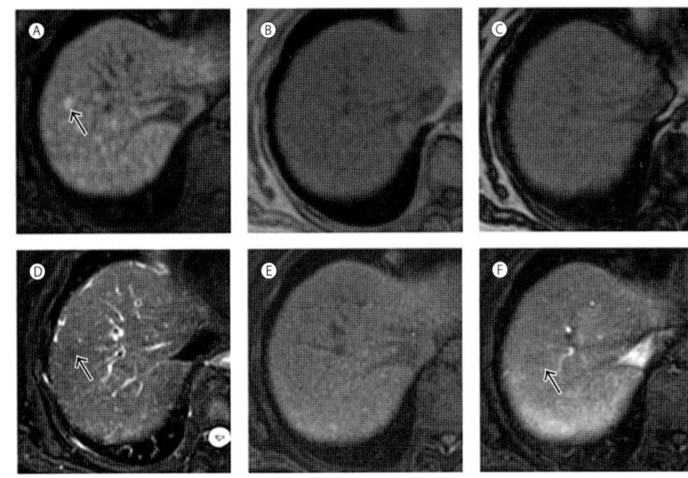

图　A：EOB增强MRI肝细胞期；B：T_1加权同相位像；C：反相位像；D：脂肪抑制T_2加权像；E：增强前；F：动脉期（50余岁，女性）

■参考征象

含脂肿块→p.112/MRI T_1加权化学位移成像的信号变化→p.243/EOB增强MRI肝细胞期摄取→p.255

四、不典型增生结节

【影像表现】

Gd-EOB-DTPA增强MRI肝细胞期可见高信号结节（图A：→）。同一结节在增强前、动脉期、T_1加权同相位像、反相位像呈等信号，脂肪抑制T_2加权像均呈低信号。

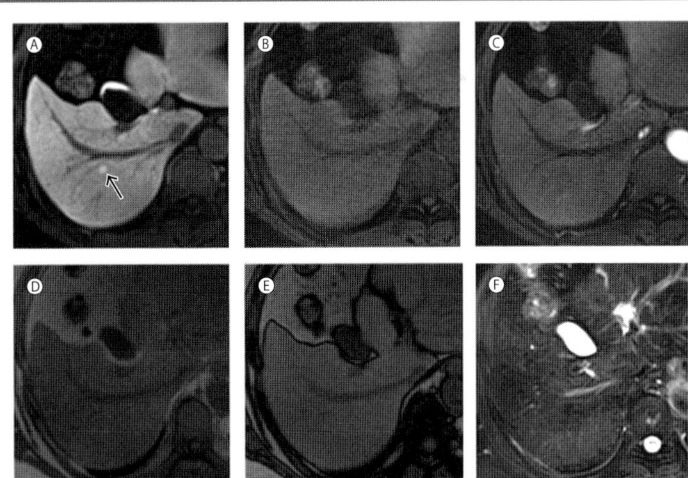

图　A：EOB增强MRI肝细胞期；B：增强前；C：动脉期；D：T_1加权同相位像；E：反相位像；F：脂肪抑制T_2加权像（50余岁，男性）

■参考征象

多发（弥漫性）结节→p.36/含脂肿块→p.113/增强乏血供结节→p.180/MRI T_1加权像高信号结节→p.223/MRI T_1加权化学位移成像的信号变化→p.244/MRI T_2加权像低信号结节→p.246/EOB增强MRI肝细胞期摄取→p.256/EOB增强MRI肝细胞期环状增强→p.264

五、肝再生结节

【影像表现】

Gd-EOB-DTPA增强MRI肝细胞期（Gd-EOB-DTPA给药后20min）可见多个高信号区域（图A：→）。

脂肪抑制T_2加权（快速SE）呈低等信号，T_1加权GRE同相位像、CTAP、CTHA增强开始后10s呈等信号，CTHA增强结束后30s呈低信号。

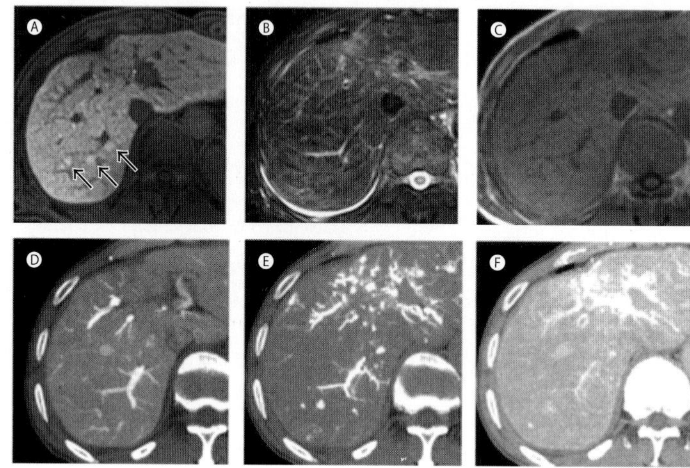

图　A：EOB增强MRI肝细胞期；B：脂肪抑制T_2加权像，C：T_1加权像；D：CTAP；E：CTHA增强开始10s；F：CTHA增强结束30s（70余岁，男性）

■参考征象

CT平扫高密度结节→p.140/MRI T_1增强高信号结节→p.228/EOB增强MRI肝细胞期摄取→p.256/EOB增强MRI肝细胞期环形强化→p.264

六、局灶性结节性增生（FNH）

【影像表现】

Gd-EOB-DTPA增强MRI肝细胞期（图A：→）可见含有星芒状低信号区域的高信号结节，T_1加权同相位像呈高信号，脂肪抑制T_2加权像呈等信号，增强前T_1增强像呈出等信号、动脉期呈高信号。增强CT动脉期的MPR像（图F）可见轮轴样血管。

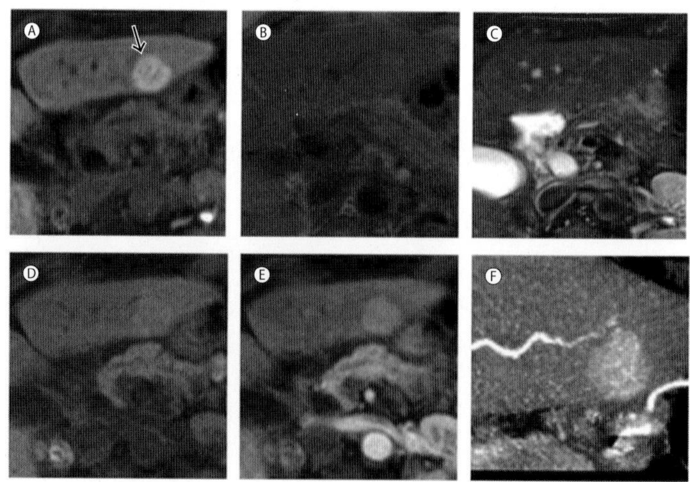

图　A：EOB增强MRI肝细胞期；B：T_1加权同相位像；C：脂肪抑制T_2加权像；D：增强前T_1加权像；E：动脉期；F：MPR像（60余岁，女性）

■参考征象

中心部低密度肿块（中央瘢痕）→p.75/肝外突性病变→p.81/分叶状肿块→p.91/增强富血供结节→p.169/增强早期静脉回流→p.204/增强廓清现象→p.218/EOB增强MRI肝细胞期摄取→p.256/EOB增强MRI肝细胞期环形强化→p.263

第35章

EOB增强MRI肝细胞期摄取（不一定比肝实质信号更高）

本征象可能表现为以下几种情况：①病变自身具有肝细胞的功能，并对钆塞酸二钠（gadoxetate）有特异性摄取的能力。②非特异性的在间质残留细胞外液性对比剂。③病变区间隙内残存正常肝细胞，乍一看呈轻度摄取状态。④弥漫性肝细胞功能低下，局部保留正常肝细胞功能的实质部分，相对地呈现摄取亢进的状态。

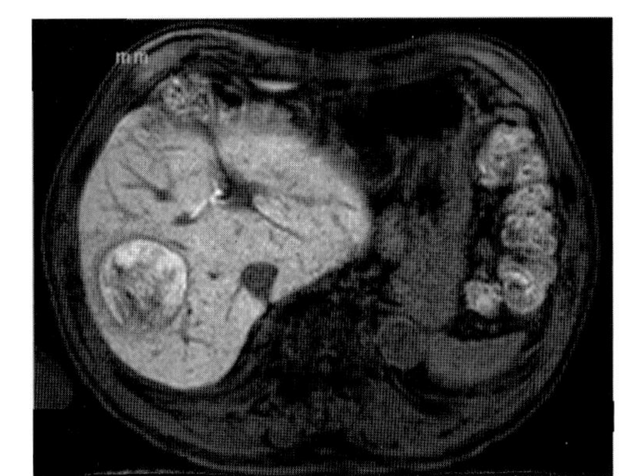

图　典型像：摄取钆塞酸二钠的进展期肝细胞癌（NBNC）
EOB增强MRI肝细胞期

①所包含的疾病：有转运因子OATP1B3的中分化型肝癌、早期肝癌、一部分（中心瘢痕不明显）的局灶性结节性增生（focal nodular hyperplasia,FNH）、不典型增生结节（dysplastic nodule，DN），再生结节（regenerative nodule，RN），一部分腺瘤（β-catenin活性型）。广义上来说，局限性肝实质功能低下（AP-shunt，脂肪沉积，铁沉积，放射线治疗后，胆管扩张）等均属于该范畴。

②包含纤维性间质较多但整体分布较均匀的腺癌类肿瘤（肝内胆管癌、消化系统癌转移），也包括血管瘤等肝窦间质丰富的病变。

③包含的疾病有淋巴癌、假性淋巴癌的一部分，一部分紫癜样肝病（peliosis hepatis），多囊性胆管错构瘤（multicystic biliary hamartoma）等。

④包含的疾病有门静脉高压症和原发性胆汁性肝硬化（primary biliary cirrhosis，PBC）时门静脉周围的肝实质及弥漫性脂肪及铁沉积中的裸区（spared area）。

周围肝实质呈现等信号及高信号的情况，一般考虑为①和④。肝功能可保持的情况下，由于存在胆道系及肾（肾功能没有NSF问题为前提）系统两个排泄途径，血中钆塞酸二钠（gadoxetate）会快速消失，②的机制难以发挥作用。如肝功能、肾功能同时低下的情况，由于②的机制，可能出现与周围肝实质同等或更高的信号。

如周围肝组织呈现相对较低的信号，上述①、②、③的可能性均存在。对于②，作为细胞外液性对比剂的CT碘制剂，比Gd制剂更容易被观察到，因此参照CT影像能得出准确结论。①、③的确定需要用到SPIO，与EOB的机制有所不同（Kuppfer细胞功能），只能作为参考，特异度高而敏感度较低。

■参考文献

1）吉満研吾：Gd-EOB-DTPA造影MRIによる肝腫瘤診断の考え方.「肝造影検査 Update2014」画像診断，2014，34：685-695.

2）小林 聡 ほか：薬物トランスポーターからみたGd-EOB-DTPA造影MRI. 特集「All About Gd-EOB-DTPA MRI」. 臨床画像，2011，27：302-309.

【鉴别诊断!】

◎经典肝细胞癌（→p.255）	△假性淋巴瘤（→p.259）
○节中节型肝细胞癌	▲肝内动脉-门分流（AP分流）（→p.257）
◎早期肝细胞癌（→p.255）	△局部脂肪沉积，铁沉积，裸区（→p.260）
◎不典型增生结节（→p.256）	▲门静脉高压症，原发性胆汁性肝硬化等可见门静脉周围高信号（→p.260）
◎肝再生结节（→p.256）	▲血管瘤（→p.259）
○肝细胞腺瘤（→p.257）	▲转移性肝癌（普通型）（→p.258，266）
◎局灶性结节性增生（→p.256）	△胆管细胞癌（肝内胆管癌）（→p.258）
△多囊胆道错构瘤（p.259）	△团块状纤维化（→p.258）

【征象缩略图】

钆塞酸二钠摄取的进展期肝细胞癌

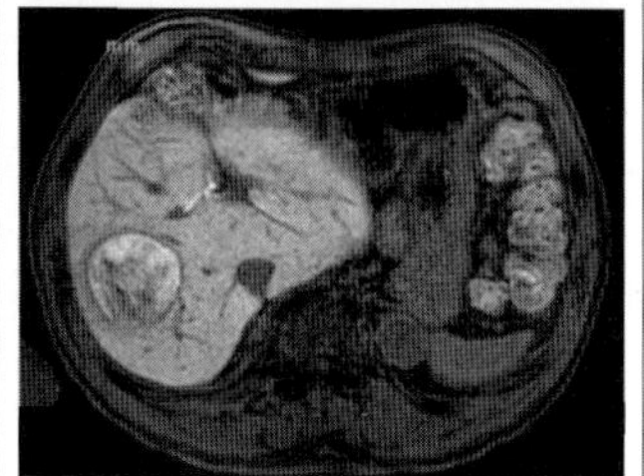

EOB增强MRI肝细胞期
70余岁，男性【解说→p.255】

早期肝细胞癌

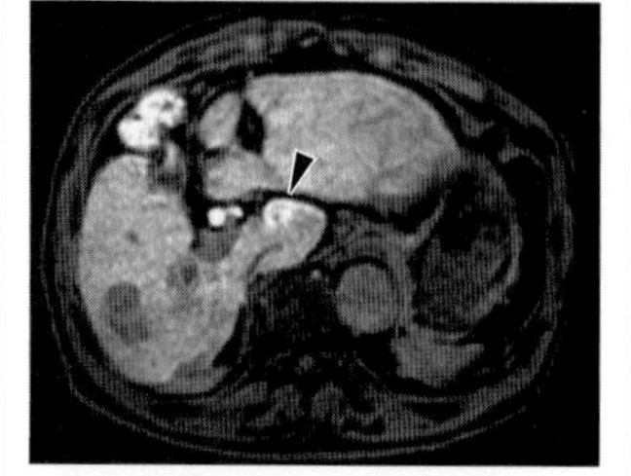

EOB增强MRI肝细胞期
70余岁，男性【解说→p.255】

肝再生结节

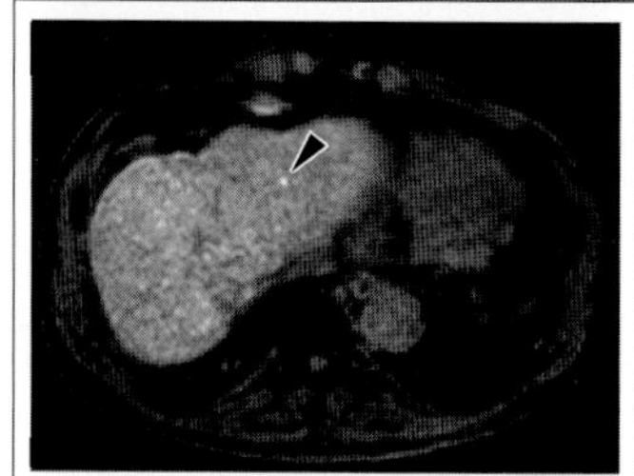

EOB增强MRI肝细胞期
70余岁，男性【解说→p.256】

肝细胞腺癌

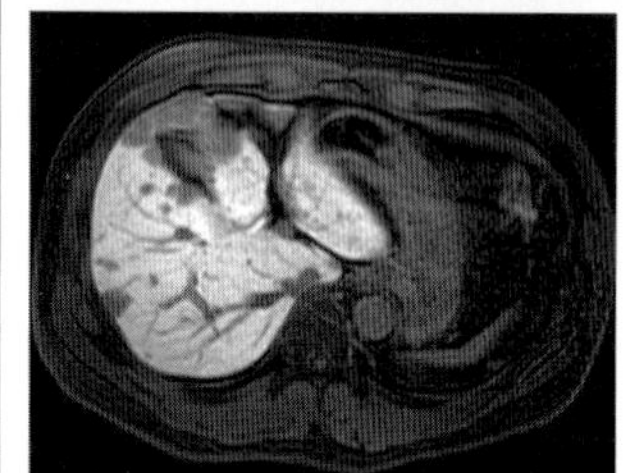

EOB增强MRI肝细胞期
30余岁，男性【解说→p.257】

假性淋巴瘤

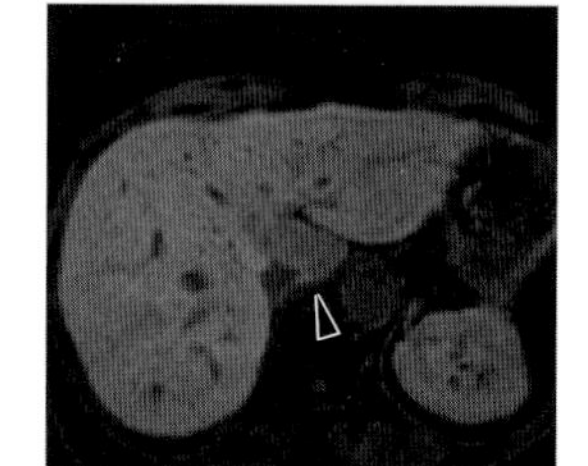

EOB增强MRI肝细胞期
60余岁，女性【解说→p.259】

AP-shunt

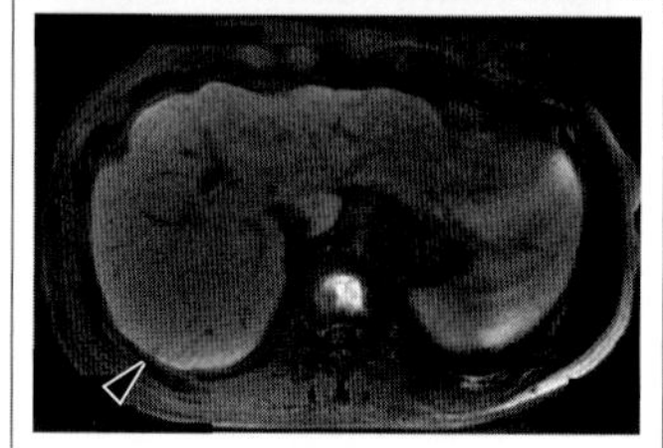

EOB增强MRI肝细胞期
60余岁，男性【解说→p.257】

局限性脂肪沉积（小结节状脂肪肝）

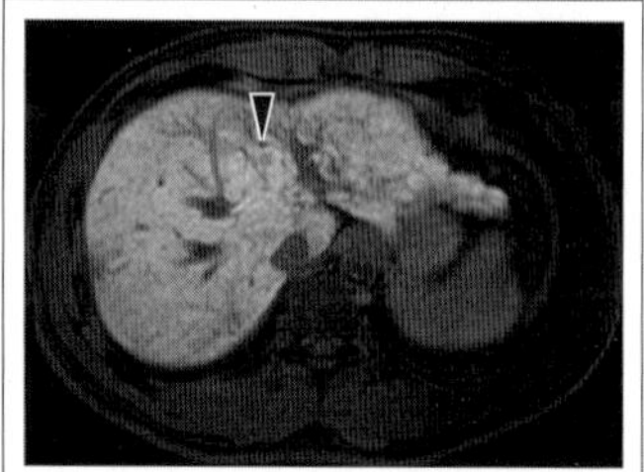

EOB增强MRI肝细胞期
30余岁，男性【解说→p.260】

原发性胆汁性肝硬化门静脉周围高信号

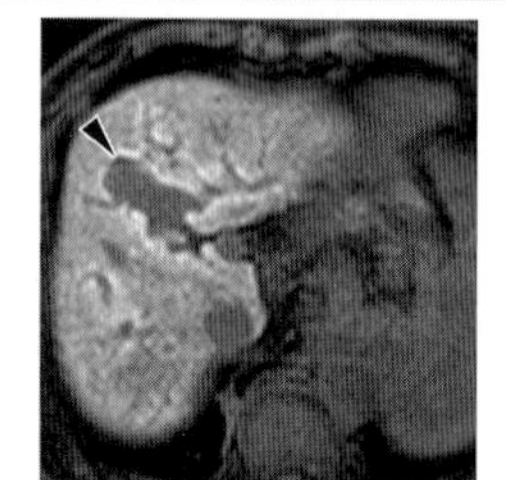

EOB增强MRI肝细胞期
80余岁，女性【解说→p.260】

肝内胆管细胞癌及腺癌的转移

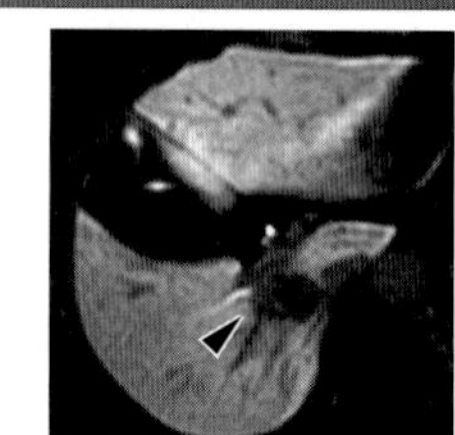

（NTT東日本関東病院　赤羽正章先生より）
EOB增强MRI肝细胞期
70余岁，女性【解说→p.258】

团块状纤维化（confluent fibrosis）

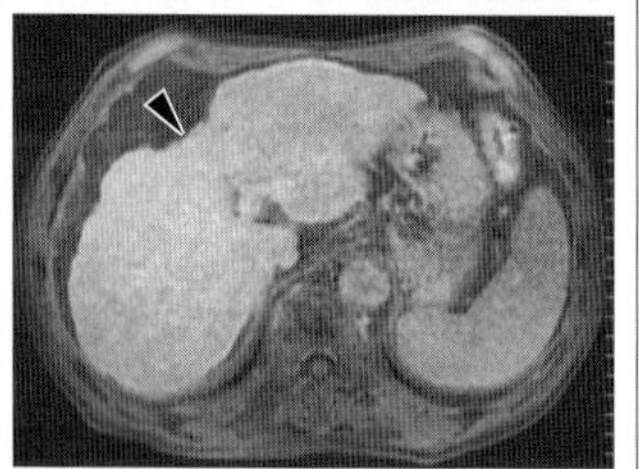

EOB增强MRI肝细胞期
70余岁，男性【解说→p.258】

表现为肝细胞期摄取（不一定比肝实质信号更高）的疾病

一、钆塞酸二钠摄取的进展期肝细胞癌

【影像表现】

钆塞酸二钠摄取相关的转运体OATP1B3表达，或者控制该转运体的遗传基因的β-Katenin变异，上述情况发生的肝癌，其全体或一部分肝细胞相可呈现高信号。该表现占全部进展期肝癌的10%左右，其中大多为中分化型、动脉期强化明显，有包膜，组织类型以假性腺管型居多。肿瘤产生较多胆汁，典型表现为切除后胆汁接触空气氧化变绿，形成绿色肝肿瘤（green hepatoma）。与其他肝细胞癌相比，这种类型肿瘤的预后较好。

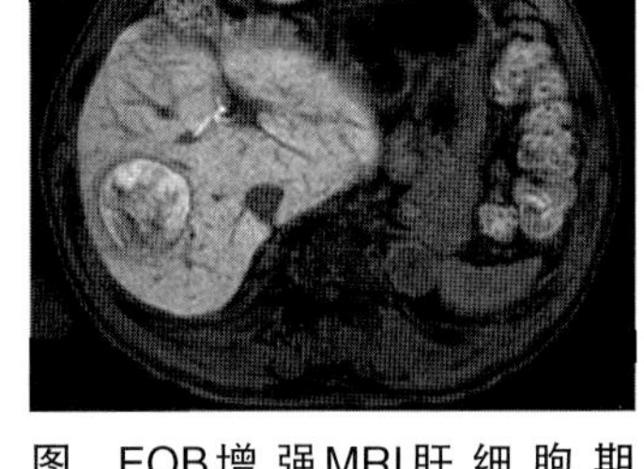

图　EOB增强MRI肝细胞期（70余岁，男性）

已切除，FC+，FCinf（－），无脉管侵袭的部分假性腺管型混合索状型中分化癌。胆汁产生为±

【鉴别要点】

结合肝背景、肿瘤标志物等临床信息，肿块无中央瘢痕、具有包膜等特点，可以与局灶性结节性增生相鉴别。

■参考文献

1）Kitao A，et al．Hepatocellular carcinoma：signal intensity at gadoxetic acid-enhanced MR Imaging-correlation with molecular transporters and histopathologic features．Radiology，2010，256：817-826．

2）Kitao A，et al. Hepatocellular Carcinoma with β-catenin Mutation：Imaging and pathologic Characteristics．Radiology，2015，275：708-717．

■参考征象

多发（弥漫性）结节→p.31/肝内胆管扩张→p.42/中心部低密度肿块（中央瘢痕）→p.74/肝外突出性病变→p.79/分叶状肿块→p.90/含脂肿块→p.110/CT平扫高密度结节→p.136/增强富血供结节→p.162/增强环状强化→p.190/增强楔形早期强化→p.197/增强静脉早期回流→p.204/增强廓清现象→p.216/MRI T_1加权像 高信号结节→p.222，223/MRI T_1加权像化学位移成像的信号变化→p.243/EOB增强MRI肝细胞期高信号→p.250

二、早期肝细胞癌

【影像表现】

在肝癌多阶段癌变中，与钆塞酸二钠摄取相关的转运体OATP1B3的表达随着阶段的发展而减少。不典型增生结节和早期肝细胞癌中，肝细胞期呈现轻度相对低信号，可能是因为存在少许摄取功能残留。上述的“钆塞酸二钠摄取的进展期肝细胞癌”是肝癌多阶段发展中的例外。也有文献报道，在早期肝细胞癌（乏血供）中也存在和“钆塞酸二钠摄取的进展期肝细胞癌”类似的表现，即肿瘤中出现因钆塞酸二钠摄取而呈高于周围肝实质的信号改变。

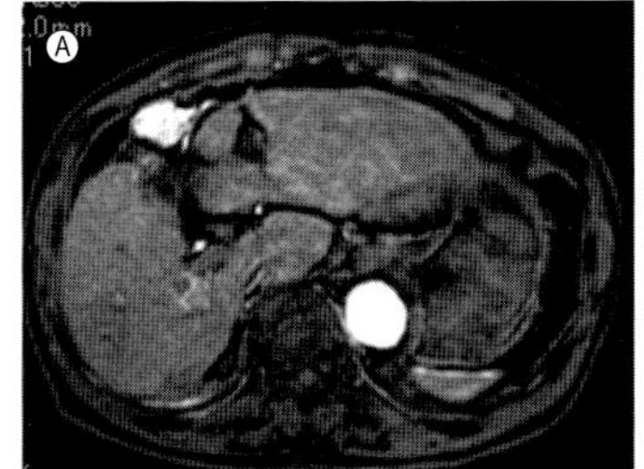

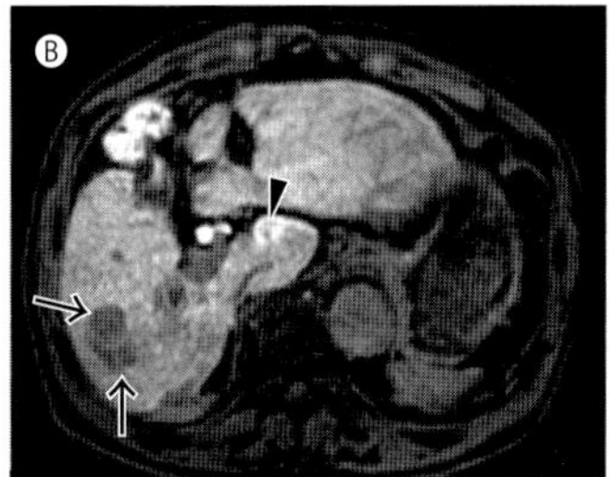

图　A：EOB增强MRI肝动脉期；B：同肝细胞期（70余岁，男性）

右叶病变（→）乏血供~轻微富血供肝癌。深部内侧处可见治疗后变化。S1存在乏血供，伴轻度脂肪变性的早期肝癌（活体标本检查），存在明显的钆塞酸二钠药物聚集。本病变在增强前脂肪抑制T_1加权像为等信号

【鉴别要点】

乏血供且肝细胞期呈轻度低信号的病变需鉴别，如下述的（p.256）的不典型增生结节、再生结节，基本上只是靠结节大小进行鉴别。

■参考文献

1）松井 修 ほか：肝細胞癌多段階発癌と早期肝癌：画像と病理．肝細胞癌の早期診断：画像と分子マーカー．有井滋樹，松井修監・編集、アークメディア，2012：15-34．

2）Kitao A，et al．The uptake transporter OATP8 expression decreases during multistep hepatocarcinogenesis：correlation with gadoxetic acid enhanced MR imaging．Eur Radiol，2011，21：2056-2066．

3）Chen N，et al．Early hepatocellular carcinomas showing isointensity or hyperintensity in gadoxetic acid-enhanced，hepatocyte-phase magnetic resonance images．J Comput Assist Tomogr，2013，37：466-469．

■参考征象

含脂肿块→p.112/MRI T_1加权像化学位移成像的信号变化→p.243/EOB增强MRI肝细胞期高信号→p.251

三、不典型增生结节、再生结节

【影像表现】

不典型增生结节、再生结节在肝细胞期可以呈低、等或高信号。肝细胞受到一过性的损伤、凋亡后再生过程中，可存在不同水平的transporter AOTP1B3，但有关其具体的机制尚不清楚。两者均为乏血供肿块，和前述（p.255）的早期肝癌鉴别困难。结节的恶性程度与大小成正比，1.5cm以上可以考虑为早期肝癌，以下可能为早期肝癌、不典型增生结节、再生结节中的任何一种，需要进行随访观察。

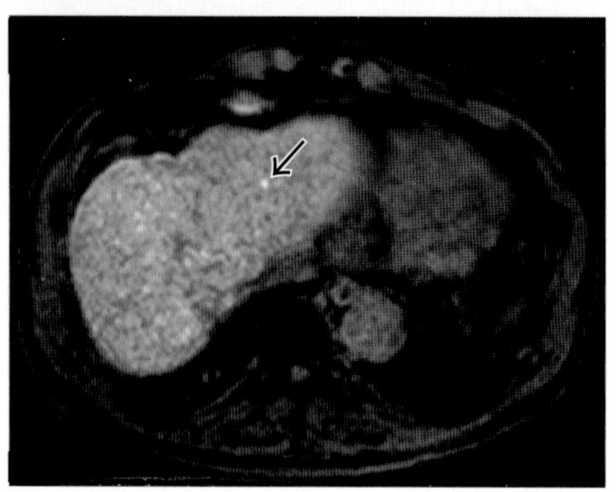

图　EOB增强MRI肝细胞期（70余岁，男性）

和前述的早期肝细胞癌同一病例。左叶外侧区可见小的高信号。CTAP/CTHA可见周围肝实质也同样存在再生结节（待组织诊断）。右叶也同样可见轻度高信号的小病灶

【鉴别要点】

85%的早期肝癌，50%的高度不典型增生结节在肝细胞期呈相对低信号。经过随访观察，其中每年10%～40%的结节增大并成为富血供结节，高度不典型增生结节和早期肝癌的发生比例相当。以前的仅仅从病理学的大小数据来鉴别，两者存在相当大的重叠。

■参考文献

1）松井 修 ほか：肝細胞癌多段階発癌と早期肝癌：画像と病理．肝細胞癌の早期診断：画像と分子マーカー．有井滋樹，松井修監・編集，アークメディア，2012：15-34.

2）Sakamoto M，et al. Early stage of multistep hepatocarcinogenesis and early hepatocellular carcinoma. Hum Pathol，1991，22：172-178.

■参考征象

不典型增生结节：多发（弥漫性）结节→p.36/含脂肿块→p.113/增强乏血供结节→p.180/MRI T_1加权像高信号结节→p.223/MRI T_1化学位移成像的信号变化→p.244/MRI T_2加权像 低信号结节→p.246/EOB增强MRI 肝细胞期高信号→p.251/EOB增强MRI肝细胞期环形强化→p.264

肝再生结节：CT平扫高密度结节→p.140/MRI T_1加权像高信号结节→p.228/EOB增强MRI 肝细胞期高信号→p.252/EOB增强MRI 肝细胞期环状强化→p.264

四、局限性结节增生（FNH）

【影像表现】

理论上中心瘢痕不明显的FNH或者类FNH病变（FNH-like lesion）在肝细胞期呈等～高信号。特别是后者缺乏中心瘢痕的情况较多，报道称有50%在肝细胞期呈低信号。［参考：关键征象EOB肝细胞期环状强化“局灶性结节性增生（FNH）p.264”］

【鉴别要点】

另外，相反的情况是，中心瘢痕及周围的zone 1（参照p.264的FNH的【影像表现】）不摄取钆塞酸二钠的肝细胞部分占据了FNH的大部分，FHN边缘的摄取钆塞酸二钠的部分又不显著，所以有时乍一看以为是轻度低信号结节，要引起注意。

■参考征象

中心部低密度肿块（中央瘢痕）→p.75/肝外突性病变→p.81/分叶状肿块→p.91/增强富血供结节→p.169/增强早期静脉回流→p.204/增强廓清现象→p.218/EOB增强MRI肝细胞期像高信号→p.252/EOB增强MRI肝细胞期环状强化→p.263

五、肝细胞腺瘤（β-catenin活性型，炎症型）

【影像表现】

肝细胞腺瘤的四种亚型中β-catenin活性型约80%在肝细胞期有钆塞酸二钠摄取，而炎症型30%有钆塞酸二钠摄取，使之信号等或高于周围的肝实质。两者均有癌变的潜在危险性，在肝细胞腺瘤的处置中需要注意肝细胞期的表现。

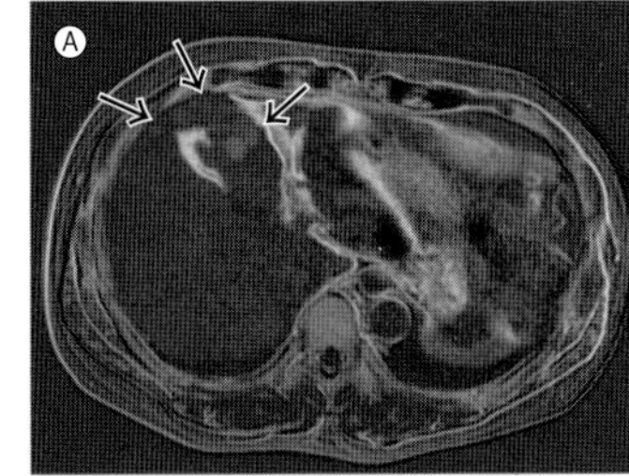

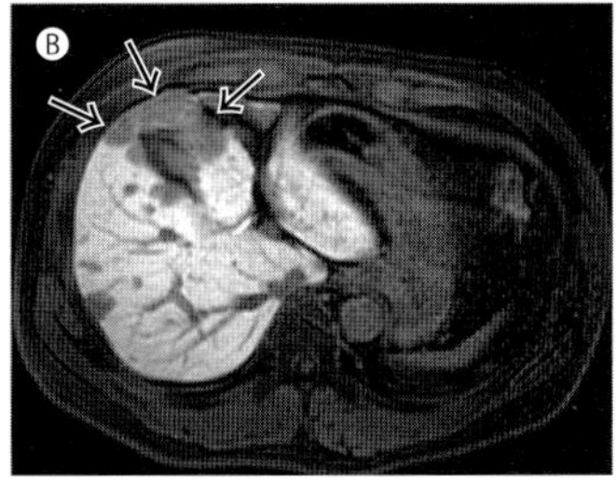

图 A：化学位移MRI减影像；B：EOB增强MRI肝细胞期（30余岁，男性）

肝功能正常。多发肝细胞腺瘤（活体标本检查诊断结果为NHF-1α非活性型），特别是胆囊床可见多个结节，钆摄取呈稍高信号

【鉴别要点】

和腺瘤其他亚型比较，病变内的出现脂肪化考虑NHF-1α非活性型，T_2加权像呈现明显高信号，动脉期显著强化；内部出现坏死需考虑炎症型，表现为所谓的环礁征（atoll sign），该征象在炎症型和β-catenin活性型中较多见；假包膜在NHF-1α非活性型以外的其他亚型多见；中心瘢痕样改变偶见于炎症型和β-catenin活性型；未分类型的影像表现缺乏特征性。

■参考文献

1）Ba-ssalamah A，et al．Morphologic and molecular features of hepatocellular adenoma with gadoxetic acid-enhanced MR imaging．Radiology，2015，227：104-113．

2）Ronot M，et al．Hepatocellular adenomas：accuracy of magnetic resonance imaging and liver biopsy in subtype classification．Hepatology，2011，53：1182-1191．

■参考征象

中心部低密度肿块（中央瘢痕）→p.76/含脂肿块→p.115/CT平扫高密度结节→p.139/增强富血供结节→p.171/MRI T_1加权像高信号结节→p.224/EOB增强MRI肝细胞期环状强化→p.265

六、动脉-门静脉瘘（AP-shunt）

【影像表现】

通常AP-shunt部位的肝细胞功能可保存，肝细胞期可摄取钆塞酸二钠使其信号强度与周围肝实质相等。活体上血流经常变化，在成像时动脉压高于门静脉压即产生短路，一旦门静脉压上升这种短路会消失，该部位的肝细胞就会有门静脉血流回流。例如，已知餐后正常肝最多可增加2～3倍的门静脉血流，可以想象AP-shunt部位的肝实质餐后暴露在明显增加的门静脉血流中。如果动脉-门静脉瘘较大，或者门静脉血流的变动幅度较小，该部位的肝细胞就处于慢性、持续性门静脉血流低下状态，由于维持肝细胞功能必要生理活性物质的门静脉血流减少，造成肝细胞功能低下。因此肝细胞期呈现出轻度低信号（AP-shunt中占10%以上）。AP-shunt引起的低信号，与真性肿瘤不同，通常轻度减轻、边缘不清楚，并且无扩散受限。

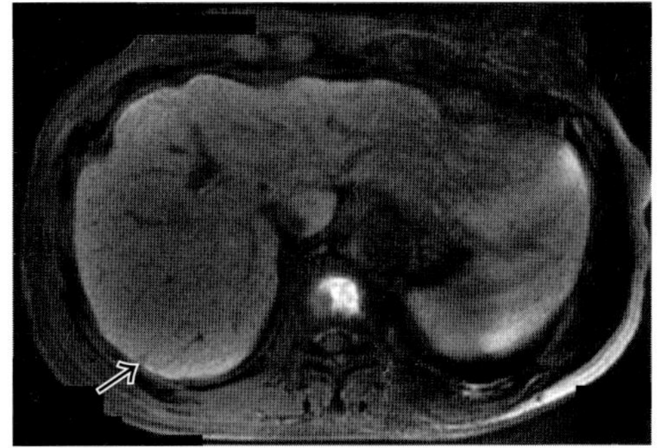

图 EOB增强MRI肝细胞期（60余岁，男性）

慢性乙肝（CHB）

【鉴别要点】

肝包膜下方特征性的楔形影像表现以外，动脉期可见该部位门静脉末梢分支显影，则强烈提示AP-shunt。和动脉期的强化范围相比，肝细胞期的相对低信号区域范围较小，这是鉴别的关键点。

■参考文献

1）Motosugi U，et al．Distinguishing hypervascular pseudolesions of the liver from hypervascular hepatocellular carcinomas with gadoxetic acid-enhanced MR imaging．Radiology，2010，256：151-158．

■参考征象

多发（弥漫性）结节→p.33/增强 锥形早期强化→p.200

七、肝内胆管细胞癌及腺癌的转移

【影像表现】

钆塞酸二钠作为细胞外液性对比剂，可分布在肝内胆管细胞癌（intrahepatic cholangiocellular carinoma，ICC）的纤维性间质，看上去呈浅淡的、类似于对比剂摄取的影像表现。

同样的原因，转移性腺癌也存在钆塞酸二钠摄取的情况（参照“反环状强化征及靶征”p.266）。

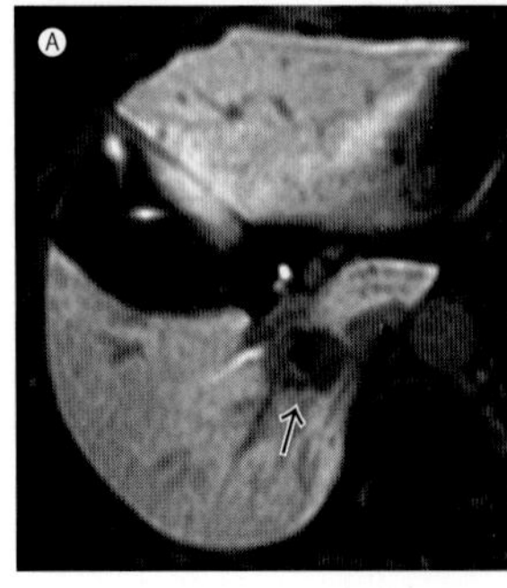

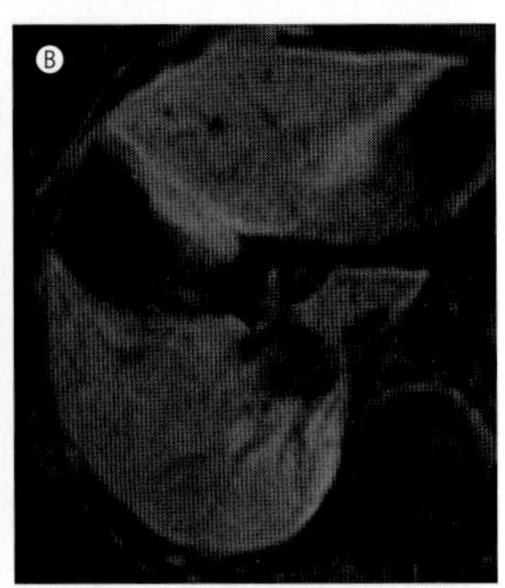

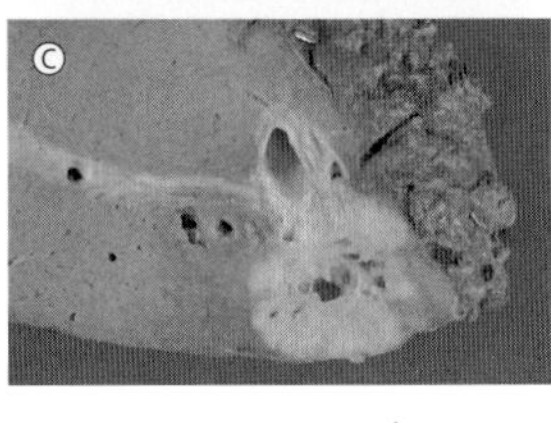

图　A：EOB增强MRI肝细胞期；B：增强前T_1加权像；C：切除标本（70余岁，女性）

肝细胞期中囊变周围纤维化部分可见细胞外液性强化（→）。

（NTT东日本关东医院　赤羽正章医生提供）

■参考征象

胆管细胞癌：部分萎缩→p.24/肝内胆管扩张p.42/表面变形及凹陷→p.52/边界不清肿块→p.61/中心部低密度肿块（中央瘢痕）→p.71/分叶状肿块→p.87/增强乏血供结节→p.178/增强环状强化→p.189/增强延迟性强化（血池）→p.208

转移性肝癌（普通型）：多发（弥漫性）结节→p.35/表面的变形及凹陷→p.52/中心部低密度肿块（中央瘢痕）→p.70/分叶状肿块→p.87/含钙化肿块p.103 /CT平扫高密度结节p.137/增强乏血供结节→p.178/增强环状强化→p.189/增强楔形早期强化→p.195/增强延迟强化（血池）→p.209/EOB增强MRI肝细胞期环状强化→p.266

八、团块状纤维化

【影像表现】

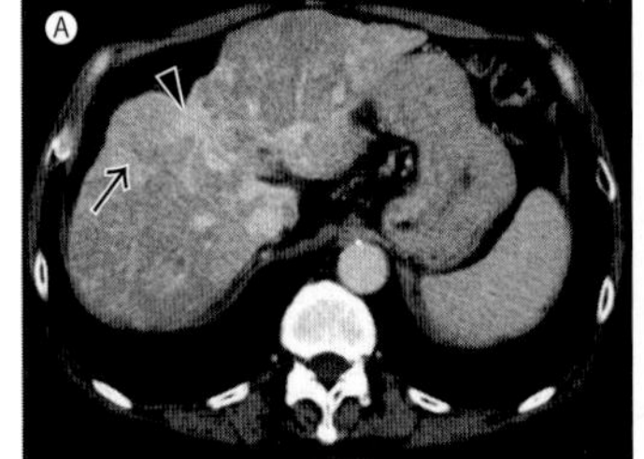

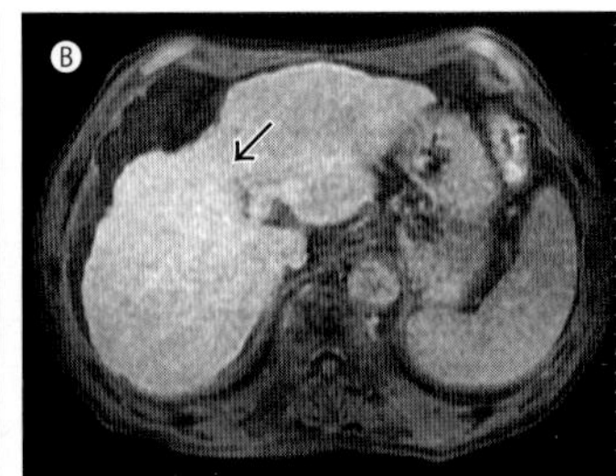

图　A：增强CT平衡期；B：EOB增强MRI肝细胞期（70余岁，男性）

S8（→）S4（▶）存在伴表面凹陷的延迟性强化区域（A）。肝细胞期呈等信号（→）（B）

（岐阜县综合医疗中心，兼松雅之医生提供）

肝中央（接近S4处）楔形伴表面凹陷的纤维灶。与肝背景比较，T_2加权像呈轻微高信号影。病灶大部分未见强化，仅少部分存在动脉性轻微强化。块状纤维灶内，单位容积正常功能的肝细胞数量减少，多见EOB摄取轻度减低现象。此外，与“肝内胆管细胞癌（ICC）”具有同样的机制，细胞外液性对比剂使肝细胞期可见轻度摄取低下区域。本病变因为容易发生在进展期肝硬化中，肝本身的摄取能力下降，钆塞酸二钠在血液循环长时间停留，所以有这样的背景，钆塞酸二钠很容易渗入纤维化灶。在自身免疫性肝炎的随访过程中也可见到类似情况。

【鉴别要点】

与浸润性肝细胞癌等鉴别时，除了上述特征的形态之外，弥散不受限也是鉴别要点之一。

■参考文献

1）Ohtomo K，et al. Confluent hepatic fibrosis in advanced cirrhosis：evaluation with MR imaging. Radiology，1993，189：871-874.

2）Park YS，et al. Using Gd-EOB-DTPA-enhanced 3-T MRI for the differentiation of infiltrative hepatocellular carcinoma and focal confluent fibrosis in liver cirrhosis. Magn Reson Imaging，2013，31：1137-1142.

3）Bilaj F，et al. MR imaging findings in autoimmune hepatitis：correlation with clinical staging. Radiology，2005，236：896-902.

■参考征象

部分萎缩→p.25/表面的变形及凹陷→p.54/边界不清肿块→p.66/CT平扫肝实质低密度→p.153/增强楔形早期强化→p.199/增强延迟性强化（血池）→p.210/MRI T_2加权像低信号结节→p.246

九、血管瘤

【影像表现】

发生机制与上述的肝内胆管细胞癌（ICC）相同，血管瘤的血管间隙（vascular space）细胞外液对比剂钆塞酸二钠潴留，影像表现类似。理论上说肝细胞期不会等于或高于肝实质的信号，但临床上偶尔会出现信号纷杂的小血管瘤。

（参照“反环状强化征及靶征”p.266）

■参考征象

多发（弥漫性）结节→p.32/中心部低密度肿块（中央瘢痕）→p.73/肝外突性病变→p.80/分叶状肿块→p.92/含钙化肿块→p.104/增强富血供结节→p.167/增强楔形早期强化→p.196/增强 延迟性强化（血池）→p.212

十、假淋巴瘤

【影像表现】

假淋巴瘤是淋巴增殖性疾病的一部分，病灶侵犯肝内肝细胞索，可仅仅浸润肝窦或门静脉区域周围，病变内部可残存少量完好的肝细胞，这些病灶可有轻度的钆塞酸二钠摄取能力。

【鉴别要点】

从上述浸润形态看，病变内原有血管的走行几乎不受影响，这是该病变的特征之一。局限性脂肪浸润也呈现出脉管贯通的状态，但有脂质存在可以提示诊断，淋巴增殖性疾病具有弥散受限的特点，为鉴别关键点。

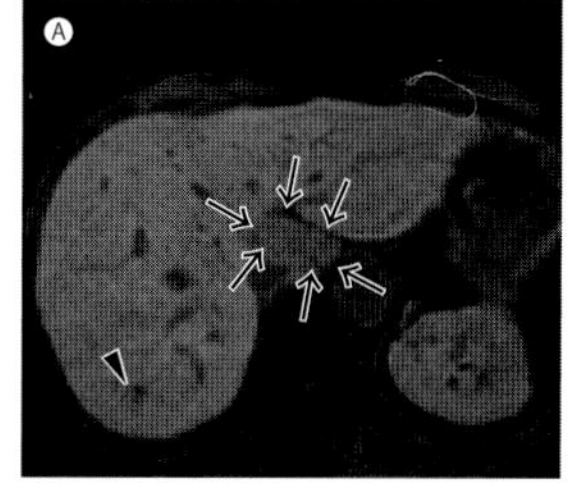

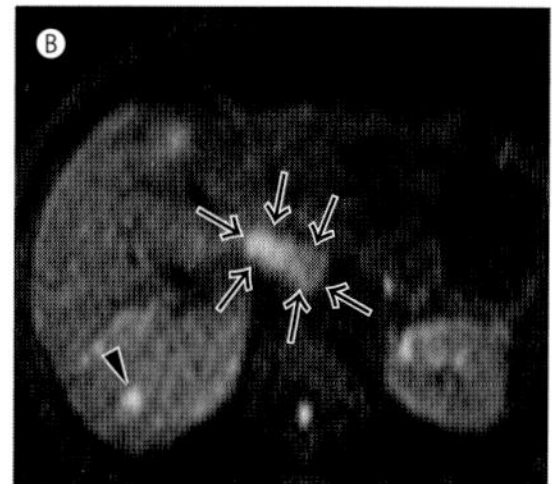

图　A：EOB增强MRI肝细胞期；B：弥散加权像（60余岁，女性）

肝功能正常。尾状叶广泛分布，轻度低信号病变。呈现弥散受限，诊断为假淋巴瘤浸润。肝后区病变（▶）考虑为无肝细胞存在的低信号病变

■参考文献

1）Osame A，et al．Multinodular pseudolymphoma of the liver：computed tomography and magnetic resonance imaging findings．Jpn J Radiol，2011，29：524-527．

■参考征象

增强富血供结节→p.171

十一、多囊性胆管错构瘤（multicystic biliary hamartoma）

【影像表现】

这种疾病和“团块状纤维化病灶（confluent fibrosis）”一样，先天性存在的小囊肿之间存在正常肝细胞是其特征，理论上肝细胞期应该呈现强化（钆塞酸二钠摄取）的影像表现，但并无实际病例报道。（参照第13章肝多房性囊肿“多囊性胆管错构瘤”p.99）

■参考文献

1）Ryu Y，et al．Multicystic biliary hamartoma：imaging findings in four cases．Abdom Imaging，2010，35：543-547．

■参考征象

肝多房性囊脓2→p.99/增强乏血供结节→p.181

十二、局限性脂肪沉积、铁沉积、裸区（spared area）

【影像表现】

一般巨泡型脂肪沉积对肝细胞功能并无影响（伴随肝细胞线粒体障碍的微粒型脂肪肝可导致肝细胞功能低下），然而，单纯的脂肪滴占据了肝细胞质内的大部分空间，使肝细胞摄取钆塞酸二钠的浓度低下，结果导致肝细胞期低信号。局限性脂肪化，钆塞酸二钠摄取能力低下区域类似于占位性病变。相反地，局限性脂肪沉积以外的非脂肪沉积区（spared area）会呈现相对高信号。此外，已知铁沉积可导致肝细胞功能低下，局限性沉积可类似于占位性病变的低摄取区域，弥漫性沉积的情况下，无沉积的区域（spared area）可呈高信号。

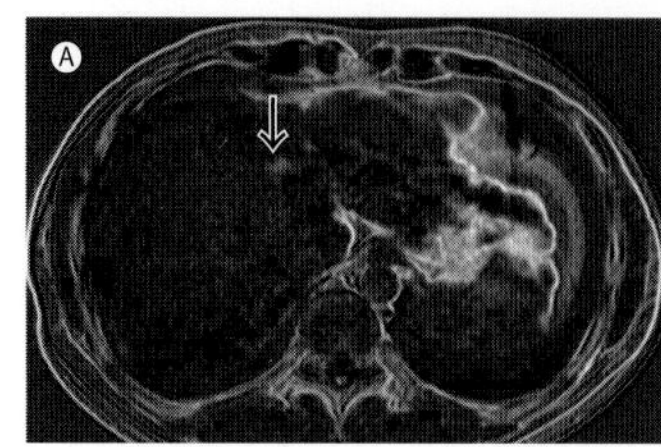

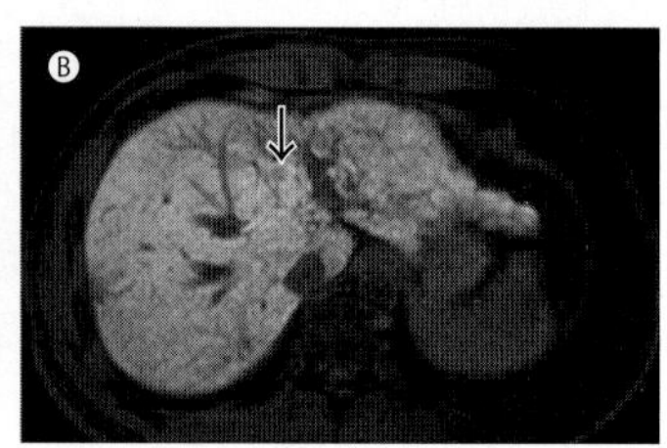

图　A：化学位移MRI成像减影像；B：EOB增强MRI肝细胞期（30余岁，男性）

慢性丙型肝炎（CHC）。异位性胰十二指肠静脉反流患者胆囊切除后出现小结节状脂肪肝。呈轻度低信号，经过随访观察后消失

【鉴别要点】

脂肪及铁沉积区在MRI化学位移成像中，几乎可鉴别出该区域所有的疾病（前者为短TE的反相位，信号低下，后者为长TE的同相位，信号低下）。问题是小结节状脂肪沉积，需要与脂肪变性的早期肝癌相鉴别。异位静脉反流导致的局部脂肪沉积，确认异常静脉是鉴别的关键点。

■参考文献

1）Yoshimitsu K，et al. Unusual hemodynamics and pseudolesions of the noncirrhotic liver at CT. Radiographics，2001，2 Spec No：S81-96.

2）Osame A，et al. Focal fatty change in the liver that developed after cholecystectomy. World J Radiol，2014，6：932-936.

■参考征象

局限性脂肪沉积：边界不清肿块→p.62/含脂肿块→p.116/肝实质多发斑片状影（马赛克影）→p.131/CT平扫肝实质低密度→p.151/MRI T_1加权像肝实质高信号→p.232/MRI T_1加权像期相改变时的信号变化→p.242

局限性低脂肪化区域：边界不清肿块→p.63/肝实质多发斑状影（马赛克影）→p.131/CT平扫高密度结节→p.141/CT平扫肝实质高密度→p.144

十三、门静脉高压症及原发性胆汁性肝硬化等影像表现的门静脉周围高信号

【影像表现】

33%的特发性门静脉高压症、10%的原发性胆汁性肝硬化、3%的肝硬化及1%的慢性肝炎可见这一现象。整体的肝细胞摄取低下，仅门静脉周围的肝实质相对功能保持良好，可观察到线状的高信号。

■参考文献

1）Kobayashi S，et al. Intrahepatic periportal high intensity on hepatobiliary phase images of Gd-EOB-DTPA-enhanced MRI：imaging findings and prevalence in various hepatobiliary diseases. Jpn J Radiol，2013，31：9-15.

■参考征象

原发性胆汁性肝硬化：弥漫性增生→p.7/弥漫性萎缩→p.14

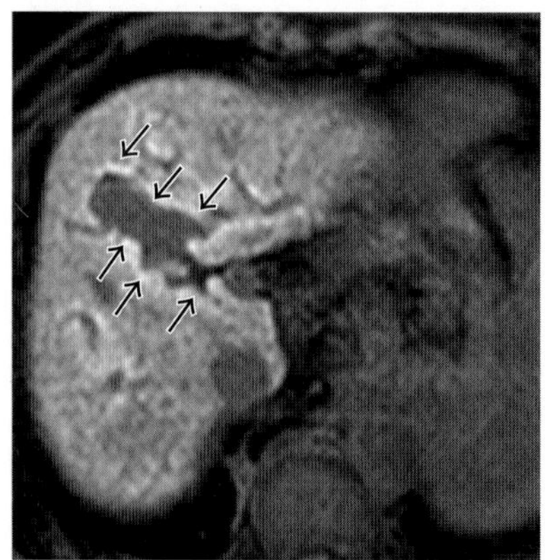

图　EOB增强MRI肝细胞期（80余岁，女性）

原发性胆汁性肝硬化（PBC）

(吉满研吾：Gd-EOB-DTPA造影MRIによる肝腫瘤診断の考え方.肝造影検査Update2014.画像診断，34：685-695.2014.図6より転載)

第36章

EOB增强MRI肝细胞期环状强化

典型地说，如在局灶性结节性增生（FNH）中看到的那样，肿瘤边缘有很强的钆摄取，中心侧的钆摄取下降或呈缺损状。这种影像表现的EOB摄取机制，在前述（p.253）的①～③中叙述，但基本属于①（即肝细胞主动摄取钆塞酸二钠的功能），病变本身多为某些结节性增生结节。中心侧的摄入降低，或者缺损部，除了单纯地由于肝细胞的缺乏（坏死，局灶性结节性增生的中心瘢痕，等）以外，也可能是肝细胞本身存在，但钆塞酸二钠摄取功能下降的情况，理解这点很重要。但是，由于病变本身在病理学上多为良性，切除病例很少，真正的机制尚未完全清楚。

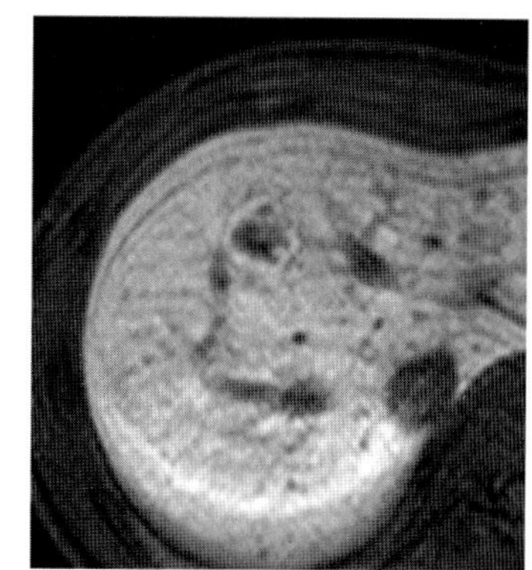

图　典型像：局灶性结节性增生（FNH）（10余岁，男性）
EOB增强MRI肝细胞期

在某些特殊的情况，肿瘤（不论恶性和良性）周围可见非肿瘤部分的肝实质呈环状增生，即瘤周增生（peritumoral hyperplasia，PTH）。据报道，OAPT1B3和与之相关的物质葡萄糖胺合成酶（glucosamine synthetase）高表达，考虑为来自于肿瘤的某种刺激所造成，关于该机制原理也尚且不明。

广义上来说，前一项摄取EOB的中分化癌和腺瘤引起中心坏死的情况也有类似的影像表现。

■参考文献

1）Yoneda N，et al．Hepatocyte transporter expression in FNH and FNH-like nodule：correlation with signal intensity on gadoxetic acid enhanced magnetic resonance images．Jpn J Radiol，2012，30：499-508．

2）Zech C，et al．Diagnostic performance and description of morphological features of focal nodular hyperplasia in Gd-EOB-DTPA-enhanced liver magnetic resonance imaging results of a multicenter trial．Incest Radiol，2008，43：504-511．

【鉴别诊断!】

◎肝的再生结节（→p.264）
◎局灶性结节性增生（FNH）（→p.263）
○FNH以外的肝增生性结节（FNH-like lesion）（→p.264）
○不典型增生结节（→p.264）
▲肝细胞腺瘤（→p.265）
△瘤周增生（peritumoral hyperplasia）（→p.265）

【征象缩略图】

不典型增生结节、再生结节

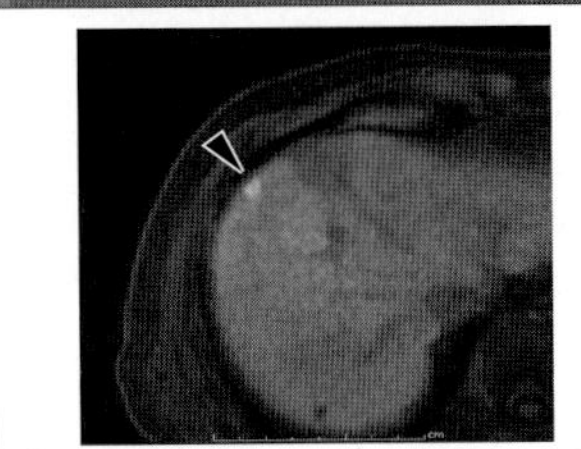

（埼玉医科大学国際医療センター　森阪裕之先生より）

EOB增强MRI肝细胞期

70余岁，男性【解说→p.264】

局灶性结节性增生（FNH）

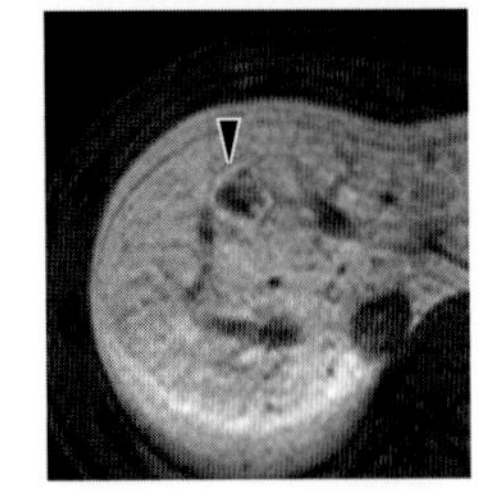

EOB增强MRI肝细胞期

10余岁，男性【解说→p.263】

FNH以外的肝增生结节

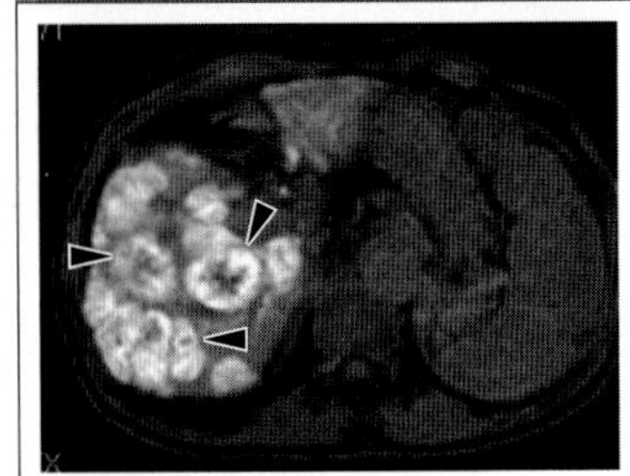

EOB增强MRI肝细胞期

60余岁，女性【解说→p.264】

肝细胞腺癌

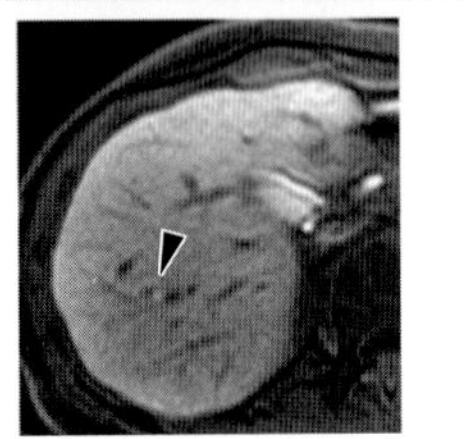

（岐阜県総合医療センター　兼松雅之先生より）

EOB增强MRI肝细胞期

40余岁，女性【解说→p.265】

瘤周增生（peritumoral hyperplasia）

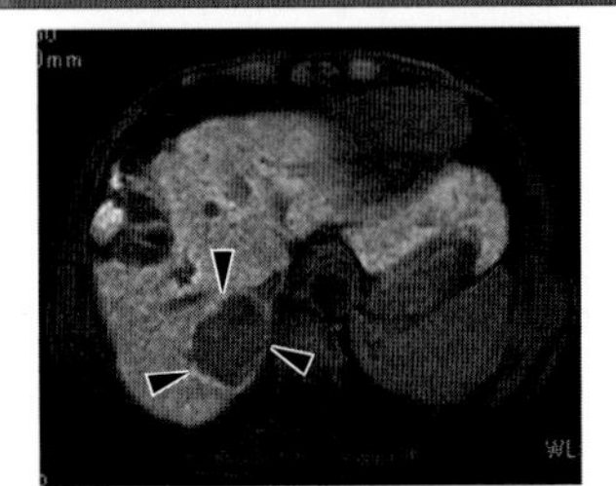

EOB增强MRI肝细胞期

60余岁，男性【解说→p.265】

表现为肝细胞期环状强化的疾病

一、局灶性结节性增生（FNH）

【影像表现】

非常明显的动脉性富血供肿块，门静脉血流缺乏，存在中心瘢痕这一特征性表现。由于肝细胞增生，肝细胞功能部分保留，值得注意的是增强MRI肝细胞期中心部未见钆塞酸二钠摄取，其原因并不一定是瘢痕形成，也可能是增生的肝细胞不表达OATP1B3，称为OATP1B3区域性表达（zonal expression of OATP1B3）。正常肝在显微镜下，中心静脉周围的肝细胞（所谓的zone3部）OATP1B3表达很高，门静脉周围的肝细胞（所谓的zone1部）OATP1B3的表达很低。FNH中心瘢痕周围肝细胞增生属于后者，边缘部位可能是前者的增生。

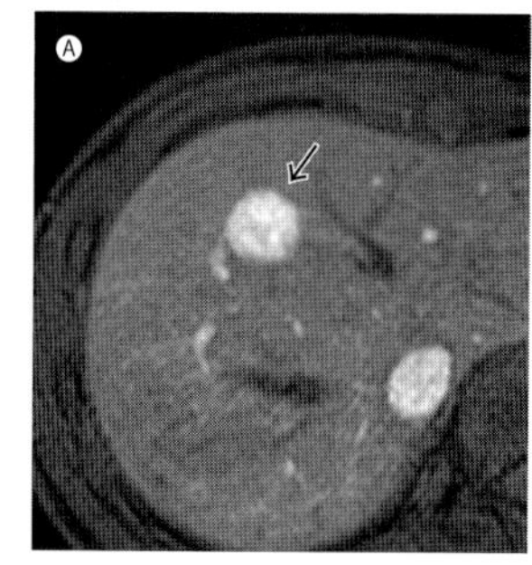

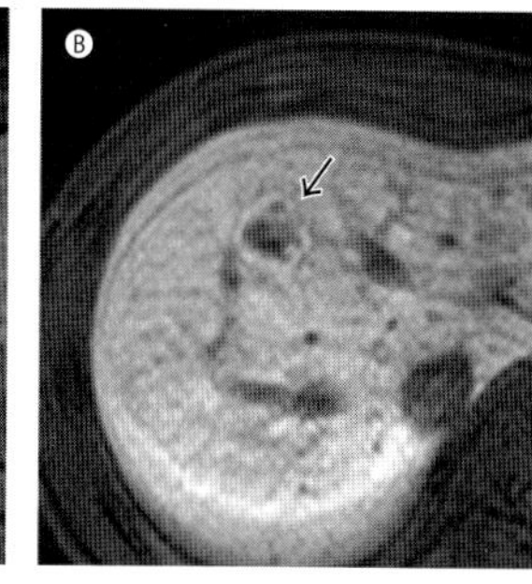

图　A：EOB增强MRI动脉期；B：肝细胞期（10余岁，男性）

正常肝功能

(吉満研吾：Gd-EOB-DTPA造影MRIによる肝腫瘤診断の考え方.肝造影検査Update2014.画像診断，34：685-695.2014.図4B、Dより転載)

【鉴别要点】

上述的分区（zonation）中，如考虑中心瘢痕可能是萎缩变性的门静脉区域，FNH内有静脉样回流血管（直接回流进入周围肝静脉）则更容易理解。

■参考文献

1）Vander Borght S，et al. Diagnostic and pathogenic implication of the expression of hepatic transporters in focal lesions occurring in normal liver. J Pathol，2005，207：471-482.

2）Fujiwara H，et al. Ring-like enhancement of focal nodular hyperplasia with hepatobiliary-phase Gd-EOB-DTPA-enhanced magnetic resonance imaging：radiological-pathological correlation. Jpn J Radiol，2011，29：739-743.

3）Yoneda N，et al. Hepatocyte transporter expression in FNH and FNH-like nodule：correlation with signal intensity on gadoxetic acid enhanced magnetic resonance images. Jpn J Radiol，2012，30：499-508.

■参考征象

中心部低密度肿块（中央瘢痕）→p.75/肝外突性病变→p.81/分叶状肿块→p.91/增强富血供结节→p.169/增强早期静脉回流→p.204/增强廓清现象→p.218/EOB增强MRI肝细胞期高信号→p.252/EOB增强MRI肝细胞期的强化→p.257

MEMO

二、不典型增生结节、再生结节

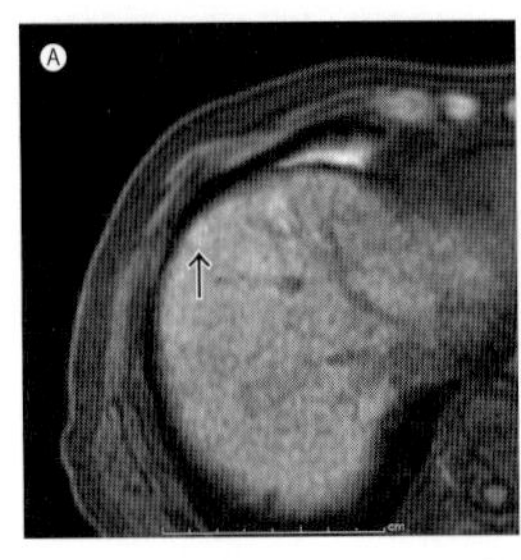

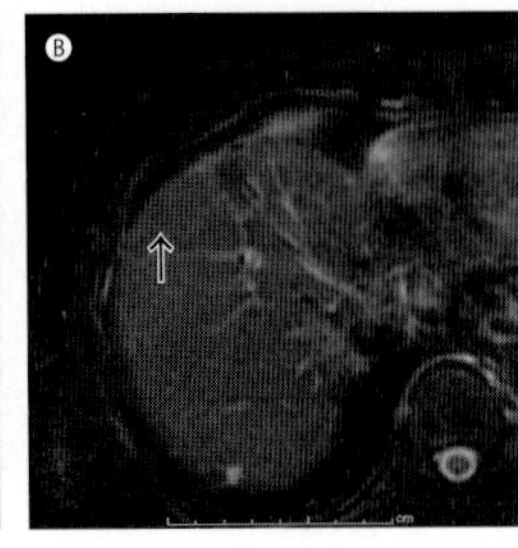

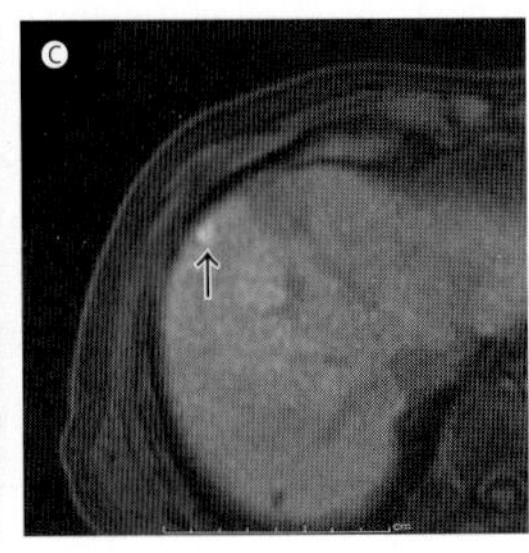

图 A：增强前T_1加权像；B：T_2加权像；C：EOB增强MRI肝细胞期（70余岁，男性）
C型肝硬化。肝包膜表面可见乏血供小结节（→），EOB增强MRI肝细胞期明显强化。随访检查4年后病灶增大供血增多，符合典型肝癌的表现

（感谢埼玉医科大学国际医疗中心　森阪裕之先生提供病例）

【影像表现】

不典型增生结节、再生结节形成的机制尚不明确，这些结节的中心部位也可以出现钆塞酸二钠摄取减低，增强后呈环状强化，1cm以下的小结节几乎都考虑为不典型增生结节或再生结节。

（关键征象NO.35：EOB增强MRI肝细胞期强化参考不典型增生结节、再生结节p.256）

■参考征象

不典型增生结节：多发（弥漫性）结节→p.36/含脂肿块→p.113/增强乏血供结节→p.180/MRI T_1加权像高信号结节→p.223/MRI T_1加权化学位移成像的信号变化→p.244/MRI T_2加权像 低信号结节→p.246/EOB增强MRI 肝细胞期高信号→p.251/EOB增强MRI肝细胞期强化→p.256

肝再生结节：CT平扫高密度结节→p.140/MRI T_1加权像高信号结节→p.228/EOB增强MRI 肝细胞期高信号→p.252/EOB增强MRI肝细胞期强化→p.256

三、FNH以外的肝增生性结节（FHN-like lesion）

【影像表现】

特发性门静脉高压（班替综合征）、原发性胆汁性肝硬化等可形成结节性增生、大型再生结节等肝细胞性结节，这些结节对钆塞酸二钠有明显的摄取。这与不典型增生结节、再生结节的情况类似，再生结节形成的过程中转运体OATPIB3不同水平表达，但具体机制不明，偶尔也有结节自然消退的报道。

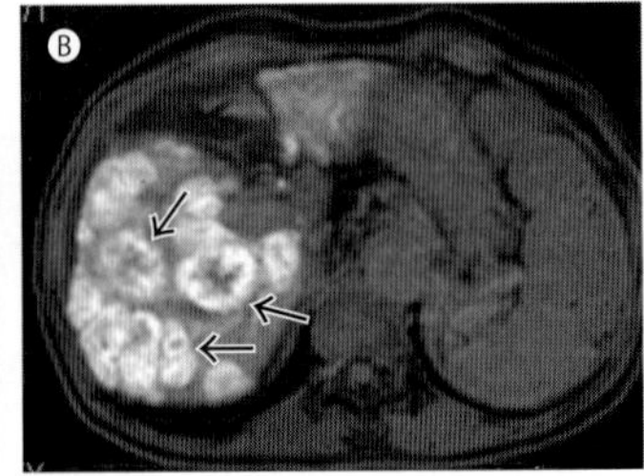

图 A：EOB增强MRI肝动脉期；B：肝细胞期（60余岁，女性）
原发性胆汁性肝硬化（PBC）。肝动脉期多发性结节几乎不强化，考虑来源于门静脉期的供血

■参考文献

1）Nakanuma Y，et al．Pathoplogy and Pathogenesis of idiopathic portal hypertension with an emphasis on the liver．Pathol Res Pract，2001，197：65-76．

2）Kobayashi S，et al．Intrahepatic periportal high intensity on hepatobiliary phase images of Gd-EOB-DTPA-enhanced MRI：imaging findings and prevalence in various hepatobiliary disease．Jpn J Radiol，2013，31：9-15．

■参考征象

中央低密度肿块（中央瘢痕）→p.75/增强富血供结节→p.170

四、肝细胞腺瘤

【影像表现】

约有80%的β-catenin活性型和30%的炎症型肝细胞腺瘤在肝细胞期可有钆塞酸二钠摄取，但中心部位摄取相对不良，该种情况下可表现为环状强化，但发生率不明确。

（参照第35章［参考征象］EOB增强MRI肝细胞期环状强化p.257）

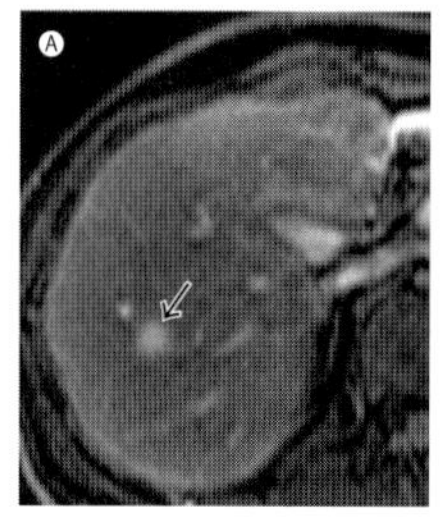
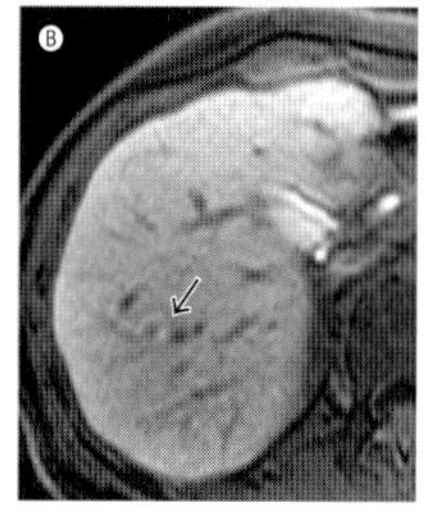

图　A：EOB增强MRI肝动脉期；B：同一病例肝细胞期（40余岁，女性）

富血供小结节，肝细胞期可见环状强化（→）

（根据岐阜县综合医疗中心　兼松雅之医生提供）

■参考文献

1）Ba-Ssalamah A，et al．Morphologic and molecular features of hepatocellular adenoma with gadoxetic Acid-enhanced MR imaging.Radiology，2015，277：104-113.

■参考征象

中心部低密度肿块（中央瘢痕）→p.76/含脂肿块→p.115/CT平扫高密度结节→p.139/增强富血供结节→p.171/MRI T_1加权像高信号结节→p.224/EOB增强MRI肝细胞期摄取→p.256

五、瘤周增生（peritumoral hyperplasia）

【影像表现】

肿瘤交界部位、呈环状的肝实质增生，与其他部位的肝实质相比，该环状增生摄取钆塞酸二钠程度较高，表现为高信号。注射超顺磁性氧化铁（superparamagnetic iron oxide）制剂，这些部位的吸收同样较高，表现为低信号。相关的肿瘤有肝细胞癌、转移（神经内分泌肿瘤、消化道间质肿瘤、结肠癌）、上皮样血管内皮瘤等，均属于富血供肿瘤。这些部位的门静脉血流受阻，其形成可能与门静脉受阻相关，但详细机制尚不清楚。

肿瘤周围非肿瘤部增生肝实质，在肝细胞期呈环状高信号，而肿瘤呈现低信号，影像表现类似于有中心瘢痕（不强化的肿瘤本身）的局灶性结节性增生（FNH）。

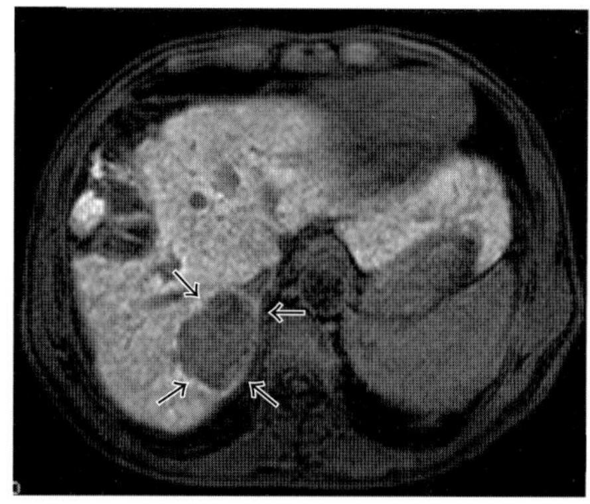

图　EOB增强MRI肝细胞期（60余岁，男性）

慢性肝炎（CHC）肝癌（HCC）

【鉴别要点】

虽然影像表现的报道较少，通过严格比对早期强化范围、T_2加权像高信号区域和肝细胞期环状高信号区域，鉴别还是有可能的。

■参考文献

1）Kim MJ，et al．Hyperintense lesion on gadoxetate-dosodium-enhanced hepatobiliary phase imaging. AJR Am J Roentgenol，2012，199：W575-586.

2）Arnason T，et al．Peritumoral hyperplasia of the liver：a response to portal vein invasion by hypervascular neoplasms．Histopathology，2013，62：458-464.

■参考征象

门静脉血行异常→p.49

【须知!】 反环形强化及靶征（target sign）

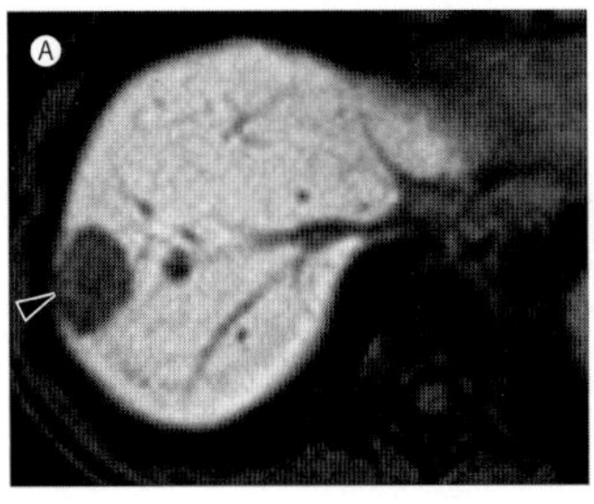

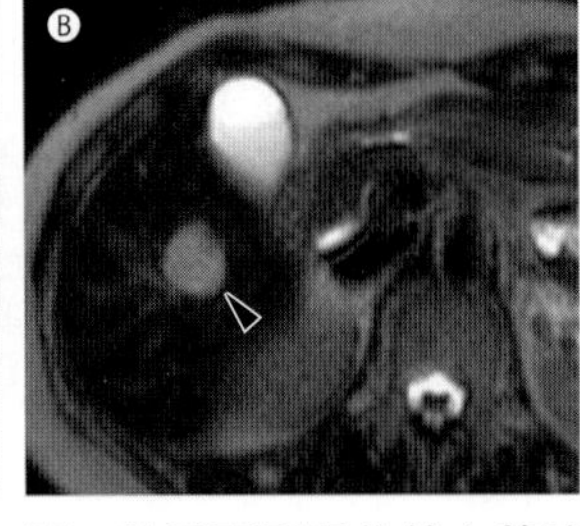

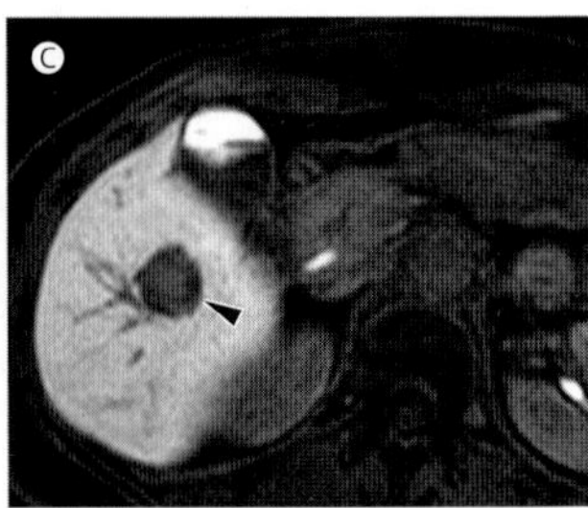

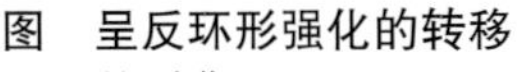

图　呈反环形强化的转移
A：肝细胞期
大肠癌（60余岁，女性）

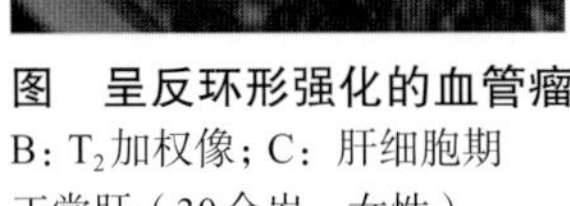

图　呈反环形强化的血管瘤
B：T_2加权像；C：肝细胞期
正常肝（30余岁，女性）

（吉满研吾：Gd-EOB-DTPA造影MRIによる肝腫瘤診断の考え方.肝造影検査Update2014.画像診断，34：685-695.2014.図8C.図9A.Cより転載）

肝内胆管细胞癌、细胆管癌和消化道癌等转移而来的腺癌，相对于纤维成分较多的中心部分，周边细胞成分为主的低信号，摄取了对比剂以后可呈现出相对高信号，称之为靶征“target sign”（图：▶）。本影像表现也属于此情况，如使用易于潴留在细胞外液中的细胞外液对比剂，则检出更容易。增强CT的延迟性强化或持续性强化程度越强，则肝内胆管细胞癌的预后就越差。最近有报道称肝细胞期的靶征（target sign）也具有类似的临床意义。但这个相对高信号绝不会和周围非肿瘤部分具有同等程度的强化，而是比周围肝实质信号要低，与细胞外液性对比剂产生的延迟性、持续性强化是有区别的。

同样地在血管瘤的情况下，在血窦（vascular space）中有细胞外液性对比剂，如钆塞酸二钠潴留，如果中心部分潴留较多，可呈靶征样影像表现。

■参考文献

1）Park HJ，et al．Small intrahepatic mass-forming cholangiocellular carcinoma：target sign on diffusion-weighted imaging for differentiation from hepatocellular carcinoma．Abdom Imaging，2012，38：793-801．

2）Jeong HT，et al．Gadoxetate disodium-enhanced MRI of mass-forming intrahepatic cholangiocellularcarcinomas：imaging-histologic correlation．AJR Am J Roentgenol，2013，210：w603-611．

3）Asayama Y，et al．Delayed phase dynamic CT enhancement as a prognostic factor for mass-forming intrahepetic cholangiocarcinoma．Radiology，2006，238：150-155．

4）Koh J，et al．Intrahepatic mass-forming cholangiocarcinoma：prognostic value of gadoxetic acid-enhanced MRI．Eur Radiol，2016，26（2）：407-416．

■参考征象

转移性肝癌（普通型）：多发（弥漫性）结节→p.35/表面变形或凹陷→p.52/中心低密度肿块（中央瘢痕）→p.70/分叶状肿块→p.87/含钙化肿块→p.103/CT平扫高密度结节→p.137/增强乏血供结节→p.178/增强环状强化→p.189/增强楔形早期强化→p.195/增强延迟性强化（血池）→p.209/EOB增强MRI肝细胞期摄取→p.258

索 引

疾病分类索引

续表

日语	中文	英语	缩略语	影像表现解说 页码
塊状繊維化巣	肝团块状纤维化	confluent hepatic fibrosis		部分萎缩→p.25/表面变形或凹陷→p.54/边界不清肿块→p.66/CT平扫肝实质低密度→p.153/增强楔形早期强化→p.199/增强延迟性强化（血池）→p.210/MRI T_2加权像低信号→p.246/E0B增强MRI肝细胞期摄取→p.258
海綿状血管腫	海绵状血管瘤	cavernous hemangioma		多发（弥漫性）结节→p.32/中心部低密度肿块（中央瘢痕）→p.73/肝外突出性病变→p.80/分叶状肿块→p.92/含钙化肿块→p.104/增强富血供结节→p.167/增强楔形早期强化→p.196/增强延迟性强化（血池）→p.212/EOB增强MRI肝细胞期摄取→p.259
肝右（左）葉欠損症	肝右（左）叶缺失	agenesis of the right liver lobe		门静脉血行异常→p.48
肝エキノコックス	肝棘球蚴病	alveolar echinococcosis of the liver		肝多房性囊肿→p.101/增强乏血供结节→p.185
肝炎症性偽腫瘍	肝炎性假瘤	inflammatory pseudotumor of the liver	IPT	增强富血供结节→p.170/增强楔形早期强化→p.198/增强延迟性强化（血池）→p.210
肝外門脈閉塞症	肝外门静脉阻塞	extrahepatic portal obstruction	EHO	→参照肝内、肝外侧支循环
肝芽腫	肝母细胞瘤	hepatoblastoma		中心部低密度肿块（中央瘢痕）→p.72/分叶状肿块→p.94/含钙化肿块→p.107/增强富血供结节→p.165
肝偽脂肪腫	肝假脂肪瘤	hepatic pseudolipoma		肝外突出性病变→p.82/含钙化肿块→p.106/含脂肿块→p.115/CT平扫高密度结节→p.140 增强乏血供结节→p.184/MRI T_1加权像高信号结节→p.225
肝血管筋脂肪腫	肝血管脂平滑肌肪瘤	hepatic angiomyolipoma	AML	肝外突出性病变→p.81/含脂有肿块→p.114/增强富血供结节→p.166/增强增强静脉回流→p.203/MRI T_1加权像高信号结节→p.224
肝梗塞	肝梗死	hepatic infarction		部分萎缩→p.27/表面变形或凹陷→p.53/肝内积气→p.127/CT平扫肝实质低密度→p.156/MRI T_1加权像肝实质低信号→p.239

续表

日语	中文	英语	缩略语	影像表现解说　页码
肝硬変	肝硬化	cirrhosis of the liver		弥漫性萎缩→p.13/部分增生・肿大→p.18/部分萎缩→p.24/表面变形或凹陷→p.55/CT平扫高密度结节→p.140/CT平扫肝实质低密度→p.153/增强楔形早期强化→p.199
肝骨髄脂肪腫	肝骨髓脂肪瘤	hepatic myelolipoma		含脂肿块→.118/MRI T_1加权像高信号结节→p.225
肝細胞癌TACE後のリピオドール集積	肝细胞癌动脉化疗栓塞后碘油沉积	lipiodol accumulation after transarterial chemoembolization		多发（弥漫性）结节→p.38/含钙化肿块→p.103/CT平扫高密度结节→p.136
肝細胞癌の胆管浸潤	肝细胞癌胆管浸润	HCC with bile duct invasion		边界不清肿块→p.63
肝細胞腺腫	肝细胞腺瘤	hepatic adenoma		中心部低密度结节（中央瘢痕）→p.76/含脂肿块→p.115/CT平扫高密度结节→p.139/增强富血供结节→p.171/MRI T_1加权像高信号结节→p.224/EOB增强MRI肝细胞期摄取→p.256/EOB增强MRI肝细胞期环形强化→p.265
肝紫斑病	肝紫癜	peliosis hepatis		边界不清肿块→p.67/CT平扫肝实质低密度→p.157
肝腫瘍ablation治療後	肝肿瘤消融治疗后	imaging findings after tumor ablation		肝内积气→p.127/CT平扫高密度结节→p.137/MRI T_1加权像高信号结节→p.222
癌性リンパ管症	癌性淋巴管病	lymphangitic carcinomatosis（lymphangitis carcinomatosa）		门静脉周围晕征→p.123
肝損傷	肝损伤	hepatic injury		表面变形或凹陷→p.58/边界不清肿块→p.64/门脉周围晕征→p.123/CT平扫肝实质高密度→p.145/CT平扫肝实质低密度→p.155
肝中心静脈閉塞症	肝中心静脉闭塞	hepatic veno-occlusive disease	VOD	→参照肝窦闭塞性综合征
肝内・肝外側副血行路	肝内・外侧支循环	Intra-and extrahepatic portosystemic shunting		门静脉血行异常→p.47
肝内胆管癌	肝内胆管癌	intrahepatic cholangio carcinoma	ICC	→参照胆管细胞癌
肝内胆管癌（粘液型）	肝内胆管癌（黏液型）	mucinous cholangiocellular carcinoma		增强乏血供结节→p.178

续表

日语	中文	英语	缩略语	影像表现解说 页码
肝内動脈-門脈シャント	肝动脉-门静脉瘘	intrahepatic arterioportal shunt	AP-shunt	多发（弥漫性）结节→p.33/增强楔形早期强化→p.200/EOB增强MRI肝细胞期摄取→p.257
肝内門脈-肝静脈シャント	门脉-肝静脉瘘	intrahepatic porto-hepatic venous shunt	PV-shunt	分叶状肿块→p.96/增强早期静脉回流→p.205
肝内門脈瘤	门静脉瘤	portal vein aneurysm		分叶状肿块→p.96
肝肉芽腫（肝結核，サルコイドーシス）	肝肉芽肿（肝结核，肝结节病）	hepatic granuloma（hepatic tuberculosis，hepatic sarcoidosis）		多发（弥漫性）结节→p.38/含钙化肿块→p.106/增强乏血供结节→p.186
間葉系過誤腫	间叶性错构瘤	mesenchymal hamartoma		肝多房性囊肿→p.98/增强乏血供结节→p.183/增强延迟性强化（血池）→p.211
偽性肝硬変	假性肝硬化	pseudocirrhosis of the liver		→参照假肝硬化
偽腺管型肝細胞癌	假腺管型肝细胞癌	pseudoglandular-type hepatocellular carcinoma	pseudoglandular-type HCC	增强富血供结节→p.163
急性肝炎・劇症肝炎	急性肝炎・重症肝炎	acute hepatitis and fulminant hepatltis		弥漫性增生→p.4/弥漫性萎缩→p.13/部分萎缩→p.26/门静脉周围晕征→p.121/CT平扫肝实质低密度→p.151/MRI T_1加权像肝实质低信号→p.237
巨大な肝海綿状血管腫～血管腫症	巨大肝海绵状血管瘤～血管瘤病	giant hemangioma hemangiomatosis		弥漫性增生→p.10/部分增生・肿大→p.19/肝实质多发斑片状影（马赛克影）→p.132/CT平扫肝实质低密度→p.154/增强延迟性强化（血池）→p.212
偽リンパ腫	假淋巴瘤	reactive lymphoid hyperplasia，pseudolymphoma		增强富血供结节→p.171/EOB增强MRI肝细胞期摄取→p.259
血管肉腫	血管肉瘤	angiosarcoma		多发（弥漫性）结节→p.34/边界不清肿块→p.67/肝外突出性病变→p.82/分叶状肿块→p.93/增强富血供结节→p.172
血流偽病変（肝内動脈-門脈シャント）	血流假病变（肝动脉-门静脉瘘）	pseudolesion caused by blood flow alteration（AP-shunt）		→参照（肝动脉-门静脉瘘）
限局性低脂肪化域	局限性低脂肪化区	focal spared area of diffuse fatty liver		边界不清肿块→p.63/肝实质多发斑片状影（马赛克影）→p.131/CT平扫高密度结节→p.141/CT平扫肝实质高密度→p.144/EOB增强MRI肝细胞期摄取→p.260

续表

日语	中文	英语	缩略语	影像表现解说　页码
限局性結節性過形成	局灶性结节性增生	focal nodular hyperplasia	FNH	中心部低密度结节（中央瘢痕）→p.75/肝外突出性病变→p.81/分叶状肿块→p.91/增强富血供结节→p.169/增强早期静脉回流→p.204/增强廓清现象→p.218/EOB增强MRI肝细胞期高信号→p.252/EOB增强MRI肝细胞期摄取→p.257/EOB增强MRI肝细胞期环形强化→p.263
限局性結節性過形成（FNH）以外の肝過形成性結節	局灶性结节性增生之外的肝增生结节	hyperplastic hepatic nodules other than FNH		中心部低密度肿块（中央瘢痕）→p.75/增强富血供结节→p.170/EOB增强MRI肝细胞期环形强化→p.264
限局性脂肪肝（脂肪沈着）	局限性脂肪肝（脂肪沉积）	focal fatty liver，irregular fat infiltration，focal fat infiltration		→参照斑片状脂肪肝，局限性脂肪肝（脂肪沉积）
原発性胆汁性肝硬変	原发性胆汁性肝硬化	primary biliary cirrhosis	PBC	弥漫性增生→p.7/弥漫性萎缩→p.14/EOB增强MRI肝细胞期摄取→p.260
硬化型肝細胞癌	硬化型肝细胞癌	scirrhous hepatocellular carcinoma	scirrhous HCC	增强富血供结节→.163/增强乏血供结节→p.176/增强环形强化→p.191/增强延迟性强化（血池）→p.208
硬化性血管腫	硬化性血管瘤	sclerosing hemangioma		表面变形或凹陷→p.56/中心部低密度肿块（中央瘢痕）→p.73/肝外突出性病变→p.80/分叶状肿块→p.92/增强富血供结节→p.168/增强延迟性强化（血池）→p.213
高度貧血	重度贫血	severe anemia		CT平扫肝实质高密度→p.147
古典的肝細胞癌	经典肝细胞癌	classic hepatocellular carcinoma	HCC	多发（弥漫性）结节→p.31/肝内胆管扩张→p.42/中心部低密度结节（中央瘢痕）→p.74/肝外突出性病变→p.79/分叶状肿块→p.90/含脂肿块→p.110/CT平扫高密度结节→p.136/增强富血供结节→p.162/增强环形强化→p.190/增强楔形早期强化→p.197/增强早期静脉回流→p.204/增强廓清现象→p.216/MRI T_1加权像高信号结节→p.222，223/MRI T_1加权像化学位移成像的信号变化→p.243/EOB增强MRI肝细胞期高信号→p.250/EOB增强MRI肝细胞期摄取→p.255
孤立性肝嚢胞	孤立囊肿	solitary cyst		增强乏血供结节→p.182

续表

日语	中文	英语	缩略语	影像表现解说 页码
混合型肝癌	混合型肝癌	combined hepatocellular and cholangiocarcinoma		表面变形或凹陷→p.53/分叶状肿块→p.88/增强富血供结节→p.164/增强延迟性强化（血池）→p.209
さ				
細菌性肝膿瘍	细菌性肝脓肿	pyogenic hepatic abscesse, bacterial hepatic abscess		边界不清肿块→p.65/分叶状肿块→p.95/肝多房性囊肿→p.99/肝内积气→p.128/增强乏血供结节→p.184/增强环形强化→p.191/增强楔形早期强化→p.196
再生結節	再生结节	regenerative nodules in cirrhosis		CT平扫高密度结节→p.140/MRI T_1加权像高信号结节→p.228/EOB增强MRI肝细胞期高信号→p.252/EOB增强MRI肝细胞期摄取→p.256/EOB增强MRI肝细胞期环形摄取→p.264
細胆管細胞癌	小胆管细胞癌	cholangiolocellular carcinoma	CCC	分叶状肿块→p.88/增强富血供结节→p.164/增强环形强化→p.190/增强延迟性强化（血池）→p.209
脂肪肝～NASH	脂肪肝～非酒精性脂肪性肝炎	fatty liver ～（fattyinfiltration of the liver, hepatic steatosis）～ non-alcoholic steatohepatitis		肝实质多发斑片状影（马赛克影）→p.133/CT平扫肝实质低密度→p.151/MRI T_1加权像肝实质高信号→p.232/MRI T_1加权像化学位移成像的信号变化→p.242
脂肪浸潤	脂肪浸润	fatty infiltration of the liver		参照→脂肪肝～非酒精性脂肪性肝炎
脂肪沈着した肝細胞癌	含脂肪肝细胞癌	fat-containing hepatocellular carcinoma	fat-containing HCC	→参照经典肝细胞癌
腫瘍周囲の肝細胞過形成	瘤周肝细胞增生	peritumoral hyperplasia		→参照瘤周增生
静脈還流異常（third inflow）による偽病変	静脉回流异常性假病变（third inflow）	pseudolesion due to third inflow of the liver		边界不清肿块→p.62/含脂肿块→p.117
真菌性肝膿瘍	真菌性脓肿	fungal hepatic abscess		多发（弥漫性）结节→p.36/增强乏血供结节→p.185/增强环形强化→p.192/增强楔形早期强化→p.196
神経内分泌腫瘍（カルチノイドを含む）	神经内分泌肿瘤（含类癌）	neuroendocrine tumor, carcinoid tumor		增强富血供结节→p.167/增强廓清现象→p.217/MRI T_1加权像高信号结节→p.226
線維層状型肝細胞癌	纤维板层型肝细胞癌	fibrolamellar hepatocellular carcinoma	fibrolamellar HCC	→参照纤维板层型肝细胞癌

续表

日语	中文	英语	缩略语	影像表现解说　页码
線毛性前腸性肝囊胞	肝纤毛性前肠囊肿	ciliated hepatic foregut cyst		增强乏血供结节→p.183/MRI T_1加权像高信号结节→p.227
先天性門脈欠損症（先天性肝外門脈体循環短絡症）	先天性门静脉缺失症（先天性门静脉体循环短路症）	congenital absence of the portal vein(abernethy malformation, type 1)	CAPV	门静脉血行异常→p.49
早期肝細胞癌	早期肝细胞癌	early hepatocellular carcinoma	early HCC	含脂肿块→p.112/MRI T_1加权像化学位移成像的信号变化→p.243/EOB增强MRI肝细胞期高信号→p.251/EOB增强MRI肝细胞期摄取→p.255
た				
多包虫症	泡状棘球蚴病	alveolar hydatid disease		→参照肝多房性囊肿
胆管炎に伴う肝実質病変	胆管炎相关肝实质病变	liver parenchymal disease associated with cholangitis		表面变形或凹陷→p.55/门静脉周围晕征→p.122/CT平扫肝实质低密度→p.156/增强楔形早期强化→p.198
胆管細胞癌（肝内胆管癌）	胆管细胞癌（功能胆管癌）	cholangiocellular carcinoma（intrahepatic cholangio carcinoma）	ICC	部分萎缩→p.24/肝内胆管扩张→p.42/表面变形或凹陷→p.52/边界不清肿块→p.61/中心部低密度肿块（中央瘢痕）→p.71/分叶状肿块→p.87/增强乏血供结节→p.178/增强环形强化→p.189/增强延迟性强化（血池）→p.208/EOB增强MRI肝细胞期摄取→p.258
胆管周囲囊胞	胆管周围囊肿	peribiliary cyst		胆管周围囊肿→p.45/增强乏血供结节→p.182
胆管性過誤腫（症）	胆管性错构瘤	multiple bile duct hamartomas, biliary hamartomatosis, von Meyenburg complex		多发（弥漫性）结节→p.39/增强乏血供结节→p.180
胆管内乳頭状腫瘍	胆管导管内乳头状肿瘤	intraductal papillary neoplasm of bile duct	IPNB	分叶状肿瘤→p.91/肝多房性囊肿→p.98/增强乏血供结节→p.181
胆汁性胞/胆汁漏/胆汁瘤	胆汁漏	biloma		部分萎缩→p.27/肝内胆管扩张→p.43/分叶状肿瘤→p.94/增强乏血供结节→p.189
鉄過剰症（ヘモクロマトーシス，ヘモジデローシス）	铁过载 血色素沉着症	iron overload（hemochromatosis, hemosiderosis）		CT平扫肝肝实质高密度→p.144/MRI T_1加权像肝实质低信号→p.236

续表

日语	中文	英语	缩略语	影像表现解说 页码
転移性肝癌（多血性）	转移性肝癌（富血供）	hypervascular liver metastasis		多发（弥漫性）结节→p.34/中心部低密度肿块（中央瘢痕）→p.70/CT平扫高密度结节→p.139/增强富血供结节→p.165/增强楔形早期强化→p.195/增强早期静脉回流→p.203/MRI T_1加权像高信号结节→p.229
転移性肝癌（通常型）	转移性肝癌（普通型）	liver metastasis		多发（弥漫性）结节→p.35/表面凹陷或结节→p.52/中心部低密度结节（中央瘢痕）→p.70/分叶状肿块→p.87/含钙化肿块→p.103/CT平扫高密度结节→p.137/增强乏血供结节→p.178/增强环形强化→p.189/增强楔形早期强化→p.195/增强延迟性强化（血池）→p.209/EOB增强MRI肝细胞期摄取→p.258/EOB增强MRI肝细胞期环形强化→p.266
糖原病	糖原贮积病	glycogen storage disease		门静脉性增生→p.9/CT平扫肝实质高密度→p.145/CT平扫肝实质低密度→p.152
特発性門脈圧亢進症	特发性门静脉高压	idiopathic portal hypertension	IPH	EOB增强MRI肝细胞期摄取→p.260
な				
肉腫様変性をきたした肝細胞癌	肉瘤样变性肝细胞癌	HCC with sarcomatous change		分叶状肿块→p.89/增强乏血供结节→p.177
日本住血吸虫症	日本血吸虫病	schistosomiasis japonica		表面变形或凹陷→p.57/门静脉周围晕征→p.124
乳児血管腫，血管内皮腫	婴幼儿血管瘤、血管内皮瘤	infantile hemangioma, hemangioendothelioma		多发（弥漫性）结节→p.32/分叶状肿块→p.93/含钙化肿块→p.105/CT平扫高密度结节→p.138/增强富血供结节→p.168/MRI T_1加权像高信号结节→p.227
粘液性嚢胞性腫瘍	黏液囊性肿瘤	mucinous cystic neoplasm	MCN	分叶状肿块→p.91/肝多房性囊肿→p.98/增强乏血供结节→p.181
は				
非アルコール性脂肪性肝炎	非酒精性脂肪性肝炎	non-alcoholic steatohepatitis	NASH	→参照脂肪肝～非酒精性脂肪性肝炎
左葉舌状腫大	左叶舌状肿大	lingular process of the lobe		部分增生・肿大→p.20/肝外突出性病变→p.83

续表

日语	中文	英语	缩略语	影像表现解说　页码
非典型肝血管腫（硬化，変性）	不典型肝血管瘤（硬化，变性）	atypical hemangioma (sclerosing, degenerated)		表面变形或凹陷→p.56/中心部低低密度肿块（中央瘢痕）→p.73/肝外突出性病变→p.80/分叶状肿块→p.92/增强富血供结节→p.168/增强延迟性强化（血池）→p.213
びまん型肝細胞癌	弥漫性肝细胞癌	diffuse type hepatocellular carcinoma	diffuse-type HCC	弥漫性增生→p.6/部分增生・肿大→p.20/多发（弥漫性）结节→p.31/边界不清肿块→p.61/分叶状肿块→p.89/肝实质多发斑片状影（马赛克影）→p.131/CT平扫肝实质低密度→p.152/增强廓清现象→p.217/MRI T_1加权像肝实质低信号→p.238
びまん性類洞内肝転移	弥漫性窦内肝转移	diffuse intrasinusoidal metastasis		弥漫性增生→p.6/边界不清肿块→p.64/门静脉周围晕征→p.124/CT平扫肝肝实质低密度→p.157/MRI T_1加权像肝实质低信号→p.238
複雑性肝嚢胞	复杂性肝囊肿	complicated hepatic cyst		含钙化肿块→p.105
副腎遺残腫瘍	肝肾上腺残余瘤	adrenal rest tumor of the liver		含脂肪肿块→p.118/增强富血供肿块→p.172/MRI T_1加权像高信号结节→p.226
副葉（リーデル葉）	副肝叶（里德尔叶）	accessory hepatic lobe including Riedel's lobe		部分增生・肿大→p.21/肝外突出性病变→p.83
ヘモクロマトーシス	血色素沉着症	hemochromatosis		→参照铁过载症
ヘモジデローシス	含铁血黄素沉着症	hemosiderosis		→参照铁过载症
放射線肝臓炎	放射性肝炎	radiation-induced hepatitis		部分萎缩→p.26/表面变形或凹陷→p.54/CT平扫肝实质低密度→p.155/MRI T_1加权像肝实质低信号→p.239
ま・ら				
まだら脂肪肝，限局性脂肪肝（脂肪沈着）	不均匀性脂肪肝、局限性脂肪肝（脂肪沉积）	mottled fatty liver, focal fatty liver, irregular fat infiltration, focal fat infiltration		边界不清肿块→p.62/含脂肿块→p.116/肝实质多发斑片状影（马赛克影）→p.131/CT平扫肝实质低密度→p.151/MRI T_1加权像肝实质高信号→p.232/MRI T_1加权像化学位移成像的信号变化→p.242/EOB增强MRI肝细胞期摄取→p.260
慢性肝炎	慢性肝炎	chronic hepatitis		弥漫性增生→p.4/部分注射・肿大→p.18

续表

日语	中文	英语	缩略语	影像表现解说　页码
未分化癌	未分化癌	undifferentiated carcinoma		增强乏血供结节→p.177
未分化肉腫	未分化肉瘤	undifferentiated embryonal sarcoma		中心部低密度肿块（中央瘢痕）→p.72/增强富血供结节→p.166
門脈血栓症	门静脉血栓症	portal venous thrombosis		门静脉血行异常→p.49/CT高密度结节→p.141/增强楔形早期强化→p.197/MRI T_1加权像高信号结节→p.228
門脈血流を有する高分化型肝細胞癌	有门静脉血供的高分化肝细胞癌	well-differentiated hepatocellular carcinoma with portal venous blood supply		增强乏血供结节→p.176
門脈側副血行路	门脉侧支循环	hepatic portosystemic shunting		→参照肝内・肝外侧支循环
類上皮血管内皮腫	上皮样血管内皮瘤	epithelioid hemangioendothelioma		多发（弥漫性）结节→p.37/表面变形或凹陷→p.57/中心部低密度结节（中央瘢痕）→p.74/含钙化肿块→p.104/CT平扫密度结节→p.138/增强延迟性强化（血池）→p.211
類洞閉塞性症候群	肝窦闭塞综合征	sinusoidal obstruction syndrome（blue liver）	SOS	弥漫性增生→p.8/肝实质多发斑片状影（马赛克影）→p.132
その他（英语）				
AP-shunt	肝动脉-门静脉瘘	intrahepatic arterioportal shunt	AP-shunt	→参照肝动脉-门静脉瘘
Budd-Chiari症候群	布加综合征	Budd-Chiari syndrome		弥漫性性增生→p.7/部分增生・肿大→p.19/肝实质多发斑片状影（马赛克影）→p.133
Caroli病	先天性胆管扩张症	Caroli disease		肝内胆管扩张→p.44
elongated left lobe of the liver（beaver tail liver）	肝左叶延长（獭狸尾肝）	elongated left lobe of the liver（beaver tail liver）		→参照左叶舌状肿大
fibrolamellar HCC	纤维板层性肝细胞癌	fibrolamellar hepatocellular carcinoma		中心部低密度肿块（中央瘢痕）→p.76/含钙化肿块→p.107
HELLP症候群	KELLP综合征	hemolytic anemia，elevated liver enzyme and low plate levels	HELLP syndrome	CT肝实质低密度→p.154
multicystic biliary hamartoma	多囊性胆管错构瘤	multicystic biliary hamartoma		肝多房性囊肿→p.99/增强富血供结节→p.181/EOB增强MRI肝细胞期摄取→p.259

续表

日语	中文	英语	缩略语	影像表现解说　页码
nodule-in-nodule typeの 肝 細胞癌	节中节型肝细胞癌	nodule-in-nodule type hepatocellular carcinoma（Hepatocellular carcinoma with nodule-in-nodule appearance）	nodule in-nodule type HCC	中心部低密度（中央瘢痕）→p.71/含脂肿块→p.111/增强富血供结节→p.162/增强廓清现象→p.216/MRI T_1加权像 化学位移成像的信号变化→p.244/EOB增强MRI肝细胞期高信号→p.250
peritumoral hyperplasia	瘤周增生	peritumoral hyperplasia		门静脉血行异常→p.49/EOB早期MRI肝细胞期环形强化→p.265
pseudocirrhosis	假肝硬化	pseudocirrhosis		弥漫性萎缩→p.14/表面变形或凹陷→p.56/CT平扫肝肝实质低密度→p.158
PV-shunt	门脉-肝静脉瘘	intrahepatic porto-hepatic venous shunt	PV-shunt	→参照门静脉-肝静脉瘘
Osler-WeBer-Rendu病	奥斯勒-韦伯-朗迪病	Osler-Weber-Rendu disease		增强早期静脉回流→p.205
Wilson病	威尔逊病	Wilson's disease		弥漫性增生→p.9/弥漫性萎缩→p.15/CT平扫肝实质高密度→p.146/MRI T_1加权像肝实质高信号→p.233

索 引

续表

续表

续表

续表

续表

续表

续表

续表

续表

续表

续表